Qualitätsmanagement in Gesundheitsberufen

Walter Leal Filho (Hrsg.)

Qualitätsmanagement in Gesundheitsberufen

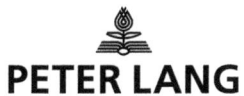

Bibliografische Information der Deutschen Nationalbibliothek
Die Deutsche Nationalbibliothek verzeichnet diese Publikation in der Deutschen Nationalbibliografie; detaillierte bibliografische Daten sind im Internet über http://dnb.d-nb.de abrufbar.

ISBN 978-3-631-86819-5 (Print)
E-ISBN 978-3-631-86863-8 (E-PDF)
E-ISBN 978-3-631-86864-5 (EPUB)
DOI 10.3726/b19120

© Peter Lang GmbH
Internationaler Verlag der Wissenschaften
Berlin 2022
Alle Rechte vorbehalten.

Peter Lang – Berlin · Bern · Bruxelles · New York · Oxford · Warszawa · Wien

Das Werk einschließlich aller seiner Teile ist urheberrechtlich geschützt. Jede Verwertung außerhalb der engen Grenzen des Urheberrechtsgesetzes ist ohne Zustimmung des Verlages unzulässig und strafbar. Das gilt insbesondere für Vervielfältigungen, Übersetzungen, Mikroverfilmungen und die Einspeicherung und Verarbeitung in elektronischen Systemen.

Diese Publikation wurde begutachtet.

www.peterlang.com

Inhaltsverzeichnis

Vorwort 7

Prof. Dr. Walter Leal Filho
Qualitätsmanagements im Gesundheitswesen: die Rolle der
Gesundheitsberufe 9

Pascal Vögele
Die Umsetzung des Qualitätsmanagements im Berufsfeld der Hebammen
und Entbindungspfleger im Bereich der klinischen Geburtshilfe 17

Judith Rusch
Qualitätsmanagement in der Arbeit als Medizinisch-technische
Radiologieassistenz 37

Katharina Sauerhöfer
Implementierung des Qualitätsmanagements im Alltag von Gesundheits-
und Krankenpflegern am Beispiel des Regio Klinikums Elmshorn 55

Lisa Pham
Wie wird Qualitätsmanagement in der Diätassistenz implementiert? 73

Katharina Heinz
Qualitätsmanagement in der stationären Kinder- und Jugendlichen-
psychotherapie 95

Julia May
Implementierung des Qualitätsmanagements in der Physiotherapie 117

Marta May
Qualitätsmanagement im Beruf des/der Pharmazeutisch-Technischen-
Assistent/in 143

Nathalie Ortega Lopez
Qualitätsmanagement im Berufsfeld der Tierärzte und Tierärztinnen ... 167

Alice Rodriguez Rein
Qualitätsmanagement im Beruf des Logopäden 183

Alina Bart
Qualitätsmanagement in der Logopädie – Ansätze und
Herausforderungen 197

Sofia Petrak
Die Umsetzung von Qualitätsmanagement im Berufsbild Diätassistent 217

Melody Fischer
Untersuchung der Implementierung von Qualitätsmanagement im Beruf
der veterinärmedizinisch-technischen Assistenz nach MTA-Gesetz
anhand eines Best-Practice-Beispiels 239

Henriette Seidel
Qualitätsmanagement in der Ergotherapie 255

Katharina Schulze
Qualitätsmanagement im Beruf der Physiotherapeuten/-innen
Masseur/-in und dem Physiotherapeutengesetz – MPhG 275

Lisa Kunze
Qualitätsmanagement im Beruf von Orthoptist_innen 297

Büsra Paltaoglu
Inwieweit werden die Ansätze des Qualitätsmanagements im Beruf
Gesundheitswissenschaftler durchgeführt? 315

Friederike Rosch
Qualitätsmanagement im Berufsalltag der Masseure/medizinischen
Bademeister 331

Die Autorinnen und Autoren 355

Vorwort

Das Gesundheitswesen ist ein Bereich, der sich ständig weiterentwickelt. Ständig werden neue Techniken, Methoden, innovative Behandlungen und neue Diagnosen entwickelt. Überall auf der Welt sind Wissenschaftler*innen auf der Suche nach Neuem, in der Gesundheitsförderung und im Kampf gegen die unterschiedlichsten Krankheiten und Leiden.

Gesundheit und Wohlbefinden u.a. samt Wellness sind auch traditionell Sektoren mit hoher Nachfrage nach Fachkräften. Die berufliche Laufbahn im Gesundheitswesen ist im Allgemeinen stabil, und der kontinuierliche Fortschritt in diesem Bereich und das Aufkommen neuer Technologien festigen diesen Trend jeden Tag mehr.

Der Alltag ist meist hektisch. Er erfordert die Bereitschaft, die Patienten mit der gebotenen Aufmerksamkeit und Schnelligkeit zu bedienen. Darüber hinaus müssen viele Angehörige der Gesundheitsberufe Managementfunktionen wahrnehmen, z. B. Teams koordinieren, Systeme gestalten und nebenbei bürokratische Abläufe organisieren.

Trotz der Eile ist dies ein Bereich, der Investitionen und Hingabe erfordert. Eine qualifizierte Fachkraft versorgt die Patienten sicher und verschafft sich durch Erfahrung und Wissen Respekt. So verdient er/sie sich seinen/ihren Platz und die Bewunderung der Patienten.

Je umfangreicher die Ausbildung, desto besser ist die medizinische Fachkraft vorbereitet. Eine gute Spezialisierung im Gesundheitsbereich bietet die grundlegenden technischen Kenntnisse, um sich großen Herausforderungen zu stellen, mit Dynamik und mehr Wissen für den Dialog mit Kollegen in der Klinik, im Krankenhaus, in Krankenkassen oder an anderen Arbeitsorten. Oder auch als Selbständiger.

Dieses Buch befasst sich mit dem Status der verschiedenen Berufe im Gesundheitssektor. Es beschreibt eine Reihe von Berufen, einige ihrer spezifischen Merkmale und das Ausmaß, in dem das Qualitätsmanagement sie beeinflusst. Ein besonderes Augenmerk liegt dabei auf dem Qualitätsmanagement und seinen Besonderheiten in Bezug auf die Berufe. Es handelt sich um eine der wenigen Veröffentlichungen, die die Gesundheitsberufe unter dem Blickwinkel des Qualitätsmanagements betrachten und dabei sowohl pragmatisch als auch informativ sind.

Ich danke allen Autorinnen und Autoren für ihre Beiträge zu diesem Buch und wünsche allen Leserinnen und Lesern viel Erfolg bei ihrer Arbeit, insbesondere denjenigen, die im Gesundheitswesen tätig sind oder eine solche Karriere planen.

Prof. Dr. (mult.), Dr. h.c. (mult.) Walter Leal Filho
Winter 2021–2122

Prof. Dr. Walter Leal Filho

Qualitätsmanagements im Gesundheitswesen: die Rolle der Gesundheitsberufe

Zusammenfassung

In diesem einleitenden Kapitel wird die Rolle der Gesundheitsberufe im Gesundheitswesen in Deutschland beschrieben und die Rolle des Qualitätsmanagements hervorgehoben.

Schlüsselwörter: Gesundheitswesen, Qualitätsmanagement, Gesundheitsberufe, Prozesse, Managementsystems

Einführung: Qualitätsmanagements im Gesundheitswesen

Das Gesundheitswesen ist ein komplexer Sektor mit vielfältigen Ansätzen, um das Wohlergehen und die Sicherheit der Patienten/innen zu gewährleisten. Qualitätsmanagement im Gesundheitswesen ist unerlässlich, um alle betrieblichen Herausforderungen zu bewältigen, die in der täglichen Praxis auftreten. Dabei zielt das Qualitätsmanagement insbesondere darauf ab, die Bedürfnisse der Patienten/innen in den Vordergrund zu stellen und die Mitarbeiter des Gesundheitswesens dazu anzuhalten, qualitativ hochwertige Dienstleistungen zu erbringen (Aggarwal et al., 2019).

Das Konzept des Qualitätsmanagements war bis vor wenigen Jahren noch nicht eindeutig definiert. Zunächst wurde angenommen, dass der Begriff „Qualitätsmanagement" die Unterweisungen des Gesundheitspersonals in Hinblick auf ihre Pflichten und Aufgaben bezeichnet. Später wurde „Qualitätsmanagement" jedoch dahingehend interpretiert, den Versorgungsprozess von Patienten/innen mittels einer Analyse der organisatorischen Prozesse zu untersuchen und Abläufe auf Basis dessen entweder individuell oder kollektiv zu adressieren (Aggarwal et al., 2019; Salehi et al., 2018).

Grundsätzlich basiert das Qualitätsmanagement auf der Vorstellung, dass das übergeordnete Management im Gesundheitswesen bzw. in der jeweiligen Gesundheitseinrichtung dafür sorgt, die Art und Weise, wie versorgungsrelevante Abläufe durchgeführt werden, zu verbessern. Darüber hinaus werden dem Qualitätsmanagement die Handlungsfelder: Kundenbetreuung, Förderung der Befähigung der Mitarbeiter, kontinuierliche Verbesserung der Dienstleistungen, Schulung der Mitarbeiter und schließlich Übungen zur Teambildung zugeordnet. Jene Tätigkeiten erhöhen die Zufriedenheit der Mitarbeiter, was wiederum zu effektiven und effizienten Abläufen und letztendlich zur Zufriedenheit der Patienten führt (Halis et al., 2017).

Vorhergehende Studien haben gezeigt, dass eine hohe Mitarbeiterzufriedenheit auch zu einer verbesserten Leistungserbringung führt. Dies wurde beobachtet, als sich die Einstellung des Gesundheitspersonals gegenüber der Patientenversorgung zu verbessern begann (Ju & Park, 2016). Dabei entwickelt das Management eine fokussierte Strategie, die die Beziehung der Patienten zum Anbieter aufbaut. Dies fördert zudem die Nachhaltigkeit des Unternehmens und ermöglicht einen Wettbewerbsvorteil (Ahmad et al., 2017).

Einer der größten Vorteile eines hochwertigen Managementsystems ist das Erhöhen der Patientenzufriedenheit im Gesundheitswesen. Dies wird erreicht, indem eine effiziente Verwaltung, hohe Hygienestandards, Besuche von Ärzten/innen sowie Krankenpfleger/innen, kosteneffiziente Behandlungen und ein kompetenter Umgang mit Patientenbeschwerden sichergestellt werden (Kamra et al., 2016).

In anderen Worten konzentriert sich das Total Quality Management (TQM) auf die Bedürfnisse der Patienten, während es sich mit den Herausforderungen im Gesundheitssystem befasst (Sadikoglu & Olcay, 2014). Dies ist besonders vorteilhaft, da durch TQM eine Einrichtung in der Lage ist, sowohl auf die direkten medizinischen Dienstleistungen und Behandlungen als auch auf die indirekten Verwaltungsprozesse abzuzielen. Insgesamt ermöglicht dies eine verbesserte Qualität in der Gesundheitsversorgung sowie Therapie und führt zu einer Reduzierung der Kosten, da es dem Management erlaubt, Probleme rechtzeitig zu identifizieren, bevor sie auftreten (Aggarwal et al., 2019; Murti et al., 2013). Abbildung 1 zeigt einige der Merkmale des Qualitätsmanagements, die aus der Sicht der Dienstleistungsanbieter und der Nutzer (Patienten/innen) wichtig sind.

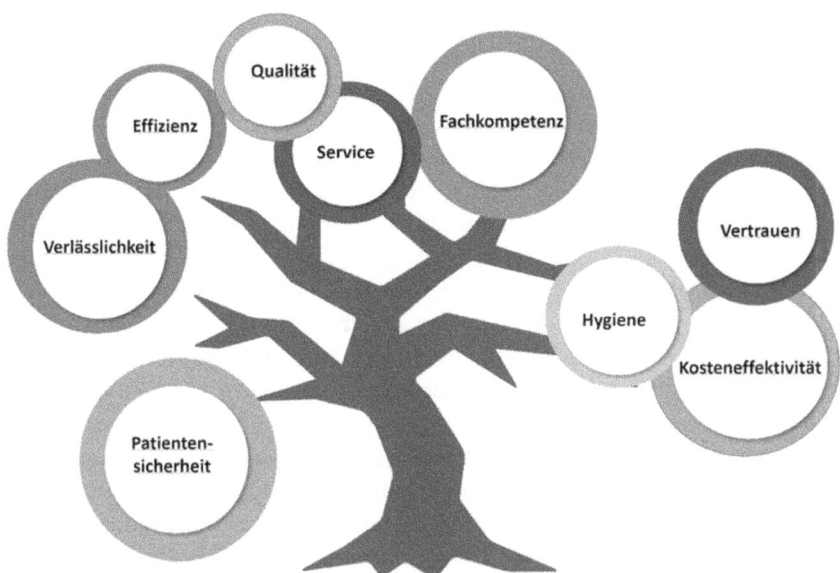

Abbildung 1: - Einige der Merkmale des Qualitätsmanagements (Quelle: Autor)

Darüber hinaus sollte berücksichtigt werden, dass der globale wirtschaftliche Wettbewerb im Gesundheitswesen stetig zunimmt. Organisationen sind daher veranlasst, ihr Gesundheitsmanagement zu verbessern, um sich einen Wettbewerbsvorteil zu verschaffen. Dies wird vor allem durch die Reduzierung von Krankheitsrisiken erreicht, wodurch eine dauerhafte Sicherheit hergestellt, die Bedürfnisse der Patienten/innen befriedigt, sowohl die Wirksamkeit der Behandlung als auch die Qualität der Gesundheitsversorgung verbessert werden (Alzoubi et al., 2019). Abgesehen davon ermöglicht TQM den schnellen Fortschritt mit Blick auf wissenschaftliche Studien und Forschungsvorhaben, die den Ärzten/innen helfen, medizinische Behandlungen und Diagnosen kontinuierlich zu verbessern (Halis et al., 2017).

Während der COVID-19-Pandemie entschied das richtige Management im Gesundheitssektor darüber, inwieweit das jeweilige Gesundheitssystem eines Landes von den Auswirkungen der Pandemie betroffen war. Länder, die über stabile Gesundheitssysteme verfügten, waren weniger stark betroffen als Entwicklungsländer, die über ein weniger effektives Management und schlecht ausgestattete Einrichtungen verfügten (Schröder et al., 2021). Darüber hinaus bot die Pandemie die Möglichkeit, künstliche Intelligenz (KI) in das Management des Gesundheitswesens zu integrieren. KI erwies sich in diesem Kontext als nützlich, um die Teamleistung zu verbessern, die Kosten zu minimieren und die Gesundheit der Patienten/innen zu verbessern. Dieser Anwendungsfall förderte die Position des KI im Management des Gesundheitswesens und bietet nun einen überzeugenden Grund für Länder, KI in Zukunft einzubinden. KI kann die Arbeitsweise im Gesundheitswesen nachhaltig revolutionieren und die Qualität der Dienstleistungen erhöhen (Efthymiou et al., 2020).

COVID-19 fordert die Managementsysteme im Gesundheitswesen in vielerlei Hinsicht erheblich heraus. Diejenigen, die über stabile und effiziente Abläufe verfügten, waren in der Lage, schnell auf neue pandemiebedingte Situation zu reagieren. Dazu gehörte, die Anzahl der Arbeitskräfte im Einsatz möglichst flexibel gestalten zu können, mit finanziellen Verlusten umzugehen, die Kapazitäten anzupassen und die Pflegemethoden in einem kurzen Zeitraum neu und effizienter zu gestalten. Darüber hinaus wurde festgestellt, dass Gesundheitsmanagementsysteme, die die effektive Kommunikation, Vernetzung, Verbindung und Innovation in den Vordergrund stellten, Möglichkeiten besaßen, die Auswirkungen von COVID-19 effizienter zu bewältigen. Dazu gehörte, dass sie fähig waren, Ressourcen und Arbeitskräfte auf COVID-19-Patienten/innen zu verlagern, ohne die Versorgung anderer Patienten/innen zu gefährden. Mangels effizienter Qualitätsmanagementsysteme wären viele Bereiche des Gesundheitswesens bei Ausbruch der COVID-19-Pandemie zusammengebrochen (Begun & Jiang, 2020).

Die Rolle der Gesundheitsberufe

Es ist bekannt, dass das Gesundheitswesen ein wichtiger Bestandteil einer gut funktionierenden und entwickelten Gesellschaft ist. Ein effizienter Gesundheitssektor hängt jedoch von einer leistungsfähigen Belegschaft ab. Dazu gehören zahlreiche Gesundheitsberufe, die wesentliche Dienstleistungen für die Gemeinschaft erbringen und so Krankheiten kurieren, ihnen vorbeugen, das Wohlbefinden herstellen und die medizinische Grundversorgung unterstützen. Diese Berufe beschränken sich nicht nur auf Ärzte/innen und Chirurgen/innen, sondern umfassen auch unterstützende Berufe wie Krankenpfleger/innen, Hebammen und andere, die derzeit nur zu einer unzureichenden Anzahl zur Verfügung stehen (WHO, 2021).

Krankenpfleger/innen bilden eine große Gruppe innerhalb der Gesundheitsberufe. Sie sind für die ganzheitliche Pflege der Patienten/innen zuständig. Daher ist die Einstellung und Ausbildung von Krankenpfleger/innen entscheidend für das Funktionieren eines Gesundheitssystems (Adalja et al., 2020).

In anderen Fällen unterstreicht die Weltgesundheitsorganisation (WHO) die Bedeutung von Hebammen als wichtiges Personal im Rahmen der Gesundheitsversorgung. Hebammen gelten als einflussreich, wenn es darum geht, Frauen an die Gesundheitsversorgung heranzuführen und einen sicheren Geburtsvorgang während und nach der Schwangerschaft zu gewährleisten. Darüber hinaus ist die Popularität von Hebammen in Ländern mit niedrigem Einkommen besonders groß. Daher ist die Ausbildung von Hebammen sowie die Bereitstellung der notwendigen medizinischen Hilfsmittel unerlässlich, um sicherzustellen, dass weniger entwickelte Länder einen größeren Zugang zu Gesundheitsdienstleistungen haben. Es können schätzungsweise 3,6 Millionen Todesfälle pro Jahr vermieden werden, wenn das Hebammenwesen nachhaltig verbessert würde (WHO, 2012).

Darüber hinaus sind vorbeugende Maßnahmen zur Vermeidung künftiger Gesundheitsprobleme von entscheidender Bedeutung. Die Rolle von Ernährungsberater/innen mit Blick auf die Reduzierung von Fällen von Mangelernährung ist wichtig in der Gesundheitsversorgung. Untersuchungen haben ergeben, dass die Identifizierung von Mangelernährung innerhalb der ersten 24 Stunden nach Beginn oder vor dem Auftreten von ersten Gesundheitsproblemen die Heilungschancen verbessern kann (Holmes, 2019). Dies ist insbesondere bei Diabetes mellitus Typ 2 hilfreich und kann dazu beitragen, die Belastung der Gesundheitssysteme zu verringern (Wang & Hu, 2018).

In jüngster Zeit wird in der Gesellschaft die Bedeutung der Beschäftigten im Gesundheitswesen hervorgehoben. Dazu gehören alle Arten von Mitarbeiter/innen, die gewährleisten, dass die Mitglieder der Gemeinschaft eine angemessene Gesundheitsversorgung erhalten können. Darüber hinaus verfügen sie über Informationen, die nötig sind, um andere Mitarbeiter des Gesundheitswesens über die Bedürfnisse der Gemeinschaft in Kenntnis zu setzen. Darüber hinaus haben sie sich als nützlich bei der Sammlung von Daten erwiesen, die zur Entwicklung neuer Strategien sowie Programme verwendet werden, wie z. B. kulturell angemessene Methoden zur Vorbeugung von Krankheiten und Beschwerden. Das Gesundheitspersonal vor Ort wie z.B. in Kommunen und Gemeinden, kann die Arbeitsbelastung der offiziellen Gesundheitsdienste insgesamt verringern (NIH, 2021; Singer et al., 2021).

Angehörige der Gesundheitsberufe arbeiten mit allen Altersgruppen und in allen Fachbereichen. Ihre besonderen Fähigkeiten und ihr Fachwissen können der wichtigste Faktor sein, um Menschen in so unterschiedlichen Bereichen zu helfen wie:

- Bewegung oder Mobilität wiederzuerlangen
- Sehprobleme zu überwinden
- den Ernährungszustand zu verbessern
- Kommunikationsfähigkeiten zu entwickeln
- das Vertrauen in die Fähigkeiten des täglichen Lebens wiederherzustellen

Sie arbeiten in einer Vielzahl von Umgebungen, darunter Krankenhäuser, Altersheime, Kliniken, Praxen und Schulen. Viele von ihnen sind selbstständig und führen ihr eigenes Unternehmen. Die Arbeit, die sie verrichten, muss sich, wie dieses Buch zeigt, durch ein hohes Maß an Qualität auszeichnen. Qualitätsmanagement ist daher ein wichtiger Teil ihrer Arbeit.

Sie arbeiten partnerschaftlich mit Kollegen aus dem Gesundheits- und Sozialwesen in der Primär-, Sekundär- und Sozialfürsorge sowie im unabhängigen und ehrenamtlichen Sektor zusammen.

Schlussfolgerungen

Gesundheitsfachkräfte leisten einen enormen Beitrag zur Bewältigung der Herausforderungen im Bereich der öffentlichen Gesundheit. Sie setzen sich aus verschiedenen Berufen zusammen, darunter Ergotherapeuten/innen, Sanitäter/innen, Physiotherapeuten/innen sowie Sprach- und Sprechtherapeuten/innen, und stellen einen wesentlichen Teil des Gesundheitspersonals dar, das auch in vielen anderen Sektoren wie der Kommunalverwaltung, dem Bildungswesen, dem Wohnungswesen, der Strafjustiz und anderen zu verorten ist.

Da sie jeden Tag mit Millionen von Menschen im ganzen Land zu tun haben, sind diese Fachkräfte prädestiniert, einer Vielzahl von Gruppen gesundheitliche Beratung sowie Unterstützung anzubieten. Es ist wichtig, dass die Arbeit, die sie leisten, von hoher Qualität ist. In den nächsten Kapiteln dieses Buches wird beschrieben, wie das Qualitätsmanagement in einer Reihe von Gesundheitsberufen umgesetzt wird.

Literatur

Adalja, A. A., Toner, E., & Inglesby, T. V. (2020). Priorities for the US health community responding to COVID-19. *Jama*, *323*(14), 1343–1344. https://doi.org/ http://doi.org/10.1001/jama.2020.3413

Aggarwal, A., Aeran, H., & Rathee, M. (2019). Quality management in healthcare: The pivotal desideratum. *Journal of oral biology and craniofacial research*, *9*(2), 180–182. https://doi.org/ https://doi.org/10.1016/j.jobcr.2018.06.006

Ahmad, M. F., Nee, P. S., Nor, N. H. M., Wei, C. S., Hassan, M. F., & Hamid, N. A. A. (2017). Total quality management practices in Malaysia healthcare industry. AIP Conference Proceedings,

Alzoubi, M. M., Hayati, K., Rosliza, A., Ahmad, A., & Al-Hamdan, Z. (2019). Total quality management in the health-care context: integrating the literature and directing future research. *Risk management and healthcare policy, 12*, 167–177. https://doi.org/10.2147/RMHP.S197038

Begun, J. W., & Jiang, H. J. (2020). Health care management during Covid-19: Insights from complexity science. *NEJM Catalyst Innovations in Care Delivery, 1*(5), Online ahead of print. https://doi.org/ https://catalyst.nejm.org/doi/full/10.1056/CAT.20.0541

Efthymiou, I.-P., Sidiropoulos, S., Kritas, D., Rapti, P., Vozikis, A., & Souliotis, K. (2020). AI transforming Healthcare Management during Covid-19 pandemic. *HAPSc Policy Briefs Series, 1*(1), 130–138. https://doi.org/ https://ejournals.epublishing.ekt.gr/index.php/hapscpbs/article/viewFile/24958/20732

Halis, M., R TWATI, M., & Halis, M. (2017). Total quality management implementation in the healthcare industry: Findings from Libya. *Total Quality Management Implementation in the Healthcare Industry: Findings from Libya, Online*, 4–21. https://doi.org/ https://ssrn.com/abstract=3347650

Holmes, R. A. (2019). Role of dietitians in reducing malnutrition in hospital. *CMAJ, 191*(5), E139–E139. https://doi.org/ http://doi.org/10.1503/cmaj.71130

Ju, K.-J., & Park, B. (2016). An empirical study of total quality management and its influences on nurses' attitude and service performance in healthcare organisations. *International Journal of Services and Operations Management, 24*(2), 147–166. https://doi.org/ https://doi.org/10.1504/IJSOM.2016.076501

Kamra, V., Singh, H., & Kumar De, K. (2016). Factors affecting patient satisfaction: an exploratory study for quality management in the health-care sector. *Total Quality Management & Business Excellence, 27*(9–10), 1013–1027. https://doi.org/ https://doi.org/10.1080/14783363.2015.1057488

Murti, A., Deshpande, A., & Srivastava, N. (2013). Service quality, customer (patient) satisfaction and behavioural intention in health care services: exploring the Indian perspective. *Journal of Health Management, 15*(1), 29–44. https://doi.org/ https://doi.org/10.1177/0972063413486035

NIH. (2021). *Role of Community Health Workers*. https://www.nhlbi.nih.gov/health/educational/healthdisp/role-of-community-health-workers.htm

Sadikoglu, E., & Olcay, H. (2014). The effects of total quality management practices on performance and the reasons of and the barriers to TQM practices in Turkey. *Advances in Decision Sciences*, *537605*, 17. https://doi.org/ http://dx.doi.org/10.1155/2014/537605

Salehi, A., Janati, A., Nosratnejad, S., & Heydari, L. (2018). Factors influencing the inpatients satisfaction in public hospitals: a systematic review. *Bali Medical Journal*, *7*(1), 17–26. https://doi.org/10.15562/bmj.v7i1.533

Schröder, M., Bossert, A., Kersting, M., Aeffner, S., Coetzee, J., Timme, M., & Schlüter, J. (2021). COVID-19 in South Africa: outbreak despite interventions. *Scientific Reports*, *11*(1), 1–9. https://doi.org/ https://doi.org/10.1038/s41598-021-84487-0

Singer, R., Henke, A., Alloyce, J. P., Serventi, F., Massawe, A., & Henke, O. (2021). Repetitive Cancer Training for Community Healthcare Workers: an Effective Method to Strengthen Knowledge and Impact on the Communities: Results from a Pilot Training at Kilimanjaro Region, Tanzania. *Journal of Cancer Education*, *36*(3), 470–477. https://doi.org/ https://doi.org/10.1007/s13187-019-01648-6

Wang, D. D., & Hu, F. B. (2018). Precision nutrition for prevention and management of type 2 diabetes. *The lancet Diabetes & endocrinology*, *6*(5), 416–426. https://doi.org/ https://doi.org/10.1016/S2213-8587(18)30037-8

WHO. (2012). *Celebrating midwives - an essential workforce, with a vital role*. https://www.who.int/workforcealliance/media/news/2012/midwife2012/en/

WHO. (2021). *Health professions networks*. https://www.who.int/teams/health-workforce/health-professions-networks/s

Pascal Vögele

Die Umsetzung des Qualitätsmanagements im Berufsfeld der Hebammen und Entbindungspfleger im Bereich der klinischen Geburtshilfe

Zusammenfassung

In der klinischen Geburtshilfe gewinnt das Qualitätsmanagement (QM) zunehmend an Bedeutung. Das QM wird in der klinischen Geburtshilfe unterschiedlich umgesetzt, wobei sich bestimmte Ansätze und Methoden bewährt haben.

Ziel: Neben den Grundlagen des QM der klinischen Geburtshilfe sollen etablierte Ansätze für diesen Bereich aufgezeigt werden.

Methode: Es wurde eine umfangreiche Literaturrecherche, sowie eine qualitative Befragung der Leitung einer klinischen Abteilung für Geburtshilfe und einer Entbindenden derselben Einrichtung durchgeführt.

Ergebnisse: Für die klinische Geburtshilfe besteht eine gesetzliche Forderung des QM. Um das QM in diesem Bereich bestmöglich umzusetzen, muss über das gesetzlich Geforderte hinausgegangen werden. Hierfür sind bestimmte Methoden des internen und externen QM geeignet.

Herausforderungen, Schlussfolgerung: Die klinische Geburtshilfe weist diverse Spezifika auf, welche die Umsetzung des QM erschweren können. In der Praxis wurden bereits geeignete Ansätze identifiziert, ein einheitliches QM-System existiert für diesen Bereich bislang allerdings nicht.

Schlüsselwörter: Qualitätsmanagement, Geburtshilfe, Hebammen, Entbindungspfleger Gesundheitswesen

1. Einleitung

Das Qualitätsmanagement (QM) gewinnt im Gesundheitswesen stetig an Bedeutung. Etabliert in den einzelnen Bereichen des Gesundheitswesens ist es eine zentrale Voraussetzung für dessen Leistungsfähigkeit (BMG, 2020). Bei gleichzeitig begrenzten Ressourcen und veränderten Erwartungen der Patient_innen gilt es dennoch, die Qualität stetig zu verbessern. Der Einsatz verschiedener Ansätze und Methoden des Qualitätsmanagements soll hierzu beitragen (Eberl, Landgraf, 2008, S. 658). Unter dem Begriff Qualitätsmanagement versteht man im Gesundheitssektor die Bestimmung und Steuerung aller notwendigen Maßnahmen, um die erforderliche Behandlungsqualität zu erreichen und zu überprüfen. Damit dies gelingen kann, gilt es sämtliche Aspekte, die auf die Behandlungsqualität einwirken können, zu untersuchen. Die Anwendung des Qualitätsmanagements verfolgt vorab definierte Zielsetzungen. Um das Erreichen dieser Qualitätsziele beurteilen zu können, werden bestimmte Indikatoren der untersuchten Faktoren, sogenannte Qualitätsaspekte, gemessen. Eine weitere Möglichkeit zur Ermittlung der Zielerreichung ist der Nachweis über Maßnahmen des Qualitätsmanagements. Diese sichern die Qualität jeglicher Organisationsprozesse umfassend ab und dienen der Weiterentwicklung und Optimierung der Behandlungsqualität. Eine Herausforderung des Qualitätsmanagements im Gesundheitssektor stellt besonders die Vereinbarkeit der Patient_innen- und Mitarbeitendenzufriedenheit dar und beschreibt das Qualitätsziel, die Zufriedenheit aller Prozessbeteiligten zu verbessern (Piechotta, 2008, S. 32 ff.).

Die Novellierung des fünften Sozialgesetzbuches von 1999 beschreibt die gesetzliche Forderung des Qualitätsmanagements (Eberl, Landgraf, 2008, S. 657). Demnach sind alle Leistungserbringenden im Gesundheitswesen, die Leistungen gegenüber den Krankenkassen berechnen, dazu verpflichtet, ihre Leistungsqualität zu sichern und zu optimieren (§ 135 a Absatz 1 SGB V). Gesundheitsfachkräfte, die in einer Einrichtung angestellt sind, übernehmen die QM-Regelungen des Arbeitgebers, da dieser laut Gesetzestext als Leistungserbringer gilt. Freiberufliche Fachkräfte sind jedoch selbst leistungserbringend und verantwortlich für die Erfüllung der Anforderungen an die Qualität (Selow, 2014, S. 1201).

Der vorliegende Beitrag widmet sich dem Thema, wie das Qualitätsmanagement im Berufsfeld der Hebammen und Entbindungspfleger im klinischen Bereich umgesetzt wird. Aufgrund dessen wird der letztere Punkt der freiberuflichen Hebammen und Entbindungspfleger nicht vertiefend vorgestellt. Die Grundlage dieses Beitrages stellen zwei qualitative Befragungen dar. Beide Befragungen beziehen sich hierbei auf die Abteilung für Geburtshilfe eines Klinikums in Süddeutschland und wurden sowohl mit der pflegerischen Leitung der Abteilung als auch mit einer Person geführt, die in der Einrichtung entbunden hat. Des Weiteren wird die berufsbedingte Position der Hebammen und Entbindungspfleger samt ihren Folgen dargelegt, wobei die notwendige Sozialkompetenz der Berufsgruppe fokussiert wird. Anschließend folgt ein allgemeiner Überblick der Ansätze des Qualitätsmanagements in der Geburtshilfe und eine Vorstellung der untersuchten Einrichtung. Zudem wird das methodische Vorgehen und die hieraus resultierenden Ergebnisse beschrieben. Schließlich werden die Herausforderungen bei der Umsetzung des Qualitätsmanagements im Beruf der Hebammen und Entbindungspfleger, die im klinischen Bereich tätig sind, tabellarisch dargestellt. Abgerundet wird der vorliegende Beitrag durch die Diskussion verschiedener Sichtweisen auf das Thema und hieraus abgeleitete Handlungsempfehlungen.

2. Hebammen und Entbindungspfleger zwischen Ärzt_innen und Entbindenden

Der Zuständigkeitsbereich von Hebammen und Entbindungspflegern ist breit gefasst. In klinischen Einrichtungen zählt zu den Aufgaben vor allem die Betreuung und Beobachtung der Entbindenden während dem Geburtsprozess, die selbstständige Leitung von Spontangeburten[1] und gegebenenfalls auch die Untersuchung der Neugeborenen. Doch auch die Beratung der werdenden Eltern vor der Geburt obliegt dieser Berufsgruppe (§ 1 Hebammengesetz). Im klinischen Setting zeigt sich die besondere Position der Hebammen und Entbindungspfleger am deutlichsten. Während natürliche Geburten dem Zuständigkeitsbereich der Hebammen und Entbindungspflegern obliegt, sind Ärzt_innen für Geburten, bei denen Komplikationen auftreten verantwortlich. Im Geburtsablauf entstehen Konflikte zwischen den Berufsgruppen meist bei Unklarheit über vorliegende Komplikationen. Hebammen und Entbindungspfleger befinden sich hierbei meist in einem Zwiespalt. Sie müssen zwischen möglichen Geburtsschäden durch Komplikationen und schwerwiegenden geburtshilflichen Eingriffen, meist in Form eines Kaiserschnitts, abwägen. In diesen Situationen dominieren meist die Ärzt_innen, da sie in der Hierarchie höher stehen. Folglich müssen sich Hebammen und Entbindungspfleger gegenüber der ärztlichen Dominanz für das Wohl der Entbindenden einsetzen (Herzig, Prentl, 2013, S. 126). Die geführten Diskussionen erfolgen in der Praxis meist ohne Einbezug der Entbindenden. Standards der medizinischen Versorgung, insbesondere der *informed consent*[2], werden oftmals nicht eingehalten und Entscheidungen werden über die Gebärenden hinweg getroffen. Der zuspitzende Zeit- und Personalmangel in klinischen Einrichtungen verschärft diese Problematik. Dies wirkt sich dementsprechend negativ und unmittelbar auf die Behandlungsqualität aus (Kruse, 2018, S. 48 f.).

Der Einsatz des Qualitätsmanagements kann solchen Ereignissen entgegenwirken. Durch verschiedene Ansätze und Methoden können qualitätsbedingende Faktoren, so auch die Interaktion zwischen Hebammen bzw.

---

1 Dies bezeichnet jede Entbindung, bei der der Säugling ohne medikamentöse Geburtseinleitung und ohne geburtshilfliche Eingriffe geboren wird
2 Einwilligung der Patient_innen zu einer Behandlung nach vorab erhaltenen Informationen durch die Behandelnden

Entbindungspflegern und Ärzt_innen verbessert werden. Die Umsetzung des Qualitätsmanagements, die mindestens den gesetzlichen Forderungen entspricht, scheint jedoch unter den prekären Verhältnissen vieler Kliniken schwer realisierbar (Martin, Schöneberg, Simon-Kutscher, 2019, S. 45 ff.). Im folgenden Kapitel werden neben den Grundlagen auch etablierte Ansätze des Qualitätsmanagements vorgestellt, welche trotz der erschwerten Bedingungen im Bereich der klinischen Geburtshilfe anwendbar sind.

3. Grundlagen und Ansätze des Qualitätsmanagements in der klinischen Geburtshilfe

Innerhalb dieses Kapitels werden sowohl die Grundlagen des Qualitätsmanagements der klinischen Geburtshilfe als auch deren Ansätze vorgestellt. Da in der Literatur eine Vielzahl an Methoden des Qualitätsmanagements diskutiert wird, konzentriert sich dieses Kapitel auf die grundlegenden Aspekte. Dabei handelt es sich um allgemeine Standards des Qualitätsmanagements, die angepasst an die Geburtshilfe vorgestellt werden.

3.1. Der Qualitätsbegriff in der Geburtshilfe

Um die Behandlungsqualität der Geburtshilfe angemessen beurteilen und verbessern zu können, bedarf es vorab einer Klärung, wie diese definiert wird. Da in der Geburtshilfe eine Vielzahl an Faktoren die Qualität beeinflusst, ist eine weitere Differenzierung des Qualitätsbegriffes nötig (Selow, 2014, S. 1202). Daraus ergibt sich die Unterteilung der Qualität in die Dimensionen Struktur-, Prozess- und Ergebnisqualität (Eberl, Landgraf, 2008, S. 658). Unter Strukturqualität wird die Güte der räumlichen, sächlichen und personellen Ausstattung hinsichtlich der Arbeitsanforderungen verstanden. Die Prozessqualität beschreibt die Reihenfolge, in welcher einzelne Arbeitsschritte geplant und ausgeführt werden. Der vorangegangene Schritt muss hierbei erfolgreich abgeschlossen sein, damit der nächste gelingt. Zu den zentralen Arbeitsprozessen der klinischen Geburtshilfe zählen alle, die in direktem Kontakt mit den Entbindenden erfolgen. Treten Fehler in diesen Teilprozessen auf, wirkt sich dies auf die Zufriedenheit der Entbindenden aus und birgt die Gefahr von Geburtsschädigungen. Die Ergebnisqualität setzt sich aus den erfassbaren Daten zusammen, die in Bezug auf Eltern und Kind, Informationen zur Behandlungsqualität geben. In der klinischen Geburtshilfe werden diese Daten durch das AQUA-Institut erhoben (Selow, 2014, S. 1202 f.).

3.2. Leitlinien

Leitlinien sind im Gegensatz zu Gesetzen und verbindlichen Richtlinien nicht verpflichtend. Vielmehr fungieren diese als Entscheidungshilfen für Behandler_innen. Leitlinien basieren auf dem aktuellen wissenschaftlichen Erkenntnisstand und werden nach Konsensfindung der beteiligten Fachexpert_innen veröffentlicht. Ein Abweichen dieser Empfehlungen kann im Einzelfall erforderlich sein. Dies muss jedoch sorgfältig in Schriftform begründet werden und setzt das Kennen der Leitlinie voraus. In Deutschland publiziert die Arbeitsgemeinschaft der wissenschaftlichen medizinischen Fachgesellschaften (AWMF) Leitlinien für den Bereich der klinischen Geburtshilfe. Die AWMF empfiehlt, die Leitlinien an die lokalen Gegebenheiten der klinischen Geburtshilfeeinrichtung anzupassen und gemäß den Anforderungen vor Ort umzusetzen. Die Einhaltung der Leitlinien soll mittels Methoden des internen Qualitätsmanagements, welches in Kapitel 6.2 vorgestellt wird, überwacht werden (Selbmann, 2011, S. 357 f.).

3.3 Qualitätsmanagement-Handbuch

Ein Qualitätsmanagement-Handbuch (QM-Handbuch) stellt die Grundlage des Qualitätsmanagements einer Einrichtung dar. Es legt das verwendete Qualitätsmanagementsystem der Einrichtung fest und beschreibt unter anderem auch die Implementierung der Leitlinien in der Praxis (Eberl, Landgraf, 2008, S. 663). Außerdem werden innerhalb des QM-Handbuchs, welches digital oder analog angelegt werden kann, alle Dokumente, die mit der Entwicklung der Qualität einhergehen, systematisch gesammelt. Durch das QM-Handbuch ist eine einheitliche Vorgehensweise des gesamten geburtshilflichen Personals einer Einrichtung möglich. Dies beugt in den Arbeitsschritten auftretenden Konflikten zumindest teilweise vor. Zudem werden mögliche Irritationen und Verunsicherungen der Entbindenden, die von mehreren Mitarbeitenden betreut werden, durch die einheitliche Herangehensweise reduziert. Die Entwicklung eines QM-Handbuchs ist jedoch zu keinem Zeitpunkt abgeschlossen. Dessen Anpassungen können durch neue gesetzliche Anforderungen oder Leitlinien, sowie bei Weiterentwicklung des geburtshilflichen Personals erforderlich werden. In fest definierten Abständen wird das QM-Handbuch geprüft und Änderungen gegebenenfalls eingepflegt (Selow, 2014, S. 1205 ff.). Das regelmäßige Prüfen und Anpassen des Handbuchs geht in einen permanenten Verbesserungsprozess über, der im folgenden Unterkapitel anhand des PDCA-Zyklus erörtert wird.

3.4 PDCA-Zyklus

Der PDCA-Zyklus hat sich als Methode des stetigen Verbesserungsprozesses etabliert. Durch die Phasen *Plan, Do, Check* und *Act*, die dem Regelkreis dessen Namen geben, soll sich die Behandlungsqualität der geburtshilflichen Einrichtung stetig verbessern. Zudem dient der PDCA-Zyklus ebenso der Erstellung und Überarbeitung qualitätssichernder Maßnahmen. Die erste Zyklusphase (*plan*) widmet sich der Planung und Konzeption bzw. Überarbeitung einer Maßnahme. Dies findet anhand gesetzter Ziele statt, um die Maßnahme zu einem festgelegten Zeitpunkt auf ihre Effektivität zu prüfen (Selow, 2014, S. 1205 f.). Es können sowohl qualitative Ziele, wie die Zufriedenheit der Entbindenden als auch quantitative Zielsetzungen, die beispielsweise auf Kostensenkungen abzielen, verfolgt werden. Das Erreichen dieser Ziele setzt die zweite Prozessphase (*do*) voraus (Eberl, Landgraf, 2008, S. 664). Hier wird die geplante Maßnahme probeweise umgesetzt. Die gewonnen Erkenntnisse gilt es systematisch zu dokumentieren. Anhand eines Fragenkatalogs werden in der Prüfungsphase (*check*) die Ergebnisse des Probebetriebs auf ihre Zielrichtung kontrolliert und mit den Zielvorgaben abgeglichen. Nötige Korrekturen der Maßnahmen werden vorgenommen und in der letzten Phase (*act*) im Regelbetrieb umgesetzt. Nach Ablauf eines definierten Zeithorizonts beginnt der Zyklus mit der Prüfung, ob die gesetzten Ziele weiterhin erreicht werden, erneut. Ist dies nicht der Fall, ist die erneute Anwendung des Regelkreises erforderlich (Selow, 2014, S. 1206).

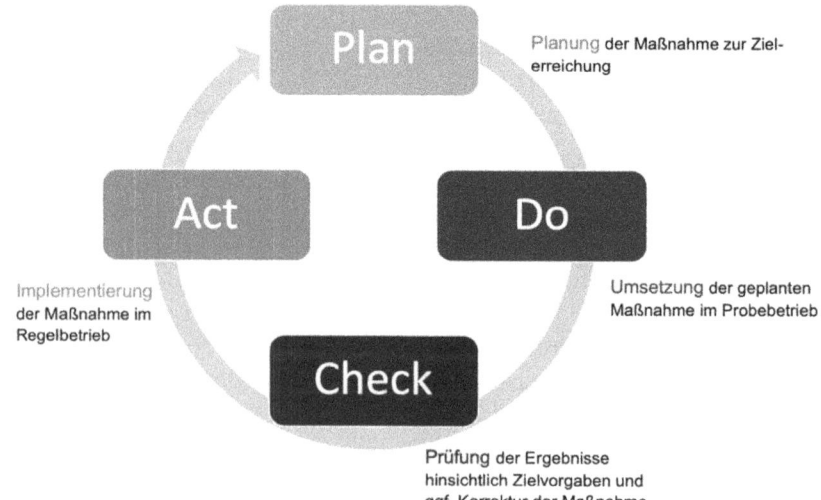

Abbildung 1: PDCA-Zyklus, eigene Darstellung

4. Die untersuchte Einrichtung: Abteilung für Geburtshilfe an einem Klinikum in Süddeutschland

Die betrachtete Einrichtung ist ein allgemeinversorgendes Lehrkrankenhaus im Süden Baden-Württembergs. Es wurde 1975 zunächst als „Städtisches Krankenhaus" eröffnet. Seit 2005 ist das Klinikum eine Gesellschaft mit beschränkter Haftung (GmbH) und wird größtenteils von der Stadt getragen. Gemeinsam mit zwei weiteren Kliniken der Region, bildet es einen Klinikverbund. Die Abteilung für Geburtshilfe ist seit Beginn an am Mutterhaus des Verbundes angesiedelt. Seit 2010 befindet sich die Geburtshilfe gemeinsam mit der Kinderklinik im Mutter-Kind-Zentrum. Insgesamt drei angestellte Hebammen sind hier im Schichtbetrieb tätig.

4.1. Philosophie der Abteilung für Geburtshilfe

Die Sicherheit und Geborgenheit der Entbindenden und Säuglinge stellt das hauptsächliche Ziel der Einrichtung während des Geburtsprozesses dar. Dabei stehen die werdenden Eltern und vor allem die Gebärenden im Mittelpunkt. Das Handeln des geburtshilflichen Personals orientiert sich laut Behandlungsphilosophie an der Persönlichkeit und den individuellen Wünschen der Entbindenden, wozu ein Maximum an zwischenmenschlicher Fürsorge beitragen soll. Dies beschreibt eine herzliche und familiäre Atmosphäre, in der sich alle Beteiligten geborgen fühlen sollen. Die an die Abteilung für Geburtshilfe direkt angrenzende Kinderklinik ermöglicht ein rasches Handeln bei schwierigen Geburtsverläufen. Dies trägt zur Sicherheit der Entbindenden und Neugeborenen bei.

4.2. Qualitätsmanagement in der untersuchten Einrichtung im Allgemeinen

Die Abteilung für Geburtshilfe und die dort tätigen Hebammen übernehmen die Methoden des Qualitätsmanagements, welche vom Klinikum als gesetzlicher Leistungserbringer vorgegeben werden. Zu den gesetzlich geforderten Elementen des externen Qualitätsmanagements zählt zum einen der Qualitätsbericht (§ 137 Absatz 1 Satz 3 Nummer 6 SGB V). In diesem veröffentlicht das Klinikum auch qualitätsrelevante Daten der Abteilung für Geburtshilfe und stellt diesen öffentlich auf der eigenen Internetseite zur Verfügung. Außerdem beteiligt sich die Einrichtung gemäß gesetzlicher Vorgabe an Maßnahmen der einrichtungsübergreifenden Qualitätssicherung. Hieraus soll eine bundesweite Vergleichbarkeit der Krankenhäuser und eine verbesserte Ergebnisqualität resultieren (§ 135a Absatz 2 Satz 1 SGB V). Hinsichtlich des internen Qualitätsmanagements geht das betrachtete Klinikum über die gesetzlichen Forderungen hinaus. Neben dem geforderten Nachweis über die Implementierung und Weiterentwicklung eines einrichtungsinternen Qualitäts- und Beschwerdemanagements (§ 135a Absatz 1 SGB V), verfolgt die Einrichtung weitergehende Zertifizierungen. Zudem führt das Klinikum stetig neue Methoden des Qualitätsmanagements ein, um die Sicherheit und Zufriedenheit der Patient_innen zu erhöhen. Eine nähere Beschreibung dieser Qualitätszertifizierungen und -methoden erfolgt im sechsten Kapitel.

5. Methodisches Vorgehen

Das methodische Vorgehen beschreibt die Herangehensweise der strukturierten Erkenntnisgewinnung. Die gewonnenen Erkenntnisse stellen den Hauptteil vieler wissenschaftlicher Ausarbeitungen dar, weshalb die verwendete Methodik samt des Erhebungsinstrumentes sorgfältig auszuwählen ist. Neben der Gewinnung von Erkenntnissen ist die Analyse dieser mittels geeigneter wissenschaftlicher Annahmen entscheidend, um durchgeführte Befragungen angemessen auszuwerten.

5.1. Qualitative Interviews mit pflegerischer Leitung und Patientin

Die Methodik dieser Ausarbeitung basiert auf zwei qualitativen Interviews. Hiervon wurde eines mit der pflegerischen Leitung der Abteilung für Geburtshilfe des Klinikums telefonisch durchgeführt. Das andere wurde im persönlichen Kontakt mit einer Mutter geführt, welche acht Wochen vor dem Interview in der betrachteten Abteilung ihre Tochter gebar. Qualitative Befragungen dienen insbesondere der Erhebung von expertischem Wissen bestimmter Fachbereiche. Aufgrund dessen sind sie zur Erfragung der Implementierung des Qualitätsmanagements in der Geburtshilfe bzw. zum Erfragen von Erlebnissen in diesem Bereich geeignet. Der Verlauf qualitativer Interviews orientiert sich an einem zuvor entwickelten Interviewleitfaden. Dabei können die Fragen weitgehend offen oder ausformuliert sein. Im Gegensatz zu offenen Fragen, welche einen individuellen Gesprächsverlauf in der Interviewsituation ermöglichen, geben ausformulierte und in der Abfolge sortierte Fragen den Verlauf der qualitativen Befragung vor (Hopf, 2012, S. 349 ff.). Die Konzeption der im Rahmen dieses Beitrags verwendeten Erhebungsinstrumente wird im folgenden Unterkapitel vorgestellt.

5.2. Erhebungsinstrumente: An Statusgruppen angepasste Fragebogen

Da das eine Interview mit der pflegerischen Leitung der Einrichtung und das andere mit der Entbindenden stattfand, wurden zwei unterschiedliche Fragebogen entwickelt. Da ebenso unterschiedliche Aspekte je nach Statusgruppe abgefragt wurden, war dies unumgänglich. Allerdings zeigt sich eine Gemeinsamkeit beider Instrumente in den Fragen zum respektvollen zwischenmenschlichen Umgang der Hebammen gegenüber den Entbindenden. Der an die Statusgruppe der Mitarbeitenden angepasste Fragebogen, welcher als Grundlage des Interviews mit der pflegerischen Leitung diente, ist an die Auditcheckliste der deutschen Gesellschaft für medizinische Rehabilitation (DEGEMED) angelehnt. Dabei wurden lediglich ausgewählte Fragen der DEGEMED-Auditcheckliste verwendet und an den Bereich der klinischen Geburtshilfe angepasst. Die verwendeten Fragen stammen überwiegend aus dem ersten und vierten Themenschwerpunkt der Checkliste, welche sich auf Leitungs- und Behandlungsprozesse beziehen. Zur Entwicklung des weiteren Fragebogens, welcher sich an die Statusgruppe der Entbindenden richtet, wurden zwei Instrumente herangezogen, die zur Befragung von Patient_innen bei Krankenhausaufenthalten genutzt werden. So lehnt sich dieser an den Beurteilungsbogen von Patient_innen in der perioperativen[3] Phase (PPP33-Fragebogen) nach Simon, sowie dem Fragebogen zur Patientinnenzufriedenheit während Schwangerschaft und Geburt der Universitätsfrauenklinik Düsseldorf an. Während der ursprünglich für die operative Medizin entworfene PPP33-Fragebogen zunehmend häufiger Anwendung in der klinischen Geburtshilfe findet, hat sich der Fragebogen der Universitätsfrauenklinik Düsseldorf in diesem Bereich bereits etabliert (Theiler, 2013, S.16 ff.). Folglich wurden ausgewählte Fragen des PPP33-Fragebogens an die klinische Geburtshilfe angepasst und einige Fragen des Düsseldorfer Fragebogens sinngemäß übernommen.

5.3. Analyse der qualitativen Interviews

Zur Analyse qualitativer Befragungen können mehrere wissenschaftliche Ansätze verwendet werden. Im Rahmen dieses Beitrags wurde der Ansatz der sozialwissenschaftlichen Hermeneutik angewendet, da diese Methode zur Analyse und Interpretation bei Vorliegen weniger Daten herangezogen werden kann. Bei Anwendung der sozialwissenschaftlichen Hermeneutik gilt es

---

3 Die Zeit vor, während und nach der Operation

die Aussagen der Interviewpartner_innen vor dem Hintergrund ihrer Position (Horizont) zu interpretieren. Besonders in Organisationen wie Krankenhäusern bedingt die berufliche oder hierarchische Position die Intentionen, welche hinter dem Gesagten stehen. Diese je nach Statusgruppe unterschiedlichen Absichten beeinflussen letztlich die Daten, welche durch qualitative Befragungen erhoben werden. Um diese Daten objektivieren und die Antworten beider Interviews miteinander abgleichen zu können, ist die Anwendung der sozialwissenschaftlichen Hermeneutik notwendig. Als Voraussetzung hierfür, muss die interpretierende Person zumindest über ein Grundverständnis der Thematik, zu der das Interview geführt wurde, verfügen. Um dies bestmöglich zu gewährleisten, fand die Interpretation durch die interviewende Person statt, welche ein theoretisches Basiswissen der klinischen Geburtshilfe besitzt. Dieses Grundverständnis bedingt die Interpretation der erhobenen Daten und ermöglicht eine adäquate Verständigung zwischen befragter und befragender Person. Letztlich besteht die Aufgabe der interpretierenden Person ebenfalls darin, die erhobenen Daten gegenüber Dritten verständlich zu kommunizieren (Ametowobla, Baur, Norkus, 2017, S. 775 ff.).

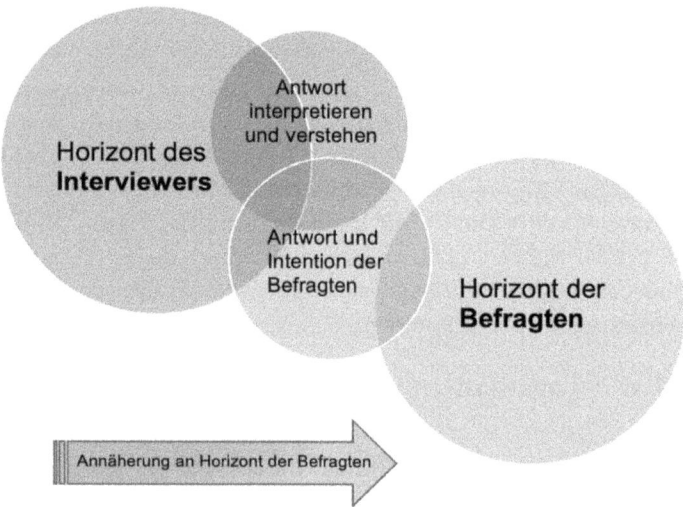

Abbildung 2: Sozialwissenschaftliche Hermeneutik, eigene Darstellung

6. Ergebnisse

Innerhalb dieses Kapitels werden die Ergebnisse in Form verschiedener Implementierungsmöglichkeiten des Qualitätsmanagements in der klinischen Geburtshilfe vorgestellt. Die hier beschriebenen Ergebnisse stellen die Resultate der qualitativen Befragungen dar, welche mittels recherchierter Literatur näher erläutert werden. Die Umsetzung des Qualitätsmanagements in der klinischen Geburtshilfe wird somit am Beispiel der Abteilung für Geburtshilfe des süddeutschen Klinikums aufgezeigt. Dabei werden die zentralen Bestandteile des Qualitätsmanagements aufgeführt, welche nicht das gesamte Spektrum des geburtshilflichen Qualitätsmanagements klinischer Einrichtungen abbilden. Zudem erfolgt ein Vergleich des qualitativen Interviews der pflegerischen Leitung der Abteilung mit jenem der befragten Person, welche in der Einrichtung ihr Kind gebar.

6.1. Methoden des externen Qualitätsmanagements

Unter externem Qualitätsmanagement werden neben externen Vergleichen verschiedener Einrichtungen, vor allem Bewertungen und Begehungen der Einrichtungen vor Ort, sogenannte Audits, verstanden. Diese Audits werden durch externe und unabhängige Begutachtende erbracht (Eberl, Landgraf, 2008, S. 663).

6.1.1 Zertifizierung nach DIN EN ISO 9001:2015

Auch die untersuchte Einrichtung wurde im Gesamten extern begutachtet und schließlich mit der Qualitätsnorm DIN EN ISO 9001:2015 zertifiziert. Das Zertifikat gilt somit ebenso für die Geburtshilfe und wird für einen Zeitraum von drei Jahren ausgestellt. Diese Norm beschreibt die Anforderungen, welche das Qualitätsmanagement einer Einrichtung erfüllen muss, um einem definierten Qualitätsstandard zu entsprechen. Die Anforderungen beziehen sich dabei auf sämtliche Bereiche der Einrichtung, welche die Normkapitel der DIN EN ISO 9001:2015 abbilden. So bezieht sie sich zunächst auf den generellen Aufbau eines QM-Systems. Auch die Anforderungen an die Einrichtungsleitung, sowie zentrale Bereiche, die hinsichtlich der Qualität entscheidend sind, sind einem Normkapitel zugeordnet. In der klinischen Geburtshilfe beschreibt dies insbesondere die Anforderungen an Sicherheit und Zufriedenheit der Entbindenden. Weitere Anforderungen stellt die Norm an die Steuerung und Funktionsfähigkeit des QM-Systems. Dies beschreibt unter anderem die Dokumentation von Qualitätszielen und wesentlichen Informationen, sowie notwendige Elemente zur Durchführung von Prozessen (z.B. Ausrüstung). Auch interne und externe Kommunikationswege werden durch die Normkapitel abgedeckt (Hepting, Zerres, 2017, S.7 ff.). Ein zentraler Kommunikationsweg des Klinikums ist jener über das Lob- und Beschwerdemanagement, worüber Entbindende und Patient_innen Kritik an die Einrichtung richten können. Die Zertifizierung nach DIN EN ISO 9001:2015 bezieht sich nicht explizit auf Einrichtungen des Gesundheitswesens. Dennoch stellt sie aufgrund der starken Fokussierung des Dienstleistungssektors einen Standard des klinischen Qualitätsmanagements auf internationaler Ebene dar (Wolf, Kossak, 2016, S.93 ff.).

6.1.2 Critical Incident Reporting System (CIRS) in der Geburtshilfe

Das CIRS ist im Gesundheitswesen ein Berichtssystem zur Meldung kritischer Zwischenfälle, bei denen jedoch keine Patient_innen einen Schaden erlitten haben. Diese Beinahe-Fehler werden anonym durch die Mitarbeitenden gemeldet und über das Internet veröffentlicht. Hierdurch sollen auch andere Einrichtungen aus den Beinahe-Fehlern lernen und durch geeignete Fehlerprävention das Risiko für Patient_innen senken. Laut § 136a Absatz 3 Satz 1 SGB V sind alle Krankenhäuser in Deutschland dazu verpflichtet, ein solches Fehlermeldesystem vorzuhalten. Auf das CIRS, welches im betrachteten Klinikum eingeführt wurde, greift auch die Abteilung für Geburtshilfe zurück. Dieses ist auch bei allen Hebammen der Abteilung bekannt. Die Inanspruchnahme des CIRS fällt bei Mitarbeitenden der klinischen Geburtshilfe dennoch gering aus. Dieser Eindruck wird auch von der pflegerischen Leitung der Abteilung für Geburtshilfe des Klinikums geteilt. In ihrer Abteilung werden die Meldungen anderer Einrichtungen zwar gelesen, eigene Beinahe-Fehler hingegen kaum gemeldet. Begründet ist dies zum einen in der Unsicherheit darüber, welche Ereignisse meldewürdig sind. Zudem werden manche Beinahe-Fehler von Hebammen und Entbindungspflegern aufgrund der geringen potentiellen Schadensgröße erst gar nicht erkannt. Ebenso werden Unsicherheiten der Hebammen hinsichtlich der Anonymität der CIRS-Meldungen wahrgenommen. Das CIRS sollte jedoch vor allem von Hebammen und Entbindungspflegern der klinischen Geburtshilfe häufig genutzt werden, da potentiell vermeidbare Ereignisse in diesem Bereich teilweise zu schwerwiegenden und langanhaltenden Folgen für Entbindende und Säuglinge führen können (König-Bachmann, Ederer, Romano, Knobloch, Luyben, Gruber, Schwarz, Zenzmaier, 2015, S. 181 ff.).

6.2. Methoden des internen Qualitätsmanagements

Das interne Qualitätsmanagement umfasst die einrichtungsspezifischen Strukturen, Abläufe und Ergebnisse. Auch Maßnahmen der einrichtungsinternen Qualitätsverbesserungen zählen hierzu. Gleich dem externen Qualitätsmanagement, erfolgt die Erfassung dieser Qualitätsindikatoren anhand bestimmter Standards, wie der vorgestellten ISO-Norm. Allerdings werden die Audits im Rahmen des internen QM von organisationsinternem Personal durchgeführt und keine Zertifikate durch externe Stellen vergeben (Eberl, Landgraf, S. 663 ff.).

6.2.1 Interne Audits nach KTQ-Standard

Am Beispiel des süddeutschen Klinikums werden interne Audits zum Großteil gemäß dem Standard der Kooperation für Transparenz und Qualität im Gesundheitswesen (KTQ) durchgeführt. Diese beziehen sich ebenfalls auf die gesamte Einrichtung und decken somit auch die Abteilung für Geburtshilfe ab. Das betrachtete Klinikum wählte diese Vorgehensweise, da sich die Standards der KTQ, anders als die vorgestellte ISO-Norm, explizit auf Einrichtungen des Gesundheitswesens beziehen. Zudem wirkte die Deutsche Krankenhausgesellschaft (DKG) bei der Erarbeitung dieses Konzeptes mit, weshalb die Auditierung klinischer und geburtshilflicher Einrichtungen nach KTQ-Standard auf nationaler Ebene weit verbreitet ist (Ratzel, 2006, S. 9). Dennoch findet die externe Auditierung ausschließlich nach DIN EN ISO 9001:2015 statt, da dieser eine höhere öffentliche Aufmerksamkeit zukommt. Nach Angaben der pflegerischen Leitung wird ein sich ergänzendes Qualitätsmanagementsystem erhofft, wobei es auch zu Überschneidungen beider Standards kommt. Die interne Auditierung nach KTQ stellt die Patient_innen bzw. die Entbindenden in den Mittelpunkt, da sie die Organisation deren Versorgung fokussieren. Die Selbstbewertung findet auf Basis des KTQ-Kataloges statt, welcher in seinen Inhalten als sehr praxisnah empfunden wird. Die dem Katalog zugrunde liegenden Bewertungsdimensionen umfassen in erster Linie das Qualitätsmanagement an sich. Weitere qualitätsrelevante Bereiche, die es zu beurteilen gilt, stellen die Orientierung an Patient_innen und Mitarbeitenden, deren Sicherheit, die Einrichtungsleitung und das Kommunikations-, sowie Informationswesen dar (Runggaldier, Falke, 2013, S. 59).

6.2.2 Befragung der Entbindenden

Regelmäßige Befragungen der Entbindenden einer geburtshilflichen Einrichtung stellen eine wichtige Informationsquelle zur Evaluation qualitätsrelevanter Prozesse dar. Die Befragung von Patient_innen bzw. Entbindenden wird indessen als eigenständiger Qualitätsindikator betrachtet, was die hohe Relevanz dieser internen Methode verdeutlicht. In der Abteilung für Geburtshilfe des Klinikums in Süddeutschland, wird die Befragung der Entbindenden schriftlich anhand eines Fragebogens, der sich explizit auf die Geburtshilfe bezieht, durchgeführt. Der Fragebogen weist einen relativ geringen Umfang an Fragen auf und wurde anhand wissenschaftlicher Kriterien entworfen. Des Weiteren sind die Fragen in leichter Sprache und so konkret wie möglich formuliert. Somit sind die Fragen weniger komplex, wodurch eine eindeutige Zuordnung der Fragen zu bestimmten Qualitätsaspekten der Behandlung ermöglicht wird. Diese Art der Konzeption entspricht den allgemeinen Voraussetzungen der Patient_innenbefragung, die in der wissenschaftlichen Literatur diskutiert werden (Nübling et al., 2007, S. 45). Die Auswertung der Befragungen findet in der Einrichtung schnellstmöglich statt, um mögliche Probleme oder Fehler von Prozessen frühzeitig identifizieren und gegebenenfalls Maßnahmen zur Behebung dieser einleiten zu können. Zudem werden die Befragungsdaten eines Jahres zusammengefasst und mit denen der Vorjahre verglichen, sodass die Entwicklung der Einrichtung im Längsschnitt abgebildet werden kann.

6.3. Vergleich der qualitativen Befragungen

Innerhalb dieses Unterkapitels erfolgt ein Abgleich der qualitativen Befragung der pflegerischen Leitung der Abteilung für Geburtshilfe am untersuchten Klinikum mit jener der befragten Entbindenden. Somit können die Methoden des Qualitätsmanagements auch aus Sicht einer behandelten Person abgebildet werden. Zudem können Effekte und mögliche Verbesserungspotentiale des QM hierdurch am konkreten Beispiel der vorgestellten Einrichtung abgeleitet werden. Um die Entbindenden mit der Abteilung vor der Entbindung vertraut zu machen, bieten die dort angestellten Hebammen Führungen und Beratungen in den Räumlichkeiten an. Dies wurde aus Sicht der Entbindenden positiv erlebt, da grundlegende Informationen zur Entbindung angemessen kommuniziert wurden. Hinsichtlich der medizinischen Informationen vor der Entbindung durch die Hebammen der Abteilung, zeigten sich weniger positive Antworten. Diese wurden als unzureichend empfunden. Der zwischenmenschliche Umgang durch die Hebammen während des Geburtsprozesses wurde von der Befragten positiv erlebt. Diese positive Erfahrung setzte sich auch während des Aufenthaltes nach der Entbindung fort. Die Angabe der pflegerischen Leitung, die vorgestellte Behandlungsphilosophie sei in der Belegschaft bekannt und werde von den Hebammen umgesetzt, zeigt sich hiermit bestätigt. Auch die Frage, ob die Abteilung entsprechend den Anforderungen mit ausreichend vielen Hebammen bzw. Entbindungspflegern besetzt ist, wurde von der pflegerischen Leitung bestätigt. Die befragte Entbindende nahm dies während ihres Aufenthaltes ebenso wahr. Da bei der Entbindung der Befragten Komplikationen aufgetreten sind, konnte sie außerdem hierzu befragt werden. So gab sie an, dass sie unzureichend über den anstehenden geburtshilflichen Eingriff aufgrund der Komplikationen informiert wurde. Ferner gab die Befragte Person ein hierdurch verursachtes Gefühl des Ausgeliefertseins an. Hieraus lässt sich ein Verbesserungspotential der Abteilung im Umgang mit Geburtskomplikationen ableiten. Diese Vermutung wird teilweise mit der Befragung der pflegerischen Leitung bestätigt. Die Aus- und Fortbildung des geburtshilflichen Personals ziele mehr auf das Erkennen von Komplikationen als auf den Umgang mit der Entbindenden, bei Auftreten dieser ab.

7. Herausforderungen bei der Umsetzung des Qualitätsmanagements in der klinischen Geburtshilfe

In Deutschland unterliegt die Geburtshilfe ständigen Veränderungen, die insbesondere im medizinischen Fortschritt und gesellschaftlichen Wandel begründet sind. Dies wirkt sich unmittelbar auf die Arbeit der Hebammen und Entbindungspfleger der klinischen Geburtshilfe aus (Kabakis, Gorschlüter, Helmer, 2012, S. 60). Folglich ergeben sich hieraus auch zahlreiche Herausforderungen für das Qualitätsmanagement (Frick, 2021, S. 5). Im Folgenden werden die grundlegenden Hürden hinsichtlich der Implementierung und Umsetzung von Qualitätsmanagementsystemen im Bereich der klinischen Geburtshilfe, sowie geeignete Lösungsansätze in tabellarischer Form aufgezeigt.

Herausforderungen und deren Bedeutung für das QM	Mögliche Lösungsansätze
Politische und gesellschaftliche Herausforderungen:	
Demografischer Wandel: Gebärende werden zunehmend älter, Risiko und Anzahl von Geburtskomplikationen steigt, reduzierte Behandlungsqualität, da Hebammen/ Entbindungspfleger bei Komplikationen oft unsicher sind	- Fortbildungen zum Umgang mit Entbinden bei Komplikationen - Dementsprechende Handlungsempfehlungen und Best-Practice-Beispiele in QM-System einfügen
Vielzahl gesetzlicher Vorschriften: Stellen zunehmend Anforderungen an das QM, Hebammen/ Entbindungspfleger müssen Gesetze zur angemessenen Umsetzung des QM kennen	- Liste relevanter Gesetze mit Verlinkung auf Gesetzestexte erstellen, die regelmäßig aktualisiert wird
Medizinische Fortschritte: Erkenntnisse, die auch das QM betreffen, haben geringe Halbwertszeit und müssen stetig überprüft werden	- Gemeinsame Qualitätszirkel der Hebammen/ Entbindungspfleger mit der Stationsleitung - Regelmäßige Fortbildungen
Organisatorische Herausforderungen:	
Erweitertes Tätigkeitsfeld: Hebammen/ Entbindungspfleger zunehmend flexibel im Krankenhaus eingesetzt, Vermischung von pflegerischen und geburtshilflichen Aufgaben, Umsetzung des QM-Systems für Hebammen/ Entbindungspfleger aufgrund unklarer Aufgaben erschwert	- Klare Stellenbeschreibungen und Einhaltung dieser - Zusätzliche Tätigkeiten in QM-System aufnehmen oder flexibles QM-System für Gesamteinrichtung bzw. Stationsabschnitte
Wenig Transparenz der Leitung: Sinn des QM bei Hebammen/ Entbindungspflegern unbekannt, weshalb diese nicht daran interessiert sind, erschwert Implementierung und Umsetzung von QM-Systemen	- Transparente Entscheidungskultur, z.B. durch kooperativ-partnerschaftliche Führungsstile - Entscheidungsprozesse für Mitarbeitende partizipativ gestalten
Hierarchien: Disharmonische Zusammenarbeit mit höher gestelltem ärztlichem Personal bei unklaren Zuständigkeiten, unmittelbar negative Auswirkungen auf die Behandlungsqualität	- Verbesserte (menschliche) Kommunikation und Kooperation zwischen den Berufsgruppen, z.B. durch gemeinsame Fortbildungen und Fallbesprechungen - Harmonische Einrichtungsphilosophie etablieren und bekanntmachen
QM-Normen: Sind oft für große Industrieunternehmen entwickelt worden, lassen sich ohne Weiteres nicht auf klinische Geburtshilfe anwenden	- Verwendung des KTQ-Standards, da dieser für Gesundheitseinrichtungen entwickelt wurde - QM-Normen um Leitlinien der Geburtshilfe erweitern

Tabelle 1: Herausforderungen des Qualitätsmanagements, Quelle: Kabakis et al., 2012, S. 60, Frick, 2021, S. 5, eigene Darstellung

8. Schlussfolgerungen

Zur Umsetzung des Qualitätsmanagements im Bereich der klinischen Geburtshilfe, können sowohl interne als auch externe Methoden eingesetzt werden. Klinische Einrichtungen können sich hierfür an den QM-Standards, den die DIN ISO 9001-Norm als auch die KTQ definiert, orientieren. Anhand dieser kann das implementierte QM-System ebenso durch interne, wie auch externe Audits verifiziert werden. Sowohl die DIN-Norm als auch der Standard nach KTQ beschreiben grundlegende Aspekte des Qualitätsmanagements. Dieses Grundgerüst muss um spezifische Aspekte der klinischen Geburtshilfe erweitert werden, damit das QM-System auch in diesem Bereich geeignet umgesetzt werden kann. Diese Spezifika können unter anderem durch Leitlinien oder mittels eines für die klinische Geburtshilfe entwickelten QM-Handbuchs in das QM-System der Einrichtung integriert werden. Der Qualitätsaspekt der zwischenmenschlichen Betreuung stellt für das geburtshilfliche Qualitätsmanagement eine Herausforderung dar, da dieser schwer zu erfassen ist. Die Einführung eines Leitbildes bzw. einer Behandlungsphilosophie, sowie die Befragung von Entbindenden stellen geeignete Möglichkeiten dar, die zwischenmenschliche Betreuung der Gebärenden im Rahmen des Qualitätsmanagements zu fokussieren. Dies verdeutlichen die qualitativen Befragungen, die für diesen Beitrag geführt wurden.

9. Diskussion und Ausblick

Die Durchführung qualitativer Befragungen ist ein geeigneter methodischer Ansatz, um Einblicke in den betrachteten Themenbereich zu erlangen und erste Erkenntnisse zu gewinnen. Besonders die Befragung zweier unterschiedlicher Statusgruppen unterstützt eine offene Haltung gegenüber unterschiedlichen Ergebnissen. Ferner können die erhobenen Daten die Grundlage weiterer wissenschaftlicher Untersuchungen mit größeren Stichproben darstellen. Dennoch zeigt sich das methodische Vorgehen und die hierdurch gewonnenen Ergebnisse limitiert. Einerseits ist ein Bias hinsichtlich der sozialen Erwünschtheit der Antworten, insbesondere der Befragung der pflegerischen Leitung denkbar, um die Einrichtung besser darzustellen. Mit dem Abgleich beider Befragungen, wurde versucht dem entgegenzuwirken. Allerdings kann diese Datenverzerrung hierdurch nicht komplett ausgeschlossen werden. Andererseits ist vor allem in Bezug auf die Befragung der Entbindenden ein Recall-Bias aufgrund verzerrter Erinnerungen denkbar. Auch die Analyse der Befragungen nach

Ansatz der sozialwissenschaftlichen Hermeneutik könnte durch eine fehlerhafte Interpretation seitens des Interviewers limitiert sein.

Um eine bestmögliche Behandlungsqualität zu erbringen, ist die Implementierung und Umsetzung des Qualitätsmanagements auch in der klinischen Geburtshilfe essentiell. Das alleinige Erfüllen gesetzlicher Forderungen reicht zur adäquaten Umsetzung des Qualitätsmanagements im geburtshilflichen Bereich jedoch nicht aus. Vielmehr gilt es bewährte Methoden in der Breite anzuwenden. Denn vielerorts wird zwar das Qualitätsmanagement in der Geburtshilfe umgesetzt, ein einheitlicher Standard existiert bislang allerdings nicht. Für den Ausbau und die Sicherung der Qualität ist dies jedoch entscheidend, insbesondere vor dem Hintergrund des zunehmenden Fachkräftemangels. Denn dieser wird die Arbeitsbelastung für Hebammen und Entbindungspfleger auch zukünftig deutlich erhöhen und die Einhaltung von Qualitätsvorgaben zunehmend erschweren.

Literaturverzeichnis

Ametowobla, D., Baur, N., Norkus, M. (2017). Analyseverfahren in der empirischen Organisationsforschung. In S. Liebig, M. Wenzel & S. Rosenbohm (Hg.), *Handbuch Empirische Organisationsforschung* (pp. 775–789). Wiesbaden: Springer Gabler.

Bundesministerium für Gesundheit (BMG). (2020). Qualitätssicherung im Krankenhausbereich. Aufrufbar unter: https://www.bundesgesundheitsministerium.de/qualitaet-krankenhausversorgung.html [letzter Zugriff: 12.03.2021]

Eberl, S., Landgraf, R. (2008). Qualitätsmanagement. *Diabetologe, 2008(4)*, 657–670. DOI 10.1007/s11428-008-0345-1

Frick, E. (2021). Fragen zum Qualitätsmanagement für Hebammen. *Consilium Hebamme, 2021(1)*, 5–7.

Hepting, A., Zerres, T. (2017). DIN EN ISO 9001:2015. In T. Zerres (Hg.), *Qualitätsmanagement im Mittelstand und DIN EN ISO 9001:2015* (pp. 7–21). Offenburg: Hochschuldruck Offenburg.

Herzig, A., Prentl, E. (2013). Ärzte und Hebammen: Interdisziplinäre Teamarbeit im Kreißsaal. In D. Eberhardt (Hg.), *Together is better?* (pp. 126–134). Berlin: Springer Medizin.

Hopf, C. (2012). Qualitative Interviews – ein Überblick. In: U. Flick, E. Kardorff & I. Steinke (Hg.), *Qualitative Forschung. Ein Handbuch.* (Band 4) (pp. 349–361). Reinbek: Rowohlt-Taschenbuch Verlag.

Kabakis, S., Gorschlüter, P., Hellmers, C. (2012). Arbeitszufriedenheit bei angestellten Hebammen. *Die Hebamme, 2012(3)*, 60–63.

König-Bachmann, M., Ederer, C., Romano, I., Knobloch, R., Luyben, A., Gruber P., Schwarz, C., Zenzmaier, C. (2015). Fälle-für-Alle: Auf dem Weg zu einer konstruktiven Fehlerkultur. *Die Hebamme, 2015(28)*, 181–185.

Kruse, M. [Hg.] (2018). *Traumatisierte Frauen begleiten. Das Praxishandbuch für Hebammenarbeit, Geburtshilfe, Frühe Hilfen*. Stuttgart: Hippokrates Verlag.

Martin H., Schöneberg, D., Simon-Kutscher, V. [Hg.] (2019). *Gewalt in der Geburtshilfe. Eine qualitative Forschungsarbeit zur Wahrnehmung des geburtshilflichen Personals*. Fulda: Hochschule Fulda.

Nübling, R., Steffanowski, A., Körner, M., Rundel, M., Kohl, C., Löschmann, C., Schmidt, J. (2007). Kontinuierliche Patientenbefragung als Instrument für das interne Qualitätsmanagement in Einrichtungen der Gesundheitsversorgung. *Gesundheitsökonomie & Qualitätsmanagement, 2007(12)*, 45–50. DOI 10.1055/s-2006-926819.

Piechotta, B. [Hg.] (2008). *Qualitätsmanagement für psychotherapeutische Praxen*. Heidelberg: Springer Medizin Verlag

Ratzel, R. (2006). Qualitätssicherung, Leitlinien und Recht. *Geburtshilfe & Frauenheilkunde, 2006(66)*, 9–14. DOI 10.1055/s-2006-924529.

Runggaldier, K., Flake, F. (2013). Zertifizierte QM-Systeme: ISO, EFQM, KTQ, Audits und Kundenbefragungen. In A. Neumayr, A. Schinnerl & M. Baubin (Hg.), *Qualitätsmanagement im prähospitalen Notfallwesen* (pp. 59–65). Wien: Springer Verlag.

Selbmann, H. K. (2011). Qualitäts- und Risikomanagement in Gynäkologie und Geburtshilfe. *Der Gynäkologe, 2011(5)*, 357–360. DOI 10.1007/s00129-010-2695-1.

Selow, M. (2014). Qualitätsmanagement. In C. Mändle & S. Opitz-Kreuter (Hg.), *Das Hebammenbuch: Lehrbuch der praktischen Geburtshilfe* (Band 6) (pp. 1201–1207). Stuttgart: Schattauer Verlag.

Theiler, L. N. H. [Hg.] (2013). *Vergleich der perioperativen Lebensqualität nach vaginaler Entbindung unter Epiduralanästhesie und abdominaloperativer Entbindung unter Spinalanästhesiein der Geburtshilfe anhand des PPP33-Fragebogens*. Marburg: Universität Marburg.

Wolf, K., Kossak, P. [Hg.] (2016). *Qualitätsmanagement im Krankenhaus verstehen und anwenden*. Düsseldorf: Symposium Publishing GmbH.

Abbildungsverzeichnis

Abbildung 1: PDCA-Zyklus, eigene Darstellung 22
Abbildung 2: Sozialwissenschaftliche Hermeneutik, eigene Darstellung 26

Tabellenverzeichnis

Tabelle 1: Herausforderungen des Qualitätsmanagements, Quelle: Kabakis et al., 2012, S. 60, Frick, 2021, S. 5, eigene Darstellung 31

Judith Rusch

Qualitätsmanagement in der Arbeit als Medizinisch-technische Radiologieassistenz

Zusammenfassung

Ziel: In dieser Arbeit soll die Frage beantwortet werden, welche Ansätze des Qualitätsmanagements (QM) für radiologische Praxen/Abteilungen in der wissenschaftlichen Literatur vorhanden sind und welche davon in der Berufspraxis von MTRA Anwendung finden.

Methoden: Dazu wurde im ersten Schritt eine umfangreiche Literaturrecherche in den einschlägigen Suchmaschinen durchgeführt. Im zweiten Schritt wurde ein MTRA zum QM in seinem Berufsalltag befragt.

Ergebnisse: Die Literaturrecherche zeigte, dass es zahlreiche Möglichkeiten für das QM in radiologischen Praxen/Abteilungen gibt. Diese gehen von einer leitbildgetragenen Qualitätspolitik über Verfahrensanweisungen bis hin zu der Einführung eines Beschwerdemanagements. Das Interview mit dem MTRA ergab, dass viele dieser Ansätze in der Berufspraxis Anwendung finden. Jedoch ist an einigen Stellen auch noch Verbesserungspotenzial vorhanden.

Diskussion: Dieses Potenzial kann jedoch nur ausgeschöpft werden, wenn einige Herausforderungen überwunden werden. Zu diesen zählen die bislang nicht erfolgte Kontrolle der Ergebnisqualität, die geringe Flexibilität von QM-Maßnahmen und die zeit- und kostenintensive Phase der Prozessdefinierung.

Schlussfolgerungen: Insgesamt kann geschlossen werden, dass QM in der Arbeit von MTRA unerlässlich ist. Dabei ist vor allem ein kontinuierlicher Verbesserungsprozess, der alle Ebenen einbezieht und sich auf ein gemeinsames Leitbild stützt, wichtig.

Schlüsselwörter: Qualitätsmanagement, QM, Medizinisch-technische Radiologieassistenz, MTRA, Radiologie

1. Einleitung

Im Bereich der Radiologie sind die technischen Entwicklungen rasant. Während neue bildgebende Verfahren entwickelt und neue Diagnostikmethoden erprobt werden, bleibt die Anzahl der Mitarbeitenden jedoch in der Regel gleich oder nimmt sogar ab. Es herrscht ein enormer Fachkräftemangel unter den Medizinisch-technischen Radiologieassistent_innen (MTRA). 2017 hatten 46 % der deutschen Krankenhäuser Probleme, alle MTRA-Stellen zu besetzen.

Effektiv fehlten 840 Vollzeit-MTRA im deutschen Gesundheitssystem (DKI, 2019, S. 6).

Der Verband der MTRA in der Radioonkologie in Deutschland bestätigt diese Entwicklung. Er spricht von einer zunehmenden Anforderung an die Qualität der therapeutischen Standards und rückt hier auch die steigende Zahl der zu behandelnden Patient_innen in den Vordergrund (VMTRO, 2019).

Um diesen hohen Anforderungen gerecht zu werden, ist es unerlässlich, die Qualität der Arbeit in einer Radiologie sorgfältig zu planen, zu überprüfen und stetig zu verbessern. Seit 2007 sind alle Einrichtungen im Gesundheitswesen dazu verpflichtet, ein solches einrichtungsinternes Qualitätsmanagement (QM) einzuführen und weiterzuentwickeln. Dabei ist eine Zertifizierung nicht gesetzlich vorgeschrieben, aber empfehlenswert (§§ 137 und 137d SGB V).

In dieser Arbeit soll die Frage beantwortet werden, was in radiologischen Praxen und Abteilungen getan werden kann, um eine hohe Qualität der Arbeit von MTRA zu gewährleisten. Dabei wird auf die berufsspezifischen Qualitätsmerkmale eingegangen und relevante QM-Ansätze werden vorgestellt. Darauf aufbauend wird anhand eines Interviews analysiert, was von den Maßnahmen aus der wissenschaftlichen Literatur in der Berufspraxis tatsächlich umgesetzt wird.

Zunächst soll aber ein Einblick in den Beruf der MTRA allgemein gegeben werden. Dazu wird das Berufsbild, die hinführende Ausbildung sowie die Aufgaben und Tätigkeiten von MTRA beschrieben, um daraus die Relevanz von QM in diesem Berufsfeld ableiten zu können.

2. Beruf der Medizinisch-technischen Radiologieassistenz

Die MTRA gehören zur Berufsgruppe der Medizinisch-technischen Assistent_innen (MTA). Diese Berufsgruppe wird im MTA-Gesetz in vier verschiedene Spezialisierungen unterteilt (§ 1 MTAG):

1. Medizinisch-technische Laboratoriumsassistent_innen (MTLA)
2. Medizinisch-technische Radiologieassistent_innen *(MTRA)*
3. Medizinisch-technische Assistent_innen für Funktionsdiagnostik (MTAF)
4. Veterinärmedizinisch-technische Assistent_innen (VMTA)

Im Beruf der MTRA gibt es wiederum vier Spezialisierungen, die alle den Einsatz von Strahlen zur Erkennung und Heilung von Krankheiten gemeinsam haben. Die Fachbereiche sind die der Röntgendiagnostik, der Strahlentherapie, der Nuklearmedizin und der Strahlenphysik und Dosimetrie (DVTA, 2021).

2.1. Ausbildung

Das Ziel der Ausbildung ist es, die angehende MTRA in die Lage zu versetzen, die Untersuchung von Patient_innen mit Verfahren der Radiologischen Diagnostik und anderen bildgebende Verfahren durchzuführen. Außerdem soll ein/e MTRA zur Mitwirkung an der Erkennung und Behandlung von Krankheiten in der Strahlentherapie und Nuklearmedizin befähigt werden (§ 3 Nr. 2 MTAG).

Die Ausbildung dauert drei Jahre und besteht aus einem praktischen und einem theoretischen Teil. Der praktische Teil muss dabei in einem Krankenhaus oder einer anderen geeigneten medizinischen Einrichtungen absolviert werden, während der theoretische Teil an einer staatlich anerkannten Schulen für technische Assistent_innen in der Medizin durchgeführt wird. Die Ausbildung wird mit einer staatlichen Prüfung abgeschlossen (§ 4 MTAG).

Das Universitätsklinikum Schleswig-Holstein (UKSH) ist ein solches Ausbildungsinstitut. Auf seiner Website wird genauer ausgeführt, dass die Ausbildung 2.800 Unterrichtsstunden und 1.800 Stunden praktischer Ausbildung umfasse. In diesen 1.800 Stunden würden alle relevanten Fachbereiche mit den entsprechenden Geräten kennengelernt: die Röntgendiagnostik, das MRT, die Strahlentherapie und die Nuklearmedizin. Der praktische Teil inkludiere zudem ein 35-tägiges Krankenhauspraktikum (UKSH, 2021).

2.2. Aufgaben und Tätigkeiten

Im MTA-Gesetz ist außerdem festgehalten, welche Tätigkeiten den einzelnen MTA-Berufen vorbehalten sind. Für MTRA ist das zum einen die Durchführung und Qualitätsbeurteilung der technischen Arbeiten. Zum anderen ist sie befugt, an der Erstellung und Durchführung eines Bestrahlungsplans sowie an der nuklearmedizinischen Diagnostik und Therapie technisch mitzuwirken. Nicht zuletzt sind der MTRA messtechnische Aufgaben in der Dosimetrie und im Strahlenschutz in der Radiologischen Diagnostik, der Strahlentherapie und der Nuklearmedizin zugeteilt. In all diesen Arbeitsbereichen ist die Qualitätssicherung als Aufgabe der MTRA gesetzlich verankert (§ 9 Nr. 2 MTAG).

Der Dachverband für Technolog_innen und Analytiker_innen in der Medizin Deutschlands e.V. (DVTA) beschreibt über diese technischen Aufgaben hinaus auch die sozialen Aspekte. MTRA arbeiten in engem Kontakt mit Patient_innen, welches hoher Empathie und dem Eingehen auf die Bedürfnisse der Patient_innen bedarf. Selbstständige, zuverlässige, sorgfältige und vor allem verantwortungsbewusste Arbeit seien in diesem Beruf von elementarer Bedeutung (DVTA, 2021).

2.3. Relevanz des QM

Die Aufgaben und Tätigkeiten von MTRA sind vielfältig und anspruchsvoll. Auf der Website des UKSH heißt es, das Besondere an dem Beruf der MTRA sei „die Kombination aus medizinischem Fachwissen und der technischen Komponente" (UKSH, 2021). Somit wird von MTRA auf der einen Seite erwartet, sich bestens mit medizinischen Fragen rund um Anatomie, Krankheiten, deren Diagnose und Heilung auszukennen. Auf der anderen Seite sollen sie Expert_innen für den Umgang mit komplizierten technischen Geräten sein. Hinzu kommt die vom DVTA betonte Empathie im Kontakt mit Patient_innen (DVTA, 2021).

Diese komplexe Aufgabenstellung kann nur von einem hochspezialisierten Personal mit hoher sozialer Kompetenz ausgeführt werden. Die aufwendigen Prozesse müssen reibungslos geplant, ausgeführt und bewertet werden. Da es sich hier um einen Beruf handelt, der mit Strahlung, also einer potenziell gefährlichen physikalisch Einwirkung, arbeitet, sind eine Qualitätssicherung und engmaschige Qualitätskontrollen von unbestreitbarer Bedeutung (Seegenschmiedt & Zehe, 2012).

Das QM in einer Radiologie bewegt sich ohnehin in einem engen Rahmen. Um einen Arbeitsalltag sicherzustellen, der für Mitarbeitende und Patient_innen sicher und gesundheitlich unbedenklich ist, wird dieser durch Verordnungen des Gesundheitsschutzes, wie beispielsweise der Strahlenverordnung, sowie Anforderungen der regionalen Behörden, wie dem TÜV und der Gewerbeaufsicht, abgesteckt (Seegenschmiedt & Zehe, 2012).

Das QM hat die Aufgabe, innerhalb dieses gesetzlichen Rahmens Strukturen und Prozesse zu schaffen, die neben hoher Sicherheit auch hohe Qualität in der Radiologie gewährleisten. Die Einführung und Umsetzung eines solchen QM erfordern zwar erst einmal finanzielle und personelle Ressourcen, aber diese Investitionen zahlen sich aus. Ein gutes QM schafft in einer Radiologie eine hohe Ergebnisqualität, reibungslose Arbeitsabläufe und wirkt sich insgesamt positiv auf die strukturelle Organisation der Abteilung aus (Huber & Zech, 2011).

3. QM im Arbeitsbereich der MTRA

3.1. Arbeitsalltag und Arbeitsabläufe

Die Bundesagentur für Arbeit gab an, dass im Jahr 2018 26.600 Deutsche in medizinisch-technischen Berufen in der Radiologie tätig waren (DKI, 2019, S. 41). Davon waren 2017

17.529 MTRA in deutschen Krankenhäusern tätig. 46 Prozent der MTRA waren in Teilzeit beschäftigt. Von diesen Teilzeitkräften arbeiteten 44 % 25 Stunden oder mehr, 30 % 15 bis 25 Stunden und 10 % unter 15 Stunden (DKI, 2019, S. 36 – 37).

Der Arbeitsalltag findet demnach für den Großteil der MTRA im Krankenhaus statt. Der kleinere Anteil arbeitet im ambulanten Bereich. Eine Arbeitswoche hat für die meisten MTRA 40 Wochen. Etwas unter die Hälfte ist teilzeitbeschäftigt und nur jede_r zehnt MTRA arbeitet weniger als 15 Stunden in der Woche.

Die Arbeitsabläufe sind geprägt von einer komplexen Vernetzung mit anderen Fachgebieten. Das macht Interdisziplinarität und Interprofessionalität zu relevanten Qualitätsmerkmalen. Langfristige Abläufe müssen in Absprache mit anderen Fachbereichen, wie dem behandelnden Arzt in einer anderen Abteilung des Krankenhauses, koordiniert und auf einander abgestimmt werden (Seegenschmiedt & Zehe, 2012).

Da die radiologischen Untersuchungen und Therapien vor allem Überweisungsleistungen sind, besteht der Anspruch, Terminanfragen schnellstmöglich zu realisieren und durchzuführen. Vor allem in akuten Fällen und bei schweren Krankheitsverläufen soll der Behandlungsprozess nicht aufgehalten oder in die Länge gezogen werden. Dies führt zu einem enormen Zeitdruck in der Durchführung und Auswertung der bildgebenden Diagnostik (Huber & Zech, 2011).

Unter diesen Voraussetzungen besteht die Gefahr, sekundäre Berufsinhalte zu vernachlässigen, die aber ebenso wichtig für eine patient_innengerechte Behandlung sind. Patient_innen haben Erwartungen und Ängste, denen mit Fürsorge und Mitgefühl begegnet werden muss. Sind diese „Softskills" nicht vorhanden, so kann das zu Verunsicherungen bis hin zu einem Vertrauensverlust gegenüber der behandelnden Person und der ganzen Abteilung, dem Krankenhaus oder der Praxis führen. Darunter leidet nicht nur der/die Patient_in, sondern auch das Ansehen der Abteilung, des Krankenhauses oder der radiologischen Praxis (Fischer et al., 2002).

3.2. Relevante QM-Ansätze

Unterschiedlichste Strategien sind möglich, um das QM in einer radiologischen Abteilung oder Praxis zu gestalten. Grundsätzlich lassen sich drei Ebenen von Qualität unterscheiden, an denen angesetzt werden kann: Erstens die Strukturqualität, welche sich auf die Qualifikation der Mitarbeiter_innen, die technische Ausstattung, sowie räumliche und finanzielle Voraussetzungen bezieht. Zweitens die Prozessqualität, die durch effiziente, strukturierte und standardisierte Arbeitsabläufe entsteht. Und drittens die Ergebnisqualität, welche die Qualität der erbrachten Dienstleistung und somit das Produkt der Struktur- und Prozessqualität ist. Das Ziel eines QMs ist immer, einen kontinuierlichen Verbesserungsprozess anzustreben, der alle drei Ebenen von Qualität einbezieht (Huber & Zech, 2011).

In einer Radiologie kann auf Ebene der *Strukturqualität* bei der Festlegung eines Leitbildes der Qualitätspolitik begonnen werden. Darin sollte die gemeinsame Vision für die Abteilung/Praxis stehen und konkrete Zielen und Strategien, um dieser näher zu kommen (Huber & Zech, 2011).

In diesem Zuge ist es wichtig, dass sowohl die Führung als auch jede_r Mitarbeiter_in aktiv in die Definition und Umsetzung von Qualitätszielen einbezogen wird. Ziel sollte es sein, das QM zu einem permanenten Bestandteil des Arbeitsalltags werden zu lassen. Dazu kann es sinnvoll sein, die leitenden Kräfte hinsichtlich ihrer Führungsqualität im Allgemeinen und ihrer Kommunikation im Speziellen zu schulen. Auch der Aufbau von Rollenvorbildern kann eine wirksame Strategie sein (Fischer et al., 2002).

Das Personal sollte regelmäßig Fortbildungen besuchen, um mit ihren medizinischen und technischen Kenntnissen auf dem neusten Stand zu bleiben. Dies ist vor allem vor dem Hintergrund der eingangs geschilderten rasanten Entwicklung im Arbeitsbereich der Radiologie wichtig. Außerdem kann so sichergestellt werden, dass in der Abteilung/Praxis nach dem aktuellen Stand der Forschung diagnostiziert und therapiert wird, um eine hohe Qualität der Arbeit zu gewährleisten (Fischer et al., 2002).

Neben der Qualität des Personals kann auch an der räumlichen Ausstattung angesetzt werden. So kann ein funktional und doch einladend gestalteter Empfang zu einer guten Organisation und angenehmen Atmosphäre in der Abteilung/Praxis beitragen. Die Behandlungsräume sollten mit allen erforderlichen Geräten ausgestattet sein, welche regelmäßig auf ihre Sicherheit geprüft werden (Fischer et al., 2002).

In einer Radiologie werden jedoch nicht nur Geräte, sondern auch sämtliche medizinischen Materialien wie Desinfektionsgel und nicht medizinische Materialien wie Kugelschreiber benötigt, die regelmäßig verbraucht werden. Um sicherzustellen, dass stets alle Verbrauchsgüter vorrätig sind, kann ein Dokumentationssystem eingeführt werden. Darin werden dann die Warenlieferungen, der Verbrauch und die daraus resultierenden Nachfüllbedarfe mit konkreten Bestellhinweisen dokumentiert. So sind alle für die Behandlungen benötigten Materialien jederzeit vorhanden und die Arbeitsabläufe können reibungslos stattfinden. In diesem Zuge ist es außerdem vorteilhaft, Qualitätsvereinbarungen mit den Zulief_innen zu schließen. Dies stellt sicher, dass die

interne Qualität nicht durch externe Versäumnisse gefährdet wird (Huber & Zech, 2011).
Ist ein QM eingeführt, so ist das Anlegen eines Handbuches empfehlenswert. Dieses sollte alle für das QM relevanten Unterlagen und Verordnungen enthalten. Für eine sichere sowie jederzeit und jederorts zugreifbare Aufbewahrung, bieten sich elektronische Dokumentenlenkungssoftwares an. Außerdem empfiehlt sich, die Dokumente mit Links zu den Informationsquellen zu versehen, um die Aktualität der Informationen sicherzustellen (Huber & Zech, 2011).
Auf Ebene der *Prozessqualität* sind weitere Ansatzpunkte für das QM verortet. Behandlungen können durch standardisierte Abläufe vereinfacht und qualitativ verbessert werden. Dafür hat sich das Erstellen von Verfahrensanweisungen bewährt. In einer solchen Verfahrensanweisung wird der Behandlungsprozess in Führungs-, Kern- und Unterstützungsprozesse aufgeteilt. Das Ergebnis ist ein Flussdiagramm, welches für jede beteiligte Person die genauen Aufgaben in der erforderlichen Reihenfolge abbildet. Die Summe aller Flussdiagramme kann dann in einer Prozesslandkarte übersichtlich dargestellt werden, um die Arbeitsabläufe in der Abteilung/Praxis klar und verständlich zu strukturieren (Huber & Zech, 2011).
Auch konkrete Funktionsbeschreibungen können zu reibungslosen Arbeitsabläufen beitragen. Diese sollten für alle Beschäftigten, von der Reinigungskraft bis zur Oberärztin/zum Oberarzt verfasst werden. In den Funktionsbeschreibungen sollten die Aufgaben, Qualifikationen und gesetzlichen Grundlagen für die jeweilige Stelle benannt werden. Schließlich kann daraus ein Organigramm der gesamten Abteilung erstellt werden, um die hierarchischen Zusammenhänge übersichtlich darzustellen (Huber & Zech, 2011).
Wie bereits beschrieben, sind „Softskills" in der Arbeit als MTRA eine Kernkompetenz. So sind der empathische Umgang und eine freundliche Kommunikation mit den Patient_innen von großer Bedeutung für die Qualität der Behandlung. Doch auch zwischen dem Personal ist eine wertschätzende und höfliche Kommunikation wichtig für einen guten Arbeitsablauf. Dies meint die Kommunikation von MTRA untereinander, die Kommunikation zwischen Ärzt_innen oder anderen Mitarbeiter_innen und MTRA sowie auch die Kommunikation mit zuweisenden Stellen. Der Umgang miteinander ist im beruflichen Kontext eine potenzielle Quelle für Missverständnisse und Konflikte. Um störungsfreie Arbeitsabläufe zu schaffen, ist ein wertschätzender und höflicher Umgang deshalb von elementarer Bedeutung (Fischer et al., 2002).
Die *Ergebnisqualität*, welche sich aus den Maßnahmen auf Ebene der Struktur- und Prozessebene ergibt, kann auf verschiedene Weisen überprüft

werden. Dafür muss zuerst einmal die Qualität der eigenen Arbeit festgestellt werden.

Zu diesem Zweck können interne Audits, Befragungen und das Messen von Kennzahlen sinnvoll sein. Aussagekräftige Kennzahlen könnten beispielsweise die Wartezeit von Patient_innen oder die Anzahl von Diagnosefehlern sein (Huber & Zech, 2011).

Für Zweiteres ist die Einführung eines Fehlermanagements grundlegend. In einer gesunden Fehlerkultur werden Fehler als Anhaltspunkte für eine kontinuierliche Verbesserung angesehen und die Mitarbeitenden dazu motiviert, passierte Fehler aufzuzeigen und konstruktiv mit ihnen umzugehen (Huber & Zech, 2011).

Auch ein Beschwerdemanagement kann Schwachstellen in der Organisation einer radiologischen Abteilung/Praxis aufzeigen. Sowohl die Patient_innen und ihre Angehörigen als auch die Mitarbeitenden werden so aktiv in den Qualitätsentwicklungsprozess einbezogen. So wird keine Perspektive ausgelassen und kein Verbesserungspotenzial übersehen (Huber & Zech, 2011).

Wurde mit den beschriebenen Methoden die Ergebnisqualität der Abteilung/Praxis ermittelt, kann diese im nächsten Schritt in Relation gesetzt werden: Zum einen zu den Werten aus der letzten Erhebung und zum anderen zu Wettbewerber_innen. Im Sinne des „Bench-Marking" wird die eigene Leistung mit der der konkurrierenden radiologischen Abteilungen/Praxen verglichen. Das Ziel ist dabei, funktionierende Strategien der anderen zu übernehmen und so von den Erfahrungen der Marktbesten zu profitieren (Fischer et al., 2002).

All diese Ansätze können verfolgt werden, um das QM einer radiologischen Abteilung/Praxis zu gestalten. Dabei sollte immer das Ziel einer kontinuierlichen Qualitätsentwicklung im Fokus stehen. Dieses lässt sich gut durch die Befolgung des „PDCA-Zyklus" erreichen. Der „PDCA-Zyklus" besteht aus den vier Phasen „Plan", „Do", „Check" und „Act". Es wird also mit der Planung von Maßnahmen begonnen. Diese werden daraufhin umgesetzt und auf ihre Wirksamkeit überprüft. Der letzte Schritt leitet einen neuen Kreislauf der Verbesserung dieser Maßnahmen ein (Deming, 1952).

Eine solche Vorgehensweise stellt sicher, dass die Maßnahmen nicht nur sorgfältig geplant und gewissenhaft umgesetzt, sondern dass sie auch überprüft und im nächsten Schritt verbessert werden. Da radiologische Abteilungen und Praxen immer wieder vor Veränderungen im Gesundheitswesen und neuen beruflichen Anforderungen stehen, muss der Prozess der kontinuierlichen Qualitätsentwicklung immer weiter stattfinden, um eine hohe Qualität der Arbeit von MTRA zu gewährleisten.

3.3. Zertifizierungen

Um das QM der eigenen Abteilung/Praxis von einer externen Stelle überprüfen und bescheinigen zu lassen, ist eine Zertifizierung empfehlenswert.

Die DIN ISO 9001:2015 bietet sich dabei als Basiszertifizierung an, da sie alle Grundanforderungen erfüllt und gut um weitere Zertifizierungssysteme ergänzt werden kann. Die Kriterien, die bei einer Zertifizierung nach DIN ISO 9001:2015 geprüft werden, sind die Kundenorientierung, die Einbeziehung der Mitarbeitenden und Lieferantenbeziehungen zum gegenseitigen Nutzen. Eine gute Führung wird hier durch ein systemorientiertes Management, Prozessorientierung und eine sachliche Entscheidungsfindung charakterisiert. Nicht zuletzt wird die ständige Verbesserung als Grundpfeiler eines wirksamen QMs überprüft. (Beuth, 2015).

Mögliche aufbauende Zertifizierungen sind beispielsweise das KTQ- oder das EFQM-System. KTQ steht für Kooperation und Transparenz im Gesundheitswesen. Eine Zertifizierung ist mit diesem System nur für ein gesamtes Krankenhaus und nicht allein für die Radiologische Abteilung möglich. Die Kriterien sind Patient_innenorientierung, Mitarbeiter_innen-orientierung, Sicherheit und Risikomanagement, Informations- und Kommunikationswesen, Unternehmensführung und QM (KTQ, 2015).

Das EFQM-Modell (European Foundation for Quality Management) ist ein Selbstbewertungsbewertungsverfahren. Somit setzt dieses Zertifizierungssystem einige Erfahrung mit QM voraus. In den Fokus werden hier drei Aspekte gerückt: Der Vorrang von Patient_innenbedürfnissen vor allen anderen Zielen, der langfristige und an den Interessengruppen orientierte Blick und die Analyse der Folgen von unternehmerischen Handlungen (EFQM, 2020).

Wie bereits erwähnt, ist eine solche Zertifizierung nicht gesetzlich vorschrieben. Sie ist aber sehr empfehlenswert, um sich die Arbeit im Bereich des QMs von einer externen Stelle bescheinigen zu lassen und somit wettbewerbsfähig zu bleiben.

4. Methoden

4.1. Vorgehen

Zur Beantwortung der Frage, welche Maßnahmen des QMs in der Arbeit als MTRA möglich sind und welche tatsächlich in der Praxis eingesetzt werden, wurde in zwei Schritten vorgegangen.

Im ersten Schritt wurde eine umfangreiche Literaturrecherche im Zeitraum vom 04.12.2020 bis 29.01.2021 durchgeführt. Dabei wurden in den Suchmaschinen „PubMed", „GoogleScholar" sowie dem „HAW Katalog" mit den Stichworten „Radiologie UND Qualität_", „Radiologie UND QM" und „MTRA UND Qualität_" recherchiert. Hinzugezogen wurden Quellen der Berufsverbände und Ausbildungsstätten.

Um über den theoretischen Hintergrund hinauszuschauen, sollte im zweiten Schritt ein Einblick in die berufliche Praxis erfolgen. Dafür wurden am 23.12.2021 acht radiologische Praxen aus Hamburg per Mail angeschrieben. Es wurde darum gebeten, den angehängten Fragebogen von einer/m MTRA aus dem Kollegium ausfüllen zu lassen und zurückzusenden. Ein MTRA erklärte sich bereit, an der Befragung teilzunehmen.

4.2. Fragebogen

Bei der Erstellung des Fragebogens wurde sich grob am Auditleitfaden 6.0 der Deutschen Gesellschaft für Medizinische Rehabilitation (DEGEMED) orientiert. Dieser ist für das „Interne QM für ambulante und stationäre Rehabilitationseinrichtungen" und folgt in seiner Gliederung der bereits vorgestellten DIN ISO 9001:2015 (DEGEMED, 2016).

Der für diese Arbeit erstellte Fragebogen besteht aus vier Items:

1. Warum ist QM als MTRA aus Ihrer Sicht wichtig?
2. Welche Qualitätsmerkmale spielen in Ihrem Beruf eine Rolle?
3. Wo treten bei Ihrer Arbeit besonders häufig Probleme/Fehler auf?
4. Ist in Ihrem Unternehmen ein QM implementiert?

Die vierte Frage eröffnet einen neuen Abschnitt, indem spezifischer nach den genutzten Instrumenten, der Integration von QM in den Arbeitsalltag, sowie zu Akzeptanz und Verbesserungswünschen gefragt wird.

Wird auf die Frage, ob im Unternehmen ein QM implementiert sei, mit „Ja" beantwortet, so folgen diese Fragen:

1. Welche Instrumente werden genutzt?
2. Wie wird das QM in ihren Arbeitsalltag integriert?
   a. Gibt es eine_n QM-Beauftragte_n? Wenn ja: Welche Aufgaben hat sie/er?
   b. Gibt es Standards für Arbeitsabläufe, die Sie befolgen müssen?
   c. Gibt es Checklisten/eine andere Person/o.ä., um die Qualität Ihrer Arbeit zu überprüfen?
   d. Besuchen Sie regelmäßig Fortbildungen?
   e. Was nehmen Sie außerdem an QM in ihrem Arbeitsalltag wahr?

3. Nehmen Sie das QM als hilfreich oder eher störend wahr? Wie ist die Akzeptanz von QM-Maßnahmen allgemein in Ihrem Team?
4. Welche Verbesserungen wünschen Sie sich?

Wird die Frage mit „Nein" beantwortet, so werden diese Fragen gestellt:
1. Warum nicht? Kennen Sie die Gründe oder könnten Sie sie sich vorstellen?
2. In welchen Bereichen würden Sie sich ein QM wünschen?
3. Wie wird die Qualität Ihrer Arbeit dennoch sichergestellt?
   a. Gibt es Standards für Arbeitsabläufe, die Sie befolgen müssen?
   b. Gibt es Checklisten/eine andere Person/o.ä., um die Qualität Ihrer Arbeit zu überprüfen?
   c. Besuchen Sie regelmäßig Fortbildungen?
   d. Außerdem?

Die eingegangenen Fragebögen wurden am 13.02.2021 ausgewertet. Dabei wurden die Aussagen paraphrasiert und im Kontext des wissenschaftlichen QMs dargestellt. Besonders aussagekräftig formulierte Satzteile wurden als wörtliche Zitate übernommen. Die Ergebnisse werden im Folgenden vorgestellt.

5. Ergebnisse

5.1. Interviewergebnisse

Der Interviewpartner ist als MTRA in einer radiologischen Praxis in der Hamburger Innenstadt tätig. Er gibt an, dass QM in seinem Beruf wichtig ist, um eine „gleichbleibende Qualität bei jedem Patienten" sicherzustellen. Außerdem diene es der zuverlässigen Zusammenarbeit verschiedener Abteilungen. Das Einführen von standardisierten Prozessen führe zu vereinfachten und schnelleren Arbeitsabläufen sowie einer höherer Ergebnisqualität. Außerdem ginge es dadurch schneller, neues Personal einzuarbeiten.

Als wichtige Qualitätsmerkmale in seinem Beruf identifiziert der MTRA medizinisches und technisches Fachwissen. Sowohl die menschliche Anatomie und die Funktionsweisen des Körpers als auch die Untersuchungsmöglichkeiten, die Gesetze der Medizinphysik und sämtliche Untersuchungsparameter müssen gekannt werden. Außerdem stünde sorgfältiges Arbeiten „sehr weit oben auf der Anforderungsliste", weil MTRA mit Medizinprodukten, Medikamenten und infektiösem Material umgingen. Neben diesen Qualitätsmerkmalen sei auch eine „ausgeprägte Empathie [...] ausgesprochen wichtig". In der Radiologie würden Menschen mit schweren Krankheiten und viel Angst behandelt, welches eine „einfühlsame Betreuung" sehr wichtig mache.

Zu Problemen käme es im Arbeitsalltag manchmal, wenn auf dem Überweisungsschein ein nicht eindeutiger oder falscher Auftrag stünde. Dieses Schnittstellenproblem sorge bei dem/der Patienten/in dann oftmals für „Unverständnis oder Irritation". Intern führten Standardprotokolle bei neuen Mitarbeitenden manchmal dazu, auf selten gestellte Fragen nicht angemessen einzugehen und hielten sie eher davon ab, über „sinnvolle Alternativen nachzudenken".

In der untersuchten radiologischen Praxis sei ein QM vorhanden, eine Zertifizierung nicht. Auf die Frage nach den genutzten Instrumenten, wurde geantwortet, dass an der Gestaltung, Dokumentation, Anpassung und Optimierung von QM-gerechten Prozessen gearbeitet werde. Es gebe allerdings keine Person, die in der Praxis für das QM zuständig sei.

In der radiologischen Praxis seien einige Maßnahmen vorhanden, die die Qualität der Arbeit verbessern und sichern: Es gebe ein standardisiertes Einarbeitungskonzept sowie standardisierte Untersuchungsprotokolle und Abläufe. Die Protokolle würden dabei „eigenverantwortlich" ausgewählt und an den speziellen Fall der zu behandelnden Person angepasst. Auch konkrete Prozessbeschreibungen lägen in Form von „SOPs (Standard Operation Procedure)" vor. Für Belange der Hygiene und des Auffüllens von Verbrauchgütern seien Checklisten vorhanden. Außerdem würden Notfalltaschen und -koffer regelmäßig kontrolliert. Fortbildungen würden kostenlos über ein „gut aufgestelltes Online-Fortbildungsprogramm" angeboten. Neben den gesetzlich vorgeschriebenen Kursen würden die Mitarbeitenden eigenständig „interne Schulungen rund um Anatomie und Krankheitsbilder" organisieren.

Der befragte MTRA nimmt das QM im Arbeitsalltag als Erleichterung wahr. Die Prozessbeschreibungen würden besonders bei seltenen Untersuchungen Sicherheit geben und insgesamt würde das QM abteilungsübergreifend zu reibungslosen Abläufen führen. Allerdings gebe es „ein sehr starres Gerüst vor", das nicht auf jede Abteilung anwendbar sei und somit „immer wieder Hürden zu überwinden" seien. Des Weiteren sei QM in der Phase der Prozessdefinierung manchmal „anstrengend". Während hier Unverständnis und ein „Gefühl des kontrolliert-werdens" vorherrsche, würden die Maßnahmen „nach einer Eingewöhnungsphase" dann aber „wertgeschätzt und teilweise gar eingefordert" werden.

Verbesserungspotenzial sieht der befragte MTRA in seiner Praxis im Bereich der Prozessqualität und an der Schnittstelle zu den Überweiser_innen. Er wünscht sich „standardisierte Lay-Outs", eine „noch regelmäßigere" Optimierung der Prozesse und Qualitätsmanagementschulungen für die Mitarbeitenden, um diese „aktiv an der Prozessgestaltung und Umsetzung" zu beteiligen. Außerdem sei eine Verbesserung der Auftragserstellung der überweisenden

Schnittstellenpartner_innen wünschenswert, um die hier auftretenden beschriebenen Probleme zu beheben. Dies sei zudem ein wichtiger Schritt hin zu einem wirtschaftlicheren Gesundheitssystem.

5.2. QM-Prozesse in der Praxis

Das Interview zeigt auf, welche der vorausgehend präsentierten Möglichkeiten des QM in der Berufspraxis von MTRA Anwendung finden. Obwohl das Interview allein kein repräsentatives Bild geben kann, bietet es Anhaltspunkte, um über Verbesserungspotenziale sprechen zu können.

Im Bereich der *Strukturqualität* werden in der untersuchten Praxis Fortbildungen angeboten, die über die gesetzlichen Anforderungen hinausgehen. Außerdem sind Checklisten vorhanden, um den Vorrat von Verbrauchsgütern zu überprüfen. Nach einem Leitbild der Qualitätspolitik, Rollenvorbildern, der räumlichen Ausstattung und dem Vorhandensein eines QM-Handbuches wurde im Fragebogen nicht explizit gefragt. Deshalb kann darüber keine Aussage getroffen werden. Der befragte MTRA hat im Fragebogen aber den Wunsch geäußert, dass die Mitarbeitenden durch QM-Schulungen aktiver in den Gestaltungs- und Umsetzungsprozess von QM-Maßnahmen einbezogen werden. Insgesamt kann festgehalten werden, dass auf Ebene der Strukturqualität noch viel unausgeschöpftes Potenzial vorhanden ist. Von einem QM, welches sich an einem festgelegten Leitbild orientiert und alle Bereiche einbezieht, scheint diese Praxis noch entfernt.

Auf Seiten der *Prozessqualität* ist allerdings schon viel getan worden. Für sämtliche Abläufe sind Standards vorhanden und es liegen konkrete Prozessbeschreibungen vor. Diese könnten lediglich um Funktionsbeschreibungen für die einzelnen Berufe ergänzt werden. Der interviewte MTRA wünscht sich außerdem eine Verbesserung der Kommunikation an der Schnittstelle mit Zuweiser_innen.

An dem Messen der *Ergebnisqualität* werde nach Angaben des befragten MTRA noch gearbeitet. Hier wäre eine regelmäßige Durchführung von internen Audits, Befragungen und Messungen von relevanten Kennzahlen empfehlenswert. Es könnte ein Fehler- und Beschwerdemanagement eingeführt werden, um die Arbeitsqualität in der radiologischen Praxis kontinuierlich zu verbessern.

Insgesamt ist festzuhalten, dass in der beispielhaft untersuchten Radiologie-Praxis bereits viele der QM-Maßnahmen umgesetzt werden, die in der wissenschaftlichen Literatur zu finden sind. Während auf Ebene der Struktur- und

Ergebnisebene noch viel Potenzial liegt, ist die Praxis auf Ebene der Prozessqualität schon gut aufgestellt.

6. Herausforderungen

Das Interview zeigt jedoch auch, welche Herausforderungen es bei der Umsetzung von QM im Beruf der MTRA gibt. Um das soeben aufgezeigte Verbesserungspotenzial ausschöpfen zu können, müssen diese überwunden werden. Die Herausforderungen werden im Folgenden tabellarisch aufgelistet, wobei rechts deren Bedeutung für die berufliche Praxis steht:

Herausforderung	**Bedeutung**
Kein_e QM-Beauftragte_r	• Keine Instanz, die den Überblick hat • Keine Überprüfung der Durchführung • Keine Überprüfung der Wirksamkeit
Keine Kontrolle der Ergebnisqualität	• Kein Überblick über Erfolge/Misserfolge • Keine Anhaltspunkte für Verbesserungen
„starres Gerüst"	• Nicht auf jede Abteilung anwendbar • Geringe Flexibilität führt immer wieder zu Schwierigkeiten bei der Umsetzung
Phase der Prozessdefinierung	• Zeit- und Kostenintensiv • Evtl. nicht genug Erfahrung/Leitung (s.o.)
„Gefühl des kontrolliert-werdens"	• Widerstand von den Mitarbeitenden • Es muss klar gemacht werden, dass die Mitarbeitenden vom QM profitieren

7. Schlussfolgerungen und Empfehlungen

In der Arbeit von MTRA ist Qualität von unbestreitbarer Relevanz. Vor allem vor dem Hintergrund rasanter technischer Entwicklungen und einem akuten Personalmangel, ist eine kontinuierliche Überprüfung und Sicherstellung von qualitativ hochwertiger Arbeit unerlässlich. Schließlich geht es in radiologischen Praxen/Abteilungen um Dienstleistungen, welche die Gesundheit von Patient_innen zum Gegenstand haben.

Um eine sichere Diagnostik und Behandlung in der Radiologie zu gewährleisten, bewegt sich die Arbeit von MTRA in einem engen gesetzlichen Rahmen. Dieser gibt die Ausbildung sowie die Aufgaben und Tätigkeiten im Beruf genau vor. Im Arbeitsalltag von MTRA sind besonders das medizinische Fachwissen, die technischen Kompetenzen, die interdisziplinäre Kommunikation sowie eine hohe Empathie im Umgang mit den Patient_innen zentrale Qualitätsmerkmale.

Seit 2007 ist die Einführung und Weiterentwicklung eines QM für jede Einrichtung des Gesundheitswesens Pflicht. In der wissenschaftlichen Literatur finden sich viele QM-Ansätze für die Arbeit in radiologischen Praxen/Abteilungen. Diese gehen von einer leitbildgetragenen Qualitätspolitik auf Strukturebene über Verfahrensanweisungen auf Prozessebene bis hin zu der Einführung eines Beschwerdemanagements auf Ergebnisebene.

Am Beispiel des interviewten MTRA ist zu erkennen, dass viele dieser Ansätze in der Berufspraxis Anwendung finden. Jedoch ist an einigen Stellen auch noch Verbesserungspotenzial vorhanden. Um dieses ausschöpfen zu könne, müssen einige Herausforderungen überwunden werden.

Allgemein kann die Empfehlung ausgesprochen werden, QM nicht nur hier und da einfließen zu lassen, sondern eine fundamentale QM-Struktur zu implementieren. Dafür ist es sinnvoll, eine Person einzustellen oder zu beauftragen, die das QM stetig weiterentwickelt. Auch eine Zertifizierung ist empfehlenswert.

Unter Einbezug der Führung und der Mitarbeitenden kann so eine gemeinsame Vision für die Arbeit in der Praxis/Abteilung erarbeitet werden. An dieser Vision kann sich daraufhin bei allen QM-Maßnahmen orientiert werden.

Bei der Einführung eines QM sollte keine Ebene, Abteilung oder Berufsgruppe ausgelassen werden. Gerade das Einbeziehen aller Mitarbeitenden sorgt für eine gute Gemeinschaft und ein ganzheitliches QM. So können Prozessbeschreibungen, die zu einer Prozesslandkarte zusammengefügt werden und Funktionsbeschreibungen, die ein Organigramm ergeben, ein funktionierendes System schaffen, in dem die vielen kleinen Zahnrädchen reibungslos ineinandergreifen.

Die Informationen über das QM sollten jederzeit und jeder Orts verfügbar sein. Dafür bietet es sich an, ein Handbuch anzulegen, welches bestenfalls online zugreifbar und mit aktuellen Links versehen ist.

Abschließend bleibt zu sagen, dass ein gutes QM immer eines ist, das einem kontinuierlichen Verbesserungsprozess unterliegt. Im Sinne des PDCA-Zyklus ist es wichtig, Maßnahmen nicht nur umzusetzen, sondern auch stetig zu überprüfen und verbessern.

Das Berufsfeld der MTRA wandelt sich schnell und steht vor großen Herausforderungen. Deshalb muss sich auch das QM stetig dem aktuellen Stand von

Wissenschaft und Technik anpassen, um so fortlaufend eine hohe Qualität der Arbeit in der Radiologie sicherzustellen.

Quellenverzeichnis

Beuth (2015). ISO 9001:2015-09. Qualitätsmanagementsysteme – Anforderungen. Abrufbar unter: https://www.beuth.de/de/norm/iso-9001/242367583

DEGEMED (2016). Auditleitfaden 6.0 zum Zertifizierungsverfahren nach DEGEMED. 6. *Auflage 2016*. Abrufbar unter: https://www.degemed.de/wp-content/uploads/2016/07/DEGEMED_Auditleitfaden_6_0_fr_einseitigen_Druck-1.pdf

Deming, W. E. (1952). *Elementary principles of the statistical control of quality: a series of lectures*. Japan: Nippon Kegaku Gijutsu Remmei.

DKI (2019). Fachkräftemangel und Fachkräftebedarf in MTA-Berufen. Abschlussbericht. Abrufbar unter: https://dvta.de/sites/default/files/2019_05_Fachkr%C3%A4ftemangel%20und%20Fachkr%C3%A4ftebedarf%20in%20MTA-Berufen_final.pdf

DVTA (2021). MTRA – Medizinisch-technische Radiologieassistentinnen. Abrufbar unter: https://dvta.de/mta-werden/mtra-medizinisch-technische-radiologieassistentinnen

EFQM (2020). Einführung in das EFQM Modell. Abrufbar unter: http://www.efqm.de/

Fischer, U., Vosshenrich, R., Baum, F., Schorn, C., Funke, M., Strasser, G., Staudacher, J. & Grabbe, E. (2002). Qualitätsmanagement in einer radiologischen Abteilung. Der Radiologe, 42, 361–368. DOI: 10.1007/s00117-002-0723-4.

Huber, S. & Zech, C. J. (2011). Praktische Umsetzung von Qualitätsmanagement in einer radiologischen Abteilung. Der Radiologe, 51, 844–850. DOI: 10.1007/s00117-011-2161-7.

KTQ (2015). KTQ-Katalog Krankenhaus, Version 2015. Abrufbar unter: https://www.ktq.de/index.php?id=271

Seegenschmiedt, M. H. & Zehe, M. (2012). Qualitätsmanagement in der Radioonkologie: Am Beispiel der Strahlentherapie in Hamburg. Der Onkologe, 18, 485–500. DOI: 10.1007/s00761-012-2267-1.

UKSH (2021). Medizinisch-Technische Assistenz Radiologie. Ausbildung. Wie ist die Ausbildung aufgebaut? Abrufbar unter: https://www.uksh.de/akademie/Ausbildung/Medizinisch_Technische+Assistenz+Radiologie/Ausbildung.html

UKSH (2021a). Medizinisch-Technische Assistenz Radiologie. Beruf. Was ist das Besondere an diesem Beruf? Abrufbar unter: https://www.uksh.de/akademie/Ausbildung/Medizinisch_Technische+Assistenz+Radiologie/Beruf.html

VMTRO (2019). Willkommensbrief des Vorstands des VMTRO an Kolleginnen und Kollegen. Abrufbar unter: https://www.mtar-strahlentherapie.de/

Katharina Sauerhöfer

Implementierung des Qualitätsmanagements im Alltag von Gesundheits- und Krankenpflegern am Beispiel des Regio Klinikums Elmshorn

Zusammenfassung

Der Beruf der Gesundheits- und Krankenpfleger/-innen und Pflegefachkräften/-innen ist unabdingbar. Sie sind ein großer Bestandteil des Genesungsprozesses von Patienten. Das Qualitätsmanagement (QM) ist im Alltag von Pflegefachkräften/-innen ein bedeutender Bestandteil.

Ziel: Die Implementierung des Qualitätsmanagements im Alltag von Gesundheits- und Krankenpflegern/-innen und Pflegefachkräften/-innen soll aufgezeigt werden.

Methode: Neben einer umfangreichen Literaturrecherche und der Erfahrung der Autorin, wurde ein Interview mit einem Gesundheits- und Krankenpfleger, der außerdem im Medizincontrolling arbeitet und Gesundheitsökonomie studiert hat, geführt.

Ergebnisse: Im Krankenhaus ist allgemein ein gesetzliches Qualitätsmanagement gesetzlich verpflichtend. Im Alltag der Gesundheits- und Krankenpfleger/-innen müssen bestimmte Prozesse eingehalten werden, um eine gute Pflege zu gewährleisten.

Herausforderungen, Schlussfolgerung: Das Einhalten der Maßnahmen zur Sicherung der Qualität ist durch bestimmte Umstände auf einer Station nicht immer gegeben. In der Zukunft sollte dort mehr Aufmerksamkeit gerichtet sein.

Schlüsselwörter: Qualitätsmanagement, Gesundheits- und Krankenpfleger/-innen, Pflegefachkräfte/-innen, Krankenhaus, Gesundheitswesen

1. Einleitung

Laut den Bevölkerungsvorausberechnungen des statistischen Bundes- und Landesamtes, wird sich die demographische Struktur von Deutschland in den kommenden Jahren nachhaltig verändern. Insbesondere die steigende Lebenserwartung und die sinkende Geburtenzahl werden zu einer Intensivierung des demographischen Wandels beitragen. Neben den sozioökonomischen und gesellschaftlichen Problemen sind Auswirkungen auf das Gesundheitssystem durch die Alterung der Bevölkerung zu erwarten. In Modellrechnungen wird der absehbare demographische Wandel bis 2040 in Deutschland zu einem relevanten Anstieg der Krankenhausbehandlungen beitragen (Biermann et al., 2010). Aktuell berichtet der Verband der Gesetzkassen, dass 2019 die gesetzlichen Krankenkassen 33,5 Prozent ihrer Leistungsausgaben für den Krankenhaussektor ausgegeben hatten (Vdek, 2021). Die Gesundheitswirtschaft hat also eine erhebliche ökonomische Bedeutung für Deutschland (Bundesministerium für Gesundheit, 2019). Die Patienten in den Krankenhäusern werden neben den Ärzten und Therapeuten besonders von den Gesundheits- und Krankenpflegern/- innen betreut. Diese sind die ersten Ansprechpartner auf einer Station. Sie betreuen Patienten mit akuten und chronischen Krankheiten und müssen Im Notfall schnell reagieren. Dabei ist eine gute Fach- und Sozialkompetenz gefragt (Gesundheits- und Krankenpflege Schule Regio, 2021). Auch die Corona Pandemie und deren Auswirkung in den Krankenhäusern hat die Relevanz des Pflegeberufes verdeutlicht (Heilberufe,2020). In diesem Kapitel wird die Bedeutung der Qualität in der Pflege und wie diese durch ein strukturiertes Qualitätsmanagement, in einem ausgewählten Krankenhaus umgesetzt wird, unter die Lupe genommen.

Das Kapitel startet nach der Einleitung mit der Vorstellung des Pflegeberufes und der Relevanz von diesem. Daraufhin wird verdeutlicht was in der Ausbildung gelehrt wird und welche Qualitätseigenschaften wichtig sind. Nach dem Vorstellen der Methode folgen die Ergebnisse der Implementierung des Qualitätsmanagements im Regio Klinikum Elmshorn. Im letzten Teil wird auf die Herausforderungen bei der Umsetzung eingegangen und das Kapitel endet mit einer Schlussfolgerung und einem Ausblick.

2. Der Beruf der Gesundheits- und Krankenpfleger und Pflegefachkräfte

Nach dem die Relevanz des Berufes kurz erläutert wurde, werden im folgendem der Beruf der Pflegekräfte mit Zahlen, Daten und Fakten untermauert. Laut dem Bundesministerium für Gesundheit waren 2015 knapp 1,1 Millionen Personen in ambulanten und stationären Pflegeeinrichtungen beschäftigt. Das sind 74 Prozent mehr als im Jahr 1999. Für den Schuljahrgang 2016 waren 140. 639 Pflegefachkräfte in der Ausbildung. Doch auch wenn die Zahlen für sich sprechen, fehlen in allen Pflegeberufen Fachkräfte (Bundesministerium für Gesundheit, 2018). Um den Beruf als Pflegefachkraft attraktiver zu machen, ist im Jahr 2019 das Gesetzt zur Stärkung des Pflegepersonals in Kraft gesetzt worden (Pflegepersonal- Stärkungsgesetzt- PpSG). Mit dem Gesetz sollen spürbare Verbesserungen im Alltag der Pflegekräfte durch eine bessere

Personalausstattung und bessere Arbeitsbedingungen in der Kranken- und Altenpflege erreicht werden. Das Gesetz ist ein wichtiger Schritt, um die Pflege und Betreuung der Patienten und Pflegebedürftigen weiter zu verbessern (Bundesministerium für Gesundheit, 2020).

2.1. Ausbildung der Gesundheits- und Krankenpfleger und die Weiterentwicklung zu Pflegefachkräften

Die Ausbildung zu Gesundheits- und Krankenpflegern/-innen war bis 2017 im Krankenpflegegesetz geregelt. Die Ausbildung zu Gesundheits- und Kinderkrankenpflegern/-innen befasste sich zusätzlich mit anderen Inhalten in der Ausbildung und die Berufsbezeichnung enthielt die Fachrichtung der Kinderkrankenpflege. Die Altenpflege wurde getrennt geregelt und wurde nach dem Altenpflegegesetz ausgebildet. Mit dem neuen Pflegeberufe Gesetz, dass 2017 in Kraft getreten ist, änderte sich auch die Ausbildungs- und Prüfungsordnung. Die Ausbildung wurde reformiert (Bundesministerium für Gesundheit, 2018). Seit 2020 findet die Ausbildung generalisiert statt. Die Ausbildung der Gesundheits- und Krankenpflege, der Altenpflege und der Gesundheits- und Kinderkrankenpflege sind in einer Ausbildung zu Pflegefachfrauen und Pflegefachmännern fusioniert. Die Reform der Ausbildung soll den Pflegefachkräften ein umfassendes Pflegeverständnis vermitteln. Durch dieses soll den Pflegefachkräften das Einarbeiten in die verschiedenen Spezialgebiete schneller gelingen können (Diakonie Deutschland, 2020). Die Ausbildung zur Pflegefachkraft beträgt wie zuvor drei Jahre. Der theoretische Teil der Ausbildung umfasst 2100 Stunden und der praktische Teil 2500 Stunden. Die Ausbildung erfolgt im Wechsel von Abschnitten des theoretischen und praktischen Unterrichtes. Der Unterricht und die praktische Ausbildung sind aufeinander abgestimmt. Auch in der generalisierten Ausbildung spezialisieren sich die Auszubildenden. Der praktische Teil wird von einer Praxisanleiterin begleitet. Während der Ausbildung lernen die Auszubildenden alle Fachbereiche kennen. Der theoretische Teil soll den Auszubildenden ein breites Wissen und verschiedene Kompetenzen vermitteln (Ausbildungs- und Prüfungsverordnung, 2018). Im Bereich der Fachkompetenz geht es darum, dass die Auszubildenden ein professionelles Selbstverständnis entwickeln. Dieses basiert auf der Grundannahme, dass Pflege darauf abzielt, die Gesundheit des einzelnen Menschen zu erhalten und zu fördern und ihn unter Einbeziehung seines sozialen Umfeldes bei Krankheit, Behinderung sowie während des Sterbeprozesses zu unterstützen. Im Bereich der Methodenkompetenz sollen die Auszubildenden die Pflege als Prozess planen, durchführen und evaluieren können. Die sozial-kommunikative

Kompetenz soll den Auszubildenden darin stärken die Welt des Patienten zu verstehen. Außerdem soll das interdisziplinäre Arbeiten gestärkt werden und der eigene Standpunkt soll artikuliert werden können. Die Vermittlung der personalen Kompetenz soll den Auszubildenden vor den erwartenden Belastungen stärken. In der Mitte der Ausbildung folgt eine Zwischenprüfung. Am Ende erfolgt ein staatliches Examen. Da drin enthalten ist eine schriftliche Prüfung, eine Parktische Prüfung und eine mündliche Prüfung. Diese prüft die vorher beschriebenen Kompetenzen. Wenn alle Teile bestanden sind, wird der Titel der staatlich geprüften Pflegefachfrau oder Pflegefachmann verliehen (BZG, 2021). Wer neben der Ausbildung seine wissenschaftlichen Kompetenzen vertiefen möchte, der kann außerdem ein duales Studium in der Pflege absolvieren. Nach sieben Semestern wird das Studium mit dem Bachelor of Sciences und dem Titel der Pflegefachfrau oder Pflegefachmann abgeschlossen. Das Aufgabenspektrum wird mit dem Studium erweitert und reicht unter anderem bis ins Pflegemanagement (HAW, 2021).

3. Qualitätsmerkmale in der Pflege

Nachdem zuvor die Kompetenzen vorgestellt worden sind, die in der Ausbildung gelehrt werden, sollen die examinierten Pflegekräfte diese nun in der Praxis anwenden, um eine gute Pflegequalität sicherzustellen (Autorin, 2021). Außerdem gelten als Grundlage für die Definition guter Pflege verschiedene ethische, fachliche und rechtliche Dokumente. Als erstes ist die Pflegecharta zu erwähnen. Diese erläutert die Rechte pflegebedürftiger Menschen. Die Rechte beziehen sich zum Beispiel auf die Selbstbestimmung. Die Pflegecharta dient als Leitfaden für die Umsetzung guter pflegerischer Versorgung. Als zweites ist ein wichtiger Aspekt der Internationale Ethikkodex des „international Council of Nurses (ICN). Dieser erläutert nach welchen Werten die Pflegenden handeln sollen. Zum Beispiel das Verhalten gegenüber pflegebedürftigen Menschen und deren Angehörigen. Die vier wesentlichen Aufgaben des Kodex lauten: Gesundheit fördern, Krankheit verhindern, Gesundheit wiederherstellen und Leiden verhindern. Als drittes gibt es in manchen Bundesländern eine Berufsordnung für professionelle Pflegekräfte. Darin werden unter anderem Grundsätze, Rechte und Pflichten beschrieben. Erwähnt ist z.B., dass die Gesundheitsfürsorge, Krankheitsverhütung und Wiederherstellung immer individuell nach dem Bedarf und Bedürfnissen eines Menschen ausgerichtet werden müssen. Auch die Pflege sollte immer nach aktuell, wissenschaftlich fundierten Fachwissen gestaltet werden. Erwähnt wird zudem, dass regelmäßig an Fortbildungen teilgenommen werden sollte und es soll mit allen Akteuren in dem Pflegeprozess kommuniziert und kooperiert werden. Als vierter wichtiger Aspekt sind außerdem die Leitlinien und Standards, an die sich Pflegende halten müssen. Diese enthalten gebündeltes Fachwissen und dienen als Richtlinie bei Handlungen und Entscheidungen. Die gesetzlichen Rahmenbedingungen zur pflegerischen Versorgungsqualität sind im Sozialgesetzbuch niedergeschrieben. Diese erwähnten Aspekte müssen die Pflegenden während ihrer Tätigkeit beachten (vgl. Abb.1) (ZQP, 2021). Außerdem steht Qualität im engen Zusammenhang mit verfügbaren Ressourcen, wie Motivation, der Zeit, dem Wissen und der sozialen Kompetenz der Pflegefachkraft. Wichtigster Punkt ist zu sehen, was der gepflegten Person bedeutsam ist und wie dieses erreicht werden kann (ZQP, 2021).

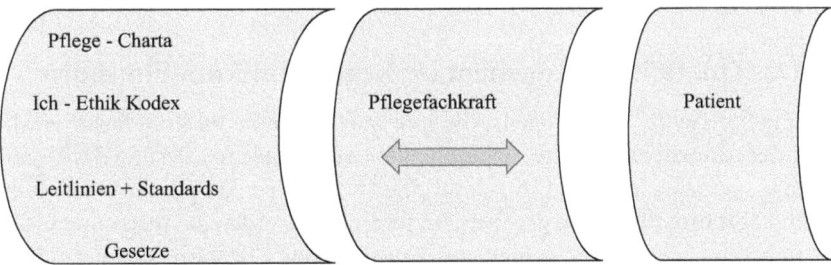

Abbildung 1: Einfluss Pflegequalität, (Quelle: ZQP, 2021, eigene Darstellung).

4. Methode

Um herauszufinden wie das Qualitätsmanagement in der Gesundheits- und Krankenpflege implementiert wird, wurde sich ein Krankenhaus ausgesucht und genauer unter die Lupe genommen. Es wurde ein Gesundheits- und Krankenpfleger (Jannik Warnholz) aus dem ausgewählten Krankenhaus zum Qualitätsmanagement befragt. Der qualitative Fragebogen umfasste 15 Fragen und hat sich an der KTQ Verordnung orientiert. Der Gesundheits- und Krankenpfleger hat dort in dem Unternehmen die Ausbildung absolviert, auf einer Station gearbeitet und arbeitet nun nach einem Studium im Medizincontrolling bei den Regio Kliniken. Außerdem hat die Autorin in dem Krankenhaus die Ausbildung absolviert und vier Jahre auf einer Station gearbeitet. Hinzu kommt, dass die Autorin die Weiterbildung zur Praxisanleiterin absolviert hat und auf einer Station als Praxisanleiterin tätig war. Neben der Lebenserfahrung der Autorin und dem Interview, wurde eine umfangreiche Literaturrecherche betrieben. In dieser Hausarbeit ist der Titel bewusst den Gesundheits- und Krankenpflegern und nicht den Pflegefachkräften gewidmet, da die interviewten Personen die Ausbildung zu Gesundheits- und Krankenpflegern absolvierten. Außerdem bezieht sich die Bezeichnung immer auf die Mehrzahl.

5. Das Regio Klinikum Elmshorn

Das Regio Klinikum Elmshorn gehört zu der Sana AG, einer der größten privatwirtschaftlich organisierten Klinikbetreiber in Deutschland (Sana, 2021). Die Geschäftsführer sind Regina Hein und Gundolf Thurm. Die pflegerische Leitung ist Nicole Molzen. Das Regio Klinikum in Elmshorn betreibt 14 Fachabteilungen und umfasst 476 Betten. In dem Haus arbeiten 108 Ärzte, 265 Pflegekräfte und 95 Therapeuten (Deutsches Krankenhaus Verzeichnis, 2021).

6. Das Qualitätsmanagement im Regio Klinikum Elmshorn

Die Ergebnisse des Fragebogens, die Literaturrecherche und die Berufserfahrung der Autorin haben einen Überblick über die Implementierung des Qualitätsmanagements im Alltag von Gesundheits- und Krankenpflegern/-innen im Regio Klinikum Elmshorn gegeben. Im folgendem werden die Instrumente des Qualitätsmanagements allgemein im Krankenhaus Elmshorn erläutert. Daraufhin folgen die Ergebnisse der Implementierung des Qualitätsmanagements im Alltag von Gesundheits- und Krankenpflegern/-innen.

Seit 2004 steht im fünften Gesetzbuch, dass Krankenhäuser ein internes Qualitätsmanagement einführen und ständig weiterentwickeln müssen (KBV, 2021). Das Regio Klinikum in Elmshorn wird zudem seit 2013 durch eine externe Zertifizierungsstelle nach KTQ zertifiziert (Warnholz, 2021). KTQ steht für „Katalog für Transparenz und Qualität im Gesundheitswesen". Die KTQ Kriterien umfassen die Patientenorientierung, Mitarbeiterorientierung, Sicherheit. und Risikomanagement, Informations- und Kommunikationswesen, Unternehmensführung und Qualitätsmanagement. Im KTQ Verfahren beurteilt sich das Krankenhaus im Rahmen der Selbstbewertung zunächst erstmal selbst. Anschließend wird durch ein mit Krankenhausexperten besetztes Visitoren Team eine externe Prüfung des Krankenhauses, die so genannte Fremdbewertung, vorgenommen. Während der Fremdbewertung werden die im Selbstbewertungsbericht dargestellten Inhalte von den KTQ-Visitoren gezielt hinterfragt und durch Begehungen verschiedener Bereiche der Einrichtung überprüft. Auf Grund des positiven Ergebnisses der Fremdbewertung wurde dem Krankenhaus Elmshorn im Jahr 2019 das KTQ-Zertifikat verliehen und dieses ist bis 2022 gültig (KTQ Qualitätsbericht Regio Kliniken, 2019). Neben den externen Audits gibt es im Krankenhaus Elmshorn auch interne Audits, die vom Qualitätsmanagement des Hauses durchgeführt werden. Diese dienen der Identifizierung von Stärken und Verbesserungspotentialen und zur Überprüfung der Einhaltung der gesetzlichen Vorgaben. Auch die pflegerische Dokumentation wird durch das interne Audit geprüft (Warnholz, 2021).

7. Implementierung des Qualitätsmanagements in der Pflege

Um die Ergebnisse der Implementierung des Qualitätsmanagements zu strukturieren, wurde zunächst der PDCA Zyklus erläutert. Daraufhin wurden die Ergebnisse nach den Dimensionen nach Avedis Donabedian strukturiert.

7.1 Der PDCA Zyklus in der Pflege

Ein wichtiges Instrument zur Qualitätsmessung ist der PDCA Zyklus. Dieser wird auch in der Pflege verwendet, um die Qualität in der Pflege zu sichern. Die „Plan Do Act Check Methode" bietet die Möglichkeit neues auszuprobieren und zu analysieren. Eine wichtige Voraussetzung für die Methode ist die Beobachtung und Erfassung der jeweiligen Voraussetzung, unter denen gepflegt wird. Die Gesundheits- und Krankenpfleger/-innen müssen entsprechend der Beobachtung eine Entscheidung treffen und nach den Kriterien einen Plan entwerfen. Diese stellt einen der vier Punkte dar. Als erstes steht das „P" und steht für Plan. Die Gesundheits- und Krankenpfleger analysieren ihre Beobachtungen. Meistens ergibt sich daraus eine Veränderung, die eine Verbesserung für die pflegebedürftige Person ergeben soll. Als zweites folgt auf den Plan die Handlung. Das „D" steht für do. Die Veränderung wird durchgeführt. An dritter Stelle folgt die Prüfung, ob der Test erfolgreich war. Das wird mit Check bezeichnet. Es wird evaluiert ob der Plan erfolgreich war und welche Erfahrungen als Gesundheits- und Krankenpfleger mitgenommen werden. An vierter Stelle folgt das Act, welche die Konsequenz aus dem Test oder aus der Veränderung ist. Es wird entschieden, ob die Neuerungen belassen werden oder ob sich alte Techniken besser eignen. Der Zyklus kann weitergeführt werden und von vorne beginnen, bis das gewünschte Ergebnis erreicht worden ist (Peters et al.,2021) (vgl.Abb.3). Ein Beispiel ist ein Patient, der noch aufstehen kann, aber nicht möchte. Das Aufstehen würde eine Verbesserung für den Patienten bedeuten. Der Plan ist das Essen außerhalb des Bettes zu platzieren, um den Patienten zu mobilisieren. Die Handlung wäre das Tablett auf den Tisch weiter weg zu stellen. Im Anschluss wird geprüft, ob es den Patienten durch die Intervention besser geht und ob diese weiterhin durchgeführt wird. Der PDCA

Zyklus dient außerdem zur Hilfe für das Schreiben einer Pflegeplanung. Das Ziel ist ein Problem zu definieren, eine Maßnahme herzuleiten, diese durchzuführen und im Anschluss zu evaluieren, ob das gewünschte Ergebnis herausgekommen ist (Autorin, 2021).

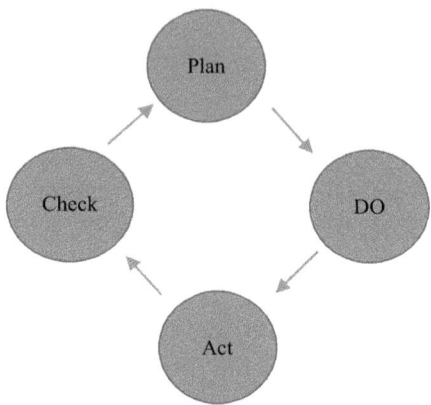

Abbildung 2: PDCA Zyklus, (Quelle: Peters et al., 2021, eigene Darstellung).

7.2. Vorstellung der Ergebnisse anhand der Qualitätsdimensionen nach Donabedian

Im folgendem werden die Ergebnisse mit Hilfe der Qualitätsdimension von Avedis Donabedian vorgestellt. Diese Dimensionen beziehen sich auf die Strukturqualität, Prozessqualität und Ergebnisqualität (Jakobs, 2018).

7.2a. Strukturqualität

Die Strukturqualität betrachtet die strukturellen Voraussetzungen, die für die pflegerische Versorgung notwendig sind. Hierunter werden sämtliche personenbezogene Voraussetzungen, materielle Elemente, aber auch organisatorische Elemente der jeweils zu betrachtenden Leistungseinheit gefasst (Jakobs et al., 2018).

Die Gesundheits- und Krankenpfleger/-innen müssen dafür sorgen, dass immer genügend Materialen auf der Station zur Verfügung stehen. Es wird in den Schränken geprüft, wieviel noch vorhanden ist und welche Materialen oder Medikamente bestellt werden müssen. Dieses wird dokumentiert und in Auftrag gegeben. Nur wer genügend Material zur Verfügung hat, kann gute Ergebnisse liefern. Als Gesundheits- und Krankenpfleger/-in besteht die Kunst darin, vor dem Betreten des Zimmers genau die richtige Menge der Materialen, die gebraucht werden, parat zu haben, damit Laufwege oder hygienische Fehler vermieden werden. Sie sollten also vorher genau überlegen, was gebraucht wird. Außerdem soll so auch der Ressourcenverschwendung entgegengewirkt werden. Dieses wirkt sich im wirtschaftlichen Sinne und im umwelttechnischen Sinne positiv aus. Die Gesundheits- und Krankenpfleger/-innen haben im Stationsalltag oft mit medizinischen Maschinen zu tun. Diese müssen fachgerecht angewendet werden, da eine falsche Bedienung den Pflegeprozess negativ beeinflussen würde. Auf jeder Station gibt es einen Maschinenbeauftragten, der die Mitarbeiter im Umgang mit den verschiedenen Maschinen schult. Um die Weiter- und Fortbildung zu gewährleisten ist es Pflicht als Gesundheits- und Krankenpfleger/-in Fortbildungen zu besuchen. Diese informieren unter anderem über die Standards wie der Wundversorgung oder dem Umgang mit Demenz erkrankten. Wer möchte kann auch Weiterbildungen absolvieren, die von dem Krankenhaus bezahlt werden. Die Praxisanleitung für die Schüler erfolgt auf Station. In dem Einsatz ist ein Praxisanleiter zuständig für die Schüler. Die Schüler haben ein Buch zum Abzeichnen und müssen je nach Ausbildungsstand bestimmte Aufgaben auf der jeweiligen Station erfüllen. Am Ende bekommen diese eine Note für den Stationseinsatz. In der Ausbildung durchlaufen die Auszubildenden verschiedene Stationen. Außerdem ist es auf einer Station sehr wichtig, dass der Datenschutz eingehalten wird. Es werden keine Informationen an dritte weitergegeben (Autorin, 2021).

7.2b. Prozessqualität

Die Prozessqualität betrachtet alle Aktivitäten, Tätigkeiten und Handlungen der versorgungsrelevanten Leistungen, d.h. die dazugehörigen Teilprozesse und Unterstützungsprozesse. Prozessqualität bezieht sich auf die Art und Weise der Leistungserbringung hinsichtlich ihrer zeitlichen und sachlichen Erforderlichkeit inklusive der Einhaltung der Vorgaben und Beachtung der Standards. Grundsatz ist: Das richtige tun! (Jakobs et al., 2018).

Das Einhalten des Stationsablaufes in der Pflege ist ein Kriterium für gute Qualität. Das Einhalten der Abläufe zielt darauf ab, dass jeder Gesundheits- und Krankenpfleger genau die Aufgaben weiß und jede Schicht aufeinander abgestimmt wird. Außerdem ist dem Patienten wichtig, dass dieser den Ablauf am Tag kennt, um sich sicher zu fühlen in seinem Genesungsprozess. Wann Blutdruck oder Blutzucker gemessen wird, ist im Stationsalltag genau festgelegt. Genauigkeit ist in vielen Bereichen in der Pflege gefragt. So muss z.B. darauf geachtet werden, ob der Patient das richtige Armband mit seinem Namen um den Arm hat. Vor einer Operation gibt es standardisierte OP-Checklisten, die auszufüllen sind. Diese Checklisten sind wichtig, um zum Beispiel zu prüfen, ob alle wichtigen Akten vorhanden sind, der Patient nüchtern ist oder dieser noch einmal auf der Toilette war. Die Listen dienen der Qualitätssicherung und der Vermeidung von Fehlern. Bei der Medikamentenstellung, bzw. Vorbereitung, also bei dem Befüllen der Tabletten Schalen ist das 4 Augen Prinzip gefragt. Die Gesundheits- und Krankenpfleger stellen die Tabletten nach Plan und ein anderer Gesundheits- und Krankenpfleger gibt das Schälchen den Patienten. Somit haben vier Augen die Tablettenrichtigkeit kontrolliert. Das Verteilen wird mit der 5 R Regel durchgeführt. Die 5 R Regel steht für: richtiger Patient, richtiges Medikament, richtiger Zeitpunkt, richtige Dosierung und richtige Applikationsart. Das Überprüfen soll Fehler vermeiden. Auch die richtige Beschriftung von Infusionen oder geöffneten Flaschen ist zu überprüfen, damit es keine Verwechslung gibt. Um eine gute Qualität in der Pflege zu sichern ist die Hygiene ein sehr wichtiger Punkt. Die Gesundheits- und Krankenpfleger/-innen pflegen viele verschiedene Menschen mit unterschiedlichen Keimen. Es ist Pflicht vor dem Betreten des Zimmers, bevor man an den Patienten geht und bevor man das Zimmer verlässt, sich die Hände richtig zu desinfizieren. Handschuhe tragen ist in den meisten Fällen bei Pflegetätigkeiten Pflicht. Ein Beispiel wäre die Wundversorgung bei der Hygienefehler zu Verschlimmerungen des Patientenzustandes führen könnten. Die Dokumentation ist in der Pflege besonders wichtig. Es ist wichtig für den Pflegeprozess und für die Evaluation, ob die Maßnahmen eine Verbesserung des Gesundheitszustandes geführt haben. Außerdem kann jeder Gesundheits- und Krankenpfleger oder der Arzt genau verfolgen, was ein anderer Akteur im Pflegeprozess unternommen hat. Dieses ist wichtig, damit jeder Gesundheits- und Krankenpfleger den gesamten Überblick behält. Es werden z.B. im Rahmen der Dekubitusprophylaxe genau aufgeschrieben zu welcher Uhrzeit der pflegebedürftige Patient umgelagert wurde. Außerdem wird genau dokumentiert wieviel der pflegebedürftige Patient gegessen und getrunken hat. Ein weiterer wichtiger Punkt in der Dokumentation ist die Wunddokumentation. Wenn ein pflegebedürftiger Patient auf die Station kommt, wird dieser nach Wunden abgesucht. Werden welche gefunden, werden diese mit einem Foto dokumentiert und es wird genau geschrieben welche Maßnahme zu tun ist. Am Ende des Aufenthaltes wird nochmals ein Foto gemacht und die Veränderung wird evaluiert. Aber nicht nur die Wunden werden bei der Aufnahme betrachtet. Es wird komplett der Zustand untersucht und mit einem standardisierten Aufnahmebogen festgehalten. Auch die Sturzrisikoeinschätzung hilft den Gesundheits- und Krankenpflegern/-innen mit bestimmten Fragen den Patienten einzuschätzen und daraus bestimmte Maßnahmen herzuleiten. Zudem gibt es ein Buch für Betäubungsmittel. In dem genau dokumentiert wird, welche Mittel benutzt werden. Eine wichtige Aufgabe von Gesundheits- und Krankenpflegern/-innen ist die Beratung und Aufklärung des Patienten. Zum einen wird der Patient über die Maßnahmen aufgeklärt, die ihn erwarten und zum anderen wie z.B. die Tabletten richtig eingenommen werden oder bei der Aufnahme wo im Zimmer z. B. die Klingel ist. Außerdem ist Beratung ein wichtiger Punkt. Zum Beispiel sind die Gesundheits- und Krankenpfleger/-innen im Alltag dazu verpflichtet den Patienten zu beraten hinsichtlich gesundheitlichen Verhaltens. Die beiden Aspekte der Beratung und Aufklärung helfen bei dem Genesungsprozess und fördern somit die gute Qualität in der Pflege. Wichtig ist auch die Zusammenarbeit mit anderen Berufsgruppen wie den Ärzten. Der Austausch ist sehr wichtig. Doch auch die Unterstützung einer ärztlichen Tätigkeit, in dem die Gesundheits- und Krankenpfleger/-innen z.B. Materialien anreichen ist Pflicht und fördert einen guten Stationsprozess. Zudem ist die Visite beim Patienten mit allen Beteiligten wichtig, um den Prozess des Patienten zu evaluieren. Dieses geht nur in der Zusammenarbeit. Um den Überblick weiterhin aufrecht zu erhalten und um eine gute Pflegequalität zu gewährleisten ist eine gute Übergabe zwischen den Schichten unabdingbar. Jede Schicht muss der anderen Schicht genau erzählen was am Tag passiert ist, welche Maßnahmen erledigt worden sind und welche Maßnahmen noch folgen. Außerdem wird der Zustand des Patienten weitergegeben. Eine weitere wichtige Maßnahme, um die Qualität in der Pflege zu steigern ist die Bereichspflege. Die Bereichspflege teilt die Station in Bereiche und die Gesundheits- und Krankenpfleger/-innen sind nur für bestimmte Patienten zuständig. Dieses führt zu einer Intensivierung des Überblickes der Aufgaben und erhöht das Wissen über die einzelnen Patienten. Ein anderer wichtiger Punkt ist, dass alle Gesundheits- und Krankenpfleger einmal im Jahr ein Mitarbeitergespräch haben. Dieses dient dazu Wünsche und Anmerkungen zu äußern. Außerdem sollen Weiterentwicklung und Ziele dokumentiert werden. Ein Mitarbeiter der Bedürfnisse äußern kann, fühlt sich wahrgenommen und fühlt sich dadurch wohler. Ein zufriedener Mitarbeiter arbeitet mit mehr Freude und Motivation und steigert so die Qualität in der Pflege. Wenn ein Gesundheits- und Krankenpfleger einen Störfall sieht, kann dieses gemeldet werden. Das so genannte CIRS System wertet dieses aus, findet Lösungen und führt zu einer Steigerung der Qualität. Außerdem haben so die Gesundheits- und Krankenpfleger einen indirekten Ansprechpartner für Beschwerden. Um langfristig eine gute pflegerische Qualität leisten zu können ist es wichtig, die Arbeitssicherheit zu befolgen. Vor allem das Rückenschonende arbeiten ist in dem Beruf gefragt, um Langzeitschäden zu vermeiden. Neben den aufgezählten Maßnahmen, ist jedoch die Empathie zu sich selbst und den Patienten ein wichtiger Faktor, um die Qualität in der Pflege zu bewahren. Die Selbstfürsorge ist ein wichtiger Schlüssel. Pausen müssen eingehalten werden und es muss für eine gute Work-Life Balance gesorgt werden (Autorin, 2021).

7.2c. Ergebnisqualität

Die Ergebnisqualität, das Outcome, betrachtet die Resultate bezüglich der pflegerischen Zielerreichung. Die Ergebnisqualität bezieht sich auf Versorgungsendpunkte. Sie kann objektivierbare Veränderungen, aber auch subjektive Bewertungen erfassen (Jakobs et al., 2018).

Es ist Pflicht als Gesundheits- und Krankenpfleger/-in einen Bewertungsbogen am Ende des Aufenthaltes zu verteilen. Dieser Bogen dient zur Erfassung der Zufriedenheit der Patienten. Das Essen, die Pflege und weitere Punkte werden beurteilt. Dieser wird ausgewertet und dient zur Kontrolle der Zufriedenheit der Patienten. Er erfasst somit die Qualität und eröffnet Verbesserungen. Außerdem liefert die subjektive Wahrnehmung der Gesundheits- und Krankenpfleger und Vitalzeichen Kontrolle, ob es dem Patienten besser geht und ob die Therapie erfolgreich war. Am Ende des Aufenthaltes kommt es oft vor, dass sich die Patienten bei den Gesundheits- und Krankenpflegern/-innen bedanken. Dieses wird reflektiert und dient als Resonanz für die gute Pflege (Autorin, 2021).

8. Herausforderungen bei der Umsetzung des Qualitätsmanagements im Alltag

Nachdem nun die Prozesse genau unter die Lupe genommen worden sind, wird nun tabellarisch dargestellt, wie es im Stationsalltag zu Herausforderungen kommen kann, die Qualität in der Pflege zu sichern (vgl. Tabelle 1).

Qualitätsmanagement im Alltag von Gesundheits- und Krankenpflegern

Tabelle 1: Herausforderungen und Auswirkungen bei der Implementierung des Qualitätsmanagements im Alltag (Quelle: Autorin, Warnholz, 2021, eigene Darstellung).

Herausforderung	Auswirkungen
Zeitdruck	Unter Zeitdruck werden mehr Fehler gemacht, z.B. die Hygiene nicht eingehalten. Außerdem kommt es vermehrt zu Stress. Auch sinkt die Konzentration und es kann du Fehlern bei der Medikamentengabe führen. Zudem werden unter Zeitdruck schneller die Rückenschonenden Maßnahmen nicht eingehalten.
Stress	Stress hat mehrere Ursachen auf Station, dieser kann zu körperlichen Symptomen führen, aber auch zur Minderung der Mentalen Widerstandskraft.
Personalmangel	Der Personalmangel führt zu Stress und demotiviert die Mitarbeiter. Die Aufgaben können nicht richtig erledigt werden, da diese komplett ausgelastet sind. Der Spaß an der Arbeit sinkt und dadurch kann die Freundlichkeit in Stresssituationen sinken.
Schichtdienst	Der Schichtdienst kann zu Müdigkeit führen und zu erheblichen Krankheiten. Auf Station kann nicht die volle Leistung erbracht werden, wenn man seinen Rhythmus nicht pflegt. Es passieren schneller Fehler und die Konzentration sinkt.
Keine richtige Pause, weil Pausenraum auf Station	Keine richtige Pause erhöht den Stressfaktor und mehr Fehler entstehen. Auch kann der Stress zu Streitigkeiten unter dem Personal führen.
Steigende Dokumenation	Die steigende Dokumentation hat Auswirkungen auf den Pflegeprozess, da weniger Zeit für die Patienten vorhanden ist.
Work Life Balance	Es ist schwer den Stress der Arbeit, bei der Arbeit zu lassen. Gerade im Schichtdienst ist es schwierig seinen Hobbys nach zu gehen. Unausgeglichene Mitarbeiter können nicht die volle Leistung erbringen.

(wird fortgesetzt)

Tabelle 1: Fortsetzung

Herausforderung	Auswirkungen
Verärgerte Angehörige	Dieses führt zur Demotivation der Gesundheits- und Krankenpfleger und kann auch aufhalten, wenn der Arzt eigentlich zuständig ist, aber nicht da ist.
Der erste Ansprechpartner	Auf Station der erste Ansprechpartner für alles zu sein, kann sehr anstrengend werden. Die Gesundheits- und Krankenpfleger können oft nicht mit ihren Arbeiten weiter machen, da sonst niemand da ist, mit dem die Patienten reden können. Auch alle Beschwerden bekommen die Pfleger ab.
aktuell Corona	Corona führt zu Angst unter den Pflegern/-innen, da die Ansteckungsgefahr sehr groß ist. Außerdem ist das Krankenhaus überlastet und mehr Arbeit ist zu tun. Das Ungewisse und Unbekannte zerrt an den Kräften. Die Standards und Maßnahmen können nicht immer optimal eingehalten werden und es kommt zum Qualitätsverlust.
Wirtschaftliche Aspekte	Das Krankenhaus ist ein wirtschaftlicher Betrieb und möchte Kosten sparen und den Gewinn maximieren. Auf der Station ist zu bemerken, dass nicht immer der Mensch im Vordergrund steht, sondern die wirtschaftlichen Ziele. Dieses lässt sich manchmal nicht mit den ethischen Zielen der Pfleger vereinbaren und führt zu inneren Konflikten, die sich auf das Wohlergehen auswirken.
Notfälle	Es können immer Notfälle vorkommen, die den ganzen Ablauf durcheinander bringen. Dieses führt zu Stress und es können Fehler passieren. Dadurch kann es zu Qualitätsminderungen kommen.

9. Schlussfolgerung und Ausblick

In dieser Arbeit wurde verdeutlicht wie wichtig der Beruf der Gesundheits- und Krankenpfleger/-innen ist. Diese sind die ersten Ansprechpartner auf Station und sind in dem Genesungsprozess des Patienten nicht mehr weg zu denken. Die Arbeit der Gesundheits- und Krankenpfleger/-innen wird unter anderem von Aspekten des ethischen Handelns und gesetzlichen Regeln gesteuert. In der Ausbildung werden die Schüler auf die Aufgaben im Stationsalltag vorbereitet. Die richtige Ausbildung ist wichtig, um eine gute Pflegequalität zu gewährleisten. Die Patienten sollen optimal versorgt werden. Um dieses zu gewährleisten sind die Aspekte der Strukturqualität, Prozessqualität und Ergebnisqualität zu berücksichtigen. Doch das Einhalten bestimmter Maßnahmen, um die Qualität zu sichern, ist nicht immer umsetzbar. So kann der Personalmangel, der Zeitdruck, aktuell die Corona Pandemie und der Schichtdienst zu Qualitätsminderungen führen. Um dieses zu vermeiden, ist ein gutes betriebliches Gesundheitsmanagement im Krankenhaus gefragt. Dieses sollte sich auf z.B. Teamstärkungsmaßnahmen fokussieren. Denn ein guter Zusammenhalt stärkt die innere Stärke, um mit erhöhten Anforderungen zurecht zu kommen. Auch Weiterbildungen in der Erreichung einer guten Work Life Balance, dem Umgang mit Stress und Schichtdienst sind weitere wichtige Aspekte, um nachhaltig eine gute Pflege zu garantieren. Eine Pflegefachkraft, die nicht gesund ist, kann sich nicht richtig auf die Patienten einlassen. Um den Personalmangel entgegenzuwirken, gibt es seit 2019 das Pflegepersonal Stärkung Gesetz. Dieses besagt zwar eine Erhöhung der Anzahl des Personals, doch um genau zu erkennen, wieviel Personal auf einer Station gebraucht wird, ist es wichtig eine individuelle Begehung zu unternehmen. Dieses ist jedoch sehr schwer, da nicht jeder Tag gleich ist. Es können Tage sein, in denen genau die richtige Anzahl an Personal auf Station ist und es könnte den nächsten Tag anders aussehen. Es müsste ein Pool geben, der über den gesetzlichen Regeln, über die Anzahl an Personal, eingesetzt werden kann und abrufbar ist. In der Zukunft wäre es für die Pflegekräfte zum Vorteil, wenn das Gleichgewicht zwischen Kosten für Personal und Ersparung besteht. Denn der Schlüssel für gute Qualität ist die Pflege, die wiederrum dann den Gewinn bringen kann, wenn diese mit voller Leistung arbeiten können. Man sollte keine Maximierung des Gewinns auf Kosten der Pflegefachkräfte betreiben (Autorin, 2021).

Literaturverzeichnis

Ausbildungs- und Prüfungsordnung für die Pflegeberufe (Pflegeberufe-Ausbildungs- und Prüfungsordnung – PflAPrV). (2018). Abschnitt 1, Ausbildung und Leistungsbewertung. Abgerufen unter: PflAPrV.pdf (gesetze-im-internet.de) [3.03.21].

Biermann, J., Neimann, A., Hewer, A., Wasern, J., Erbel, R., Neumann, T., (2010). Einfluss der demographischen Entwicklung auf die stationären Fallzahlen und Kosten deutscher Krankenhäuser, Medizinische Klinik, S. 876–81, Nr.12, Urban und Vogel: München.

Bundesministerium für Gesundheit (2018). Beschäftigte in der Pflege, Pflegefachkräfte nach SGB XI- Soziale Pflegeversicherung. Abgerufen unter: Beschäftigte in der Pflege (Pflegekräfte nach SGB (bundesgesundheitsministerium.de)) [3.03.21].

Bundesministerium für Gesundheit (2019). Gesundheitswirtschaft, Bedeutung der Gesundheitswirtschaft. Abgerufen unter: Bedeutung der Gesundheitswirtschaft – Bundesgesundheitsministerium [3.03.21].

Bundesministerium für Gesundheit (2020). Sofort Programm Pflege-Gesetz zur Stärkung des Pflegepersonals (Pflegepersonal-Stärkungsgesetz – PpSG. Abgerufen unter: Sofortprogramm Kranken- und Altenpflege (bundesgesundheitsministerium.de)) [3.3.21].

BZG – Bildungszentrum Gesundheit Rhein-Neckar GmbH, Pflegefachschule (2021). Bildungszentrum Gesundheit. Abgerufen unter: Bildungszentrum Gesundheit: Bildungszentrum Gesundheit (bildungszentrum-gesundheit.de) [3.03.21].

Diakonie Deutschland Infoportal (2020). Die generalisierte Pflegeausbildung. Abgerufen unter: Die generalistische Pflegeausbildung – Infoportal – Diakonie Deutschland [3.03.21].

Gesundheits- und Krankenpflegeschule Regio Kliniken GmbH. (2021). Ihr Beruf, Pflegefachfrau und Pflegefachmann. Abgerufen unter: Gesundheits- und Krankenpflege | Gesundheits- und Krankenpflegeschule Regio Kliniken (regio-bildungszentrum.de) [3.03.21].

HAW Hamburg (2021). Pflege Master of Science (M.Sc.). Abgerufen unter: HAW Hamburg: Studiengänge Detail (haw-hamburg.de) [3.03.21].

Heilberufe (2020). Pflegepolitik in 5 Minuten, S.7–8. Abgerufen unter: 2020_Article_PflegepolitikIn5Minuten (3).pdf [3.03.21].

Jakobs, K., Kuhlmey, A., Greß, S., Klauber, J., Schwinger, A. (2018). Pflege-Report 2018, Qualität in der Pflege, Springer. Doi: https://doi.org/10.1007/978-3-662-56822-4

KBV – Kassenärztliche Bundesvereinigung (2021). Gesetzliche Vorgaben zu QM. Abgerufen unter: KBV – Gesetzliche Vorgaben zu QM [3.3.21].

KTQ – Kooperation für Transparenz und Qualität im Gesundheitswesen (2019). Qualitätsbericht Regio Kliniken. Abgerufen unter: Muster (ktq.de) [3.03.21].

Peters, K., Kumpak, A., Tarmstadt, D., Mokcic, T., Gülcan, F., (2021). Was ist der PDCA-Zyklus? Abgerufen unter: Was ist der PDCA-Zyklus? (projektarbeit-projektplanung.de) [3.03.21].

Vdek – Verband der Ersatzkassen (2021). Daten zum Gesundheitswesen: Krankenhaus. Abgerufen unter: Daten zum Gesundheitswesen: Krankenhaus (vdek.com) [3.03.21].

Warnholz, J. (2021). Gesundheits- und Krankenpfleger, Medizincontrolling, Fragebogen ausgefüllt.

ZQP – Zentrum für Qualität in der Pflege (2021). Pflegequalität aus Sicht des ZQP. Abgerufen unter: Pflegequalität aus Sicht des ZQP | Stiftung ZQP [3.03.21].

Verzeichnisse der Experten/-in Interviews

Experten/-in Interview mit Herrn Jannick Warnholz, Gesundheits- und Krankenpfleger, Studium Gesundheitsökonomie, Arbeit im Medizincontrolling, per Telefon geführt am 03.02.21, 15:00-16:00 Uhr, (Interviewleitfaden).

Abbildungsverzeichnis

Abbildung 1: Einfluss Pflegequalität, (Quelle: ZQP, 2021, eigene Darstellung) 59

Abbildung 2: PDCA Zyklus, (Quelle: Peters et al., 2021, eigene Darstellung) 62

Tabellenverzeichnis

Tabelle 1: Herausforderungen und Auswirkungen bei der Implementierung des Qualitätsmanagements im Alltag (Quelle: Autorin, Warnholz, 2021, eigene Darstellung) 67

Lisa Pham

Wie wird Qualitätsmanagement in der Diätassistenz implementiert?

Zusammenfassung

Die Diätassistenz bedarf eines standardisierten Qualitätsmanagements (QM). Die Ernährungsberatung und -therapie birgt ein hohes Potential zur Verbesserung der Public Health im Bereich der Adipositas. Zugunsten der Qualitätssicherung gilt eine Zertifizierung der Anbieter_innen als Voraussetzung für die Erstattungsfähigkeit durch die gesetzlichen Krankenkassen.

Ziel: Das Qualitätsmanagement in der Ernährungsberatung und -therapie soll in den Qualitätsdimensionen der Struktur-, Prozess- und Ergebnisqualität evaluiert werden.

Methode: Neben einer ergänzenden Literaturrecherche wurden drei qualitative Interviews geführt. Ein schriftliches Interview mit einer Diätassistentin eines Hamburger Home Care-Anbieters liegt vor. Telefonisch gesprochen wurde mit einer Diätassistentin aus einem ernährungsmedizinischen Versorgungszentrum in Hamburg sowie einer ehemaligen Ernährungsberaterin und Professorin für Ernährungswissenschaften an der *HAW Hamburg*.

Ergebnisse: Ein professionelles Ernährungsmanagement wird durch vorab definierte Qualitätskriterien und Prozessabläufe sichergestellt. Eine patienten- und leistungsbezogene Dokumentation, die Anwendung des G-NCP sowie ein umfassendes Beschwerdemanagement stellen mitunter zentrale Instrumente zur Optimierung des QM dar.

Herausforderungen, Schlussfolgerung: Der Abgrenzung der unseriösen von den professionellen Ernährungsfachkräften wird mit gesetzlichen Regulierungen und Aufklärung über Qualitätsmerkmale verbessert. Zur Minimierung des analogen Dokumentationsaufwands und Erhöhung der Behandlungskapazität werden vermehrt EDV-Systeme eingesetzt. Mehrfach gefordert ist die Förderung der interdisziplinären Zusammenarbeit.

Schlüsselwörter: Qualitätsmanagement, Ernährungstherapie, Ernährungsberatung, Diätassistenz, Adipositas

1. Berufsbild Diätassistent_in

Die Diätassistenz ist ein bundesrechtlich geregelter, nicht-ärztlicher Heilberuf mit dreijähriger Ausbildungsdauer (Winckler und Buchholz, 2019, S. 1030). Rechtlich basiert die Ausbildung auf dem *Diätassistentengesetz* (DiätAssG) und der *Ausbildungs- und Prüfungsverordnung für Diätassistent_innen* (DiätAss-APrV) (Frodl, 2018, S. 125). Neben der gesundheitlichen Eignung wird die mittlere Reife oder eine gleichwertige Ausbildung für den Zugang zur Ausbildung vorausgesetzt (vgl. § 5 DiätAssG). Bestehend aus theoretischem und praktischem Teil, setzen sich die Lehrjahre aus 3.050 Theoriestunden und 1.400 Praxiseinheiten zusammen (vgl. 1 § DiätAss-APrV). Das Spektrum der Unterrichtsfächer ist breit und reicht unter anderem von der Hygiene, über die Ernährungswirtschaft bis hin zur speziellen Krankheitslehre. Der Praxisteil der Ausbildung, die Diätetik, befasst sich mit der Organisation des Küchenbetriebs, der Koch- und Küchentechnik mit den dazugehörigen Hygienevorkehrungen und der Ernährungsberatung und -therapie (vgl. Anlage 1 DiätAss-APrV). Nach der Ausbildung, die mit einer staatlichen mündlichen, schriftlichen und praktischen Prüfung abgeschlossen wird, darf die geschützte Berufsbezeichnung „Diätassistent_in" getragen werden (vgl. § 4 Diät-AssG und Schmid, 2016, S. 96). Die Einsatzgebiete unterscheiden sich nach Tätigkeit im wirtschaftlichen, außerklinischen oder klinischen Bereich (Schmid, 2016, S. 96). Ein Teil der Diätassistent_innen ordnet sich im Verpflegungsmanagement ein. Dieser administrative Aufgabenbereich umfasst die Überwachung einer gesetzeskonformen Umsetzung von diättherapeutischen Maßnahmen und das Management einer Diätküche, etwa durch Wareneinkauf und Kostenkalkulation. Entscheiden sich Ernährungsfachkräfte für den Public Health Sektor, entwickeln, implementieren und evaluieren sie präventive und gesundheitsfördernde Ernährungsmaßnahmen. Zuletzt sind sie im stationären und ambulanten Bereich tätig. Dort führen sie, auf ärztliche Anordnung, eigenverantwortlich Ernährungsberatungen und -therapien durch und stellen Patient_innen ernährungstherapeutisch ein, beispielsweise auf eine enterale Ernährung. (Verband der Diätassistenten, 2020a) Im klinischen Kontext erstellen sie auch Diätpläne und planen und begleiten evidenzbasierte Diätformen. Zusammenfassend wirken sie also bei der Prävention und Therapie von Krankheiten mit (vgl. § 3 DiätAssG).

1.1. Unterschied zwischen Ernährungsberatung und Ernährungstherapie

In der Arbeit der Diätassistent_innen ist zwischen der Ernährungsberatung und der Ernährungstherapie zu unterscheiden. Erstere gibt gesicherte wissenschaftliche Erkenntnisse an Gesunde weiter, um ernährungsassoziierten Erkrankungen vorzubeugen. Da es hierbei um den Erhalt der Gesundheit und die Prävention von ernährungsassoziierten Erkrankungen geht, wird die Ernährungsberatung nicht der medizinischen Versorgung zugeordnet und unterliegt somit keinen gesetzlichen Regularien. Die Ernährungstherapie hingegen wird nicht präventiv eingesetzt, sondern stellt eine ernährungsmedizinische Intervention dar, die bereits Erkrankten dabei hilft, ihren Krankheitszustand zu verbessern und mögliche Spätfolgen einer Vorerkrankung abzuwehren. Weil die Ernährungstherapie ernährungsabhängige Krankheiten abmildert oder heilt, ist sie allein durch ausgebildete Ernährungsfachkräfte durchzuführen. Ernährungsberatung und -therapie haben gemeinsam, dass sie eine langfristige Veränderung der Ernährungsgewohnheiten bezwecken möchten, wobei die Ernährungsberatung oft ein Bestandteil der Ernährungstherapie ist. (Müller, 2013, S. 55 – 56) Im Kontext dieses Kapitels werden diese beiden Interventionsformen zur Therapie von Adipositas skizziert.

1.2. Die Diätassistenz in der Adipositastherapie

Die Adipositas beschreibt ein starkes Übergewicht mit einem Body Mass Index > 30 und stellt einen Risikofaktor für chronische Erkrankungen, wie Herz-Kreislauf-Erkrankungen, dar. Nach einer Auswertung des *Robert Koch-Instituts*, basierend auf den Studien *Gesundheit in Deutschland aktuell 2014* und *European Health Interview Survey 2015*, beträgt die Adipositasprävalenz in Deutschland 18,1 %. (Robert Koch-Institut, 2017) Für das Jahr 2025 wird prognostiziert, dass der Anteil der adipösen Erwachsenen bei den Männern 28,9 % und bei den Frauen 25,4 % betragen wird (NCD Risk Factor Collaboration, 2017). Diese Negativprognose unterstreicht die Relevanz vom präventiven und therapeutischen Charakter der Ernährungsberatung, bzw. -therapie. Infolgedessen können Diätassistent_innen kostenverursachende Ernährungskrankheiten reduzieren und damit hohe Kosten im Gesundheitswesen abwehren. Hierzulande entstanden im Jahr 2015 durch die Adipositas 23,39 Mio. € direkte Kosten, die die mit der Kasse abgerechneten Leistungen aufzeigen. Die indirekten auf Adipositas zurückzuführenden Kosten, etwa die Arbeitsausfälle, beliefen sich auf 33,65 Mio. €. (Klein et al., 2016, S. 157) Auch die *European Federation Of The Associations Of Dietitians* nennt in ihrem Whitepaper das Ziel, dass Krankenkassen sich in der Public Health Arbeit von Ernährungsfachkräften beraten lassen sollten. Nicht zuletzt könne dieses Ziel erreicht werden, indem die Effektivität der Kostensenkung im Gesundheitssystem durch Ernährungstherapien den relevanten Stakeholdern aufgezeigt werde. (European Federation Of The Associations Of Dietitians, 2015) Das Indikationsspektrum der ernährungsabhängigen Erkrankungen wird zunehmend von der Adipositas dominiert. Die Adipositas sollte in einem Behandlungsteam, das aus Ernährungsmediziner_innen und Diätassistent_innen besteht, behandelt werden. Die ganzheitliche Behandlungskompetenz, die sich aus den Erkenntnissen der Ernährung, Diätetik und Medizin zusammensetzt, ermöglicht eine umfassende Betreuung adipöser Patient_innen. Je nach Behandlungsindikation können die Teams um Verhaltens- oder Bewegungstherapeut_innen ergänzt werden. (Winckler et al., 2019, S. 1028) Gerade im stationären Sektor ist die Ernährungstherapie ein unabdingbarer Bestandteil für das medizinische Gesamttherapiekonzept. Umso wichtiger ist es, dass die Diätassistenz von Patient_innen nicht als simple Serviceleistung, sondern vielmehr als Therapiebaustein, wahrgenommen wird. (Schmid, 2016, S. 48) Vom deutschen Bundessozialgericht als Heilmittel anerkannt, ist die Ernährungstherapie verordnungsfähig und gehört, bei medizinischer Indikation, zu den Kassenleistungen. Patient_innen mit ärztlicher Verordnung haben die Möglichkeit, bei ihrer Krankenkasse eine Kostenbeteiligung nach §§ 20 und 43 SGB V zu erhalten. Voraussetzung für eine anteilige Kassenbeteiligung ist ein Qualitätsnachweis mittels Zertifizierung der Behandelnden durch Kriterien, die von den gesetzlichen Krankenkassen fest definiert sind. (vgl. §§ 20, 43 SGB V) Daneben sind noch andere Qualitätsfaktoren zu beachten.

2. Eigenschaften des Qualitätsmanagements in der Diätassistenz

Die Definition und standardisierten Kriterien für Qualität sind stets berufsabhängig. Ein messbares Qualitätskriterium der Diätassistenz könnte die Anzahl der erfolgreichen Ernährungstherapien in Bezug auf die jährlichen Diagnosen sein. Als Standards werden die Ausprägungsmerkmale eines Kriteriums bezeichnet. Qualitätsmanagement (QM) umfasst die Schritte zur Planung, Lenkung, Sicherung und Verbesserung der (Produkt-)Qualität. (Verband der Diätassistenten, 2017, S. 11 und Schmid, 2016, S. 57) In der Ernährungstherapie ist das Produkt die Zustandsverbesserung und die Patientenzufriedenheit (Schmid, 2016, S. 51).

Ein Qualitätsmanagementsystem (QMS) führt das Qualitätsmanagement systematisch durch und stellt sicher, dass diese Teilschritte – die sich in den Qualitätsdimensionen der Struktur-, Prozess- und Ergebnisqualität bewegen – in der Ernährungstherapie laufend geprüft und optimiert werden. (Verband der Diätassistenten, 2017, S. 11) Ein Element des QM in der Diätassistenz sind Leitlinien, die im multidisziplinären Konsens erarbeitet werden. Sie bilden den fachlichen Erkenntnisstand mit daraus resultierenden Handlungsempfehlungen ab, wobei die S3-Leitlinie die höchste Qualitätsstufe in der Entwicklungsmethodik aufweist. In Abgrenzung von Richtlinien, sind diese in ihrem Einsatz rechtlich nicht bindend. (Schmid, 2016, S. 56) Zudem gewinnt der objektive Qualitätsnachweis in der Diätassistenz zunehmend an Bedeutung. Neben dem internen QM, das für

Leistungserbringer der gesetzlichen Krankenkassen verpflichtend ist, schreiben die kostentragenden Krankenkassen auch die externe Zertifizierung eines QM vor. (vgl. § 135a SGB V) Zur öffentlichen Kennzeichnung ihres Qualitätsstandards durchlaufen ernährungsmedizinische Einrichtungen eine ISO-Zertifizierung. Dies bedeutet, dass alle Unternehmens- und Arbeitsabläufe nach definierten Vorgaben festgehalten werden und, dass alle Ernährungsfachkräfte mit diesen vertraut sind. Hierbei stellt die ISO 9001 die Mindestanforderung für eine gute Betriebsorganisation und die ISO 9004 eine Erfüllung der Anforderungen über das Maß hinaus dar. Grundlage für eine Zertifizierung ist eine Dokumentation über alle Inhalte des Qualitätsmanagementsystems in Form eines QM-Handbuchs. In diesem ist der Qualitätsrahmen für die Fachkräfte festgelegt. Dieser beinhaltet die Qualitätspolitik, festgelegte Qualitätsziele, regelmäßige Patientenbefragungen sowie Teambesprechungen mit Auswertung von Behandlungsergebnissen. (Schmid, 2016, S. 61 – 66) Außerdem enthält das Handbuch auch Prozessbeschreibungen mit den dazugehörigen Dokumenten, wie etwa Arbeitsanweisungen und Checklisten, für alle wesentlichen Arbeitstätigkeiten. Alle darin enthaltenden Dokumente sind gelenkt, das heißt, dass stets festgehalten wird, wer diese verfasst und aktualisiert hat und, dass jede Änderung freigegeben werden muss. Die Dokumentenpflege kann von dem zuständigen QM-Beauftragten übernommen werden. Mithilfe von Audits wird geprüft, ob die im QM-Handbuch standardisierten Vorgaben und Prozesse ordnungsgemäß im Praxisalltag umgesetzt werden. Unterschieden wird zwischen internen Auditoren aus hauseigenen QM-Teams und externen Auditoren, die von Zertifizierungsinstitutionen bereitgestellt werden. Diese besuchen Betriebsbereiche, sichten die Dokumente und lassen sich Arbeitsabläufe durch Mitarbeitende zeigen. Von einer reinen Fehlersuche wird dabei abgesehen. Vielmehr wird neben Verbesserungsvorschlägen auch Lob verteilt. (Verband der Diätassistenten, 2017, S. 13) Die Adipositas wird in diesem Kapitel als Beispiel herangezogen, um das Qualitätsmanagement in einer Ernährungstherapie in den drei Qualitätsdimensionen aufzuzeigen.

3. Methodik

Ziel der Untersuchung ist es, herauszufinden, welche Maßnahmen in der Diätassistenz ergriffen werden, um für eine adäquate Qualität in der Berufspraxis zu sorgen. Dazu wurde, angelehnt an die *DEGEMED-Audit-Checkliste*, ein Fragebogen für Diätassistent_innen und Ernährungsberater_innen erstellt. Aufgrund der freiwilligen Teilnahme und der vermuteten zeitlichen Einschränkung potentieller Gesprächspartner_innen, wurde der Erhebungsbogen so konzipiert, dass das qualitative Interview maximal 30 Minuten in Anspruch nimmt. Zur

Suche nach geeigneten Interviewpartner_innen wurde die Suchfunktion auf der Webseite des *Verbands der Diätassistenten* sowie im Department Ökotrophologie der *HAW Hamburg* genutzt. Adressiert wurden die Ansprechpartner_innen mit einer personalisierten E-Mail, die den Interviewzweck und -rahmen erläuterte – wobei es den Interviewten überlassen wurde, ob sie ein persönliches, schriftliches oder telefonisches Gespräch bevorzugen. Von 35 angesprochenen Personen, meldeten sich drei mit einer Zusage zurück. Das erste telefonische Interview wurde mit einer nach dem *Verband für Diätassistenten (VDD)* zertifizierten Diätassistentin von einem ernährungsmedizinischen Versorgungszentrum in Hamburg geführt. Ein zweites Telefoninterview fand mit einer Professorin für Ernährungswissenschaften an der *HAW Hamburg* und ehemaligen Ernährungsberaterin, statt. Zuletzt liegt ein schriftliches Interview mit einer Diätassistentin bei einem Hamburger Home Care-Anbieter vor. Bewusst wurden Ansprechpartner_innen aus verschiedenen Institutionen kontaktiert, um einen einseitigen Eindruck zu vermeiden. Auf Wunsch wurden die Interviewpartnerinnen pseudonymisiert. Mit den Befragten wurde zunächst über ihr Leistungsspektrum und ihre eingesetzten Instrumente zur Erfüllung von gesetzlichen und freiwillig auferlegten Qualitätsanforderungen gesprochen. Außerdem wurde nach dem Vorgehen zur Erhebung der Patientenzufriedenheit sowie dem Umgang mit Beschwerden gefragt. Abschließend folgten Fragen zu Schwierigkeiten bei der Umsetzung von Qualitätsmanagement im Berufsalltag sowie zu den Herausforderungen in der Berufspraxis und im QM. Die Auswertung der Expertinnen-Interviews wurde um eine umfassende Literaturrecherche ergänzt, sodass differenziert abgebildet werden kann, wie QM in der Diätassistenz praktiziert wird und wo Verbesserungspotentiale bestehen.

4. Ergebnisse

Die Ergebnisse der qualitativen Interviews werden um eine umfangreiche Literaturrecherche ergänzt. Nachfolgendes Kapitel stellt die Implementierung des Qualitätsmanagements in der Diätassistenz in den drei Qualitätsdimensionen vor. Die Erkenntnisse über das angewandte Qualitätsmanagement werden in diesem Kapitel daher differenziert auf den Ebenen der Struktur-, Prozess- und Ergebnisqualität betrachtet. Aufgrund der vielseitigen Tätigkeit von Diätassistent_innen wird die Anwendung des QM am Beispiel der Adipositasbehandlung erläutert. Hierbei spielen insbesondere die Ernährungsberatung und -therapie eine essentielle Rolle. Auffallend ist, dass neben den gesetzlichen Vorgaben auch die Erfahrungswerte der befragten Expert_innen maßgebend für die Struktur des Qualitätsmanagements in ihren Einrichtungen sind.

4.1. Strukturqualität

Unter die Strukturqualität fallen die Rahmenbedingungen, unter denen die Fachleistungen erbracht werden. Sind die Strukturbedingungen klar definiert, verringern sich die Reibungsverluste im Arbeitsalltag und die Leistungen können effizienter erbracht werden. (Schmid, 2016, S. 85) Im Wesentlichen geht es hier um die Qualitätsplanung, die mehrere Faktoren umfasst.

Zunächst besteht durch die gesetzlich vorgeschriebenen Ausbildungsinhalte ein qualitativer Mindeststandard an Kompetenzen, die durch persönliche Weiterbildung erweitert werden können. Die im Hamburger Versorgungszentrum tätige Diätassistentin, die Einzelberatungen nach § 43 SGB V für ernährungsrelevante Indikationen und Präventionskurse in Gruppen anbietet, wird den Qualitätsanforderungen gerecht, indem sie an Fortbildungen der VDD (Verband der Diätassistenten), VDEO (BerufsVerband Oecotrophologie e. V.) und VFED (Verband für Ernährung und Diätetik e.V.) mit entsprechenden Zertifikaten teilnimmt. Wünschenswert wären staatlich subventionierte Fort- und Weiterbildungen. Der VDD, als zuständige berufsständische Vereinigung der Berufsgruppe, kann Verbandsangehörigen das „qualitätsgesicherte Fortbildungszertifikat VDD" vergeben, wenn Nachweise über Bildungsmaßnahmen aus verschiedenen Vertiefungsgebieten vorgelegt werden (Verband der Diätassistenten, 2020b). Nicht zuletzt erwerben Diätassistent_innen Zertifikate, da Krankenkassen diese oft für eine Kostenbeteiligung voraussetzen. Eine Qualitätsanforderung, die mit der Zeit entstanden ist: „Damals gab es selten Auflagen zur Zertifizierung. Um meine angebotenen Leistungen erstattungsfähig zu machen, unterzog ich mich Einzelfallprüfungen durch einzelne Krankenkassen", so die ehemalige Ernährungsberaterin von der *HAW Hamburg*.

Auch ist für die Behandlungsqualität eine interdisziplinäre Zusammenarbeit essentiell. „Durch die Arbeit im Versorgungszentrum besteht die Möglichkeit, sich mit allen medizinischen Fachrichtungen auszutauschen. Zur verbesserten Patientenbehandlung wird überwiegend mit Diabetesberater_innen, Kardiolog_innen und Psychotherapeut_innen gesprochen", so die Mitarbeiterin aus dem Versorgungszentrum. Oft werden Patient_innen mit unterschiedlichen Erkrankungen von ärztlichen Kolleg_innen zu ihr geschickt, weil eine Ernährungsmodifikation den Behandlungsfortschritt vorantreiben könne. „Den Großteil der Klienten bilden Personen mit Adipositas und deren Folgeerkrankungen. Aber es erscheinen auch Gesunde zur Behandlung – aus präventiven oder ethischen Gründen", verrät sie. Im multiprofessionalen Ernährungsteam können berufsspezifische Kompetenzen zur Adipositasbehandlung eingesetzt werden. Während Ärzte für die Diagnostik und Therapiekontrolle zuständig seien, werde die Ernährungstherapie von Diätassistent_innen in Eigenverantwortung durchgeführt. Ziel des gemeinsamen Behandlungskonzeptes ist ein beschwerdefreier Patient durch einen Behandlungsansatz, der bedarfsgerecht ist und Leitlinien und Gesetzen berücksichtigt (Winckler et al., 2019, S. 1028). Die Professorin der *HAW Hamburg* war zuletzt vor zehn Jahren als Ernährungsberaterin, mitunter für adipöse Patient_innen, tätig. Damals nutzte sie verhaltenstherapeutische Methoden, um ernährungsphysiologisch günstigere Ernährungsformen umzusetzen. Dabei arbeitete sie oft mit Fitnesstrainer_innen oder Physiotherapeut_innen zusammen. Auch sie plädiert: „Ich wünsche mir bei der therapeutischen Ernährungsberatung eine verstärkte Zusammenarbeit mit Mediziner_innen und, dass diese die Möglichkeiten der Ernährungsberatung anerkennen. Kombinierte Therapieansätze könnten den Patientenzustand verbessern. Eine Ernährungsumstellung könnte vieles an verabreichter Medizin überflüssig machen. Das Potential für bessere Synergien zwischen den Gesundheitsprofessionen ist da". Gerade in Hinblick auf die starke Spezialisierung von Diätassistent_innen, könne deren Wissen und Unterstützung mehr in die Patientenbehandlung integriert werden. Zudem stünde medizinisches Wissen nicht allen Gesundheitsberufen offen, sodass sie sich einen Austausch zwischen den Mediziner_innen und Ernährungswissenschaftler_innen wünscht.

Ein weiterer wichtiger Teil der Qualitätsplanung ist die Dokumentation. Unterschieden wird zwischen der patientenbezogenen Dokumentation und der Leistungsdokumentation. Ersteres ist gesetzlich verpflichtend und macht durchgeführte Ernährungsmaßnahmen nachvollziehbar. (Schmid, 2016, S. 114) Während einzelner Sitzungen sollten Protokollbögen geführt werden, sodass die Fortschritte in Folgeterminen aufgegriffen und ein Vergessen einzelner Aspekte vermieden werden können (Müller, 2013, S. 70). Außerdem ermöglichen indikationsspezifische Kontrollparameter eine Evaluation des Therapieerfolgs. Die Leistungsdokumentation hingegen stellt den Zeitaufwand pro ernährungstherapeutischer Leistung dar. Im vorgegebenen Zeitraum kann nun die tatsächlich erbrachte Leistung der verfügbaren Nettoarbeitszeit gegenübergestellt werden. Eine Auswertung der Leistungsdaten macht Personaldefizite sichtbar und ermöglicht die rechtzeitige Planung von Personalerweiterungen. (Schmid, 2016, S. 115)

4.2. Prozessqualität

Die Prozessqualität beinhaltet Modelle zur Qualitätssicherung und Professionalisierung der Arbeit in der Diätassistenz. Prozessmodelle ermöglichen es, einzelne Arbeitsschritte zu reflektieren und gegebenenfalls qualitätsfördernd zu lenken. (Schmid, 2016, S. 123 – 124)

Neben vorab definierten Prozessstufen benötigen ernährungstherapeutische Maßnahmen Qualitätsrichtlinien, die über die Ausbildungsqualifikationen vom Ernährungsteam hinausgehen. Da in Deutschland keine allgemeingültigen Qualitätsrichtlinien existieren, haben Fachgesellschaften eigene Berufsrichtlinien, die als Qualitätsinstrument gelten, entwickelt (Winckler et al., 2019, S. 1030). Im Jahr 2005 wurde ein Koordinierungskreis aus verschiedenen Berufsverbänden gegründet und die „*Rahmenvereinbarung zur Qualitätssicherung in der Ernährungsberatung und Ernährungstherapie in Deutschland*" beschlossen, mit dem Ziel einer bundesweit gültigen und verbandsübergreifenden Vereinheitlichung. Diese Vereinbarung verweist im Wesentlichen auf die Qualitätsstandards der Deutschen Gesellschaft für Ernährung (DGE), der wissenschaftlichen Fachgesellschaften und des VDD. (Koordinierungskreis zur Qualitätssicherung in der Ernährungsberatung und Ernährungsbildung, 2019) „Für die Ernährungstherapie eignen sich die gängigen Leitlinien. Der Rest kommt aus Erfahrungen und erschließt sich auch durch enge Zusammenarbeit mit den Medizinern", ergänzt die Diätassistentin des Home Care-Anbieters. Zudem erzählt die Ernährungsexpertin aus dem Versorgungszentrum: „Zur Verbesserung der Zusammenarbeit mit Patient_innen und Lösung von Problemen im persönlichen Arbeitsablauf und in Abteilungen werden Qualitätszirkel, an denen die Diätassistent_innen und ärztliche Leitung teilnehmen, eingesetzt. Dabei handelt es sich um eine Besprechungsrunde, in der im Quartalsabstand komplexe Patientenfälle vorgestellt und Verbesserungsmöglichkeiten erörtert werden". Nach einer Fallvorstellung werden das Vorgehen und Outcome, die Dokumentationsart und das Abrechnungsvorgehen skizziert. Die aus den Erfahrungswerten erarbeiteten Verbesserungsansätze für die einzelnen Arbeitsprozesse werden anschließend für das folgende Quartal aufgenommen. Nach Schmid sind die starke Mitarbeiterbezogenheit sowie die offene Gestaltung des Austausches die Merkmale von Qualitätszirkeln. Voraussetzungen bilden die hohe Reife aller Beteiligten sowie die Bereitschaft zu einem Konsens nach der Fallbesprechung. (Schmid, 2016, S. 59) Doch auch die Soft Skills der Diätassistenz, etwa die Art der Wissensübermittlung, beeinflussen den Erfolg einer Ernährungsberatung im Rahmen einer Ernährungstherapie. Für Beratungssituationen entwickelte der Psychologe Carl Rogers in den 1950er-Jahren das Konzept der personenzentrierten Gesprächsführung. Die Grundannahme ist, dass jede/r Ratsuchende prinzipiell fähig ist, seine persönliche Situation reflektieren und selbstbestimmt zu handeln. Die Beratungsfachkraft soll sich hierbei nicht bevormundend verhalten, sondern lediglich bei der Selbsthilfe helfen. Maßgebend ist, dass Lösungsoptionen individuell erstellt werden, indem die persönlichen Umstände der Ratsuchenden miteinbezogen werden. Mit einem non-direktiven Gesprächsstil, trägt die Ernährungsfachkraft dazu bei, dass der/die Patient_in genügend Raum zur Selbstreflektion hat und sich freiwillig für eine Verhaltensänderung entscheidet. (Müller, 2013, S. 62)

Ein weit verbreitetes Prozessmodell für die individuelle Ernährungstherapie, das von dem Hamburger Versorgungszentrum genutzt wird und in der Diätassistenz als Best-Practice-Beispiel gilt, ist der *German Nutrition Care Process* (G-NCP). Entwickelt vom VDD für die ganzheitliche Patientenbetreuung, wird er eingesetzt, um die Ernährungstherapie in fünf Teilschritten zu strukturieren. Ernährungsfachkräfte sollen diesen Handlungsrahmen zur systematischen Problemlösung und laufenden Qualitätskontrolle heranziehen. Überdies können die Teilprozesse dokumentiert werden, sodass neben einer standardisierten Therapie auch genügend Freiraum für etwaige individuelle Anpassungen besteht. (Fachgesellschaft für Ernährungstherapie und Prävention, 2020) Nachstehende Grafik zeigt den Aufbau des G-NCP:

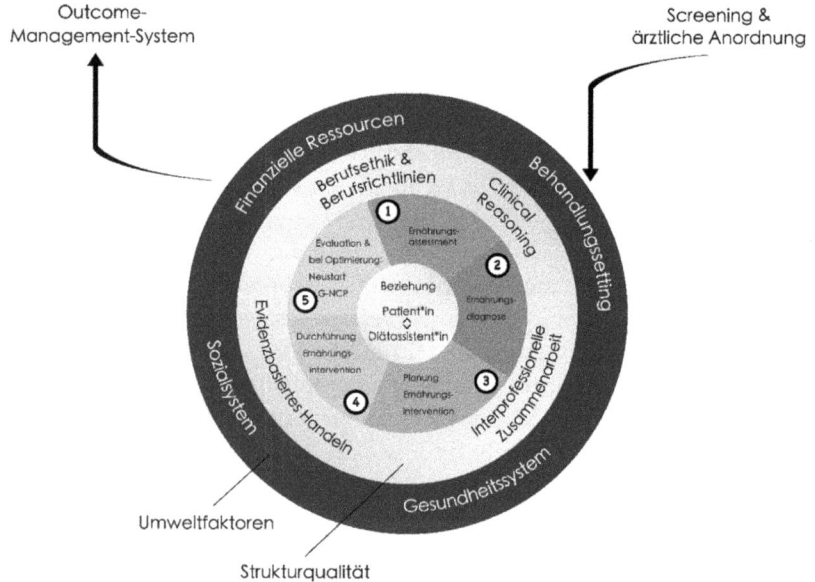

Abbildung 1: German Nutrition Care Process (eig. Darstellung in Anlehnung an den VDD)

Im Mittelpunkt steht die Beziehung zwischen dem/der Patient_in und der Diätassistenz. Abgetragen im äußersten Ring sind die auf die Therapie einwirkenden Umweltfaktoren, etwa das Gesundheits- und Sozialsystem, das Behandlungssetting und die finanziellen Ressourcen. Der zweite äußere Ring wird der Strukturqualität zugeordnet und beherbergt die fachliche und kommunikative Qualifikation der Diätassistent_innen. So gehören das evidenzbasierte Handeln sowie die interprofessionelle Zusammenarbeit zu dieser Ebene. Beide Ringe umschließen die Prozessschritte, die im Uhrzeigersinn verlaufen. Den Schritten vorangestellt ist das Screening, bzw. die ärztliche Anordnung, da diese vor dem eigentlichen Prozess stattfindet und weiteres Fachpersonal miteinbezieht. Zuerst wird ein Ernährungsassessment durchgeführt, in dem Patientendaten aus der Ernährungsanamnese, Labordiagnostik, Anthropometrie und dem sozialen Umfeld erhoben und interpretiert werden. Nach einer Analyse dieser Daten werden diese für die weiteren Schritte als Verlaufsparameter festgelegt. Im nächsten Schritt folgt die Ernährungsdiagnose, bei der die Diätassistent_innen untersuchen, ob die erhobenen Daten auf lösbare Ernährungsprobleme hinweisen. Neben der ernährungsrelevanten Indikation wird auch die Ursache festgestellt. Bei Adipositaspatient_innen könnte es beispielsweise starkes Übergewicht durch fehlendes Ernährungswissen sein. Die nächsten beiden Schritte, die Planung und Durchführung der Ernährungsintervention, sollen die zuvor identifizierten Probleme lösen. Dazu ist eine Zieldefinition, etwa die Vermittlung von Ernährungswissen an den Patienten zur Verhaltensmodifikation, sowie eine zugrundeliegende Strategie unter Einbezug der aktuellen Leitlinien notwendig. Während der Umsetzungsphase werden alle ernährungsbezogenen Maßnahmen dokumentiert, um im nächsten Schritt, der Evaluation, eventuellen Abweichungen entgegenzuwirken. Die Ernährungsevaluation misst und dokumentiert, inwiefern sich die in der Ernährungsanamnese erhobenen Parameter verändert haben und dient auch zur kritischen Reflexion der Beratungsfachkraft. Durch die Ergebnisse wird verdeutlicht, welchen Teil die angewandten Maßnahmen zur Lösung des Ernährungsproblems beigetragen haben. Besteht danach noch Optimierungspotential, werden die Therapiemaßnahmen adaptiert und der G-NCP beginnt erneut. Das Outcome Management-System, das dem G-NCP nachgereiht ist, steht außerhalb des Kreises. Grund hierfür ist, dass die Erhebung der Ergebnisqualität und die Beurteilung dessen erst nach einem vollständig abgeschlossenen G-NCP erfolgen kann. (Fachgesellschaft für Ernährungstherapie und Prävention, 2020)

4.3. Ergebnisqualität

Zur Qualitätsverbesserung wird die Ergebnisqualität beurteilt. Hierzu wird das Outcome der diätetischen Maßnahmen bewertet. Damit die Outcome-Qualität messbar ist, müssen vor der Behandlung geeignete (Kontroll-)Parameter festgelegt werden (Verband der Diätassistenten, 2017, S. 11).

Im Rahmen der patientenbezogenen Dokumentation werden für die Adipositas anthropometrische Parameter, wie der BMI und Bauchumfang sowie klinische Parameter, wie zum Beispiel das Wohlbefinden, ermittelt. Vorteile von klaren Kontrollparametern sind die Erleichterung der täglichen Routinearbeit sowie die Möglichkeit der interinstitutionellen Vergleichbarkeit von Therapieergebnissen. (Schmid, 2016, S. 206) Zur Evaluation der Therapieergebnisse wird eine Soll-Ist-Analyse im Team durchgeführt. Bei starken Abweichungen vom Soll-Wert, wird das allgemeine ernährungstherapeutische Konzept überarbeitet. Dazu wird oft der PDCA-Zyklus angewandt, also ein schrittweiser Ablauf der Phasen *Plan* (Planen), *Do* (Umsetzen), *Control* (Kontrollieren) und *Act* (Adaption). Dieses Handeln fällt unter das Verbesserungsmanagement, das für eine kontinuierliche Qualitätsentwicklung im Sinne der optimalen Patientenversorgung unerlässlich ist. In der Regel wird die Verlaufsentwicklung einer Therapie in Intervallen von fünf bis zehn Terminen evaluiert. (Mösenender, 2016, S. 218 - 219) Auch ist es empfehlenswert, wenn die Diätassistenz ihre persönliche Therapieerfolgsquote errechnet. Wird für den prozentualen Anteil der erfolgreich therapierten Patient_innen ein Grenzwert festgelegt, wird bei Unterschreitung der Erfolgsquote sofort ersichtlich, dass eine Überarbeitung der diätetischen Maßnahmen nötig ist. (Mösenender, 2016, S. 211 - 213) Das Abschlussgespräch, das Patient_innen Raum zur Reflexion gibt, markiert den offiziellen Abschluss des ernährungstherapeutischen Prozesses. Zum einen wird neben den verbesserten Laborparametern auch das veränderte Essverhalten besprochen. Schließlich soll das Therapieergebnis so nachhaltig wie möglich gestaltet werden. Zum anderen wird die Patientenzufriedenheit erörtert. (Thanner, 2016, S. 168) Das ambulante Zentrum, dessen Mitarbeiterin interviewt wurde, bietet Patient_innen die Gelegenheit, sich bei Unzufriedenheit direkt bei dem/der zuständigen Diätassistent_in zu äußern oder das Beschwerdemanagement über die Homepage zu nutzen. In beiden Fällen gibt der Patient konkrete Informationen über die Diätassistentin, die Sitzung und den Vorfall an. Die Beschwerde werde an die ärztliche Leitung weitergeleitet und dann im regelmäßig stattfindenden Teammeeting vorgestellt und bearbeitet. Wichtig sei, dass es hierbei nicht um die reine Kenntnisnahme über den Unmut des Patienten gehe, sondern auch darum, negative Kritik konstruktiv aufzunehmen und auf den Wahrheitsgehalt zu prüfen. Konstruktives Fehlermanagement ist ein unabdingbarer Bestandteil regelmäßiger Qualitätsverbesserung, weshalb Einrichtungen ihre Patient_innen dazu ermutigen sollten, Mängel offen anzusprechen – schließlich sind Fehler wertvoll für den Lernprozess (Brandstätter, 2016, S. 198 – 199). „Sollten die Unstimmigkeiten zu stark und im Patientengespräch nicht aufzulösen sein, wird ein Beraterwechsel in Erwägung gezogen", führt die Mitarbeitende aus. Im Gegensatz zu ihr, stand der interviewten Hochschulprofessorin zu ihrer Zeit als Ernährungsberaterin kein Evaluationstool zur Verfügung. Sie fragte, ohne schriftlichen Bogen, ihre Klient_innen im persönlichen Gespräch nach ihrer Zufriedenheit und legte die Befragungsintervalle nach ihrem Bauchgefühl fest. „Bei direkter Buchung durch Klienten fand das Patientenfeedback nach persönlicher Absprache statt. In Zusammenarbeit mit Krankenkassen wurde durch den Koordinator der Kasse ein Fragebogen ausgehändigt, der nach Ende der Maßnahme auf gerechtfertigte Kritik überprüft wurde", erzählt sie. In Hinblick auf das Ziel einer optimierten Behandlungsqualität durch Integration von Patientenrückmeldungen, müsse dennoch abgewogen werden, inwiefern sich der Mehraufwand für Veränderungen lohne. Die Professorin erklärt: „Der Anspruch der Individualität seitens der Patienten nimmt zu. Man muss sich überlegen, ob man seine Ressourcen für kleine Optimierungen opfern möchte. Es geht hierbei auch um die Kostenfrage". Trotz aller Bemühungen und Instrumente zur Erhöhung und Sicherung der Qualität, müssen Diätassistent_innen also auch überlegen, wie viel Aufwand sie in einzelne kritische Feedbackpunkte investieren möchten.

5. Herausforderungen

Diätassistent_innen stehen sowohl im Berufsalltag als auch im QM Herausforderungen gegenüber.

Ein oft benanntes Problem der Interviewten ist die Abgrenzung der unseriösen Ernährungsberater_innen von den hochqualifizierten, da der Missbrauch der Berufsbezeichnung mit einer beeinträchtigten Behandlungsqualität einhergeht und das Qualitätsimage von tatsächlich qualifizierten Ernährungsfachkräften verschlechtert. Die bestehenden Qualitätsstandards von den Berufs- und Fachverbänden sind in der breiten Masse noch nicht weit verbreitet. Einer mangelnden gesetzlichen Regelung geschuldet, sind die Beratungsangebote auf dem Gesundheitsmarkt unübersichtlich. Noch dazu erschwert die unkontrollierte Verbreitung an unwissenschaftlichen Ernährungsinformationen im Internet den Verbraucher_innen, seriöse Quellen von unseriösen zu trennen. Gerade im Bereich der Adipositastherapie stoßen Betroffene oft auf betrügerische Angebote. Fatal hierbei ist, dass besonders die Adipositas eine ernstzunehmende chronische Erkrankung ist, die einer hochqualitativen Behandlung bedarf. (Winckler et al, 2019, S. 1028 – 1029) Die HAW-Professorin konstatiert, dass jeder sich schon nach einer sehr kurzen Lehrgangszeit schon Ernährungsberater_in nennen könne. So sollten im Zuge der Akademisierung der Gesundheitsberufe für den Berufstitel „Ernährungsberater_in" Kriterien auferlegt werden. Die im Versorgungszentrum tätige Diätassistentin wünsche sich sogar eine Änderung der Berufsbezeichnung „Diätassistent_in", da unqualifizierten „Ernährungsberater_innen" mehr Seriosität und Glaubwürdigkeit zugesprochen werde. Dabei hätten Diätassistent_innen mehr praktische Erfahrungen und zusätzlich mehr Expertise im didaktischen Bereich. Seit etwa zehn Jahren setze sich der VDD für eine Bezeichnungsänderung ein. Der Zusatz „Assistent_in" werde unzureichend ernst genommen, da einerseits die Qualifikation von der Patientenseite nicht anerkannt und andererseits die Komplexität des Tätigkeitsspektrums nicht umfasst werde. Außerdem sei „Diät" negativ belegt und mit Verbot und Einschränkung assoziiert. Zur Beseitigung dieser Herausforderung könnte eine Gesetzesreform geschafft werden, die die Berufsbezeichnung als Ernährungsberater_in gesetzlich schützt. Zudem können Betroffene flächendeckend über Qualitätsmerkmale aufgeklärt werden. So besteht die Chance, dass weitreichende Therapieschäden verhindert werden.

Eine weitere Herausforderung sieht die Diätassistentin im Dokumentationsaufwand. Die Dokumentationsprozesse zur Qualitätssicherung sorgen für zeitliche Engpässe. Sie führt aus: „In analoger Form fällt noch immer ein hoher Dokumentationsaufwand an, sodass in der Summe weniger Zeit für die Patientenbehandlung zur Verfügung steht". So sei der Kostenvoranschlag für die gesetzlichen Krankenkassen, der die Begründung für eine mögliche Kostenübernahme erläutert, noch nicht digitalisiert. Auch die Aufklärung über den Datenschutz müsse noch analog erfasst werden. Jedoch sei der Rest an patientenbezogenen Informationen bereits in der elektronischen Patientenakte vorzufinden. Damit greift sie vor, dass eine Migration der analogen Daten in die elektronische Patientenakte sowie die Nutzung von EDV-System geeignete Lösungen sein könnten.

Als nächstes besteht eine Hürde darin, ein Bewusstsein für die Wirksamkeit von ernährungstherapeutischen Maßnahmen bei Fachkolleg_innen zu schaffen. „Es sollte eine größere Lobby für Diätassistent_innen geben. Deren Tätigkeit sollte im Gesundheitswesen an Bedeutung zunehmen", stellt sie fest. Zur Förderung der interdisziplinären Kooperation könnten renommierte medizinische Fachgesellschaften evidenzbasierte Ernährungsmaßnahmen empfehlen. In Ergänzung dazu, bietet sich ein Organigramm mit kurzen Kommunikationswegen und effizienterem Informationsfluss als Lösung an. (Schmid, 2016,

Wie wird Qualitätsmanagement in der Diätassistenz implementiert? 87

Tabelle 1: Herausforderungen in der Berufspraxis und im QM mit Lösungsansätzen (eigene Darstellung)

Herausforderungen im QM	Lösungsansätze
Abgrenzung der unseriösen von den professionellen Ernährungsfachkräften	• Gesetzliche Regulierungen • Aufklärung über Qualitätsmerkmale
Begrenzte Behandlungskapazität durch hohen analogen Dokumentationsaufwand	• Migration analoger Daten in ePA • EDV-Systeme
Förderung der Zusammenarbeit mit Mediziner_innen	• Einbezug von evidenzbasierten Ernährungsempfehlungen • Effizienteres Organigramm • Interdisziplinärer Austausch • Öffentlichkeitsarbeit
Herausforderungen im Berufsalltag	**Lösungsansätze**
Geringe Inanspruchnahme von Ernährungsinterventionen durch mangelnde finanzielle Ressourcen • Klient_innen: Therapie zu teuer • Behandelnde: Zertifizierung zu teuer	• Lockerung der Voraussetzungen für eine Kostenübernahme • Staatliche Vollfinanzierung von Fortbildungen und Zertifizierungen • Erhöhung der Arbeitsvergütung
Veränderte Beratungsbedingungen durch Covid-19-Pandemie	• Beratungssitzung an digitale Form anpassen

S. 48 – 49) Die Hochschulprofessorin bestätigt: „Alle verwandten Wissenschaften sollten sich untereinander austauschen. Medizinisches und diätetisches Wissen sollte miteinander verknüpft werden". Selbst außerhalb des therapeutischen Teams, sollte die Wertschätzung für die Arbeit von Diätassistent_innen gefördert werden. Eine positive Außenwirkung gilt nämlich als indirektes Qualitätsmerkmal. Daher ist es empfehlenswert, in eine vielseitige Öffentlichkeitsarbeit zu investieren, um die breite Masse über die Möglichkeiten und den Nutzen von ernährungstherapeutischen Maßnahmen zu informieren. Innerhalb der Gesundheitseinrichtung könnte die Diätassistenz auf der Webseite vorgestellt werden. (Mösender, 2016, S. 219 – 223)

Eine nicht zu unterschätzende Herausforderung liegt in der mangelnden Inanspruchnahme von Ernährungstherapien trotz bestehender Angebote. Das liegt daran, dass auf dem Markt vorhandene Angebote teilweise durch finanzielle Einschränkungen nicht wahrgenommen werden. Mitunter, weil die Krankenkassen nur die Kosten einer bestimmten Anzahl an Sitzungen übernehme, so die an der HAW Hamburg Lehrende. Zudem müssten die Diätassistent_innen ausreichend zertifiziert sein. Sie ergänzt: „Damals mussten Ernährungsberater_innen meist kein Zertifikat haben, um mit den Kassen abrechnen zu können". Eine Hürde entstand für sie, als Ernährungsberater_innen ohne Zertifikat nicht mehr berechtigt waren, mit der Krankenkasse abzurechnen. Durch die Auflagen zur Zertifizierung bestand ihr Klientel größtenteils nur noch aus Privatpatient_innen und Selbstzahler_innen. Diese waren in den meisten Fällen jedoch nicht adipös oder behandlungsbedürftig. Angereizt von ihrem Gesundheitsbewusstsein, wollten sie sich selbst, frei von pathogenen Beweggründen, optimieren. Deutlich wird, dass die Zertifizierungspflicht zwar einen Beitrag zur Qualitätssicherung leistet, aber auch die Hemmschwellen für die Inanspruchnahme von Ernährungsleistungen erhöht. Eine adäquate Problemlösung würde die staatliche Vollfinanzierung von Fortbildungen und Zertifizierungen darstellen. Damit würde sich die Anzahl der erstattungsfähigen Anbieter_innen erhöhen und eine Inanspruchnahme erleichtert werden. Hinzukommend fordert die Mitarbeiterin des Versorgungszentrums nicht nur eine anteilige Kassenbeteiligung bei erstattungsfähigen Diättherapien, sondern eine komplette Kostenübernahme, damit alle sozialen Schichten gleiche Zugangschancen haben. In Ergänzung dazu, spricht die beim Home Care-Anbieter Angestellte die schlechte Arbeitsvergütung im Bereich der Ernährungsberatung und -therapie an. Somit könne selbst bei Kassenbeteiligung „eine gute Qualität nur in Eigenleistung erfolgen, die finanziell nicht ausgeglichen wird".

Angesichts der aktuellen Covid-19-Pandemie gibt die Beschäftigte des Hamburger Versorgungszentrum an, dass die die Anzahl der persönlichen Beratungen durch eine abnehmende Nachfrage gesunken ist. Der Bedarf nach telefonischen oder virtuellen Terminen hingegen ist erhöht. Sie führe bevorzugt Beratungen vor Ort durch, da sich in der Onlineberatung zwei große Herausforderungen entwickelten. Zum einen seien insbesondere hochbetagte Klient_innen nicht versiert im Umgang mit Technik, wodurch Videokonferenzen mit persönlicherem Charakter ausgeschlossen seien. Zum anderen empfinde sie die Zustellung von Informationsmaterial an die Patient_innen im Nachgang als eher aufwendig. Neben dem zusätzlichen organisatorischen Aufwand komme dazu, dass die Informationen seitens der Patient_innen eher in Vergessenheit geraten. Normalerweise werden die Materialien direkt im Anschluss an die Sitzungen ausgehändigt, damit auftretende Fragen direkt geklärten werden können. Umstände, die durch eine Ausrichtung des Behandlungsablaufes an eine virtuelle Beratungseinheit optimiert werden könnten, etwa durch eine Komprimierung der Patienteninformationen. Erfreulicherweise könne sie jedoch keine Zunahme an Beschwerden im Zuge der Pandemie verzeichnen.

6. Fazit und Ausblick

Angesichts der prognostizierten zunehmenden Adipositasprävalenz werden die bereits hohen Gesundheitsausgaben entsprechend steigen. So ist aus ökonomischer Sicht der Einsatz von nachhaltigen Ernährungsinterventionen unabdingbar, um Kosten im Gesundheitssystem zu senken. Sinnvoll wäre es, wenn Ernährungsmaßnahmen nicht nur in der Therapie, sondern bereits in der Prävention eingesetzt werden. Zudem soll das Potential der Diätetik, zur Verbesserung der Bevölkerungsgesundheit, voll ausgenutzt werden. Hierzu ist ein interdisziplinärer Ansatz wünschenswert. Nicht zuletzt erfordert der demographische Wandel, der mit einem Anstieg an chronischen Erkrankungen einhergeht, dass Diätassistent_innen vermehrt in die multiprofessionale Versorgung integriert werden. Dafür muss die Qualität in der Diätassistenz gesichert werden, etwa durch ein standardisiertes Qualitätsmanagementsystem für die ernährungstherapeutische Patientenversorgung. Vorab definierte Qualitätskriterien und Prozessabläufe können ein professionelles Ernährungsmanagement sicherstellen.

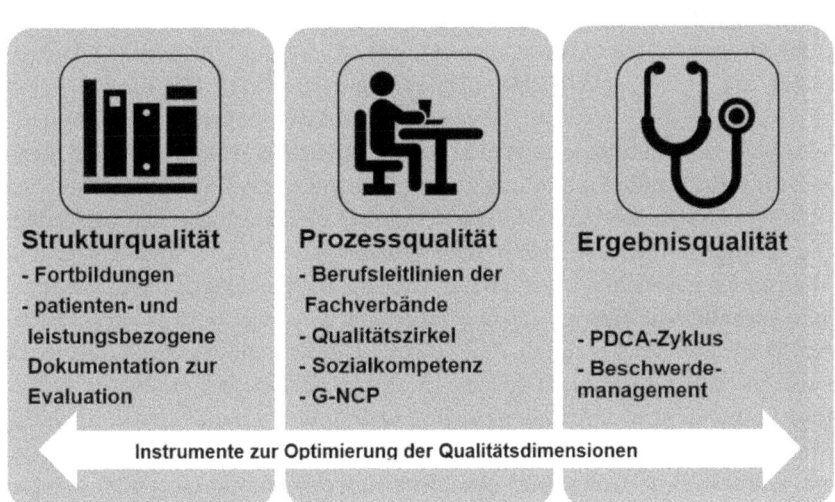

Abbildung 2: Instrumente zur Optimierung der Struktur-, Prozess- und Ergebnisqualität (eigene Darstellung)

In den drei Qualitätsdimensionen können eingesetzte Instrumente die Schritte des QM optimieren (vgl. Abb. 2). Auf Strukturqualitätsebene lassen sich Diätassistent_innen ihre Fortbildungen zertifizieren, um ihre Qualität objektiv nachzuweisen. Zudem führen sie einerseits patientenbezogene und andererseits leistungsorientierte Dokumentationen durch, die auch für die Evaluation herangezogen werden. Zur Optimierung der Prozessqualität, orientieren sich die Diätassistent_innen an Berufsleitlinien der Fachverbände, die die Qualitätsstandards ihrer Arbeit vereinheitlichen. Zusätzlich dazu, werden innerhalb eines Kollegiums regelmäßig Qualitätszirkel organisiert, um die Erfahrungswerte aus Patientenbehandlungen effektiv nutzen zu können. Neben der Fachexpertise hat auch die soziale Kompetenz eine qualitätsgebende Rolle, da der Einsatz einer klientenzentrierten Gesprächsführung zu einer qualitativen Behandlungs-, bzw. Beratungssituation dazugehört. Im Kontext einer verbesserten Behandlungsqualität wird der G-NCP als Prozessmodell zur Strukturierung einer individuellen Ernährungstherapie herangezogen. Dahingegen können bei der Evaluation von der Ergebnisqualität etwaige Abweichungen im Therapieziel im PDCA-Zyklus rechtzeitig aufdeckt und ausgebessert werden. Abschließend ist ein adäquates Beschwerdemanagement für eine zufriedenstellende Behandlungsqualität unabdingbar. Dementsprechend sollten Klient_innen motiviert werden, ihr Feedback abzugeben, das dann seitens der Behandelnden lösungsorientiert verarbeitet wird.

In Hinsicht auf den Umgang mit Herausforderungen im Beruf der Diätassistent_innen und im Qualitätsmanagement, sind einige zukünftige Lösungsansätze zu beleuchten. Zunächst sollen stärkere gesetzliche Regulierungen zur Durchführung von Ernährungsberatungen und die Aufklärung über Qualitätsmerkmale vor unqualifizierten Ernährungsdienstleister_innen schützen. Dann sollte die strukturelle Einbindung von Diätassistent_innen in Gesamttherapiekonzepte verstärkt werden. Schließlich fällt der Behandlungserfolg von ernährungsabhängigen Krankheiten in multiprofessionalen Teams am höchsten aus. Neben einem ausreichend verfügbaren Angebot an Ernährungstherapien, müssen jedoch auch die Hürden der Zugänglichkeit leicht zu überwinden sein. Perspektivisch könnte dies durch eine vollständige Kostenübernahme durch die Krankenkassen und eine höhere Vergütung der Diätassistent_innen geschehen. Zuletzt ergeben sich durch die aktuelle COVID-19-Pandemie neue Schwierigkeiten, die größtenteils auf die virtuellen Therapieeinheiten zurückzuführen sind. Zur Gewährleistung einer gleichbleibenden Behandlungsqualität wäre es denkbar, den bisherigen Beratungsablauf an eine digitale Lernsituation anzupassen.

Zusammengefasst sind standardisierte Routineprozesse, ein wertschätzender Umgang mit Patientenfeedback sowie eine ernährungstherapeutische Dienstleistung mit geringstmöglichen Fehlerquoten essentiell, um die Behandlungsqualität in der Diätassistenz zu gewährleisten. Aus betriebswirtschaftlicher Perspektive hilft eine vorausschauende Qualitätsplanung, -sicherung, -lenkung und -verbesserung dabei, mit begrenztem Budget effizient umzugehen. Darüber hinaus ist ein strukturiertes Qualitätsmanagement notwendig, um sich im verschärften Wettbewerb als Anbieter von Gesundheitsdienstleistungen auf dem Gesundheitsmarkt zu etablieren.

Literaturverzeichnis

Brandstätter, V. (2016). *Ernährungsmedizinische Beratung – ernährungsmedizinische Schulung und Ernährungsberatung aus Sicht der leitenden Diätologin.* In: Schmid (Hrsg.). Qualitätsentwicklung in der Ernährungstherapie. S. 198–199. Wien: Facultas Verlag

Bundesamt für Justiz (1994). *DiätAssG: Gesetz über den Beruf der Diätassistentin und des Diätassistenten.* Verfügbar unter: https://www.gesetze-im-internet.de/di_tassg_1994/Di%C3%A4tAssG.pdf (letzter Zugriff: 29.01.2021)

Bundesamt für Justiz (1984). *DiätAss-APrV: Ausbildungs- und Prüfungsverordnung für Diätassistentinnen und Diätassistenten.* Verfügbar unter: https://www.gesetze-im-internet.de/di_tass-aprv/BJNR208800994.html (letzter Zugriff: 29.01.2021)

Bundesamt für Justiz (1988). *Sozialgesetzbuch (SGB) Fünftes Buch (V) – Gesetzliche Krankenversicherung.* Verfügbar unter: https://www.gesetze-im-internet.de/sgb_5/index.html#BJNR024820988BJNE010315124 (letzter Zugriff: 29.01.2021)

DEGEMED – Deutsche Gesellschaft für Medizinische Rehabilitation (2006). *Internes Qualitätsmanagement: Audit-Checkliste für den Bereich „Abhängigkeitserkrankungen" (ambulante Einrichtungen) DEGEMED / FVS 1. Auflage.* Verfügbar unter: file:///C:/Users/Lisa%20Pham/Downloads/DEGEMED.Audit-checkliste.pdf (letzter Zugriff: 29.01.2021)

European Federation of the Association of Dietitians (2015). *European Dietetic Action Plan.* Verfügbar unter: https://www.vdd.de/fileadmin/downloads/EFAD/2016/2016_6_2_European_Dietetic_Action_Plan_2015_-_2020.pdf (letzter Zugriff: 29.01.2021)

Fachgesellschaft für Ernährungstherapie und Prävention (2020). *Der German Nutrition Care Process (G-NCP).* Verfügbar unter: https://fet-ev.eu/nutrition-care-process/ (letzter Zugriff: 29.01.2021)

Frodl, A. (2018). *Gesundheitsberufe im Einsatz.* (S. 125). Wiesbaden: Springer Fachmedien Wiesbaden GmbH

Klein, S., Krupka, S., Behrendt, S., Pulst, A., Bleß, H.-H. (2016). *Weißbuch Adipositas: Versorgungssituation in Deutschland.* S. 157. Berlin: Medizinisch Wissenschaftliche Verlagsgesellschaft mbH & Co. KG

Koordinierungskreis zur Qualitätssicherung in der Ernährungsberatung und Ernährungsbildung (2019). *Rahmenvereinbarung zur Qualitätssicherung in der Ernährungsberatung und Ernährungsbildung in Deutschland.* Verfügbar unter: https://www.dge.de/fileadmin/public/doc/fb/19-04-29-KoKreis-EB-RV.pdf (letzter Zugriff: 29.01.2021)

Mösenender, J. (2016). *Evaluierung/praktische Beurteilung der durchgeführten Ernährungstherapie: Wie könnte eine praxisbezogene Vorgehensweise aussehen?* In: Schmid (Hrsg.). Qualitätsentwicklung in der Ernährungstherapie. S. 211–223. Wien: Facultas Verlag

Müller, S. (2013). *Einführung in die Diät- und Ernährungsberatung.* In; Lückerath, E., Müller, S. Diätetik und Ernährungsberatung – Das Praxisbuch (5. aktualisierte Aufl.). S. 55–62. Heidelberg: Karl F Haug Verlag

NCD Risk Factor Collaboration (2017). *Body-Mass Index: Evolution of BMI over time.* Verfügbar unter: https://ncdrisc.org/obesity-prevalence-project ion-map.html (letzter Zugriff: 29.01.2021)

Robert Koch-Institut (2017). *Journal of Health Monitoring – Fact sheet: Übergewicht und Adipositas bei Erwachsenen in Deutschland.* Verfügbar unter: https://www.rki.de/DE/Content/Gesundheitsmonitoring/Gesundheits berichterstattung/GBEDownloadsJ/JoHM_2017_02_Gesundheitsverhalten. pdf;jsessionid=76A030C6B1A92C808A7C47104556BF1E.internet102?__ blob=publicationFile (letzter Zugriff: 29.01.2021)

Schmid, B. (2016). *Qualitätsentwicklung in der Ernährungstherapie.* S. 48–66, 96, 114–124, 206. Wien: Facultas Verlag

Thanner, I. (2016). *Allgemeine Ernährungstherapie und Verpflegungsmanagement am Beispiel eines Pflegewohnheimes mit externer Speisenversorgung.* In: Schmid (Hrsg.). Qualitätsentwicklung in der Ernährungstherapie. S. 168. Wien: Facultas Verlag

Verband der Diätassistenten (2020a). *Aufgaben und Kompetenzen von Diätassistenten.* Verfügbar unter: https://www.vdd.de/diaetassistenten/aufgabenund kompetenzen/ (letzter Zugriff: 29.01.2021)

Verband der Diätassistenten (2020b). *Das VDD-Fortbildungszertifikat (für Diätassistenten).* Verfügbar unter: https://www.vdd.de/ausbildung-weiter bildung/vddfortbildungszertifikat/ (letzter Zugriff: 29.01.2021)

Verband der Diätassistenten (2017). Nutzen und Vorteile von Qualitätsmanagement. *Diät & Information*, Ausgabe 7, Seite 11–13. Verfügbar unter: https://www.vdd.de/fileadmin/downloads/D_I/D_I_Fokus_2017/6-2017/D_und_I_6_2017_FOKUS_Web.pdf (letzter Zugriff: 29.01.2021)

Winckler, K., Buchholz, D. (2019). *Ernährungsmedizin in der Arztpraxis, Teambildung, Patientenführung und Abrechnung*. In: Biesalski, H., Bischoff, S. & Puchstein, C. (Hrsg.), Ernährungsmedizin – Nach dem Curriculum Ernährungsmedizin der Bundesärztekammer (4. vollständig überarbeitete und erweiterte Auflage). S. 1028–1030. Stuttgart: Thieme Verlag

Verzeichnis der Experten_inneninterviews

31. Oktober 2020, Hamburg: Schriftliches Interview mit einer Diätassistentin (angestellt bei einem Hamburger Home Care-Anbieter und spezialisiert auf enterale und parenterale Ernährungsmaßnahmen)

18. November 2020, Hamburg: Telefonisches Interview mit einer Diätassistentin (angestellt bei einem Hamburger Versorgungszentrum und spezialisiert auf Patient_innen mit Adipositas)

07. Dezember 2020, Hamburg: Telefonisches Interview mit einer ehemaligen Ernährungsberaterin und Professorin für Ernährungswissenschaften an der HAW Hamburg

Die personenbezogenen Angaben der Interviewpartnerinnnen wurden auf Wunsch unkenntlich gemacht.

Abbildungsverzeichnis

Abbildung 1: German Nutrition Care Process, eigene Darstellung 82
Abbildung 2: Instrumente zur Optimierung der Struktur-, Prozess- und Ergebnisqualität, eigene Darstellung 89

Tabellenverzeichnis

Tabelle 1: Herausforderungen in der Berufspraxis und im QM mit Lösungsansätzen, eigene Darstellung 87

Katharina Heinz

Qualitätsmanagement in der stationären Kinder- und Jugendlichenpsychotherapie

Zusammenfassung

In der stationären Kinder- und Jugendlichenpsychotherapie dient das Qualitätsmanagement (QM) insbesondere dem Erreichen von Versorgungszielen und der Therapiewirksamkeit, wodurch es eine zunehmende Bedeutung im psychotherapeutischen Sektor erhält.

Ziel: Neben gesetzlich geregelten Anforderungen der Qualitätssicherung sollen etablierte Ansätze des QM in der stationären Kinder- und Jugendlichpsychotherapie aufgezeigt und Herausforderungen identifiziert werden.

Methode: Zur Datengewinnung wurden eine umfangreiche Literaturrecherche sowie zwei qualitative Leitfadeninterviews mit Qualitätsmanagementbeauftragten sowie Kinder- und Jugendlichenpsychotherapeuten stationärer Einrichtungen durchgeführt.

Ergebnisse: Neben gesetzlichen Forderungen zur Qualitätssicherung und Implementierung interner sowie externer Maßnahmen des Qualitätsmanagements in der stationären Kinder- und Jugendlichenpsychotherapie wird besonders die Verbesserung der Therapiewirksamkeit und ihre Messbarkeit durch ein kontinuierliches Qualitätsmanagement angestrebt.

Herausforderungen, Schlussfolgerung: Trotz gesetzlicher Anforderungen an das QM und bestehender, konkretisierter QM-Ansätze der psychiatrischen Kliniken dienen derzeitige Maßnahmen nur bedingt zur Versorgungszielerreichung. Eine Verbesserung der messtheoretischen Erfassung der Ergebnisqualität könnten diese Zielsetzung verwirklichen.

Schlüsselwörter: Qualitätsmanagement, Kinder- und Jugendlichenpsychotherapie, stationäre Versorgung, Therapiewirksamkeit, Gesundheitswesen

1. Einleitung

Das Qualitätsmanagement (QM) stellt einen gewichtigen Faktor im Gesundheitswesen dar. Seine Implementierung dient der Verringerung von Fehlerquoten, dem Erreichen von individuelle und institutionelle Versorgungszielen sowie der Stärkung von Vertrauen in die Leistungs- und Qualitätsfähigkeit von gesundheitlichen und medizinischen Einrichtungen. Die Relevanz der Implementation spiegelt sich überdies in den gesetzlichen Verpflichtungen zum Qualitätsmanagement und zur Qualitätssicherung wider (Hensen, 2019, S. 60). Insbesondere in der stationären Kinder- und Jugendlichenpsychotherapie sind das Qualitätsmanagement und die Qualitätssicherung als Anforderungen an das Versorgungssystems zu verstehen und betrachten die Leistungen und Maßnahmen der Psychotherapie mit Kindern und Jugendlichen nicht als fachliche Qualität, sondern versorgungsorientiert zur Erreichung von Versorgungszielen (Linster & Rückert, 1998, S. 422 f.). Versorgungspolitische Aspekte determinieren demnach die Verwendung und Verteilung von Geldern der Sozialleistungsträger nach Qualitätsaspekten, sodass zweckmäßige, effektive und effiziente Behandlungen von psychischen Leiden gefördert und Kosten erstattet werden (Laireiter & Vogel, 1998, S. 20). Zugleich erfolgt die Regulierung der Versorgungsqualität anhand der auf Kund_innenzufriedenheit beruhenden Nachfrage. Dies erscheint problematisch, da die Behandlungsentscheidung-, Bewertung und Reklamation nicht per se von den behandelten Kindern und Jugendlichen vollzogen wird, sondern in Abhängigkeit ihrer sorgeberechtigten Personen steht. Aus diesem Grund beschäftigt sich dieses Kapitel mit der Frage, wie die Implementation des Qualitätsmanagements in der stationären Kinder- und Jugendlichenpsychotherapie als Aufgabe des Versorgungssystems erfolgt, welche Ansätze verfolgt und Herausforderungen sich bei der Umsetzung in der Praxis ergeben. Zuerst wird die Psychotherapie definiert sowie Qualitätsmanagementansätze der stationären Kinder- und Jugendlichenpsychotherapie erläutert. Anschließend wird die Methodik der Interviewakquise beschrieben. Zuletzt werden die Ergebnisse der Einzelfallstudie vorgestellt, Herausforderungen benannt und diskutiert sowie abschließende Empfehlungen gegeben und eine Schlussfolgerung gezogen.

2. Kinder- und Jugendlichenpsychotherapie

Für eine adäquate Betrachtung und Beschreibung des Qualitätsmanagements in der Kinder- und Jugendlichenpsychotherapie erfolgt zunächst eine Begriffsbestimmung. Darüber hinaus wird eine Abgrenzung zu anderen inhaltlich und methodisch verwandten Tätigkeiten und Maßnahmen vollzogen. Des Weiteren werden die beruflichen Voraussetzungen für Kinder- und Jugendlichenpsychotherapeut_innen aufgeführt sowie gesetzliche Vorgaben erläutert. Abschließend werden evidenzbasierte Methoden der Psychotherapie bei Kindern und Jugendlichen benannt und ihre angedachte Wirkungsweise beschrieben.

2.1 Begriffsdefinition

Das semantische Spektrum des Begriffes „Psychotherapie" zeigt sich im umgangssprachlichen Gebrauch, wonach der Terminus in verschiedenen Berufskontexten vorkommt. Hans Strotzka (1998) beschreibt die Psychotherapie als „bewussten und geplanten interaktionellen Prozess zur Beeinflussung von Verhaltensstörungen und Leidenszuständen [...] mit psychologischen Mitteln [...] in Richtung auf ein definiertes, gemeinsam erarbeitetes Ziel [...] mittels lehrbarer Techniken auf der Basis einer Theorie des normalen und pathologischen Verhaltens." (Herpertz & Matzke, 2017, S. 903). Eine weitere Definition wird durch den Gemeinsamen Bundesausschuss (G-BA) auf Grundlage einer Psychotherapierichtlinie vorgegeben. Der vom G-BA beauftragten Wissenschaftliche Beirat beschreibt die Psychotherapie als Heilbehandlung zur Erkennung, Heilung und Linderung von Krankheit sowie zur Verhütung von Verschlechterung, welche als Leistung der Gesetzlichen Krankenversicherung (GKV) gehandelt wird (Herpertz et al., 2017, S. 904). Demnach erfolgt eine Abgrenzung der Tätigkeiten von Maßnahmen der ausschließlichen Berufsförderung, Berufsanpassung, Erziehungs- und Sexualberatung sowie körperbezogene Therapieverfahren, darstellende Gestaltungstherapie oder heilpädagogische Verfahren. Die Seelsorge, das Coaching, Supervision und Selbsterfahrung weisen zwar eine methodische Nähe zur Psychotherapie auf, lassen sich aber auf Grundlage der Definition des G-BA von dieser abgrenzen. Im Nachfolgenden werden die beruflichen Voraussetzungen und gesetzliche Rahmenbedingungen von Kinder- und Jugendpsychotherapeut_innen erläutert (ebd.).

2.2 Berufliche Voraussetzungen und gesetzliche Vorgaben

Durch das Gesetz über den Beruf der Psychotherapeutin und des Psychotherapeuten (Psychotherapeutengesetz: PsychThG) werden die Approbation und Berufsausübung, das Studium als berufliche Voraussetzung, das Erbringen von Dienstleistungen sowie Aufgaben und Zuständigkeiten von Kinder- und Jugendlichenpsychotherapeut_innen beschrieben und geregelt. Zu den beruflichen Voraussetzungen zählen ein einschlägiges Bachelorstudium (Psychologie; Psychotherapie) sowie ein konsekutives Masterstudium (Psychologie; Psychotherapie). Von Relevanz sind die berufspraktischen Einsätze für den Erwerb von Praxiserfahrungen im Bereich der Grundlagen- und Anwendungsforschung der Psychologie. An das Masterstudium schließt die Approbation in Form einer mündlichen Prüfung sowie einer Parcoursprüfung in verschiedenen Kompetenzbereichen an und dient der Anerkennung der Berufsqualifikation. Im Rahmen von Weiterbildungen kann die fachtherapeutische Ausbildung für die Zielgruppe Kinder und Jugendliche durchgeführt werden (§ 7 Abs. 1 und 2 PsychThG).

Darüber hinaus unterliegt die psychotherapeutische Tätigkeit gesetzlichen Vorgaben. Diese werden durch die Muster-Berufsverordnung für die Psychologischen Psychotherapeut_innen und Kinder- und Jugendlichenpsychotherapeut_innen abgebildet. Ausgewählte Aspekte der allgemeinen Berufspflichten sowie Regeln der Berufsausübung werden im Folgenden benannt.

Nach § 3 Absatz 2 BPtK sind Psychotherapeut_innen dazu verpflichtet, international anerkannte ethische Prinzipien in ihrer Berufsausübung zu berücksichtigen. Zu diesen zählen die Schadensvermeidung, Nutzenmaximierung, das Gerechtigkeitsbestreben und Respektieren der Patient_innen-Autonomie. Für Kinder und Jugendliche gelten insbesondere die Prinzipien der UN-Kinderrechtskonventionen (nachzulesen bei Fegert et al., 2012, S. 263). Darüber hinaus unterliegen Psychotherapeut_innen nach § 3 Absatz 3 BPtK der Pflicht, die Würde ihrer Patient_innen in Unabhängigkeit ihres Geschlechtes, Alters, sexueller Orientierung, sozialer Stellung, Nationalität, ethnischer Herkunft sowie religiöser und politischer Einstellung zu achten. Überdies sind Psychotherapeut_innen nach § 8 Absatz 1 und 3 BPtK zur Verschwiegenheit über Behandlungsverhältnisse sowie Informationen durch und über Patient_innen und Bezugspersonen verpflichtet. Die Verschwiegenheit ist im Rahmen einer Fremd- oder Eigengefährdung abzuwägen und Maßnahmen zum Schutz von Betroffenen oder Dritten anzuwenden (§ 8 Abs. 4 BPtK). Zudem unterstehen Psychotherapeut_innen nach § 9 Absatz 1 und 2 BPtK einer Dokumentationspflicht von psychotherapeutischen Behandlungen und Beratungen, welche wegen einer Aufbewahrungspflicht bis zu zehn Jahre nach Abschluss der Behandlung zu asservieren sind. Zuletzt wird durch § 12 Absatz 1 bis 6 BPtK der Umgang mit minderjährigen Patient_innen definiert. Psychotherapeut*innen müssen ihre Entscheidung über eine psychotherapeutische Behandlung unter Berücksichtigung der Sichtweisen aller Beteiligten treffen. Des Weiteren müssen minderjährige Patient_innen einwilligungsfähig sein. Dies trifft zu, wenn die Betroffenen über eine natürliche Einsichtsfähigkeit verfügen. Kann die Einsichtsfähigkeit nicht garantiert werden, müssen die Sorgeberechtigen in die Behandlung einwilligen (§ 12 Abs. 2 BPtK). Ist die Klärung hingegen nicht durch die Sorgeberechtigen möglich, ist die Durchführung einer Behandlung von einer gerichtlichen Entscheidung abhängig (§ 12 Abs. 3 BPtK). Zuletzt ist die Qualitätssicherung nach § 16 Absatz 1 und 3 BPtK für Psychotherapeut_innen verpflichtend, wonach sie angemessene Maßnahmen der Qualitätssicherung ergreifen und ihre Berufsausübung den aktuellen Qualitätsanforderungen anpassen müssen sowie diese Maßnahmen gegenüber der Psychotherapeutenkammer nachweisen sollen. Im nachfolgenden werden Methoden der Psychotherapie bei Kindern und Jugendlichen benannt und ihre angedachte Wirkungsweise beschrieben.

2.3 Methoden und Wirkung einer Psychotherapie

Die Kinder- und Jugendlichenpsychotherapie ist multimodal und folgt evidenzbasierten Prinzipien, zu denen die Kontext- und Entwicklungsorientierung zählen. Die Kontextorientierung bietet einen Einbezug der Bezugspersonen in die therapeutische Intervention. Dieser Einbezug ist erforderlich, da sich problematische Verhaltensweisen der Kinder in einem sozialen Kontext manifestieren können (Fegert et al., 2012, S. 181). Heranwachsende hingegen werden aufgrund ihrer Autonomieentwicklung favorisiert individuumszentriert therapiert. Nichtsdestotrotz erfolgt weiterhin ein Einbezug der in den Lebensabschnitten der Betroffenen wichtigen Bezugspersonen. In der Entwicklungsorientierung indes wird die Therapie der Entwicklung der Betroffenen angepasst. Demnach müssen neurobiologische Veränderungen berücksichtigt und Interventionen für den jeweiligen Altersstand entwickelt oder modifiziert werden (ebd.). Des Weiteren kann eine Psychotherapie in einem ambulanten, teilstationären oder stationären Setting erfolgen. Auch gibt es verschiedene Fachausrichtungen der Psychotherapie, welche in den genannten Sektoren Anwendung finden. Zu diesen zählen die kognitive Verhaltenstherapie, die psychodynamisch orientierte Therapie sowie die systemische Familientherapie. Welche dieser anerkannten Verfahren in den Leistungskatalog der GKV aufgenommen werden, wird durch die Richtlinien-psychotherapie des G-BA geregelt (Fegert et al., 2012, S. 180). Im teilstationären und stationären Setting hingegen sind die therapeutischen Ausrichtungen nicht weitergehend geregelt (ebd.).

Tabelle 1: Therapeutische Ausrichtungen und Wirkungsweisen, Quelle: Fegert et al., 2012, S. 180–202, eigene Darstellung

Fachausrichtung	Theoretische Grundlagen und Wirkungsweise
kognitiv-verhaltenstherapeutisch	Die theoretischen Grundlagen der kognitiven Verhaltenstherapie bilden die klassische und operante Konditionierung, soziale Lerntheorie sowie kognitive Psychologie. Die Wirkungsweise dieser Therapieform zielt auf die Exploration und Modifikation von Kognitionen, pathologischem Verhalten und Handlungen mit der Intention der angemessenen Wahrnehmung, Bewertung und Zielsetzung. Darüber hinaus werden soziale Kompetenzen trainiert sowie die Perspektivübernahme und Empathie geübt und gemeinsam mit den Betroffenen Maßnahmen zur Affektregulation entwickelt.
Psychodynamisch	Die Grundlage des therapeutischen Modells besteht in der Annahme, dass Patient_innen durch Einsicht eine Veränderung der Persönlichkeit und Funktionen dieser bewirken können. Im Rahmen der Therapie von Kindern und Jugendlichen werden unterbewusste Prozesse und auslösende Faktoren von den Betroffenen und ihren Bezugspersonen ergründet. Diese sollen die Selbstregulation von Kindern und Jugendlichen fördern.
Systemisch-familientherapeutisch	Grundlagen der Therapieform ist die mehrgenerationsperspektivische Psychoanalyse, eine strukturelle Familientheorie und Kommunikationspsychologie. Die systemische Familientherapie zielt darauf ab, Wechselwirkungen in der Interaktion und Kommunikation in einer sozialen Umwelt aufzuzeigen sowie Verquickungen zwischen Familienmitgliedern aufzulösen.

In Kapitel 3 werden die QM-Ansätze in der Kinder- und Jugendlichenpsychotherapie beschrieben.

3. Qualitätsmanagementansätze in der Kinder- und Jugendlichenpsychotherapie

Auf Grundlage des GKV-Gesundheitsreformgesetzes (§135a SGB V 2008) bestehen für Einrichtungen des Gesundheitswesens verpflichtende Maßnahmen zur externen Qualitätssicherung und Implementierung einer einrichtungsübergreifenden internen Qualitätssicherung (Hensen, 2019, S. 65). Konkretisiert wird die Anforderung an das Qualitätsmanagementsystem durch Richtlinien des G-BA (ebd., S. 114). Für die stationäre Kinder- und Jugendlichenpsychotherapie müssen geeignete Kriterien zur Sicherung der Hygiene in der Versorgung, Mindestanforderungen für die Struktur-, Prozess- und Ergebnisqualität sowie geeignete Maßnahmen zur Qualitätssicherung in der psychotherapeutischen und psychiatrischen definiert und festgelegt werden. Zudem müssen Mindeststandards für das Risikomanagement und Fehlermeldesystem im einrichtungsinternen Qualitätsmanagement formuliert werden. Zuletzt bestehen Fortbildungspflichten des medizinischen Personals, welche alle fünf Jahre nachgewiesen werden müssen. Auch werden Inhalte, Umfang und Datenformate des jährlichen strukturierten Qualitätsberichtes anhand der Richtlinien bestimmt (ebd., S. 67). Die Ausgestaltung des QM-Systems im stationären Sektor differiert jedoch und steht in Abhängigkeit ihrer zugrunde liegenden Konzeptionen und Dimensionalität des Qualitätsbegriffes (Fegert et al., 2012, S. 59 f.). Hensen (2012, S. 25) beschreibt den Qualitätsbegriff als ein mehrdimensionales Konstrukt, welches ausschließlich näherungsweise anhand diverser theoretischer Annahmen und einer Kontextbezogenheit operationalisiert werden kann. Erfolgt eine Operationalisierung dieses Konstruktes als auf Patient_innen ausgerichtete Definition, kann Qualität als „die optimale Versorgung (psychisch) kranker Menschen nach dem jeweils neuesten Stand der wissenschaftlichen Erkenntnisse unter Beachtung der besonderen Eigenarten und Ziele sowie behandlungsbezogenen Vorstellungen der einzelnen Persönlichkeit" (vgl. Maß, 1997, zitiert nach Härter, Linster & Stieglitz, 2003, S. 23) beschrieben werden. Entscheidend ist daher, wie und in welchem Umfang Konzepte des Qualitätsmanagements die individuelle und leitlinienkonforme psychotherapeutische Versorgung von Kindern und Jugendlichen sichern und modifizieren können. Demnach werden die Sicherstellung der Qualität der Leistungserbringung sowie das Erreichen von Versorgungszielen ins Zentrum dieser Betrachtungsweise gestellt (Linster et al., 1998, S. 423). Das Qualitätsmanagement im stationären Bereich der Kinder- und Jugendlichenpsychotherapie zielt daher vor allem auf die Qualitätsförderung der Versorgung dieser Zielgruppe ab (Hensen, 2019, S. 115). Daher sollen einrichtungsinterne Organisations-, Arbeits- und insbesondere Behandlungsabläufe leitlinienkonform mithilfe eines *PDCA-Zyklus* (*Plan-Check-Do-Act-Zyklus*, vgl. Kap. 3.2) festgelegt und zyklisch evaluiert werden. Darüber hinaus dienen interne Maßnahmen der Qualitätssicherung wie systematische Schwachstellenanalysen der Förderung von Sicherheit der Patient_innen sowie Mitarbeiter_innen (Härter et al., 2003, S. 27). Auch spielen Elemente der externen Qualitätssicherung wie Zertifizierungen und Akkreditierungen eine Rolle bei der Ermittlung von externen Soll-Vorgaben. Zertifizierungsmodelle bilden dabei Vorgaben zur Ausgestaltung eines Qualitätsmanagementsystems. Diese dienen vorrangig der Bestätigung eines Leistungsstandards der Versorgung und ermöglichen Vergleichbarkeit mit anderen Institutionen der stationären psychotherapeutischen Versorgung von Kindern und Jugendlichen (vgl. Kap. 3.3) (ebd., 2003, S. 28). Zudem können Prozesse des Qualitätsmanagements nach definierten Zielen der Qualitätsbereichen ausgerichtet werden, welche über die Mindestanforderungen der Richtlinien des G-BA hinausgehen. Diese werden im nachfolgenden Kapitel beispielhaft erläutert.

3.1 Qualitätsbereiche

Im Rahmen der Qualitätssicherung werden drei zentrale Qualitätsbereiche benannt. Die Qualitätsbereiche Strukturqualität, Prozessqualität und Ergebnisqualität sind Bestandteil der Strukturierungs- und Gliederungsmodelle, welche inhaltliche sowie messtheoretische Ansätze für die Auseinandersetzung mit dem Qualitätsbegriff bieten.

Strukturqualität

Die Strukturqualität berücksichtigt, welche strukturellen Voraussetzungen bestehen, um eine psychotherapeutische Versorgung zu gewährleisten. Demnach werden über die Strukturqualität die Qualifikationen und fachlichen Kompetenzen aller Mitarbeiter_innen und psychotherapeutischen Personals definiert sowie Anforderungen an die Organisation, räumliche und apparative Ausstattung sowie Hygiene formuliert. Eine Untersuchung der Patient_innensicht zur Qualität in der Psychotherapie von Dresenkamp, Hapkemeyer und Soellner (2008, S. 209) stellt insbesondere die individuelle Qualifikation von Therapeut_innen sowie die Verfügbarkeit der erforderlichen Methoden in den Vordergrund der Strukturqualität. Darüber hinaus betonen Fegert et al. (2012, S. 255) die Relevanz des Schnittstellenmanagement zu psychosozialen Versorgungseinrichtungen und -institutionen sowie zu angrenzenden Bereichen wie der Schule und der Jugendhilfe als Teilaspekt der Strukturqualität.

Prozessqualität

Im Rahmen der Prozessqualität wird die Qualität von Prozesse wie der Leistungserbringung, demnach alle Aktivitäten, Tätigkeiten und Handlungen der psychotherapeutischen Versorgung betrachtet (Hensen, 2019, S. 33). Explizit bedeutet dies, dass die Diagnostik und Behandlung von seelischen Störungen, von einer Indikationsstellung ausgehend, leitlinienkonform durchgeführt werden. Des Weiteren ist die Vorgehensweise der Anamneseerhebung, Medikamentenverordnung und therapeutische Dokumentation relevant (Kassenärztliche Vereinigung Sachsen (KVS)). Aus Patient_innensicht stellen insbesondere die Gestaltung und Güte der Therapeut_innen-Patient_innen-Beziehung, das fortlaufende Monitoring dieser Beziehung sowie des Therapieverlaufes, die Abstimmung der Indikationsstellung, individuelle Behandlungspläne und die Häufigkeit, Dosis und Dauer der Behandlung, Kriterien der Prozessqualität in der Psychotherapie dar (Dresenkamp, 2008, S. 209).

Ergebnisqualität

Die Ergebnisqualität beurteilt die Güte der psychotherapeutischen Versorgungsleistungen für Kinder und Jugendlich nach ihrer problemlösenden Wirkung (Hensen, 2019, S. 33). Da diese Beurteilung differenzierter ist, werden unterschiedliche Indikatoren zur Messung herangezogen, zu denen die Modifikation des Gesundheitszustandes, Morbiditätsbeeinflussung, die Zufriedenheit von Patient_innen sowie die Erkrankungsheilung zählen (KVS). Dresenkamp et al. (2008, S. 209) betonen in erster Linie die Erhaltung und Förderung personeller Ressourcen, die Bewusstseins-, Wissens- und Verhaltensänderung sowie die subjektive und Angehörigenzufriedenheit als Indikatoren für die Güte der Versorgungsleistung. Im nächsten Kapitel wird die Qualitätssicherung anhand des PCDA-Zyklus beschrieben.

3.2 PDCA-Zyklus

Der *PDCA*-Zyklus beschreibt einen vierphasigen Regelkreis der kontinuierlichen Qualitätsverbesserung und basiert auf einem tätigkeitsbezogenen Qualitätsmanagement. Die Akronyme bezeichnen dabei die Phasen *Plan, Do, Check* und *Act*. Dem tätigkeitsbezogenen Grundmodell lassen sich vier qualitätsbezogene Haupttätigkeitsfelder des *PDCA*-Zyklus zuordnen (Hensen, 2019, S. 104).

Die **Qualitätsplanung** *(Plan)* ist die strategische und normative Ebene, auf derer Qualitätspolitik und -ziele formuliert werden. Eine Ermittlung der Qualitätsanforderungen der Psychotherapie mit Kindern und Jugendlichen im jeweiligen Setting sind notwendig und ergeben sich einerseits aus den Richtlinien des G-BA sowie andererseits aus der **Analyse** von Bedürfnissen und Erwartungen dieser Zielgruppe sowie ihrer Erziehungsberechtigten. Ausgehend davon erfolgt eine **Festlegung** von Ressourcen und Methoden für die Versorgungsleistung (Hensen, 2019, S. 104).

Im Rahmen der **Qualitätslenkung** (*Do*) wird eine Transferierung der festgelegten Ziele der Qualitätsplanung auf die operative Ebene bewirkt. Dementsprechend erfolgen die **Gestaltung** und **Steuerung** der Arbeitsabläufe und Prozesse zur Erreichung der Qualitätsanforderungen (**hier:** Behandlungstransferierung aus dem stationären Bereich in die Lebenswelten der Kinder und Jugendlichen sowie Therapiewirksamkeit und Lebensqualität, vgl. Kap. 6). Darüber hinaus werden Prozesse zur definierten Zielerreichung kontrolliert und kontinuierlich angepasst (Hensen, 2019, S. 105). Zu Beginn sollten „vorausschauende Gestaltungaufgaben" festgelegt werden, die der Fehlervermeidung (z.B. Medikamentenverwechselung) und Zielerreichung dienen sollen (vgl. Hensen, 2019, S. 105).

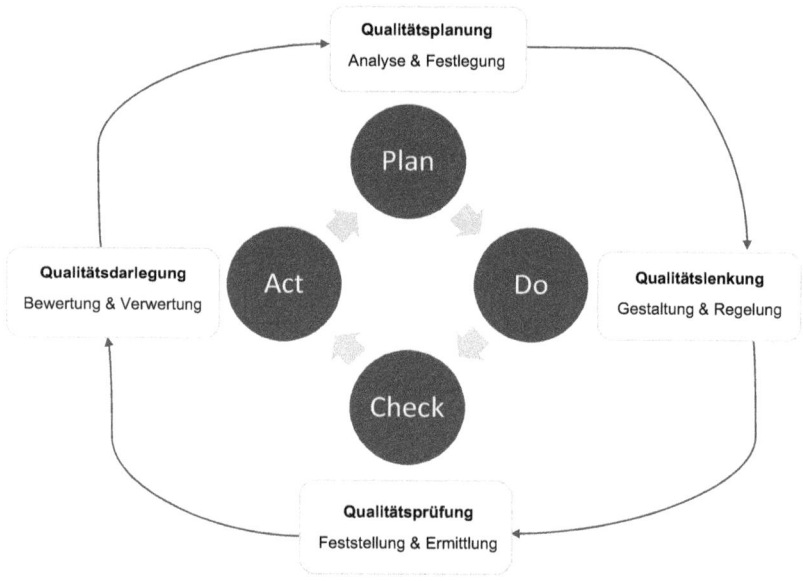

Abbildung 1: Tätigkeitsbezogenes Qualitätsmanagement auf Basis des PDCA-Zyklus, eigene Darstellung nach Hensen 2019, S. 105

Die **Qualitätsprüfung** (*Check*) zielt auf die **Ermittlung** und **Feststellung** der erreichten Qualitätsanforderungen anhand festgelegter Ziele, Methoden und Ressourcen (Soll-Ist-Analyse). Es handelt sich dabei um eine strategische Erfolgskontrolle, welche mithilfe von Indikatoren und Messverfahren insbesondere die Zufriedenheit von Patient_innen sowie Therapieerwartungen und Verbesserungswahrnehmung erfassen sollen (Hensen, 2019, S. 106).

Die **Qualitätsdarlegung** (*Act*) beschreibt die Offenlegung der Qualitätsarbeit, welche die Ergebnisse einer internen und externen Analyse (Qualitätsprüfung) transparent abbildet. Die Offenlegung adressiert Mitarbeiter_innen und Führungskräfte (intern) sowie Kinder, Jugendliche und ihre Erziehungsberechtigten sowie andere Zielgruppen (extern). Die Qualitätsarbeit wird anhand qualitätsrelevanter Daten und Statistiken (strukturierter Qualitätsbericht, Kennzahlenreports), Organisationsstandards (QM-Handbücher in der Psychotherapie) sowie interner (Qualitätsmanagementbeauftragte_r) und externer Auditierung (Auditor_in eines Zertifizierungsunternehmens) **bewertet** und ihre Inhalte zur Transparenzbildung **verwertet**. Schlussfolgerungen dieses Bewertungsprozesses werden in die Qualitätsplanung aufgenommen, um eine kontinuierliche Modifikation sowie Qualitätssicherung anzustreben (Hensen, 2019, S. 106).

3.3 Zertifizierungsmöglichkeiten

Wie bereits in Kapitel 3 beschrieben, bilden Zertifizierungsmodelle Anforderungen an die Ausgestaltung eines Qualitätsmanagementsystems. Das Zertifizierungsmodell kann branchenspezifisch (z.B. für den stationären Sektor) oder übergreifend ausgewählt werden. Die DIN EN ISO 9001:2015 gilt dabei als branchenneutrale Norm, wohingegen die KTQ branchenspezifische Anforderungen enthalten, welche im Folgenden vorgestellt und erläutert werden.

DIN EN ISO 9001:2015

Die DIN EN ISO-Reihe gilt als bekannteste Norm des Qualitätsmanagements. Die Akronyme stehen für das **Deutsche Institut für Normung (DIN)** mit Sitz in Berlin sowie für **Europäische Norm (EN)** und das Durchlaufen des Produktes/der Dienstleistung nach den Anforderungen der Europäischen Komitee für Normung. Des Weiteren bildet die **International Organization for Standards (ISO)** das internationale Normungsinstitut, in dem Deutschland durch die **DIN** als Mitglied vertreten wird. Die **9001** stellt die Nummerierung der Norm dar. Zuletzt präsentiert die Jahreszahl **2015** die letzte Revision der fortlaufenden Überarbeitung der Norm dar (Hensen, 2019, S. 122 f.). In der DIN EN ISO 9001:2015 sind die internationalen Anforderungen an die Gestaltung von Qualitätsmanagementsystemen festgelegt. Darüber hinaus bildet die Norm eine Grundlage für das Erteilen von Zertifikaten. Sind die Anforderungen an das Qualitätsmanagement umgesetzt, handelt es sich um eine Qualitätsfähigkeit (Hensen, 2019, S. 123). Des Weiteren werden in der Norm verschiedene Managementbereiche berücksichtigt.

Tabelle 2: Managementbereiche der DIN EN ISO 9001:2015, Quelle: Hensen, 2019, S. 130, eigene Darstellung

Managementbereich	Anforderungen
Prozessmanagement	Interne Prozesse im stationären Sektor werden klar festgelegt. Zu diesen Prozessen können erforderliche Ressourcen, erwartete Ergebnisse, Leistungsindikatoren zur Lenkung von Prozessen, Verantwortungen und Befugnisse sowie Risiken und Chancen zählen.
Stakeholderorientierung	Die Stakeholderorientierung meint eine um gesetzliche und behördliche Anforderungen erweiterte Orientierung an Kund*innen (in diesem Fall Kinder, Jugendliche und Erziehungsberechtigte).
Strategieorientierung	Stärkere Orientierung der Qualitätsziele und Qualitätspolitik des QM mit der strategischen Ausrichtung der Einrichtung (z.B. integrierte psychosoziale Versorgung und Vernetzung mit Akteur_innen für eine Verbesserung der Patient_innenversorgung).
Risikomanagement	Ausgehend von der Norm soll ein Grundverständnis von Risiken und Chancen der Einrichtung gebildet werden, welche diese anhand systematischer Vorgehensweisen identifiziert, analysiert bewertet und auf Umsetzung der Ergebnisse abzielt.
Wissensmanagement	Das benötigte Wissen für die Durchführung und Veränderung von internen Prozessen der Einrichtung soll anhand geeigneter Maßnahmen für alle Mitarbeiter_innen verfügbar sein, aufrechterhalten und weitergegeben werden.

KTQ-Modell

Das KTQ-Verfahren ist nicht als Qualitätsmanagementmodell zu verstehen, sondern als Zertifizierungsverfahren. Die Akronyme stehen dabei für **K**ooperation für **T**ransparenz und **Q**ualität im Gesundheitswesen. Dabei handelt es sich um eine GmbH, welche von der Bundesärztekammer (BÄK), der Deutschen Krankenhausgesellschaft e. V. (DKG) und dem Deutschen Pflegerat e. V. (DPR) kooperativ geführt wird. Das KTQ-Verfahren bietet Zertifizierungsvarianten unter anderem für Krankenhäuser und psychotherapeutische Praxen. Das Verfahren eignet sich insbesondere, um der gesetzlichen Verpflichtungen nach einem Qualitätsmanagement zu entsprechen, dass auf eine ständige Prozessoptimierung im Rahmen der Patientenversorgung abzielt (Hensen, 2019, S. 142). Die Anforderungen zur Qualitätssicherung sind in einem Katalog dargestellt und in Kategorien unterteilt. Die Beurteilung der Prozessabläufe erfolgen anhand dieser Kategorien, zu denen die Patient_innenorientierung, Mitarbeiter_innenorientierung, Sicherheit, Informationen und Kommunikation, Führung sowie das Qualitätsmanagement zählen, wobei die Patient_innen im Fokus der Betrachtung liegen (Kooperation für Transparenz und Qualität im Gesundheitswesen (KTQ)). Die Umsetzung dieser Kriterien erfolgt unter Einbezug des *PDCA*-Zyklus.

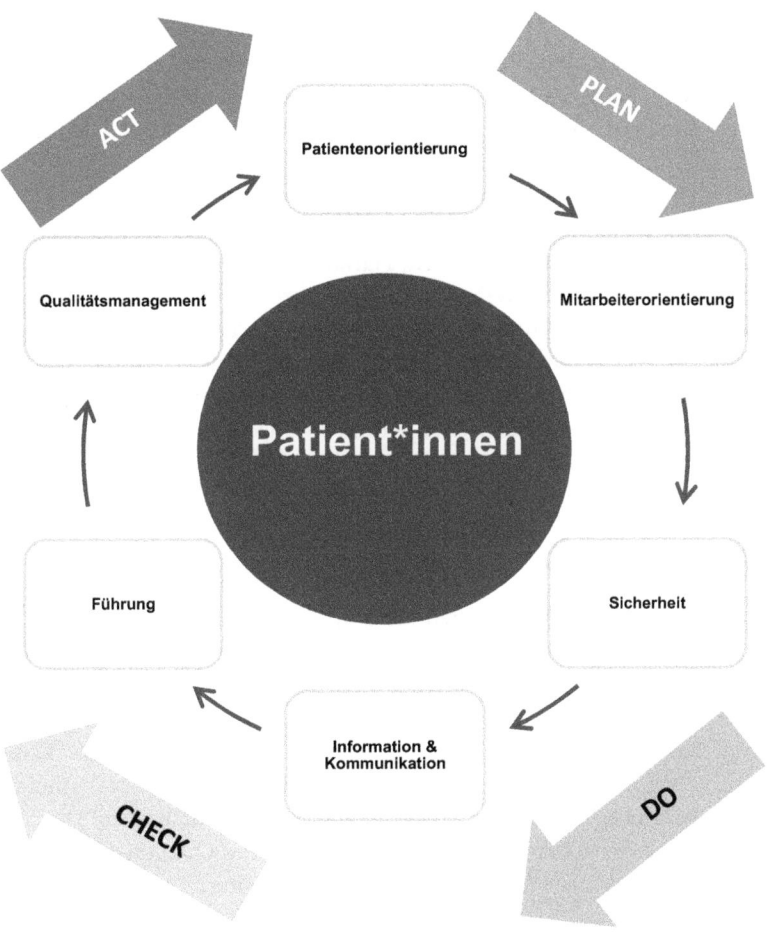

Abbildung 2: KTQ-Modell, eigene Darstellung nach Kooperation für Transparenz und Qualität im Gesundheitswesen

Zu den Schritten des Bewertungsverfahrens zählen die Eigenbewertung des Krankenhauses, die Anmeldung und Fremdzertifizierung durch eine KTQ-Zertifizierungsstelle sowie einer abschließenden Veröffentlichung des KTQ-Qualitätsberichtes (KTQ). Im Folgenden werden die Methoden der Einzelfallstudie erläutert.

4. Methoden

Die Informationsgenerierung erfolgte durch eine systematische Literaturrecherche anhand fünf vorher definierter Schlagwörter. Darüber hinaus wurden Primärdaten anhand eines telefonisch durchgeführten qualitativen Leitfadeninterviews in Form eines Fragebogens erhoben. Die Akquise der Interviewpartner_innen erfolgte nicht-randomisiert per Kontaktformular, E-Mail und Telefon. Die Auswahl der Kontaktpersonen wurde mithilfe der Suchmaschinen Klinikfinder sowie der Psychotherapeut*innensuche der Techniker Krankenkasse und AOK durchgeführt. Adressiert wurden psychotherapeutische Praxen in Geesthacht, Wentorf, Reinbek, Hamburg, Lüneburg und Lübeck sowie psychiatrische und psychotherapeutische Kliniken in Hamburg, Lüneburg und Lübeck. Im Folgenden werden die Ergebnisse der durchgeführten Interviews als Einzelfallstudie erläutert und Qualitätsstrukturen in der stationären Kinder- und Jugendlichenpsychotherapie am Beispiel einer in Hamburg gelegenen Psychiatrie sowie einer psychiatrischen Klinik in Niedersachsen aufgezeigt. Zur Wahrung der Daten und Vertraulichkeit bleiben die Namen der Einrichtungen und Personen in diesem Kapitel unberücksichtigt.

5. Ergebnisse

Im Rahmen der Interviews wurden der Aufbau und die Implementierung des bereichsspezifische Qualitätsmanagementsystem sowie die Qualitätspolitik der gesamten Einrichtung thematisiert. Darüber hinaus wurden die Qualitätsziele, geordnet nach ihrer Wichtigkeit, abgefragt und gängige Zertifizierungsmodelle benannt. Weitere Inhalte der Befragung waren die Evaluation der Patient_innen- und Mitarbeiter_innen sowie Qualitätskriterien in der psychotherapeutischen Behandlung von Kindern, Jugendlichen und Erwachsenen. Des Weiteren wurden die Relevanz und Herausforderungen des Qualitätsmanagements in der Kinder- und Jugendlichenpsychotherapie erläutert.

QM in der stationären Kinder- und Jugendlichenpsychotherapie 109

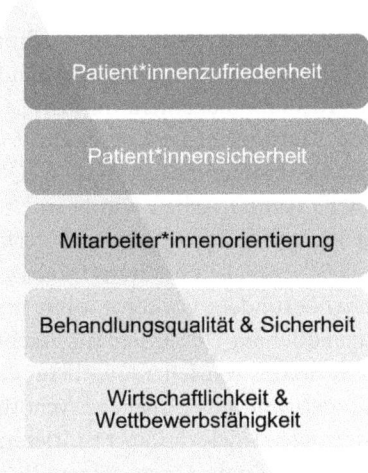

Abbildung 3: Qualitätspolitik der befragten Einrichtungen, eigene Darstellung

Qualitätspolitik

Die Qualitätspolitik der befragten Einrichtungen orientiert sich an fünf ausgewählten Leitlinien. Diese spezifischen Unternehmensleitlinien bilden die Grundlage für den gesamten Versorgungsauftrag und die Ausrichtung des Unternehmens. Darüber hinaus stellen sie die Zukunftsvision der Einrichtungen dar (Johner, 2020).

Qualitätsziele

Der Qualitätspolitik untergeordnet sind die Qualitätsziele der stationären psychotherapeutischen Einrichtungen. Diese dienen zur Spezifikation der Qualitätspolitik und Erreichung von mess- und überprüfbaren Zielen. Sie sind als **s**pezifische, konkret **m**essbare, **a**kzeptierte und **r**ealistische sowie zeitlich **t**erminierte Zwischenschritte (*SMART*) formuliert, die die Erreichung der Qualitätspolitik-Visionen bewirken sollen (Johner, 2020). Die Qualitätsziele der interviewten Einrichtungen sind eine leitlinienorientierte Behandlung, ein erfolgreiches Home-Treatment, die Prozess- und Ergebnisoptimierung, Patient_innensicherheit und -zufriedenheit, Digitalisierung, Dokumentationssicherheit sowie die G-BA-Richtlinienerfüllung.

Implementierung des QM

Die Qualitätsmanagementsysteme der Kliniken sind in mehrere Teilbereiche untergliedert, zu denen das übergreifende Lob- und Beschwerdemanagement und das Risikomanagement inklusive *Critical Incident Reporting System* (*CIRS*) zählen. Darüber hinaus beschäftigt die Hamburger Klinik je ein bis zwei Qualitätsmanagementbeauftragte_n (QMB) in acht Abteilungen der Psychiatrie. In der psychiatrischen Klinik in Niedersachen sind die QMB Personen verschiedener Berufsgruppen und verfolgen einen multiprofessionellen Ansatz. Zweiwöchentliche Qualitätszirkel á zwei bis drei Stunden dienen dem Austausch über besondere Vorkommnisse in Behandlung und Pflege von Kindern und Jugendlichen, Dokumentationsschwierigkeiten und zeitlichen Engpässen. Des Weiteren werden monatliche Gespräche unter den zuständigen QMB und Kinder- und Jugendlichenpsychotherapeut_innen geführt und Leitlinienveränderungen sowie daraus resultierenden Behandlungsmodifikationen thematisiert. Die Maßnahmen verfolgen die kontinuierliche Verbesserung der Einrichtung.

Leitlinienkonforme Behandlung

Ausgehend von dem Versorgungsauftrag und dem Erreichen von Versorgungszielen, unterliegen Behandlungen von Kindern und Jugendlichen einer Qualitätskontrolle. Die Maßnahmenplanung der Therapien wird mithilfe des *PDCA*-Zyklus (vgl. Kap. 3.2) umgesetzt. Zu Beginn führen Auswertungsgespräch sowie Verdachtsdiagnosen zu einem leitlinienkonformen therapeutischen Ansatz, welcher unter Einbezug der Zielgruppe und ihren Bezugspersonen komplettiert wird. Die Diagnosestellung erfolgt unter Einbezug verschiedener Klassifikationssysteme (*ICD-10/11, DSM V,* multiaxiales System). Diese unterliegen, sowie jede Einzeltherapiesitzung, einer Dokumentationspflicht. Des Weiteren besteht eine Fortbildungspflicht für Psychotherapeut_innen. Die Erfassung der Patient_innenzufriedenheit und Therapiewirksamkeit erfolgt über externe und interne Befragungen nach Therapieende.

Evaluation

CIRS-Meldungen, Lob und Beschwerden der Mitarbeiter_innen erfolgen anonym über ein standardisiertes Formular, welches händisch oder elektronisch ausgefüllt, in den Briefkasten vor dem Büro des QMB oder per Mailingportal versandt werden kann. Darüber hinaus sind persönliche (Telefon-)Gespräche mit dem/der QMB in den Sprechzeiten möglich. Neben einer internen Evaluation über standardisierte Bögen und Gespräche im Qualitätszirkel werden

externe standardisierte Befragung durch das Beratungs- und Forschungsinstitut *Great Place To Work* durchgeführt.
Die Messung der Patient_innenzufriedenheit und Therapiewirksamkeit erfolgt intern über eine kontinuierliche Befragung der Kinder und Jugendlichen sowie ihrer Bezugspersonen mithilfe von standardisierten und altersgerechten Fragebögen (z.b. mit Emoticons) am Ende des Klinikaufenthaltes durch berufsspezifische QMB. Inhaltlich werden messtheoretische Ansätze (Struktur-, Prozess- und Ergebnisqualität) abgefragt. Des Weiteren finden externe Befragungen dieser Zielgruppe und ihrer Bezugspersonen vonseiten eines Forschungsinstitutes einmal pro Quartal in Form von standardisierten Fragebögen zum Behandlungsende statt. Die Auswertung und Präsentation dieser Ergebnisse erfolgen extern durch das beauftragte Institut. Die Evaluation der Zielgruppe verfolgt dabei das Ziel der Versorgungsoptimierung.

Zertifizierung

Die interviewten Kliniken sind nach DIN EN ISO 9001:2015 sowie KTQ zertifiziert. Die KTQ-Rezertifizierung erfolgt dabei extern dreimal jährlich. Darüber hinaus besitzt die Hamburger Klinik eine Empfehlungszertifizierung der **Deutschen Gesellschaft für Bipolare Störungen e.V.** (**DGBS**) sowie ein Siegel der **Deutschen Gesellschaft für Psychiatrie, Psychotherapie, Psychosomatik und Nervenheilkunde e.V.** (**DGPPN**).

Relevanz

Die Relevanz eines Qualitätsmanagements in der Kinder- und Jugendlichenpsychotherapie ergibt sich aus der bereits benannten gesetzlichen Regelung zur Sicherstellung und Erbringung der Versorgungsleistung sowie dem Erreichen von Versorgungszielen (Linster et al. 1998, S. 423). Zudem dient es der Dokumentation, Besprechung und Prävention verschiedener Vorkommnisse und Themen im Rahmen der stationären Behandlung sowie der Patient_innensicherheit. Darüber hinaus wird die Verbesserung der Lebensqualität von Kindern und Jugendlichen angestrebt, welche mithilfe von leitlinienkonformen und modifizierten Behandlungsstandards, Evaluationen und Messungen der Therapiewirksamkeit sowie Transferierung der Ansätze und Hilfsmittel in die Lebenswelten der Kinder und Jugendlichen bewirkt werden soll. Darüber hinaus besteht eine Verpflichtung der Qualitätsbewertung der Psychotherapie auch auf Grundlage der Kinderrechtskonventionen. Im Nachfolgenden werden die Herausforderungen eines Qualitätsmanagementsystems in der stationären Kinder- und Jugendlichenpsychotherapie benannt und Ihre Bedeutungen erläutert.

6. Herausforderungen und Diskussion

Zu den größten Herausforderungen der täglichen Umsetzung des Qualitätsmanagements zählen die messtheoretische Erfassung des Behandlungserfolges, die Transferierung der therapeutischen Ansätze in die Lebenswelten und Familiensysteme der betroffenen Kinder und Jugendlichen. Darüber hinaus stellen die Evaluation von Kindern und Jugendlichen als Zielgruppe der Behandlungsqualität und Verbesserung der Versorgung sowie die Medikamenten- und Dokumentationssicherheit eine Herausforderung dar.

Tabelle 3: Herausforderungen der Implementation eines QM-Systems, eigene Darstellung

Herausforderungen	Beschreibung
Ergebnisqualität	Die Ergebnisqualität dient als Parameter für die Therapiewirksamkeit. Trotz verschiedener Messindikatoren (vgl. Kap. 3.2) kann die Wahrnehmung der Wirksamkeit in der Psychotherapie von einer Subjektivität geprägt sein. Darüber hinaus spielt die Behandlungszufriedenheit von Bezugspersonen der Betroffenen eine weitere Rolle in der Bewertung der Ergebnisqualität und kann diese abseits der Messindikatoren verzerren.
Übertragbarkeit	Zur Erreichung von Versorgungszielen ist eine Übertragung der therapeutischen Ansätze und Hilfsmittel aus dem stationären Setting in die Lebenswelt von Betroffenen relevant. Sie dienen zur Aufrechterhaltung des Behandlungserfolges und haben Auswirkungen auf die Ergebnisqualität.
Evaluation von Kindern und Jugendlichen	Die Evaluation kann nur anhand geeigneter QM-Instrumente erfolgen und stellt eine situative Erfassung der Prozess- und Strukturqualität dar (vgl. Kap 3.1). Diese wird zumeist am Ende einer ambulanten oder stationären Therapie durchgeführt. Eine Berücksichtigung der Ergebnisqualität ist nur geringfügig möglich. Zudem steht diese in Abhängigkeit zu der Ergebniszufriedenheit der Eltern von Betroffenen.
Medikamentensicherheit	Überlastungen des Pflegepersonals sowie fehlende Kommunikation zwischen Ärzt_innen und Pflegekräften können zu (nächtlichen) Medikamentenverwechslungen führen, folgenreich für die Therapierten sein und die Therapiewirksamkeit entkräften.
Dokumentationssicherheit	Zeitmangel aufgrund eines hohen Arbeitspensums und Überlastungen des Pflegepersonals können zu einer reduktiven Dokumentation auf psychotherapeutischen und psychiatrischen Stationen führen und die Versorgungsqualität und Sicherheit der Betroffenen mindern.

Ausgehend von der im SGB V geregelten Sicherstellung der Qualität der Leistungserbringung dient die Ergebnisqualität als Parameter für die Therapiewirksamkeit und somit für das Erreichen von Versorgungszielen (Linster et al., 1998, S. 423). Demnach stellt die Differenz eines objektiven, indikatorenbezogenen und subjektiven Gesundheitsempfinden der Kinder, Jugendlichen und ihrer Bezugspersonen eine Herausforderung dar. Die Implementierung einer **gesundheitsbezogenen Lebensqualitäts-Messung (LQ)** als Teil des *Patient Reported Outcome (PRO)* könnte die Ergebniszufriedenheit exakter abbilden (Althaus, Büssig, Neugebauer & Tecic, 2009). Des Weiteren ergeben sich Schwierigkeiten bei der Transferierung der therapeutischen Inhalte und Hilfsmittel in die Lebenswelten der Kinder und Jugendlichen, welche die Therapiewirksamkeit verringern könnten. Eine Möglichkeit zur Überwindung dieser Transferschwierigkeit bilden psychotherapeutische Hausbesuche sowie Onlinetherapien oder Interventionen in Bildungseinrichtungen, da die Methodiken direkt in den Lebenswelten der Kinder und Jugendlichen wirken können. Zuletzt können die Implementierung digitaler Akten und Kommunikationsformen zu einer verbesserten Dokumentation der Anordnung von Arzneimitteln führen und als Unterstützung des Arbeitsprozesses von Klinikmitarbeiter_innen dienen.

7. Schlussfolgerung und Empfehlung

Die Kinder- und Jugendlichenpsychotherapie zielt vor dem Hintergrund der UN-Kinderrechtskonventionen auf Heilung und Linderung von psychischen Beschwerden sowie die Stärkung der Lebenskompetenzen dieser Zielgruppe. Um dementsprechende Versorgungsziele zu erreichen und gesetzliche Versorgungsaufträge zu gewährleisten, ist ein versorgungsorientiertes Qualitätsmanagement notwendig. Insbesondere im stationären Setting bieten Zertifizierungsmodelle wie DIN EN ISO 9001:2015 oder das KTQ-Verfahren mit einer Patient_innenzentrierung geeignete Konzepte zur Ausgestaltung eines QM-Systems. Wenngleich gefestigte QM-Konzepte in der stationären Kinder- und Jugendlichenpsychotherapie bestehen und den Versorgungsauftrag gewährleisten, ergeben sich dennoch Verbesserungspotenziale in der messtheoretischen Erfassung der Ergebnisqualität und der Differenz zwischen objektivem und subjektivem Gesundheitsempfinden der Kinder, Jugendlichen und ihrer Bezugspersonen. Eine Ausweitung der Messindikatoren auf die gesundheitsbezogene Lebensqualität könnte eine exaktere Messung der Therapiewirksamkeit und Zufriedenheit erlauben. Zudem können psychotherapeutische

Hausbesuche das Setting in die Lebenswelten der Kinder verlagern und ein optimiertes Behandlungsoutcome bewirken.

Literaturverzeichnis

Althaus, A., Büssig, A., Neugebauer, E.A.M. & Tecic, T. (2009). Messung der gesundheitsbezogenen Lebensqualität. *Arzneimitteltherapie, 2009(27)*, 12.

Dresenkamp, A., Hapkemeyer, J., & Soellner, R. Patientensicht zur Qualität in der Psychotherapie. *Psychotherapeut, 2008(53)*, 206–2012. DOI 10.1007/s00278-007-0575-5

Fegert, J., Kölch, M. & Schepker, M. (2012). Ethische Fragen und Qualitätsmanagement. In Eggers, C., Fegert, J. M. & Resch, F. (Hg.), *Psychiatrie und Psychotherapie des Kindes- und Jugendalters* (2., vollständig überarbeitete und aktualisierte Auflage). (pp. 249–267). Berlin Heidelberg: Springer.

Härter, M. Linster, H.W., Stieglitz, R.-D. (2003). Grundlagen und Konzepte von Qualitätsmanagement in der Psychotherapie. In Härter, M. Linster, H.W., Stieglitz, R.-D. (Hg.), *Qualitätsmanagement in der Psychotherapie* (pp. 17–47). Göttingen: Hofgrefe.

Hensen, P. (2019). *Qualitätsmanagement im Gesundheitswesen.* Berlin: Springer Gabler.

Herpertz, S.C. & Matzke, B. (2017). Psychotherapie – eine Übersicht. In Laux, G., Kampfhammer, H.P. & Möller, H.J. (Hg.), *Psychiatrie, Psychosomatik, Psychotherapie* (5. Auflage) (pp. 903–921). Berlin: Springer.

Johner, C. (2020). *Qualitätsziele und Qualitätspolitik: Wenn Chefs zu faul zum Denken sind.* Abgerufen am 10.03.2021 von https://www.johner-institut.de/blog/qualitaetsmanagement-iso-13485/qualitaetsziele-qualitaetspolitik/

Kassenärztliche Vereinigung Sachens (KVS). (o.D.). *Die drei Ebenen der Qualitätssicherung.* Abgerufen am 06.03.2021 von https://www.kvs-sachsen.de/mitglieder/qualitaet/struktur-prozess-ergebnisqualitaet/

Kooperation für Transparenz und Qualität im Gesundheitswesen (KTQ). (o.D.). *Das KTQ-Verfahren.* Abgerufen am 07.03.2021 von https://www.ktq.de/Das-KTQ-Verfahren.9.0.html

Laireiter, A.-R. & Vogel, H. (1998). Qualitätssicherung in der Psychotherapie und psychsozialen Versorgung – Einblicke in die Werkstatt. In Laireiter, A.-R. & Vogel, H. (Hg.), *Qualitätssicherung in der Psychotherapie und psychosozialen Versorgung* (pp. 18–41). Tübingen: dgvt.

Linster, H.W. & Rückert, D. (1998). Qualitätssicherung und Qualitätsmanagement im Rahmen der ambulanten Psychotherapie mit Kindern, Jugendlichen und ihren Bezugspersonen. In Laireiter, A.-R. & Vogel, H. (Hg.),

Qualitätssicherung in der Psychotherapie und psychosozialen Versorgung (pp. 422–453). Tübingen: dgvt.

Strotzka, H. (1998). *Psychotherapie und Tiefenpsychologie. Ein Kurzlehrbuch.* Wien: Springer.

Rechtsquellenverzeichnis

Psychotherapeutengesetz vom 15. November 2019 (BGBl. I S. 1604), das durch Artikel 17 des Gesetzes vom 19.Mai 2020 (BGBl. I S. 1018) geändert worden ist

Muster-Berufsordnung für die Psychologischen Psychotherapeutinnen und Psychotherapeuten und Kinder- und Jugendlichenpsychotherapeutinnen und Kinder- und Jugendlichenpsychotherapeuten in der Fassung der Beschlüsse des 7. Deutschen Psychotherapeutentages in Dortmund am 13. Januar 2006 aktualisiert mit Beschluss des 11. DPT am 10. November 2007

Abbildungsverzeichnis

Abbildung 1: Tätigkeitsbezogenes Qualitätsmanagement auf Basis des PDCA-Zyklus, eigene Darstellung nach Hensen 2019, S. 105 104
Abbildung 2: KTQ-Modell, eigene Darstellung nach Kooperation für Transparenz und Qualität im Gesundheitswesen 107
Abbildung 3: Qualitätspolitik der befragten Einrichtungen, eigene Darstellung 109

Tabellenverzeichnis

Tabelle 1: Therapeutische Ausrichtungen und Wirkungsweisen, Quelle: Fegert et al., 2012, S. 180–202, eigene Darstellung 100
Tabelle 2: Managementbereiche der DIN EN ISO 9001:2015, Quelle: Hensen, 2019, S. 130, eigene Darstellung 106
Tabelle 3: Herausforderungen der Implementation eines QM-Systems eigene Darstellung 112

Julia May

Implementierung des Qualitätsmanagements in der Physiotherapie

Zusammenfassung

Für das Gesundheitswesen ist ein effizientes Qualitätsmanagement von elementarer Bedeutung. Dabei sind Physiotherapeut_innen als Leistungserbringer entscheidende Weichensteller für eine qualitativ hochwertige Behandlung und Versorgung von Patient_innen.

Ziel: Die Evaluation der Implementierung des Qualitätsmanagements im Berufsfeld der Physiotherapie sollte anhand der Qualitätsdimensionen der Struktur-, Prozess- und Ergebnisqualität erfolgen.

Methode: Zur adäquaten Bearbeitung der vorliegenden Fragestellung hinsichtlich der Relevanz des QM in der Physiotherapie wurde zuerst eine intensive Internet- sowie Literaturrecherche durchgeführt. Dabei wurden fünf telefonische Expert_inneninterviews persönlich durchgeführt mithilfe eines Fragebogens, der sich in seiner Konzeption an den Indikatoren zur Qualitätssicherung des DEGEMED-Fragebogens orientierte.

Ergebnisse: Aus den Interviews und der Literatur- sowie Internetrecherche lässt sich konstatieren, dass eine effektive Umsetzung eines fundierten Qualitätsmanagements erforderlich ist, um eine qualitativ hochwertige Behandlung in der Physiotherapie zu garantieren. Zudem ergaben sich als zentrale Kernelemente des Qualitätsmanagements in der Physiotherapie die Dokumentation, die Evaluation der Patient_innenzufriedenheit sowie die Qualifikationen und Weiterbildungen der Heilmittelbringer.

Schlussfolgerungen und Diskussion: Ein hochwertiges Qualitätsmanagement ist mit erhöhten zeitlichen, organisatorischen und personellen Ressourcen assoziiert. Dennoch sollte in der Physiotherapie ein erhöhtes Bewusstsein für das Thema Qualitätsmanagement etabliert und tiefergehend verankert werden, um ein hohes Niveau in der Versorgungs- und Behandlungsqualität zu gewährleisten. Vor dem Hintergrund der dargestellten Ergebnisse bedarf es für die Zukunft der Physiotherapie qualitätsgesicherter sowie evaluierter Therapiekonzepte, sodass eine Verpflichtung zur QM-Implementierung antizipiert wird.

Schlagwörter: Qualitätsmanagement, QM, Gesundheitswesen, Physiotherapie, Heilmittel

1. Einleitung

Für das Gesundheitswesen ist ein Qualitätsmanagement (QM) von elementarer Bedeutung. Demnach ist Qualitätsmanagement die systematische und kontinuierliche Durchführung von Aktivitäten, mit denen eine anhaltende

Qualitätsförderung im Rahmen der Patient_innenversorgung erreicht werden soll (Hensen, 2019, S. 115). Dabei wird das Ziel verfolgt, Organisation, Arbeits- und Behandlungsabläufe festzulegen und zusammen mit den Ergebnissen regelmäßig intern zu evaluieren (Hensen, 2019, S. 115 f.). Darüber hinaus kann durch die Implementierung eines Qualitätsmanagementsystems der Erfolg der Einrichtung gesichert werden (Reimann, 2016, S. 200–220) sowie Ergebnisse der Prozesse und Leistungen verbessert und das Qualitätsniveau an den Anforderungen der Patient_innen beibehalten werden (Hensen, 2016, S. 42–43). Gleichzeitig soll die strategische Ausrichtung der Abläufe an fachlichen Standards, gesetzlichen und vertraglichen Grundlagen für eine hohe Behandlungsqualität unterstützt werden (Hensen, 2019, S. 115), wobei eine konsequente Nutzung des Qualitätsmanagementsystems Abläufe in der Effektivität erhöht. Des Weiteren beinhaltet das Qualitätsmanagement neben der Festlegung der Qualitätspolitik und der Qualitätsziele auch die Qualitätsverbesserung sowie die Qualitätssicherung (Brüggemann & Bremer, 2019, S. 124), die auch ein integraler Bestandteil in der Heilmittelerbringung und somit in der Physiotherapie ist. Zudem geht der Impuls zur Qualitätssicherung auch auf das Sozialgesetzbuch Fünftes Buch (SGB V) zurück (Medau, 2013, S. 2). Demnach stellt der § 125 SGB V für den Bereich der Heilmittelerbringung, zu dem die Physio-, Ergotherapie und Logopädie gehören, die Forderung auf, Maßnahmen zur Fortbildung und Qualitätssicherung zu regeln (Medau, 2013, S. 2 f.). Dabei gelten therapeutische Leistungen als Heilmittel, die im stationären Krankenhaussektor sowie im Vorsorge-, Reha- und Pflegebereich erbracht werden (Hensen, 2019, S. 74). Darüber hinaus regelt die Verordnung von Heilmitteln die Heilmittel-Richtlinie (HeilM-RL) des Gemeinsamen Bundesausschusses (G-BA) (Hensen, 2019, S. 74). Diese fungiert als gesetzliche Grundlage der Heilmittelversorgung in Deutschland (Nolte & Fleßa, 2016, S. 132). Ebenso wurden zur Sicherstellung einer wirksamen und wirtschaftlichen ambulanten Versorgung mit Heilmitteln gemäß § 125 SGB V Rahmenempfehlungen zwischen dem GKV-Spitzenverband und den maßgeblichen Spitzenorganisationen der Heilmittelbringer auf Bundesebene vereinbart. Somit sind Gegenstand der Empfehlungen auch Maßnahmen zur Fortbildung und Qualitätssicherung, die die Qualität der Behandlung, der Versorgungsabläufe sowie der Behandlungsergebnisse umfassen (Hensen, 2019. S. 74). Dabei sind Leistungserbringer im Gesundheitswesen gemäß § 135a des Sozialgesetzbuches (SGB) V grundsätzlich zur Sicherung und Weiterentwicklung der Qualität ihrer erbrachten Leistungen verpflichtet. Demnach müssen die Leistungen dem jeweiligen Stand der wissenschaftlichen Erkenntnisse entsprechen und in der fachlich gebotenen Qualität erbracht werden (Hensen, 2019, S. 66). Zudem stellt § 9 SGB V die Pflicht der Heilmittelbringer, und somit der

Physiotherapeut_innen, zur Beteiligung an Qualitätssicherungsmaßnahmen auf, um bundesweit eine einheitliche, qualitativ hochwertige und wirtschaftliche sinnvolle Versorgung mit physiotherapeutischen Heilmitteln zu garantieren (Medau, 2013, S. 2). Des Weiteren repräsentiert der Heilmittelsektor einen wesentlichen Pfeiler in der medizinischen Versorgung der Bevölkerung, sodass jährlich in der gesetzlichen Krankenversicherung (GKV) über 40 Millionen Heilmittel verordnet und 240 Millionen Behandlungen durchgeführt werden (Reinhard, 2017, S. 1). Dabei entfällt der Großteil der Heilmittelversorgung auf physiotherapeutische Anwendungen, wobei künftig infolge des demografischen Wandels wesentliche Veränderungen der Versorgungsbedarfe antizipiert werden. Vor diesem Hintergrund wird in der gesundheits- und berufspolitischen Debatte vermehrt diskutiert, wie eine qualitativ hochwertige Heilmittelversorgung gewährleistet werden kann (Reinhard, 2017, S. 1). Auf Grundlage dieser geschilderten Erkenntnisse beschäftigt sich dieses Kapitel mit der Frage nach der Implementierung des Qualitätsmanagementsystems in der Physiotherapie. Zunächst erfolgt eine Kurzcharakteristik der Berufsbeschreibung sowie der Physiotherapieausbildung. Anschließend werden im folgenden zweiten Kapitel die wesentlichen Begriffe des Qualitätsmanagements definiert sowie die Kernelemente des Qualitätsmanagements und seine Qualitätsmerkmale in der Physiotherapie akzentuiert. Hierauf liegt der Fokus im dritten Kapitel auf der Thematisierung der angewandten Methode. Des Weiteren werden die Ergebnisse im vierten Kapitel präsentiert, wobei die Herausforderungen und Lösungsansätze Schwerpunkte des fünften Kapitels sind. Im Anschluss daran folgen die Handlungsempfehlungen mit den potenziellen Perspektiven, bevor abschließend die Schlussfolgerung mit einem Ausblick erfolgt.

1.1 Berufsbeschreibung

Physiotherapeut_innen sind als Leistungserbringer entscheidende Weichensteller für eine qualitativ hochwertige Behandlung und Versorgung von Patient_innen (Ossendorf & Nickel, 2019). Dabei erbringen 2018 in Deutschland rund 199 000 Physiotherapeuten in ca. 38785 zugelassenen Praxen Leistungen für Patient_innen mit einer Heilmittelverordnung (Deutscher Verband für Physiotherapie, 2021, S. 3–5). Demnach ist die Physiotherapie als ein wertvoller Bestandteil der Prävention, Therapie und Rehabilitation in allen medizinischen Fachgebieten anerkannt, wobei harmonisiertes Zusammenwirken von physiotherapeutischer Tätigkeit und ärztlichem Handeln erforderlich ist (Fischer et al., 2005, S. 5). Demnach gestalten Physiotherapeut_innen mit ihren fundierten Fachkenntnissen in Kooperation mit Ärzt_innen die physiotherapeutische sowie rehabilitative Betreuung der Patient_innen (Fischer et al., 2005, S. 5 f.). Dabei trägt die Physiotherapie durch Anwendung geeigneter Verfahren zur Wiederherstellung aller körperlichen Funktionen im somatischen und physischen Bereich sowie Verbesserung der Beweglichkeit bei. Insbesondere bei Personen, die alters-, krankheits- oder unfallbedingt eingeschränkt sind, bietet sie ein breites Spektrum an Muskel- und Koordinationstrainingsmaßnahmen an (Bundesagentur für Arbeit, 2020, S. 1). Demzufolge behandeln Physiotherapeut_innen auf der Basis ärztlicher Diagnosen, leiten die damit einhergehenden geeigneten Therapiemaßnahmen ab, erstellen Behandlungspläne und setzen diese um, indem sie mit Patient_innen gezielte Einzel- und Gruppentherapien durchführen, beispielsweise Übungen mit Geräten sowie Behandlungen in Form von Atem-, Wärme-, Hydro- oder Elektrotherapien sowie Massagen. Anschließend ziehen sie individuelle Schlussfolgerungen und nehmen bei Bedarf Anpassungen vor. Dabei beraten Physiotherapeut_innen ihre Patient_innen hinsichtlich der Wirkungsweise, geeigneter Hilfsmittel, motivieren sie zu Eigenaktivität sowie leiten sie zur selbstständigen Durchführung von krankengymnastischen Übungen an (Bundesagentur für Arbeit, 2020, S. 1 f.). Des Weiteren erfordert die berufliche Tätigkeit diverse Fähigkeiten, die von zentraler Bedeutung sind. In diesem Zusammenhang sind körperliche Leistungsfähigkeit, pädagogische Fähigkeiten, Kommunikationsfähigkeiten beim Umgang mit Patient_innen ebenso relevant sowie Ausdauer und manuelles Geschick und das Erfassen komplexer Vorgänge und Zusammenhänge (Bundesagentur für Arbeit, 2020, S. 2). Des Weiteren arbeiten Physiotherapeut_innen kurativ, rehabilitativ und präventiv (VPT, 2010, S. 7). Dabei können sie je nach individuellen beruflichen Zielsetzungen und Interessen unter verschiedensten Einsatzmöglichkeiten in Krankenhäusern, Spezialkliniken, Rehabilitationszentren, sportmedizinischen Einrichtungen wählen oder Physiotherapiepraxen mit eigenen Niederlassungen betreiben (VPT, 2010, S. 8). Darüber hinaus haben die gesetzlichen und privaten Krankenkassen sowie die gesetzliche Unfallversicherung (DGUV) im Jahr 2015 etwa 5,5 Milliarden Euro für Physiotherapie ausgegeben, wobei sich eine steigende Tendenz konstatieren lässt (Deutscher Verband für Physiotherapie, 2017, S. 1). Jedoch ist trotz steigender Nachfrage und Inanspruchnahme von Physiotherapie die Zahl derer, die den Beruf erlernen wollen, seit einigen Jahren rückläufig, sodass sich im Zeitraum von 2005 bis 2013 ein Rückgang der Schülerzahl um 16 Prozent verzeichnen lässt (Deutscher Verband für Physiotherapie, 2017, S. 1). Betrachtet man die Entwicklung der Absolventenzahlen, manifestiert sich in der Physiotherapie seit 2008 eine Trendumkehr (Reinhard, 2017, S. 29). Im nächsten Abschnitt liegt der Fokus auf der Physiotherapieausbildung.

1.2 Ausbildungsbeschreibung

Die breit gefächerte Regelausbildung zu Physiotherapeut_innen an staatlich anerkannten Schulen dauert 3 Jahre und gliedert sich in einen theoretischen und praktischen Unterricht (2.900 Stunden) sowie in fachpraktische Ausbildungsabschnitte (1.600 Stunden), wobei diese prinzipiell in Krankenhäusern oder Reha-Einrichtungen stattfinden und fest in den Klinikbetrieb eingebunden sind (VPT, 2010, S. 5). Dabei werden diverse Ausbildungsinhalte thematisiert. Insbesondere zielt das Bestreben in der dreijährigen Ausbildung durch die Verknüpfung von berufstheoretischen und praktischen Ausbildungselementen darauf ab, klinische und schulische Ausbildung integriert zu vermitteln. Demnach umfasst die Bandbreite der Ausbildungsinhalte ein umfangreiches Spektrum von Anatomie, Physiologie über Bewegungslehre und Psychologie bis hin zu krankengymnastischen Behandlungstechniken, sodass diese fachspezifischen Themengebiete in der praktischen Ausbildung tiefergehend thematisiert werden. Darüber hinaus sind Physiotherapeut_innen in zahlreichen Fachgebieten der Medizin gefordert von der Orthopädie über die innere Medizin, Neurochirurgie bis hin zur Sport- und Arbeitsmedizin. Dabei steht Physiotherapeut_innen ein umfangreiches Repertoire an Behandlungstechniken zur Verfügung wie beispielsweise die Krankengymnastik (auch an Geräten) sowie die Thermotherapie (VPT, 2010, S. 7). Abschließend bildet den Berufsabschluss eine staatliche Prüfung und bei Bestehen die Berechtigung, die Berufsbezeichnung Physiotherapeut_in zu tragen (VPT, 2010, S. 6). In diesem Zusammenhang sind die gesetzlichen Grundlagen für die Ausbildung der Physiotherapeuten das Gesetz über die Berufe in der Physiotherapie (Masseur- und Physiotherapeutengesetz – MPhG) und die Ausbildungs- und Prüfungsverordnung für Physiotherapeuten (PhysTh-aPrV), wobei diese als bundeseinheitlicher Rahmen fungieren (VPT, 2010, S. 6). Des Weiteren bieten zunehmend Universitäten neben der „klassischen" dreijährigen Ausbildung an Berufsfachschulen Studiengänge sowie akademische Ausbildungswege zum Bachelor- oder Masterabschluss an (VPT, 2010, S. 5).

2. Relevanz des Qualitätsmanagementsystems in Physiotherapie

Für die Physiotherapie ist durch den Gesetzgeber Physiotherapeut_innen konträr zu Ärzt_innen und Krankenhäusern kein Qualitätsmanagementsystem (QMS) verpflichtend. Jedoch kann ein effektives Qualitätsmanagement mit Verbesserungspotenzialen für die Praxis einhergehen.

2.1 Definition des Qualitätsmanagements

Für das Gesundheitswesen ist das Qualitätsmanagement ein essenzieller Bestandteil. Denn durch die Verpflichtung zur Einführung des Qualitätsmanagements für Krankenhäuser und Praxen (Gemeinsamer Bundesausschuss, o.J.) sowie andere gesetzliche Auflagen, wurde von Seiten der Politik und der Kostenträger versucht, Befürchtungen eines absinkenden Qualitätsniveaus zu minimieren (Geraedts, Holle, Vollmar & Bartholomeyczik, 2011, S. 185). Hierbei ist jedoch zu berücksichtigen, dass Qualitätsmanagement nicht nur die Umsetzung einiger Maßnahmen ist, sondern, dass es sich hierbei um einen kontinuierlichen Verbesserungsprozess handelt, der fortlaufend angepasst und optimiert werden muss (Gemeinsamer Bundesausschuss, o.J.). Korrespondierend dazu definiert die International Organization for Standardisation (ISO) Qualitätsmanagement als „alle organisierten Maßnahmen, die der Verbesserung von Produkten, Prozessen oder Leistungen jeglicher Art dienen" (Geraedts, Holle, Vollmar & Bartholomeyczik, 2011, S. 186). Ebenso wird das Qualitätsmanagementsystem (QM-System) entsprechend der Definition nach DIN EN ISO 9001:2015, welches das bekannteste Qualitätsmanagementmodell darstellt, definiert als das Management zum Leiten und Lenken einer Organisation bezüglich Qualität (Brüggemann & Bremer, 2019, S. 124). Dabei handelt es sich konkret um alle Maßnahmen und Tätigkeiten, durch die die Qualitätspolitik, Ziele und Verantwortungen festgelegt sowie durch Mittel wie Qualitätsplanung, Qualitätslenkung, Qualitätssicherung und Qualitätsverbesserung verwirklicht werden. Demzufolge zielt das Qualitätsmanagement insbesondere darauf ab, alle Abläufe und Ergebnisse zu optimieren (Gemeinsamer Bundesausschuss, o.J.) sowie die Zufriedenheit aller Beteiligten an der Leistungserbringung zu maximieren (Gemeinsamer Bundesausschuss, 2015, S. 4). Zudem implementieren die Normen ein Managementsystem, um die Leistung und die Abläufe zu verbessern, eine feste Struktur aufzubauen und damit die organisatorische Effizienz zu erhöhen (Medau, 2013, S. 3). Aus diesem Grund werden von einer QM-Zertifizierung eine erhöhte Transparenz durch standardisierte Praxisabläufe sowie Fehlereliminierung antizipiert. Hierbei sollte das QM-System als umfassendes System konzipiert werden, wobei prinzipiell exemplarisch folgende elementare Ziele in einer Physiotherapiepraxis verfolgt werden: Zweckmäßige Festlegung der Qualitätsanforderungen, kontinuierliche Verbesserung interner Abläufe, systematische Erfragung von Patient_innenwünschen, Vermeidung von Fehlern und Verbesserung der Wirtschaftlichkeit (Wegener & Wegener, 2005, S. 5). Folglich soll im folgenden Kapitel ein Überblick über die Struktur von Qualität in der Physiotherapie den Umgang mit dem schwer fassbaren Begriff Qualität erleichtern.

2.2 Qualitätsdimensionen in der Physiotherapie

Für die Physiotherapiepraxis bietet es sich an, das Konstrukt Qualität in sogenannte Dimensionen zu klassifizieren, wie vorliegende Tabelle 1 illustriert. Dies erleichtert die Kommunikation sowie die Umsetzung von Qualität im Alltag. Dabei wird folgende Einteilung suggeriert: Strukturqualität, Prozessqualität und die Ergebnisqualität (Friedel, 2008, S. 40).

Tabelle 1: Qualitätsdimensionen in der Physiotherapie, eigene Darstellung nach Wegener & Wegener, 2005, S. 7

Strukturqualität	Prozessqualität	Ergebnisqualität
- Ausstattung	-Verfügbarkeit von Akten	-Heilungsdauer und Erfolge
-Apparate	-Therapiedurchführung	-Patientenzufriedenheit
-Räumlichkeiten	-Behandlungsstandards	-Beschwerdemanagement
-Modernität	-Dokumentation	-Lebensqualität
-Teamqualifikationen	-Effektivität der Abläufe	-Therapiesicherheit
-Finanzielle Mittel	-Organisationsablauf	-Therapiequalität
Rahmenbedingungen	**Handlungsabläufe**	**Behandlungsergebnis**

Zunächst definiert die Strukturqualität die Rahmenbedingungen für eine zu erbringende Leistung und das Umfeld der physiotherapeutischen Versorgung. Demnach gehören zur Strukturqualität finanzielle und materielle Aspekte der Physiotherapiepraxis ebenso wie die verfügbaren personellen Ressourcen und die Qualifikation der Physiotherapeut_innen, sodass eine qualitativ hochwertige Therapieleistungen erbracht werden kann (Friedel, 2008, S. 41). Zusätzlich versteht man unter Strukturqualität auch die räumlichen Voraussetzungen (Größe der Behandlungsräume), die Ausstattung der Praxis sowie die technische Ausrüstung wie Behandlungsbänke und Materialien. Darüber hinaus betrifft Strukturqualität aber auch den Organisationsaufbau und dementsprechend sämtliche organisatorische Gegebenheiten wie die Terminplanung sowie die Erreichbarkeit der Praxis. Dabei stellt das Messen der Strukturqualität keine Schwierigkeit dar, denn es existieren klare Vorgaben. Infolgedessen sind solche Vorgaben auf die Physiotherapie bezogen die Richtlinien vom Gesetzgeber, die beispielsweise die Praxisausstattung betreffen. Demnach wird die vorhandene Strukturqualität von Krankenkassen überprüft, ohne deren Abnahme die Kassenzulassung nicht erfolgt (Friedel, 2008, S. 40). Konträr dazu bezieht sich die Prozessqualität auf die Qualität der Behandlung sowie der Versorgungsabläufe. Demnach beschreibt die Prozessqualität, wie effizient Therapieprozesse ablaufen. Dabei geht es beispielsweise um die Qualität von Untersuchungs- und Therapietechniken sowie um die Dokumentation von Behandlungsverläufen (Friedel, 2008, S. 40 f). Hinzukommt, dass sich Therapeut_innen bei der Behandlung am erstellten Befund und dem Therapieziel der Patient_innen orientieren sollten. Abschließend bezieht sich die Ergebnisqualität, in deren Bereich auch die Patient_innenzufriedenheit zuzuordnen ist, auf die Effektivität und die Effizienz der durchgeführten therapeutischen Leistungen sowie den Behandlungserfolg. Demnach werden für die Ergebnisqualität die Erfolge der Behandlungen gemessen und die Wirksamkeit der Therapie evaluiert, um die Qualität der Interventionen zu optimieren. Dementsprechend bildet die Ergebnisqualität damit die offensichtliche Verbesserung des Gesundheitszustands ab (Friedel, 2008, S. 40).

2.3 Eigenschaften des QM im Physiotherapieberuf

Im Folgenden werden zentrale Kernelemente sowie Eigenschaften des Qualitätsmanagements im Berufsfeld der Physiotherapie akzentuiert. Demnach ist die Kund_innen- bzw. Patient_innenzufriedenheit ein essenzieller Bestandteil des Qualitätsmanagements. Ebenso sichert das Qualitätsmanagement durch standardisierte Abläufe eine hohe Behandlungsqualität in der Physiotherapiepraxis (Wegener & Wegener, 2005, S. 20). Des Weiteren kommt den Qualifikationen sowie den obligatorischen Fortbildungen der Physiotherapeut_innen eine elementare Bedeutung für ein qualitativ hochwertiges Behandlungsniveau zu. Ebenso wird abschließend die Relevanz der Kooperation mit Ärzt_innen und Kommunikation mit Patient_innen für eine erfolgreiche Behandlungszielerreichung thematisiert.

2.3.1 Patient_innenzufriedenheit

Die auf Erfordernissen und Erwartungen beruhende Patient_innenzufriedenheit ist das allumfassende Ziel für die Gesundheitsversorgung (Hensen, 2019, S. 135). Zusätzlich soll Qualitätsmanagement dazu beitragen, die Zufriedenheit aller am Prozess Beteiligten zu erhöhen, sodass eine patientenorientierte Prozessoptimierung sowie die Patient_innenzufriedenheit dabei im Mittelpunkt stehen (Hensen, 2019, S. 115). Somit ist Patient_innenzufriedenheit ein entscheidendes Qualitätskriterium in der Physiotherapie, welches sich in der Dimension Ergebnisqualität widerspiegelt (Friedel, 2008, S. 40). Zudem ist die Patient_innenzufriedenheit entscheidend für den Erfolg der Physiotherapiepraxis. Aus diesem Grund verfolgt ein erfolgreiches QM-System in der Physiotherapie das

Ziel, Patient_innenanforderungen zu entsprechen und diese zu erfüllen. Darüber hinaus kann die strategische Ausrichtung und Beibehaltung des Qualitätsniveaus bezüglich Patient_innenanforderungen einen Motivator für die Steigerung des Vertrauens repräsentieren (Hensen, 2016, S. 42–43).

2.3.2 Dokumentation

Qualitätsmanagement sichert durch standardisierte dokumentierte Abläufe die Behandlungsqualität in der physiotherapeutischen Praxis (Wegener & Wegener, 2005, S. 20). Ebenfalls nennt die Berufsordnung in der Physiotherapie § 1 Abs. 5 die Dokumentation und legt als festzuhaltende Bereiche die Untersuchungsergebnisse, den Behandlungsplan und -verlauf fest (Medau, 2013, S. 5). Dabei lässt sich die zu erstellende Dokumentation in folgende Bereiche klassifizieren: Befunderhebung, Behandlungsplan, Verlaufsdokumentation sowie den abschließenden Therapiebericht (Schneider, 2018). Aus den Interviews mit Physiotherapeut_innen hat sich herauskristallisiert: Um eine qualitativ hochwertige Behandlung zu implementieren, ist es notwendig, bei der Erstbehandlung eine Befunderhebung zu erstellen, in der die Beschwerden der Patient_innen erfasst werden, wobei der individuelle Behandlungsplan auf Basis der ärztlichen Diagnosen erstellt wird. Die Verlaufsdokumentation hingegen fokussiert sich, entsprechend den Interviewaussagen, auf den Behandlungsverlauf, wobei sich darin die durchgeführten Behandlungsinhalte wiederfinden. Abschließend erfolgt die Erstellung eines Therapieberichts. Im nächsten Abschnitt wird die Relevanz einer zielführenden Kommunikation sowie Kooperation mit der Ärzteschaft für ein hohes Niveau in der physiotherapeutischen Behandlungsqualität akzentuiert.

2.3.3 Kommunikation und Kooperation

Kommunikation mit Patient_innen repräsentiert einen entscheidenden Erfolgsfaktor für die Behandlungszielerreichung. Ebenso erhöht eine kohärente und nachvollziehbar formulierte *Kommunikation* auch deren Zufriedenheit, die sich in einem zentralen Kernelement der Ergebnisqualität manifestiert. Aus diesem Grund ist es notwendig, dass Therapeut_innen kommunikative Fertigkeiten besitzen, medizinische Informationen in klarer Sprache zu vermitteln. Denn einem Informationsdefizit auf Seiten der Patient_innen folgt eine minimierte Compliance (= Therapiebereitschaft) (Friedel, 2008, S. 42). Dabei spielt die verständliche Erklärung des Befundes, der abgeleiteten Behandlungsziele und der Maßnahmen eine zentrale Rolle. Außerdem sind die Erläuterungen der Prognose sowie die Motivation zur Eigenaktivität ebenso ausschlaggebend. Weiterhin resultiert das Interaktionsmodell „Partizipative Entscheidungsfindung" in einem positiven Effekt auf die Patient_innenzufriedenheit sowie auf das Therapieergebnis, wobei Therapeut_innen als Expert_innen für wissenschaftlich fundierte Informationen und Patient_innen hinsichtlich der Behandlung als gleichberechtigte Partner ihre Entscheidungskriterien in den Therapieprozess integrieren (Friedel, 2008, S. 42 f.). Darüber hinaus leisten Physiotherapeut_innen in enger Kooperation mit den behandelnden Ärzt_innen eine anspruchsvolle sowie qualitativ hochwertige medizinisch notwendige Arbeit (VPT, 2010, S. 4). Dabei stellen Maßnahmen der Physiotherapie anerkannte Heilmittel dar, die einen erheblichen Teil der Gesundheitsversorgung ausmachen und ärztliche Leistungen ergänzen (vgl. § 32 SGB V). Zudem bedürfen Heilmittel einer medizinischen Verordnung. Aus diesem Grund ist ein harmonisiertes Zusammenwirken von physiotherapeutischer Tätigkeit und ärztlichem Handeln hinsichtlich der Gestaltung der physiotherapeutischen Betreuung der Patient_innen erforderlich (Fischer et al., 2005, S. 32). Denn dabei wird das elementare Ziel verfolgt, ein hohes Qualitätsniveau in der Behandlung zu garantieren, wobei vor Therapiebeginn in einem multiprofessionellen Team, bestehend aus Ärzt_innen, Psycholog_innen und dem Pflegebereich, eng zusammengearbeitet wird, sodass eine Abstimmung des individuellen Therapieplans mit anderen Berufsgruppen angestrebt wird. Der Fokus des nächsten Kapitels liegt auf den obligatorischen Fortbildungen als zentrales Kernelement des QMS in der Physiotherapie.

2.3.4 Fortbildung und Qualifikationen

Für eine qualitätsgesicherte Heilmittelerbringung ist es von fundamentaler Bedeutung, dass sich alle an der ambulanten Heilmittelversorgung beteiligten Physiotherapeut_innen in Praxen und Einrichtungen nach § 124 Abs. 3 SGB V zielgerichtet regelmäßig fortbilden(GKV-Spitzenverband, 2006, S. 1). Dabei geht die Fortbildungspflichtpflicht (Fobi-Pflicht) zurück auf das am 01.01.2004 in Kraft getretene Gesundheitsmodernisierungsgesetz (GMG). Somit wird mit diesem Fortbildungskonzept die Fortbildung durch konkrete Rahmenbedingungen strukturiert und eine regelmäßige Fortbildung festgelegt. Dabei werden Fortbildungen anerkannt, die die Qualität der Behandlung und der Versorgungsabläufe fördern und somit positiv beeinflussen (GKV-Spitzenverband,2006,S.1 f.). Darüber hinaus sichert der regelmäßige und kontinuierliche Besuch von obligatorischen Fortbildungen die Behandlungsqualität und gewährleistet den Leistungsanspruch an Physiotherapeut_innen. Infolgedessen manifestiert sich dies nicht nur in einem Anstieg der fachlichen Expertise, sondern es wird stetig die Handlungskompetenz verbessert und ausgebaut. Hinzukommt, dass das in den Heilmittel- und Hilfsmittel-Richtlinien aufgelistete verordnungsfähige

Leistungsspektrum der physikalischen Therapie auch Maßnahmen umfasst, zu deren Ausführung und Abrechnung weder die gesetzlich geregelte Berufsausbildung zu Physiotherapeut_innen a priori ausreichend qualifiziert (Deutscher Verband für Physiotherapie, 2020). Zu den Zertifikatsweiterbildungen gehören beispielsweise Manuelle Therapie, Manuelle Lymphdrainage, Krankengymnastik nach Bobath und Vojta sowie Propriozeptive Neuromuskuläre Fazilitation (PNF) (VPT, 2010, S. 9). Daher bedarf es im Sinne der Qualitätssicherung des § 70 Abs. 1 SGB V spezieller Qualifikation, sodass diese Maßnahmen nur von entsprechend weitergebildeten Leistungserbringern durchgeführt werden dürfen (Deutscher Verband für Physiotherapie, 2020). Ziel des nächsten Abschnitts ist es, die methodische Grundlage der Arbeit zu erläutern.

3. Methode

Zur adäquaten Bearbeitung der vorliegenden Fragestellung hinsichtlich der Relevanz des QM in der Physiotherapie ist die Wahl der Methode zentral ebenso wie die Entscheidung, welches Erhebungsinstrument am geeignetsten für die Analyse ist. Hinsichtlich der Methode wurde zuerst eine intensive Internet- sowie Literaturrecherche durchgeführt, um einen tiefergehenden Überblick über das breite Tätigkeitsspektrum der Physiotherapeut_innen zu erhalten. Dabei wurden im Prozess der Datenerhebung insgesamt fünf telefonische Expert_inneninterviews mithilfe eines Fragebogens persönlich durchgeführt. Ebenso wurde ein qualitativer Forschungsansatz gewählt, um einen fundierten Einblick in die Relevanz der Thematik zu erhalten, wobei sich das leitfadengestützte qualitative Telefoninterview mit offenen Fragen als zielführende Methode erwies. Dabei orientierte sich der zugrundeliegende Leitfragebogen in seiner Konzeption an den Indikatoren zur Qualitätssicherung des DEGEMED-Fragebogens, der diverse Fragen zu den Qualitätszielen, der Evaluation der Zufriedenheit, Planung, Umsetzung sowie der gesetzlichen Grundlagen in Bezug auf die Physiotherapie beinhaltete. Zudem gestaltete sich die Auswahl der zu befragenden Personen unproblematisch, da prinzipiell die Praxisleitung angesprochen wurde. Dementsprechend gehörten zu den Interviewpersonen drei selbstständig praktizierende Physiotherapeut_innen mit eigenen Praxen. Zwei davon waren in Rheinland-Pfalz und eine im Hamburg lokalisiert, wobei eine Praxis in Rheinland-Pfalz eine QM-Zertifizierung aufwies. Ebenfalls wurde das vierte Interview mit einer QM- zertifizierten Praxis in München durchgeführt. Abschließend erfolgte das letzte individuell durchgeführte Interview mit einem Experten mit fundierten Kenntnissen sowie fachlicher Expertise vom Deutschen Verband für Physiotherapie.

4. Ergebnisse

Im folgenden Kapitel erfolgt die Präsentation der Ergebnisse, wobei zunächst für die Analyse des QM der Fokus auf der Evaluation der Patient_innenzufriedenheit liegt. Anschließend wird die Bedeutung der Dokumentation für eine qualitativ hochwertige Behandlungsqualität akzentuiert sowie der in diesem Zusammenhang stehende Rehabilitationszyklus (Rehab-Cycle) für einen kontinuierlichen Verbesserungsprozess erläutert. Zum Abschluss werden die Interviewergebnisse hinsichtlich der Relevanz und Implementierung eines QM-Systems in der Physiotherapiepraxis thematisiert.

4.1 Evaluation der Patient_innenzufriedenheit

Die Beurteilung des Behandlungserfolgs durch Patient_innen ist ein zentraler Qualitätsindikator in der medizinischen Versorgung (Kopp, Müller & Lorenz, 2003, S. 4). Des Weiteren hat sich aus den Interviews herauskristallisiert, dass die Patient_innenzufriedenheit ein entscheidendes Kriterium für den Erfolg der physiotherapeutischen Praxis repräsentiert. Dabei ist die Patient_innenzufriedenheit neben der Qualität der durchgeführten physiotherapeutischen Leistung ein essentieller Faktor des Qualitätsmanagements in der Physiotherapiepraxis. Zudem stellt die Patient_innenenzufriedenheit ein zentrales Element der Ergebnisqualität dar, die mittels einer Befragung regelmäßig in Physiotherapiepraxen erhoben wird, wie aus den Interviews hervorging. Dementsprechend kommt die Erfassung der Patient_innenperspektive damit zumindest für einen Teilbereich den Qualitätsanforderungen des Gesetzgebers nach (Friedel, 2008, S. 40). Außerdem können die erhobenen Daten dem Erhalt sowie der Verbesserung der Wettbewerbsfähigkeit der Praxis dienen, sie liefern Einblicke in zwischenmenschliche Aspekte der Behandlung sowie die emotionale Haltung des Patient_innen gegenüber der Praxis (Friedel, 2008. S. 40 f.). Weiterhin bietet diese spezifische Kompetenz ein Fundament für Verbesserungspotenzial, um Rückmeldung über Mängel und Ergebnisse der Behandlung zu erhalten, wobei dies dementsprechend in der Verbesserung des Fürsorgeprozesses sowie Implementierung von Korrekturmaßnahmen resultiert. Ebenfalls konnte aus den Interviews entnommen werden, dass der Stellenwert der Patient_innenzufriedenheit als Erfolgsfaktor erkannt wird, sodass Praxen die Patient_innenzufriedenheit anhand einer kontinuierlichen Befragung analysieren, wobei Daten systematisch durch Fragebögen erhoben und evaluiert werden. Dabei erfolgt ein fortlaufender Vergleich der Ergebnisse, um Tendenzen zu erkennen und bei Bedarf intervenieren zu können. Ferner trägt die konstruktive Kritik zur kontinuierlichen Weiterentwicklung der Praxis bei, wobei die Behandlungsqualität erhöht wird und im Geschäftserfolg resultieren kann.

Ebenso sind die Praxen bemüht, Prozesse sowie die Beschwerdekultur durch ein entsprechendes Lob- und Beschwerdemanagement zu optimieren. Schlussfolgernd lässt sich konstatieren, dass eine kontinuierliche Patient_innenbefragung einen weitreichenden Einfluss auf die interne Qualitätsverbesserung hat.

Zudem ergaben die durchgeführten telefonischen Expert_inneninterviews einen umfassenden Überblick über den aktuellen Stand des Qualitätsmanagements und der Dokumentation im Berufsfeld der Physiotherapeut_innen, sodass der Schwerpunkt zunächst auf der Behandlungsdokumentation liegt. Allerdings wird je nach Praxisgröße dem Thema unterschiedliches Interesse und Gewicht beigemessen (Medau, 2013, S. 198), wobei sich jedoch aus den persönlich durchgeführten Interviews ein steigendes Interesse konstatieren lässt.

4.2 Behandlungsdokumentation

Primär sichert das Qualitätsmanagement durch eine standardisierte ausführliche Dokumentation die Therapiequalität bei physiotherapeutischen Behandlungen (vgl. Wegener & Wegener, 2005, S. 20). Zudem wurde aus den Interviews deutlich, dass in der Praxis verschiedene Softwareprogramme für Dokumentationen verwendet werden. Eine davon ist THEORG (Software für Therapieorganisation). Dabei ist die Software modular aufgebaut und bietet Funktionen in den Bereichen Patient_innen- und Rezeptverwaltung sowie Dokumentation (THEORG, 2021). Zusätzlich ermöglicht der Dokumentationsassistent einen modernen, anspruchsvollen sowie gesetzeskonformen Therapiebericht im Therapiealltag. Den gesetzlichen Vorschriften entsprechend, kann die komplette Behandlungsdokumentation ohne zusätzlichen Zeit- und Verwaltungsaufwand erfasst werden (THEORG, 2021). Zudem ermöglicht die Software nach Angaben des Softwareherstellers, angepasst an den Arbeitsstil, eine schnelle und professionelle Patientenanamnese und speichert Messergebnisse sowie die gesamte Verlaufsdokumentation an einer Stelle (THEORG, 2021). Im Folgenden werden zentrale Kernelemente eines effektiven Qualitätsmanagements in der Physiotherapie akzentuiert: die Behandlungsdokumentation, die Zielüberprüfung sowie der Rehabilitationszyklus (Rehab-Cycle).

Dabei ist die Grundstruktur der Behandlungsdokumentation, die eine qualitativ hochwertige Heilmittelerbringung für Patient_innen gewährleistet, in den ersten Termin, die Folgetermine und den letzten Termin aufgeteilt. Ebenso wird die ausführlichste Dokumentation beim ersten Termin durchgeführt, die sich in die Anamnese gliedert, in der weitreichende Informationen und Daten der Patient_innen aufgenommen werden. Zudem erfolgt die Darstellung des Problembereichs, der Befund, Angaben zu Symptomen, Schmerzen sowie zu neurologischen Auffälligkeiten sowie die Zielerstellung und abschließend die begonnene Therapie (Medau, 2013, S. 175). Weiterhin werden akute Erkrankungen abgefragt, um die Behandlung darauf individuell abstimmen zu können. Dabei werden Schmerzen ausführlich dokumentiert und nach verschiedenen Kriterien erfasst. Zur weiteren Differenzierung des Schmerzempfindens erfolgt die Einschätzung mithilfe der Likert-Skala von Patient_innen (Medau, 2013. S. 143). Zum Abschluss der ersten Behandlung erfolgt die Angabe der Maßnahmen, die Patient_innen in Eigenbehandlung durchführen und die Mobilisationen gezielt nach Beschwerdebereich, die durch die Therapeut_innen implementiert werden (Medau, 2013, S. 114). Hingegen wird zu den Folgeterminen die Qualität der Vorbehandlung sowie auftretende Veränderungen bewertet. Zusätzlich kann eine Änderung des Therapieziels vorgenommen werden, wobei Entwicklungen während der Behandlung in einer Anpassung oder Neuorientierung resultieren können (Medau, 2013, S. 114 f.). Folglich lässt sich die Dokumentation des letzten Termins in die abschließende Therapie klassifizieren, wobei der Schmerzstatus vor der Zielüberprüfung ausführlich evaluiert wird (Medau, 2013, S. 190). Zum Abschluss wird ein Therapiebericht erstellt, der zentrale Ergebnisse des Behandlungsverlaufs zusammenfasst (Medau, 2013, S. 194), sowie eine Zielüberprüfung mit Festlegung des Zielerreichungsgrades. Im Anschluss an die Zielüberprüfung folgt die Entscheidung, ob mit einem erneuten Durchlauf des Qualitätsmanagement-Cycles begonnen wird (Medau, 2013, S. 197), der in vorliegender Abbildung 1 illustriert wird.

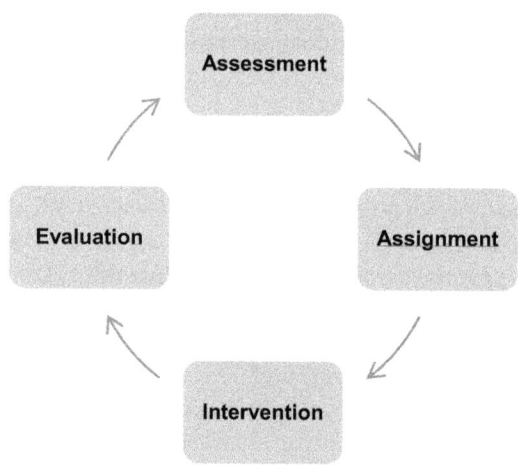

Abbildung 1: Rehabilitationszyklus eigene Darstellung nach Ona Simbana et al., 2019, S. 2

4.3 Zielerstellung und -überprüfung

Aus den Interviews hat sich herauskristallisiert, dass eine effektive Umsetzung des Qualitätsmanagements eine Voraussetzung und Garant für ein hohes Niveau in der physiotherapeutischen Behandlungsqualität repräsentiert. Dabei ist insbesondere der Zielerreichungsgrad entscheidend und somit die Wirkungen der implementierten Maßnahmen. Aus diesem Grund stellt eine Zielerstellung und -überprüfung einen elementaren Bestandteil der Behandlungsdokumentation in der Physiotherapie dar und sollte in ausreichendem Maße durchgeführt werden (Medau, 2013, S. 156). Daher wird in der Planung der Interventionen der zugrundeliegende Rehab-Cycle thematisiert. Zu Beginn der Behandlung erfolgt hinsichtlich der Befunderhebung der Einsatz vorgegebener Befundformulare, die Therapeut_innen einen standardisierten Ablauf und somit einen Leitfaden für die Untersuchung ermöglichen. Dabei wird anhand der eingesetzten Assessmentbögen überprüft, welcher Status der Gesundheit vorliegt (= Assessment). Zudem lassen sich mithilfe der durchgeführten Tests gemäß dem jeweiligen Befundbogen die therapeutischen Behandlungsziele aus den jeweils erreichten Punktwerten ableiten, beispielsweise eine Schmerzreduktion (Medau, 2013, S. 157). Dabei wird die Zielerstellung in den Ablauf des ersten Behandlungstermins integriert, wobei Therapeut_innen gemäß dem in Abbildung 1 illustrierten Rehabilitationszyklus (Rehab – Cycle) zusammen mit Patient_innen ein Behandlungsziel definieren. Folglich spielt bei der Festlegung dieser Ziele die Notwendigkeit der abschließenden Evaluation eine signifikante Rolle (Medau, 2013, S. 73), welche ausschlaggebend für ein optimales Qualitätsniveau in der Behandlung ist. Dabei ist das oberste Ziel die Verbesserung der Gesundheit und der Lebensqualität der Patient_innen bei einer Minimierung der Folgen einer Erkrankung, wobei Patient_innen gemäß dem Grundgedanken der partizipativen Entscheidungsfindung in die Behandlungsplanung involviert werden Dementsprechend muss das Ziel an die Lebensumstände adaptiert werden (Medau, 2013, S. 74–76). Hierfür werden die Problemfaktoren und Bedürfnisse der Patient_innen identifiziert, wobei deren Zielvorstellungen zu den therapeutischen Zielen einbezogen werden. Daraufolgend werden die Therapieziele festgelegt sowie deren zugehörige Messparameter definiert (Medau, 2013, S. 76 f.). Dementsprechend wird der individuelle Therapieplan erstellt (= Assignment) und die therapeutischen Maßnahmen implementiert (= Intervention). Abschließend werden die Ergebnisse mit geeigneten standardisierten Messinstrumenten fortlaufend evaluiert (Medau, 2013, S. 76), wobei gegebenenfalls die Therapiekonzepte neu überarbeitet werden müssen (= Evaluation). Bei Bedarf kann darüber hinaus ein Assessment im Laufe der ersten Behandlung selektiert werden, welches im Anschluss von Patient_innen ausgefüllt und dessen Ergebnis in die Ziele integriert wird. Daher findet eine Zielüberprüfung in der letzten Behandlung statt, indem im Vorfeld das identische Assessment nochmals zum Einsatz kommt (Medau, 2013, S. 157). Dementsprechend kann nach der Angabe des Behandlungsziels die Einschätzung des Zielerreichungsgrades erfolgen, indem die Testergebnisse miteinander direkt verglichen werden. Dabei kann die Behandlung entweder als erfolgreich abgeschlossen werden oder es wird mit einem erneuten Durchlauf des Cycles begonnen, da nicht der gewünschte Erfolg erzielt wurde (Medau, 2013, S. 156 f).

4.4 Kernelemente des QMS in der Physiotherapiepraxis

Aus den Interviews sowie aus der Internet- und Literaturrecherche lassen sich zentrale Erkenntnisse konstatieren: Ein fundiertes und angemessenes Qualitätsmanagementsystem ist ein Garant, um eine qualitativ hochwertige Behandlungsqualität in der Physiotherapie zu gewährleisten. Ferner macht die ständige eigene Überprüfung der Kernprozesse im Rahmen des Qualitätsmanagements eine schnelle Anpassung an aktuelle Entwicklungen leichter. Infolgedessen steigt die Flexibilität, wobei schneller auf neue Herausforderungen reagiert werden kann (Wegener & Wegener, 2005, S. 21). Gleichzeitig wird ein grundlegendes QM-System die Flexibilität im Umgang mit Patient_innen und ein hohes Niveau in der physiotherapeutischen Beratungs- und Behandlungsqualität erhalten. Des Weiteren werden spezifische Ziele schneller und dauerhafter erreicht als ohne Qualitätsmanagement, da sie explizit benannt und von Mitarbeiter_innen miterarbeitet werden (Wegener & Wegener, 2005, S. 21 f.). Darüber hinaus trägt das Aufstellen von Praxiszielen als inhaltliche Priorität, den befragten Interviewpersonen zufolge, zur langfristigen Ausrichtung der Praxis bei. Ebenso wird argumentiert, dass durch ein implementiertes QM-System die Organisation der Praxis transparent für die Mitarbeiter_innen wird. Daraus resultiert eine erhöhte Motivation, da alle Aspekte und Abteilungen der Praxis nachvollziehbar und verständlich werden. Zudem ist die Verlässlichkeit der einzelnen Betriebsabläufe für die Praxisleitung und die Mitarbeiter_innen höher, da alle Abläufe dokumentiert und geprüft sowie die Kompetenzen und Verantwortlichkeiten transparent festgelegt sind (Wegener & Wegener, 2005, S. 21 f.). Weiterhin können durch die strukturierte Analyse der Praxisabläufe und deren stetiger Verbesserung die Abläufe optimal auf die Anforderungen der Patient_innen ausgerichtet und diese dadurch maximal zufriedengestellt werden. An dieser Stelle wurde besonders in den Interviews hervorgehoben, dass ebenso durch ein QM-System sichergestellt wird, dass alle Standards eingehalten werden, sodass Patient_innen ein Höchstmaß an Behandlungserfolg erhalten. Zudem wird mithilfe des QM das Vertrauen unter dem Aspekt der adäquaten Behandlungsqualität konsolidiert (Wegener & Wegener, 2005, S. 21–22). Der Literaturrecherche und den Interviewergebnissen zufolge, wünschen sich Patient_innen Praxen, die Qualität leisten und diese nachweisen können. Aus diesem Grund sind Physiotherapiepraxen mit QM in der Lage, die QM-Tätigkeiten gezielt auf die Bedürfnisse der Patient_innen abzustimmen (Wegener & Wegener, 2005, S. 21). Dementsprechend resultiert die konsequente Nutzung eines wirkungsvollen QMS in einer erhöhten Patient_innenzufriedenheit. Des Weiteren lässt sich eine Optimierung der Patient_innenversorgung durch standardisierte Befunderhebung und Therapieabläufe sowie durch entsprechendes Management der Nahtstellen der Versorgung konstatieren (Deutscher Verband für Physiotherapie, 2016, S. 2). Zudem ist QM in der Physiotherapie essenziell zur Erreichung einer kontinuierlichen Verbesserung und damit einer Sicherung der Praxisqualität. Denn eine Optimierung von Praxisabläufen und Erfolgssicherung in der Praxis kann durch geregelte und schriftlich festgelegte Prozessbeschreibungen gewährleistet werden, was wiederum eine Steigerung der Effizienz und Wirtschaftlichkeit der Praxis zur Folge hat (Deutscher Verband für Physiotherapie, 2016, S. 1). Ebenso können Wartezeiten optimiert und Arbeitsaufwände durch transparente Abläufe effizienter gestaltet werden, was abermals aus den Interviewaussagen zum Ausdruck kam. Weiterhin werden durch standardisierte Arbeitsabläufe und eine Optimierung der Praxisabläufe Fehlerquellen eliminiert und Ressourcen effizienter eingesetzt, wobei aus langfristiger Perspektive durch dokumentierte Abläufe der Fortbestand sowie die Wertsteigerung der Praxis gesichert werden (Wegener & Wegener, 2005, S. 21). Hinzukommt, dass angesichts eines immer intensiveren Wettbewerbs einer effizienten Praxisorganisation eine zentrale Bedeutung beigemessen wird. Dabei bietet ein funktionierendes QM-System Wettbewerbsvorteile gegenüber anderen Leistungserbringern (Deutscher Verband für Physiotherapie, 2016, S. 2). Folglich wird durch die Zertifizierung die professionelle und zielgerichtete Versorgung der Patient_innen dokumentiert, sodass sich Physiotherapiepraxen durch ein kommuniziertes Qualitätsmanagement mit einem eindeutigen Alleinstellungsmerkmal abheben können (Deutscher Verband für Physiotherapie, 2016, S. 2). Darüber hinaus bietet ein intaktes QM-System Rechtssicherheit durch Beachtung der unterschiedlichsten rechtlichen Vorgaben sowie durch Implementierung aller gesetzlichen Forderungen in das Praxisqualitätsmanagement wie beispielsweise Einarbeitungs- und Unterweisungsnachweise, Umsetzung des Arbeits- und Brandschutzes sowie die Umsetzung der Hygienevorschriften (Deutscher Verband für Physiotherapie, 2016,

S. 2). Im weiteren Verlauf werden die aus den Interviews erwähnten zentralen Komponenten einer QM-Dokumentation in der Physiotherapiepraxis erläutert. Primär fungiert das QM-Handbuch als Grundlage und Fundament des QM (Wegener & Wegener, 2005, S. 10). Dabei dokumentiert das Handbuch Verfahrensanweisungen und dient sowohl der Qualitätssicherung als auch der Qualitätssteigerung, wobei das individuelle QM Handbuch den äußeren Handlungsrahmen für die Physiotherapiepraxis festlegt (Wegener & Wegener, 2005, S. 10 f.). Zudem wird durch die Interviews akzentuiert, dass ein breites Tätigkeitsspektrum in der Praxis tangiert wird. Somit bilden die Verfahrensanweisungen mit der Festlegung der jeweiligen Abläufe und Zuständigkeiten die Grundlage für die Handlungsanweisen der Mitarbeiter_innen und stellen folglich das Funktionieren des QM-Systems sicher (Wegener & Wegener, 2005, S. 10). Dabei versteht man unter Arbeitsanweisungen die auf den Arbeitsplatz bezogenen Darstellungen, die einzelne Tätigkeiten detailliert beschreiben. Auch Therapiestandards beispielsweise für die Lymphdrainage gelten als Arbeitsanweisungen in der physiotherapeutischen Praxis (Wegener & Wegener, 2005, S. 12). Des Weiteren hat sich die Arbeit mit Checklisten im praktischen Therapieablauf als effektives Instrument bewährt, wie zusätzlich die Interviews ergeben haben. Insbesondere für Arbeitsabläufe bieten sie eine große Unterstützung in der Durchführung physiotherapeutischer Leistungen, wobei Routinetätigkeiten durch die Anwendung der gemeinsam erarbeiteten Checklisten erleichtert werden. Zudem werden Schwachstellen eliminiert, da alle Therapeut_innen einheitlich vorgehen (Wegener & Wegener, 2005, S. 13 f.). Ferner finden in regelmäßigen Intervallen interne Audits statt, wobei Erkenntnisse der internen Qualitätssicherung in das Qualitätsmanagement der Einrichtung eingebunden werden. Somit sind gezielte Mitarbeiter_inneneinarbeitung sowie -unterstützung ebenso notwendig für die Qualitätssicherung, wie die Evaluation der Patient_innenzufriedenheit und regelmäßige Teamsitzungen. Weiterhin kann aus den Interviews geschlussfolgert werden, dass sich ein QM-System in einem gesteigerten Sicherheitsempfinden manifestiert. Denn geregelte Abläufe sorgen für transparente Zuständigkeiten beispielsweise bei der Einarbeitung neuer Mitarbeiter_innen (Wegener & Wegener, 2005, S. 24). Zudem lassen sich aufgrund der konsequenten Implementierung des Qualitätsmanagementsystems, einer gelebten Mitarbeiter_innenorientierung sowie definierter Praxisziele motivierte Mitarbeiter_innen verzeichnen (Deutscher Verband für Physiotherapie, 2016, S. 2). Dabei binden, auch den Interviewergebnissen entsprechend, strukturierte und regelmäßige Teambesprechungen in die Verantwortung für die Praxis ein, sodass hinsichtlich des Verbesserungspotenzials eigene Ideen und Kritik erwünscht sind. Demnach besteht für jeden die Möglichkeit, die Zukunft der Praxis aktiv mitzugestalten (Wegener & Wegener, 2005, S. 24). Zudem geht aus den Interviews hervor, dass mithilfe eines Qualitätsmanagements die interne Kommunikation optimiert wird, wodurch wiederum Fehler vermieden werden. Hierbei wurden während der Interviews besonders hervorgehoben, dass es sich beim Qualitätsmanagementsystem um einen kontinuierlichen Verbesserungsprozess handelt, welcher ständig optimiert werden kann. Denn mit gut strukturierten Arbeitsabläufen sowie einer entsprechender Zielentwicklung steigt sowohl die Zufriedenheit der Patient_innen als auch die des Praxisteams, wobei für die Nachhaltigkeit Mitarbeiter_innen das QM-System verinnerlichen sowie internalisieren sollten, um ein hohes Niveau in der physiotherapeutischen Beratung- und Behandlungsqualität zu garantieren. Das nächste Kapitel widmet sich den Herausforderungen.

5. Herausforderungen und Lösungen

Bei der Implementierung und Durchführung eines Qualitätsmanagementsystems kann es zu Herausforderungen kommen, wie vorliegende Tabelle exemplarisch illustriert. In dieser Tabelle 2 werden sowohl Herausforderung im Hinblick auf die Implementierung des QM-Systems als auch im Berufsalltag der Physiotherapeut_innen beleuchtet.

Tabelle 2: Herausforderungen und Lösungen in der Physiotherapie, eigene Darstellung, 2021

Herausforderungen	Lösungen
→ Fehlende gesetzliche Verpflichtung zur **Einführung eines QM-Systems** in der Physiotherapie	→ **Etablierung** von theoretisch und infrastrukturellen **Voraussetzung zur Implementierung** eines gesetzlich verbindlichen QM-Systems in der Physiotherapie (vgl. Medau, 2013, S. 8)
→ Flächendeckende, **standardisierte**, einheitliche **Behandlungsdokumentation** für Patient_innen	→ Einführung einer **adäquaten, praxistauglichen Dokumentationssoftware** in der physiotherapeutischen Praxis mit größtmöglicher Flexibilität (vgl. Medau, 2013, S. 147) → Ziel: Umfassende, standardisierte Dokumentation aller Patient_innen in der Physiotherapie

(wird fortgesetzt)

Tabelle 2: Fortsetzung

Herausforderungen	Lösungen
→ Ausführliche, nachvollziehbare sowie **professionelle Behandlungsdokumentation** ausschlaggebend für Sicherung der Therapiequalität	→ Durchgängiger Einsatz einer **spezialisierten Dokumentationssoftware** durch Bereitstellung als mobile Anwendung mit Vorgabe von Wiederbefundparametern, einer Prognosefunktion, Assessmentdatenbank, Erkennung von physiotherapeutischen Begriffen sowie grafische Darstellung von Messverläufen (Griefahn, Wolf & Zalpour, 2020, S. 107) → **Einsatz einer APP**
→ Umfangreiche, zeitaufwändige Bearbeitung der Formulare und Archivierung (Medau, 2013, S. 8)	→ Bearbeitung eines elektronischen Formulars → Erleichterungen durch Integrierung von Suchfunktionen sowie elektronische Archivierung
→ **Einsatz von Assessments** notwendig für Nachweis der Wirksamkeit & wissenschaftlich fundierte Darstellung des Ergebnisses (Medau, 2013, S. 146)	→ **Integrierung** von evidenzbasierten Assessments in den Dokumentationsablauf zu den wichtigen Diagnosen im Dokumentationsprogramm (Medau, 2013, S. 146)
→ Kontinuierliche Analyse und Evaluation der Patient_ innenzufriedenheit	→ **Professionelle Erfassung** des Stellenwerts der Zufriedenheit durch Fragebögen → Gewährleistung der qualitativ hochwertigen individuell abgestimmten Behandlung
→ Intensive Beschäftigung mit der **Evaluierung** physiotherapeutischer Therapiekonzepte (vgl. Appuhn, 2003. S. 15).	→ **Evidenzbasierte Überprüfung** therapeutischen Handelns für qualitätsgesicherte, evaluierte Therapiekonzepte erforderlich → Anwendung neuer Behandlungskonzepte bei grundlegender **Qualitätssicherung** in der Praxis
→ Evidenzbasiertes Arbeiten (Medau, 2013, S. 203 f.)	→ Wissenschaftliches Vorgehen und Einsatz der bekannten wissenschaftlichen Erkenntnisse (Medau, 2013, S. 203 f.)

Tabelle 2: Fortsetzung

Herausforderungen	Lösungen
→ **Digitalisierung** in der Physiotherapie sowie digitaler Fortschritt in der Gesundheitsbranche	→ **Verbesserungspotenziale** im Bereich digitaler Präventionskonzepte in der Physiotherapie → **Digitale Dokumentationssoftware** mit gewünschter Funktionalität (Griefahn, Wolf & Zalpour, 2020, S. 107)
→ **Transparente Behandlung** sowie Steigerung der **Effizienz** während der individuellen Therapieeinheit (Griefahn, Wolf & Zalpour, 2020, S. 107)	→ **Etablierung** einer umfassenden digitalen Dokumentationssoftware resultiert im positiven Einfluss auf den Behandlungserfolg (Griefahn, Wolf & Zalpour, 2020, S. 107)
→ **Förderung des interdisziplinären Austauschs** mit multiprofessionellem Team (Ärzt_innen, Psycholog_innen, Pflege)	→ Erleichterte **Kooperation durch Digitalisierung** in der Physiotherapie mithilfe einer **softwarebasierten Dokumentation**
→ **Zeitdruck** sowie eine lückenlose Dokumentation	→ Eine **flexible Dokumentationssoftware** → Standardisierte Dokumentation erhöht Effektivität → **Effizientes Zeitmanagement** durch vereinfachte Dokumentation
→ Infolge des **demografischen Wandels** werden wesentliche Veränderungen der Versorgungsbedarfe (auch in der Physiotherapie) antizipiert (Reinhard, 2017, S. 1)	→ Ausrichtung und Beibehaltung des **Qualitätsniveaus** bezüglich der Patient_innenanforderungen → **Profilierung** mit breitem **Behandlungsspektrum** → Erfolgsfaktor: Tätigkeiten gezielt auf die Bedürfnisse der Patient_innen abstimmen
→ Angesichts eines immer **intensiveren Wettbewerbs** ist effiziente Praxisorganisation von zentraler Bedeutung (Deutscher Verband für Physiotherapie, 2016, S. 2)	→ **Strukturierte, transparente Praxisabläufe** resultieren in Steigerung der Effizienz und Wirtschaftlichkeit in der Physiotherapie → Funktionierendes QM-System bietet Wettbewerbsvorteile & **Alleinstellungsmerkmal** (Deutscher Verband für Physiotherapie, 2016, S. 2)
→ **Leistungsorientierte Vergütung** sowie finanzielle Ressourcen und Determinanten	→ **Gesundheitspolitische Reformen** zur Vergütungssteigerung für qualitativ hochwertige Behandlung

(wird fortgesetzt)

Tabelle 2: Fortsetzung

Herausforderungen	Lösungen
→ **Attraktivität** des Berufs sowie Sicherung der therapeutischen Patient_innenversorgung	→ **Akademisierung** der Physiotherapie und damit resultierende **Aufwertung** des Berufs
→ Fortschritte in der modernen Medizin als auch die sich **verändernden physiotherapeutischen** Arbeitsgrundlagen erfordern **Bereitschaft, Eigeninitiative & Engagement** zur ständigen Fort- und Weiterbildung	→ **Kontinuierliche Fortbildungspflicht** → Investition in berufliche Weiterbildung für fachliche und persönliche **Qualifikationen** → Gewährleistung einer **qualitätsgesicherten**, evidenzbasierten, dem allgemeinen Stand der medizinischen Erkenntnisse entsprechenden Versorgung mit Heilmitteln
→ **Tiefergehende Verankerung** des Themas Qualitätsmanagements in Physiotherapie	→ **Stärkere Sensibilisierung** der Physiotherapeut_innen für zunehmende Bedeutung des Qualitätsmanagementsystems → **Differenzierte Auseinandersetzung** mit QMS Chancen & **Verbesserungspotential** für Praxis → **Etablierung des Bewusstseins** für **Relevanz der Thematik** durch **Partizipation an QM-Seminaren**

6. Schlussfolgerung und Ausblick

Um eine qualitativ hochwertige Behandlung in der Physiotherapie zu garantieren, ist die effektive Umsetzung eines fundierten Qualitätsmanagements erforderlich. Dabei gewinnt die Thematik des Qualitätsmanagementsystems im Gesundheitswesen zunehmend an Bedeutung, da sein Nutzen als Garant für die Erfolgssicherung in der Praxis vermehrt erkannt wird. Ebenso hat sich aus den Interviews herauskristallisiert, dass ein angemessenes und hochwertiges Qualitätsmanagement mit einer erhöhten Eigeninitiative assoziiert ist, sich über die zeitlichen, organisatorischen und personellen Ressourcen mit den einzelnen Behandlungsoptionen tiefergehend zu beschäftigen, um den Therapieverlauf zu optimieren und eine qualitativ hochwertige Therapiebehandlung sicherzustellen. Daher kommt angesichts eines immer intensiveren Wettbewerbs einer effizienten Praxisorganisation eine zentrale Bedeutung zu. Zudem sind Physiotherapiepraxen aufgrund zeitlicher, finanzieller und personeller Determinanten gefordert, ihren Wissensstand zu überprüfen und notwendige

Veränderungsprozesse einzuleiten sowie konsequent umzusetzen (Ossendorf & Nickel, 2019). In diesem Kontext ist wissenschaftliches Vorgehen Ausdruck eines professionellen Handels (Medau, 2013, S. 204). Demzufolge ist Qualitätsmanagement von fundamentaler Bedeutung. Ebenso bedarf es der Etablierung qualitätsgesicherter sowie evaluierter Therapiekonzepte für die Zukunft der Physiotherapie (Appuhn, 2003. S. 15). Weiterhin soll bundesweit eine einheitliche, qualitativ hochwertige und wirtschaftlich sinnvolle Versorgung mit Heilmitteln gewährleistet werden. Demnach wird antizipiert, dass die Physiotherapie in Zukunft zum Qualitätsmanagement verpflichtet wird (Medau, 2013. S. 204). Dennoch sollten Physiotherapeut_innen aus eigenem Antrieb im Interesse der Professionalisierung und Akademisierung in puncto Qualitätsmanagementsystem aktiv werden, um ihre Stellung in der medizinischen Versorgungskette zu stärken (Medau, 2013, S. 204). Aus diesem Grund sollte ein erhöhtes Bewusstsein für das Thema Qualitätsmanagement etabliert und somit tiefergehend verankert werden. Hinsichtlich potenzieller Handlungsempfehlungen ist es ebenso wünschenswert, dass sich Praxen durch Partizipation an QM-Seminaren mit Qualitätsmanagement befassen. Denn ein effizientes QM-System bietet Wettbewerbsvorteile gegenüber anderen Leistungserbringern, sodass sich Praxen mit einem eindeutigen Alleinstellungsmerkmal durch ein kommuniziertes Qualitätsmanagement profilieren können (Deutscher Verband für Physiotherapie, 2016, S. 2). Abschließend gilt festzuhalten, dass Physiotherapeut_innen hochspezialisierte Dienstleistungen im Gesamtspektrum des Gesundheitswesens erbringen (Appuhn, 2003, S. 14). Dementsprechend werden zielorientierte und engagierte Physiotherapeut_innen mit breit gefächertem Behandlungsangebot mit Sicherheit auch in Zukunft eine qualitätsgesicherte Heilmittelerbringung garantieren (VPT, 2010, S. 10). Gleichzeitig wird jedoch die konsequente Nutzung eines wirkungsvollen QM-System einen entscheidenden Wettbewerbsfaktor für die Profilierung repräsentieren und sich demzufolge in einem hohen Niveau in der physiotherapeutischen Behandlungsqualität manifestieren.

Literaturverzeichnis

Appuhn, P. (2003). Qualitätsmanagement für Physiotherapeuten. Schlüssel zum Erfolg oder Wahnsinn mit Methode? Die Sommerserie 2003 bei physio. de. Verfügbar unter: https://www.physio.de/physio/qualitaetsmanagement.pdf (3.11.2020)

Brüggemann, H. & Bremer, P.(2019).Grundlagen Qualitätsmanagement: Von den Werkzeugen über Methoden zum TQM. Heidelberg: Springer-Verlag.

Bundesagentur für Arbeit. (2020). Physiotherapeut/in. BERUFENET. Steckbrief. Verfügbar unter: https://berufenet.arbeitsagentur.de/berufenet/bkb/8750.pdf (15.11.2020)

Deutscher Verband für Physiotherapie. (2016). PhysioQM 2016. Verfügbar unter: https://he.physio-deutschland.de/uploads/tx_sschseminarsext/551_2016_physio_QM_05.11.2016.pdf(10.1.2021)

Deutscher Verband für Physiotherapie. (2017). Physiotherapie: Fakten und Zahlen Verfügbar unter: https://bw.physio-deutschland.de/fileadmin/data/bund/news/pdfs/Faktenblatt_Physiotherapie_2017.pdf (05.01.2021)

Deutscher Verband für Physiotherapie. (2020). Fort- und Weiterbildung. Verfügbar unter: https://www.physio-deutschland.de/fachkreise/beruf-und-bildung/fort-und-weiterbildung.html (4.3.2021).

Deutscher Verband für Physiotherapie. (2021). Zahlen, Daten, Fakten zur Physiotherapie. Verfügbar unter: https://www.physio-deutschland.de/fileadmin/data/bund/Dateien_oeffentlich/Beruf_und_Bildung/Zahlen__Daten__Fakten/Zahlen-Daten-Fakten-Jan21.pdf(05.01.2021)

Fischer, D., Fischer, I. Segerer, I. Tiefert, B., Voigt, W. & Zocher, I. (2005). Lehrpläne für die Berufsfachschule. Physiotherapeut/Physiotherapeutin. Sächsisches Staatsministerium für Kultus. Verfügbar unter: http://lpdb.schule-sachsen.de/lpdb/web/downloads/lp_bfs_physiotherapeut_05.pdf?v2 (13.11.2020)

Friedel, K. (2008). Was Patienten zufrieden macht. Physiospektrum. S. 40–43. Verfügbar unter: https://www.thieme-connect.com/products/ejournals/pdf/10.1055/s-0032-1308208.pdf(10.11.2020)

Gemeinsamer Bundesausschuss. (2015). Qualitätsmanagement-Richtlinie. Verfügbar unter: https://www.g-ba.de/downloads/62-492-1296/QM-RL_2015-12-17_iK-2016-11-16.pdf(1.2.2021)

Gemeinsamer Bundesausschuss. (o.J.). Qualitätsmanagement. Verfügbar unter: https://www.g-ba.de/themen/qualitaetssicherung/vorgaben-zur-qualitaetssicherung/vorgaben-qualitaetsmanagement/ (10.12.2021)

Geraedts, M., Holle, B., Vollmar, H. C. & Bartholomeyczik, S. (2011). Qualitätsmanagement in der ambulanten und stationären Pflege. Aktuelle Entwicklungen und Besonderheiten. In: Bundesgesundheitsblatt. Springer Verlag. (S. 185–186). Verfügbar unter: https://link.springer.com/content/pdf/10.1007%2Fs00103-010-1199-4.pdf(05.11.2020)

GKV-Spitzenverband. (2006). Fortbildung im Bereich Heilmittel (Physiotherapie, Ergotherapie und Stimm-, Sprech- und Sprachtherapie). Anlage 4 vom 25. September 2006 zu den Rahmenempfehlungen nach § 125 Abs. 1 SGB V. Verfügbar unter: https://www.gkv-spitzenverband.de/media/dokumente/krankenversicherung_1/ambulante_leistungen/heilmittel/heilmittel_rahmenempfehlungen/125_Anlage_4_222.pdf(21.11.2020)

Griefahn, A., Wolf, E.& Zalpour, C. (2020). Wie kann die Dokumentation in der Physiotherapie durch die Digitalisierung effektiver und effizienter werden? Eine Delphi-Studie. https://doi.org/10.1055/a-1113-668. Verfügbar unter: https://www.thieme-connect.de/products/ejournals/pdf/10.1055/a-1113-6688.pdf(4.3.2021)

Hensen, P. (2016). Qualitätsmanagement im Gesundheitswesen. Grundlagen für Studium und Praxis. Wiesbaden: Springer Fachmedien. Verfügbar unter: https://link.springer.com/content/pdf/10.1007%2F978-3-658-07745-7.pdf(11.11.2020)

Hensen, P. (2019). Qualitätsmanagement im Gesundheitswesen. Grundlagen für Studium und Praxis. Zweite überarbeitete Auflage. Wiesbaden: Springer Fachmedien. Verfügbar unter: https://doi.org/10.1007/978-3-658-25913-6 (23.3.2021)

Kopp, I., Müller, W. & Lorenz, W. (2003). Die zentrale Rolle von Outcome in Leitlinien und Disease-Management Programmen. Verfügbar unter: https://www.awmf.org/fileadmin/user_upload/Leitlinien/Werkzeuge/Publikationen/rb8.pdf (20.1.2021)

Medau, P. (2013). Qualitätsmanagement und Dokumentation in der Physiotherapie. Dissertation. Universität Erlangen-Nürnberg.

Nolte, R. & Fleßa, S. (2016). Umsetzung der Heilmittel-Richtlinie in der Physiotherapie. Eine exemplarische Analyse. HBScience (2016) 7:132–142. DOI 10.1007/s16024-016-0280-9

Ona Simbana, E.D., Sanchez-Herrera Baeza, P., Jardon Heute, A. & Balaguer, C. (2019). Review of Automated Systems for Upper Limbs Functional Assessment in Neurorehabilitation. IEEE Access PP(99):1-1. DOI: 10.1109/ACCESS.2019.2901814

Ossendorf, A. & Nickel, G.J. (2019). Qualitätsmanagement in Physiotherapiepraxen. Empirische Untersuchung in vier deutschen Großstädten zum Verbreitungsgrad. Physioscience 2019, 15(02): 63–72. DOI: 10.1055/a-0886-6772

Reimann, G. (2016). Erfolgreiches Qualitätsmanagement nach DIN EN ISO 9001:2015. Lösungen zur praktischen Umsetzung. Berlin: Beuth Verlag GmbH.

Reinhard, M. (2017). Ökonomische und berufliche Situation der Physiotherapie. Ifo-Forschungsbericht. Verfügbar unter: https://www.ifo.de/DocDL/ifo_Forschungsberichte_90_2017__Reinhard_Physio_Ergotherapie.pdf (20.12.2020)

Schneider, S. (2018). Dokumentation und Therapiebericht in der Physiotherapie. Verfügbar unter: https://www.azh.de/blog/therapiebericht-physiotherapie/ (Stand 21.3.2021)

SGB V: Sozialgesetzbuch (SGB) Fünftes Buch (V) § 135 a, Absatz 1 und 2 (2019). Verpflichtung der Leistungserbringer zur Qualitätssicherung. Verfügbar unter: https://www.sozialgesetzbuch-sgb.de/sgbv/135a.html (10.11.2020)

THEORG. (2021). Dokumentationsassistent. Verfügbar unter: https://sovdwaer.de/dokumentation (4.2.2021)

Verband Physikalische Therapie (VPT). (2010).Physiotherapeut(in). Ein umfassender Überblick zu Berufsinhalten, Ausbildungsfragen, Einsatzbereichen und Perspektiven. Verfügbar unter: https://www.vpt.de/fileadmin/user_upload/download/pdf/physiotherapeut_berufsinhalt.pdf (10.12.2020)

Wegener, G. & Wegener, K. (2005). Praxismanagement für die Physiotherapie: Erfolg durch QM und prozessorientiertes Handeln. Stuttgart: Georg Thieme Verlag.

Abbildungsverzeichnis

Abbildung 1: Rehab-Cycle, eigene Darstellung nach Ona Simbana et al., 2019, S. 2 130

Tabellenverzeichnis

Tabelle 1: Qualitätsdimensionen, eigene Darstellung nach Wegener & Wegener, 2005, S. 7 123

Tabelle 2: Herausforderungen und Lösungen, eigene Darstellung, 2021 135

Marta May

Qualitätsmanagement im Beruf des/der Pharmazeutisch-Technischen-Assistent/in

Zusammenfassung

Das Qualitätsmanagement nimmt in dem Berufsfeld des/der Pharmazeutisch-Technischen-Assistent/in (PTA) einen hohen Stellenwert ein und ist zugleich ein wesentlicher Garant für eine qualitativ hochwertige Arzneimittelversorgung der Bevölkerung.

Ziel: Neben den gesetzlich verpflichtenden Anforderungen soll ergründet werden, inwieweit das Qualitätsmanagement im Beruf des/der Pharmazeutisch-Technischen-Assistenten/in implementiert wird.

Methode: Hinsichtlich der Methode erfolgte eine systematische Internet- und Literaturrecherche in diesem Berufsfeld. Zur Beantwortung der formulierten Fragestellung wurde als Datenerhebungsinstrument ein leitfadengestütztes, qualitatives Interview festgelegt. Zur Datenerhebung wurden insgesamt sechs Expert_inneninterviews durchgeführt.

Ergebnisse: Mit der Novellierung der Apothekenbetriebsordnung (ApBetrO) im Jahr 2012 ist die Einführung eines Qualitätsmanagementsystems (QMS) für Apotheken gesetzlich verpflichtend. Infolgedessen müssen alle Prozesse über einen pharmazeutischen Inhalt im Berufsfeld des/der Pharmazeutisch-Technischen-Assistenten/in (PTA) beschrieben und dokumentiert werden. Als zentrale Grundinhalte eines QMS ergeben sich die Arzneimittelherstellung, Prüfung und Lagerung apothekenüblicher Waren sowie eine fundierte Beratungsleistung.

Schlussfolgerung: Ein effizientes Qualitätsmanagement stellt in diesem Berufsfeld ein Kerninstrument für die kontinuierliche Verbesserung der Arzneimittel- und Beratungsqualität dar. Vor dem Hintergrund der dargestellten Ergebnisse sollten neben den gesetzlich vorgeschriebenen pharmazeutischen Prozessen, die betriebswirtschaftlichen sowie die organisatorischen Abläufe, die elementar für ein Qualitätsmanagementsystem sind, berücksichtigt werden.

Schlüsselworte: Qualitätsmanagement, Pharmazeutisch-Technischen-Assistenten/in, pharmazeutische Prozesse, Arzneimittelqualität, Beratungsqualität

1. Einleitung

Heutzutage ist die Realisierung einer qualitativ hochwertigen sowie flächendeckenden gesundheitlichen Versorgung der Bevölkerung von gesamtgesellschaftlicher Relevanz. Als zentrale Ziele der Gesundheitspolitik lassen sich hierbei die Optimierung und Sicherstellung der Versorgungsqualität heranführen. Hierbei nehmen die effiziente Bereitstellung und Versorgung mit Arzneimitteln einen hohen Stellenwert ein. Als Bestandteil des täglichen Handelns unterliegt die Gruppe der Arzneimittel ähnlichen gesetzlichen sowie regulatorischen Rahmenbedingungen wie andere zu erwerbenden Produkte. Jedoch wird Arzneimitteln unter all diesen Produkten eine elementare Bedeutung beigemessen (Eisenreich, 2014, S. 11). Einer Auswertung von Verordnungen zufolge bezifferten sich die GKV-Ausgaben im Jahr 2019 für Arzneimittel in Deutschland auf 35,43 Milliarden Euro, sodass Regulierungsmechanismen seitens der Politik im Arzneimittelmarkt von herausragender Bedeutung sind (ABDA, 2020, S. 32). Darüber hinaus bestimmen die Rationalisierung, Outcome-Perspektive und der Fokus auf die Bedürfnisse und Bedarfe der Patient_innen zunehmend die weitere Entwicklung der Arzneimittelversorgung (Steinbach, 2013, S. 15). Durch den zunehmenden Wettbewerb der Apotheken wird auch die Arzneimittelqualität als entscheidender Wettbewerbsfaktor erkannt. Insbesondere antizipieren die Gesellschaft, Patient_innen und Kostenträger von den Apotheken das Einhalten der erforderlichen Qualitätsstandards unter Beachtung von Sorgfalt und Genauigkeit sowie die Berücksichtigung des Wirtschaftlichkeitsgebots (Eisenreich, 2014, S. 67). Während der Gesetzgeber bereits für Krankenhäuser und Praxen in Deutschland seit 2004 die verpflichtende Einführung eines Qualitätsmanagementsystems (QMS) forcierte, folgte eine solche Forderung für Apotheken erst im Jahr 2012 durch die Novellierung der Apothekenbetriebsordnung. Der International Organization for Standardisation (ISO) zufolge umfasst das Qualitätsmanagement „alle organisierten Maßnahmen, die der Verbesserung von Produkten, Prozessen oder Leistungen jeglicher Art dienen".

Demnach kann mithilfe eines effektiven Qualitätsmanagementsystems ein hohes Qualitätsniveau pharmazeutischer Dienstleistungen und Produkte in diesem Hochrisikoprozess sichergestellt sowie die Zufriedenheit und die Compliance der Patient_innen maximiert werden (Reimann, 2016, S. 200–220). Unter einem Qualitätsmanagementsystem ist hierbei die kontinuierliche und systematische Durchführung von Maßnahmen zu verstehen, mit denen ein anhaltende Qualitätsförderung und -verbesserung realisiert wird. Dabei bedeutet QM konkret, dass Ergebnisse der Prozesse und Leistungen kontinuierlich evaluiert, dokumentiert und verbessert werden (Hensen, 2016, S. 42–43).

In diesem Kapitel soll untersucht werden, inwieweit das Qualitätsmanagement im Beruf der/des Pharmazeutisch-Technischen-Assistenten/in (PTA) implementiert wird. Hierbei gewinnt das Qualitätsmanagement in diesem Beruf zunehmend an Bedeutung und begründet die Relevanz dieser Thematik. Nachfolgend werden das Berufsfeld und die Ausbildung der/des PTA definiert. Darüber hinaus folgt die Darstellung zentraler Qualitätsmerkmale innerhalb dieses Berufsfeldes. Im Anschluss daran wird die Methodik skizziert. Daraufhin werden die aus den Interviews herausgearbeiteten Ergebnisse thematisiert. Zudem komplettiert die Zusammenstellung der Herausforderungen und der abgeleiteten Lösungsansätze dieses Kapitel. Letztlich wird ein Fazit gezogen und entsprechende Handlungsempfehlungen präsentiert.

1.1 Berufsbeschreibung

Der Beruf Pharmazeutisch-technischer Assistent_in (PTA) ist laut Gesetz über den Beruf des pharmazeutisch-technischen Assistenten (PharmTAG) ein Gesundheitsfachberuf mit heilberuflicher Verantwortung (BVpta, 2021). Allein 68.277 Personen sind in Deutschland als PTAs angestellt, wobei dieser Beruf überwiegend von Frauen ausgeübt wird. Hierbei liegt der Frauenanteil in diesem Beruf bei 96,9 % (ABDA, 2020, S. 20). Im Wesentlichen finden PTAs in Krankenhaus- und Versandapotheken sowie vor allem in öffentlichen Apotheken Beschäftigung. Folglich arbeitet die überwiegende Mehrheit der angestellten PTAs, etwa 90 %, in öffentlichen Apotheken, wo sie neben den Apotheker_innen, Pharmazieingenieur_innen zum sogenannten pharmazeutischen Personal gehören. Zudem ist auch nichtpharmazeutisches Personal, vor allem pharmazeutisch-kaufmännische Angestellte (PKA) und Apothekenhelfer_innen in der Apotheke beschäftigt (Bundesagentur für Arbeit, 2020). Des Weiteren ist das Tätigkeitsrepertoire der PTA breit gefächert. Demnach umfasst ein Tätigkeitsfeld den Bereich der Herstellung von Arzneimitteln in Einzelanfertigung (Rezeptur) sowie auf Vorrat (Defektur). Insbesondere erfolgt die Eigenherstellung durch die PTA dann, wenn Therapievorstellungen seitens der Ärzteschaft nicht anders realisiert werden können oder für ausgewählte Arzneimittel der Bedarf so marginal ist, dass Fertigarzneimittel seitens der pharmazeutischen Industrie unzureichend hergestellt werden (Linnertz & Antosch, 2013, S. 133). Zu diesem Zweck werden Rezepturarzneimittel gemäß ärztlicher Verschreibung in der apothekeneigenen Werkstatt „der Rezeptur" individuell durch die PTA angefertigt. Zunächst können Rezepturarzneimittel in zwei Arten klassifiziert werden: Zum einen in allgemeine Rezepturen, wie Salben, Cremes, Kapseln und Zäpfchen und zum anderen in Spezialrezepturen, wie Zytostatika oder Ernährungslösungen (Neth, 2021). Folglich ist die Herstellung qualitativ hochwertiger Rezepturen ein integraler Bestandteil in diesem Beruf. Ergänzend dazu werden auch Medizinprodukte sowie andere apothekenübliche Ware und Ausgangsstoffe durch die PTA unter apothekerischer Aufsicht nach den geltenden pharmazeutischen Vorgaben des Arzneibuchs unter Einhaltung geltender Qualitätsstandards produziert. Zudem kontrollieren PTAs die Qualität und Sicherheit der Produkte, indem sie Ausgangsstoffe sowie Fertigarzneimittel („Fertigarzneimittelprüfung") auf Inhaltsstoffe prüfen („Identitätsprüfung") sowie ggf. fehlerhafte Packungen aussortieren (Bundesagentur für Arbeit, 2021). Schließlich komplettiert neben der Prüfung und der Herstellung von Arzneimitteln vor allem die Beratung nach den geltenden Bundesapothekerkammer (BAK)-Leitlinien das vielfältige Tätigkeitsrepertoire der PTA. Aufgrund ihrer pharmazeutischen Kenntnisse beraten PTAs Patient_innen und informieren über Arzneimittelwirkungen, wie Neben- und Wechselwirkungen der Arzneimittel und Medizinprodukte und können bei Auffälligkeiten therapeutische Alternativen suggerieren. Mit Empfehlungen zu freiverkäuflichen Arzneimitteln unterstützen PTAs die sichere und qualitätsorientierte Selbstmedikation (ebd.). Hervorzuheben ist an dieser Stelle, dass PTAs stets unter der Aufsicht des Apothekers oder der Apothekerin in der Offizin, dem Verkaufsraum der Apotheke Medikamente an Patient_innen abgegeben (§ 3 Absatz 1 ApBetrO).

Gleichermaßen gehört auch der Verkauf apothekenpflichtiger, rezeptfreier OTC-Arzneimittel zu den Kernaufgaben. Außerdem werden freiverkäufliche, nicht apothekenpflichtige Arzneimittel und Gesundheitsprodukte verkauft. Zudem erbringen sie Dienstleistungen, die insbesondere auf Gesundheitsförderung und Prävention der Patient_innen zielen. Hierbei zählen Blutzucker- und Cholesterinwertmessungen (Bundesagentur für Arbeit, 2021). Weitere Prozesse, bei denen PTAs mitwirken können, sind die Kontrolle sowie Dokumentation der Kühlschrank- und Raumtemperatur sowie aller Prozesse, die mit dem Labor oder der Rezeptur zusammenhängen, wie Plausibilitätsprüfungen, Herstellungsanweisungen, Herstellungsprotokolle und Prüfprotokolle. Zudem besteht auch die Dokumentationspflicht hinsichtlich der Betäubungsmittel (BtM)-Rezepte für Opioide, Benzodiazepine, Barbiturate, Amphetamine, sowie weiterer Halluzinogene (§ 12 Abs. 4 BtMVV). Im nächsten Abschnitt liegt der Fokus auf der Ausbildungsbeschreibung.

1.3 Ausbildungsbeschreibung

Der Pharmazeutisch-technische-Assistent_in ist ein in Deutschland anerkannter Ausbildungsberuf. Hierbei bildet die Ausbildungs- und Prüfungsverordnung für pharmazeutisch-technische Assistent_innen (PTA-APrV) die gesetzliche Grundlage für die berufliche Ausbildung. Hierbei vermittelt die Ausbildung alle für die Tätigkeitsbereiche erforderlichen theoretischen sowie praktischen Kenntnisse. Darüber hinaus werden gute schulische Leistungen in Mathematik und den naturwissenschaftlichen Fächern gefordert. Zudem wird für die Berufsausbildung ein Realschul- oder vergleichbarer Bildungsabschluss vorausgesetzt. Des Weiteren erstreckt sich die Ausbildungsdauer über einen Zeitraum von zweieinhalb Jahren (Bundesagentur für Arbeit, 2020). Zunächst erfolgt die zweijährige schulische Ausbildung an einer staatlichen oder an einer privaten Berufsfachschule (§ 1 der PTA-APrV).

Hierbei umfasst die Bandbreite der Ausbildungsinhalte ein umfangreiches Spektrum von zahlreichen naturwissenschaftlichen Fächern wie pharmazeutische Chemie, Arzneimittel-, Gift- und Drogenkunde bis hin zur Botanik und Galenik, der Lehre von der Zusammensetzung und Zubereitung bzw. Herstellung von Arzneimitteln (ABDA, 2016, S. 6). Zudem werden Kurse zur Diätetik gelehrt. Korrespondierend zu dem theoretischen Unterricht an der Berufsschule werden praktische Übungen zur Herstellung zahlreicher Arzneiformen, Erkennung von Arzneipflanzenbestandteilen sowie zur Untersuchung von Körperflüssigkeiten im schuleigenen Labor durchgeführt. *Zu diesem Zweck* werden die Auszubildenden mit den chemischen sowie physikalischen Untersuchungsmethoden zur Gehaltsbestimmung von Arznei- und Hilfsstoffen sowie Drogen vertraut gemacht (ABDA, 2021). Zudem wird der sichere Umgang mit der EDV gelehrt. Daraufhin erfolgt die erste staatliche Prüfung nach zwei Jahren schulischer Ausbildung bestehend aus einem schriftlichen, mündlichen und einen praktischen Teil. An die zweite staatliche Prüfung der schulischen Ausbildung schließt eine sechsmonatige praktische Ausbildung in der Apotheke an, die sogenannte Famulatur. Hierdurch sollen die Auszubildenden an die Bearbeitung ärztlicher Verschreibungen, Arzneimittelrecherche sowie an die Beratung von Patient_innen zur ordnungsgemäßen Anwendung und Aufbewahrung von Arzneimitteln herangeführt werden Weiterhin werden Grundlagen der Preiskalkulation verschreibungspflichtiger Arzneimittel sowie Anforderungen elementarer Rechtsvorschriften gelehrt (ABDA, 2021). Die praktische Ausbildung endet mit einer mündlichen Prüfung im Fach „Apothekenpraxis". Darauffolgend wird die staatliche Erlaubnis zur Berufsausübung erteilt (§ 15 PTA-APrV). Vielmehr können sich PTAs in einzelnen

Schwerpunktbereichen spezifisch weiterbilden und eigenständige Verantwortungsbereiche innerhalb der Apotheke übernehmen. Beispielsweise ist eine Spezialisierung bei der Herstellung steriler Arzneimittel, der Verblisterung von Arzneimitteln, in der Heimversorgung, im Qualitätsmanagement sowie in der Ernährungs- oder Kosmetikberatung als Fach-PTA möglich. In Abhängigkeit von den individuellen Fähigkeiten eröffnen sich vielfältige Weiterbildungs- und Karrieremöglichkeiten in der pharmazeutischen Industrie, Krankenhäusern, in der Verwaltung sowie in Laboren, universitären Einrichtungen oder auch als selbständige Referent_innen (BVpta, 2021). Nach der einführenden Darstellung des Berufsfeldes und den Ausbildungsinhalten widmet sich das nächste Kapitel dem Qualitätsmanagement und den zentralen QM-Merkmalen in dem Beruf des/der Pharmazeutisch-Technischen-Assistent/in.

2. Relevanz des Qualitätsmanagements im Beruf

Heutzutage ist das Qualitätsmanagement eine elementare Voraussetzung sowohl zur Steigerung der Patient_innenzufriedenheit als auch zur Vermeidung von Medikationsfehlern und Folgekosten hinsichtlich einer effizienten und effektiven Arzneimittelversorgung. Daher gilt es, gute reproduzierbare Arzneimittel- und Dienstleistungsqualität zu gewährleisten. Dabei sollen Apotheken dies nicht nur, sondern sie sind nach § 135a Sozialgesetzbuch (SGB) Fünftes Buch (V) dazu verpflichtet, den gesetzlichen Auftrag zur qualitativen und flächendeckenden Arzneimittelversorgung der Bevölkerung zu erfüllen. Im § 1 Abs. 1 des Apothekengesetzes (ApoG) heißt es: „Den Apotheken obliegt die im öffentlichen Interesse gebotene Sicherstellung einer ordnungsgemäßen Arzneimittelversorgung der Bevölkerung." Die daraus resultierende Verantwortung verpflichtet das pharmazeutische Personal und darunter auch die PTA dazu, Arzneimittel, Medizinprodukte, Hilfsmittel und pharmazeutische Dienstleistungen in höchster Qualität anzubieten (Zentiva, 2021). Infolgedessen ist dieser Versorgungsauftrag das oberste Qualitätsziel im pharmazeutischen Bereich, zu dessen Erreichung ein Qualitätsmanagementsystem maßgeblich beiträgt. Im folgenden Abschnitt sollen zunächst die relevanten rechtlichen Vorschriften hinsichtlich des Qualitätsmanagements in der Apotheke skizziert werden.

2.1 Rechtliche Anforderungen an ein QMS in der Apotheke

Mit der Novellierung der Apothekenbetriebsordnung im Jahr 2012 ist die Einrichtung eines Qualitätsmanagementsystems für Apotheken gesetzlich vorgeschrieben (Eisenreich, 2014, S. 70). Des Weiteren regelt die Apothekenbetriebsordnung den Betrieb einer Apotheke und damit auch die

Mindestanforderungen, die im Rahmen eines QMS nach der DIN EN ISO 9001:2015 durch das QM-Handbuch abgedeckt werden müssen. Primär sind nach der DIN EN ISO 9001 alle Dokumente, mit denen ein QMS in Apotheken beschrieben wird, in einem QM-Handbuch zusammengefasst. Demnach muss ein QMS beschreiben, wie die Dokumentationspflichten gemäß der ApBetrO in der jeweiligen Apotheke erfüllt werden (Eisenreich, 2014, S. 80). Gemäß § 2a, Absatz 1, Satz 1 ApBetrO ist ein Qualitätsmanagementsystem (QMS) entsprechend Art und Umfang der pharmazeutischen Tätigkeiten zu beschreiben. Unter dem Aspekt der pharmazeutischen Dienstleistungen muss das QMS die Herstellung, Prüfung sowie die Lagerung apothekenüblicher Waren sicherstellen sowie eine fundierte Beratungsleistung gewährleisten (§ 2a Absatz 1 Satz 1 ApBetrO). Primär ist die Apothekenleitung für die ordnungsgemäße Implementierung des Qualitätsmanagementsystems verantwortlich. Folglich sollten sich die zentralen Grundinhalte eines QMS aus den pharmazeutischen Tätigkeiten ergeben (Müller-Bohn, 2014).

Infolgedessen müssen nach ApBetrO Prozesse über einen pharmazeutischen Inhalt beschrieben und dokumentiert werden. Hierbei werden in der ApBetrO lediglich Mindestanforderungen sehr genereller Art aufgeführt, genauere Maßgaben bieten die Leitlinien der Bundesapothekerkammer (BAK). Des Weiteren argumentiert die ApBetrO, dass das QMS lediglich ein Grundgerüst liefert, nach dem die Apotheke daraufhin ihre individuellen Verfahren zur Sicherung und Verbesserung der Ergebnisqualität ausrichtet. Als inhaltliche Priorität wurde das fortlaufende Führen eines Qualitätsmanagementhandbuchs und die Prozesserstellung- und -änderung genannt. Dies ist konsequent, da die Prozesse im QMS sicherstellen sollen, dass alle zentralen Arbeitsabläufe standardisiert und somit auch die vorgeschriebenen Dokumentationen stattfinden (Müller-Bohn, 2014). Im nächsten Abschnitt werden zunächst die drei Qualitätsdimensionen definiert und anschließend auf den Beruf der Pharmazeutisch-Technischen-Assistentin angewendet.

2.2 Qualitätsdimensionen im Beruf

Angelehnt an die Qualitätsdefinition nach Donabedian (1966) ist Qualität, der Grad der Übereinstimmung zwischen zuvor definierten Qualitätsanforderungen und der tatsächlichen erbrachten Leistung (Steinbach, 2013, S. 2).

Qualität liegt dann vor, wenn die Kund_innenerwartungen den Qualitätsanforderungen der pharmazeutischen Produkte und Dienstleistungen entsprechen. Dabei ist pharmazeutische Qualität sowohl prozess- als auch kundenorientiert. Demnach ist bei den pharmazeutischen Dienstleistungen zwischen Strukturqualität, Prozessqualität und Ergebnisqualität zu differenzieren. Dabei bezieht sich die Strukturqualität auf die finanziellen, räumlichen sowie personellen Ressourcen. Im Gegensatz hierzu fokussiert sich die Prozessqualität hingegen auf die Abläufe und die Ergebnisqualität befasst sich schließlich mit dem Ergebnis eines oder mehrerer Prozessabschnitte (Steinbach, 2013, S. 3).

Tabelle 1: Struktur-, Prozess- und Ergebnisqualität im Beruf der PTA, eigene Darstellung 2021

Strukturqualität	Prozessqualität	Ergebnisqualität
- Räumliche/technische Ausstattung (eingesetzte Maschinen, Prüf- und Arbeitsmittel, geeignete EDV) - Personelle Ausstattung (qualifizierte PTAs) - Finanzielle Mittel	- Effektivität und Effizienz der Prozesse in Rezeptur- und Defekturherstellung - Dokumentation - Prozessbeschreibungen, Formblätter, Checklisten - Inprozesskontrollen & interne Qualitätskontrollen - BAK-Beratungsstandards - Hygieneleitlinien - Rechtliche Anforderungen	- Kund_innenzufriedenheit - Lob- und Beschwerdemanagement - Risikomanagement - Sicherheit und Qualität hergestellter Rezeptur- und Defekturarzneimittel - Beratungsqualität
Rahmenbedingungen	Prozessabläufe	Ergebnis

2.3 Eigenschaften des Qualitätsmanagements im Beruf

Gemäß Apothekenbetriebsordnung werden hinsichtlich des QMS folgende Kernprozesse durch die PTA dokumentiert, implementiert, geprüft sowie weiterentwickelt. Hierbei stehen im Rahmen des Berufsfelds die Herstellung von Rezepturen und Defekturen ebenso im Mittelpunkt des QMS wie die Lagerung und Dokumentation von Ausgangsstoffen,
  Primärpack- und Betäubungsmitteln (BtM), apothekenpflichtiger Medizinprodukte sowie Fertigarzneimitteln. Zudem gilt es eine adäquate Konsultationsleistung bei Fragen der Selbstmedikation sowie der Abgabe von verschreibungspflichtigen Arzneimitteln auf ärztliche Verordnung zu erbringen (Eisenreich, 2013). Zunächst erfolgt eine detailliertere Darstellung der QM-relevanten Prozesse im PTA-Beruf.

1. Herstellung von Rezeptur und Defekturarzneimitteln
2. Prüfung von Ausgangsstoffen, Primärpackmitteln und Stichprobenprüfung für Fertigarzneimittel und apothekenpflichtige Medizinprodukte
3. Lagerung und Dokumentation: Verfalldatenkontrolle, Temperaturüberwachung des Lagers und des Kühlschranks, Bearbeitung von Rückrufen, Ausgliederung nicht verkehrsfähiger Ware, Umgang mit Betäubungsmitteln (BtM)
4. Information und Beratung bei der Abgabe von Arzneimitteln auf ärztliche Verordnung und bei der Selbstmedikation (Müller-Bohn, 2014)

Wie bereits zuvor erwähnt, ist die nachweisliche Qualität einer angefertigten Individualrezeptur ein ausgesprochenes Qualitätskriterium in diesem Beruf, das gewährleistet, dass Arzneimittel gleichbleibend nach den verbindlichen Qualitätsstandards hergestellt und geprüft werden. Zentrale Anhaltspunkte liefern hierbei Arzneibücher, Leitfäden zur Guten Herstellungspraxis (GMP) sowie die Qualitätsleitlinien der Bundesapothekerkammer (BAK), die der vorgesehenen Verwendung oder den Produktspezifikationen entsprechen. Hierbei ist die Fähigkeit zu sorgfältigem und verantwortungsvollem Arbeiten bei der Herstellung von Rezepturen sowie Defekturen unerlässlich. Zudem ist sowohl die Präzision als auch die manuelle Geschicklichkeit zentral beim Pipettieren und Abwiegen von Arzneimittelbestandteilen mithilfe von Hochpräzisionswaagen (Bundesagentur für Arbeit, 2020). An dieser Stelle ist das zweite Qualitätsmerkmal, nämlich die adäquate Qualität in der Beratung in diesem Berufsfeld zu nennen. Hierbei resultiert die fundierte Beratungsleistung als Kerninhalt des QMS aus dem § 20 Absatz 1 Satz 1 der ApBetrO.

Entsprechend dieser Regelung muss das QMS garantieren, dass Patient_innen hinreichend über Arzneimittel und Medizinprodukte informiert sowie beraten werden (Müller-Bohn, 2014). Hierbei wird die pharmazeutische Fachkompetenz in der Beratung nach aktualisierten Leitlinien der Bundesapothekerkammer (BAK) sowie bei der Abgabe der Arzneimittel unter Beweis gestellt. Zur inhaltlichen Beratungspflicht tritt hier ausdrücklich die Pflicht hinzu, dies in einem QMS zu regeln (Müller-Bohn, 2014). Zudem sind Kund_innenorientierung und Kommunikationsfähigkeit sowie das Empathievermögen unerlässlich für die Information und Beratung von Patient_innen mit dem Ziel der Optimierung der Arzneimitteltherapie und der Förderung der Arzneimittel-Compliance (Bundesagentur für Arbeit, 2020).

Schließlich kristallisieren sich zwei essenzielle Kernprozesse als Paradedisziplinen der PTA heraus. Infolgedessen können PTAs jene Prozesse fortlaufend reflektieren sowie optimieren, sodass obsolet gewordene Empfehlungen durch aktualisierte Beratungsleitlinien substituiert werden können. Zur Überprüfung der Prozess- und Ergebnisqualität besteht für PTAs die Möglichkeit an ZL-Ringversuchen sowie an den Pseudo-Customer-Testkäufen zur externen Qualitätssicherung (Fremdinspektion) teilzunehmen (LAKT, 2021). Im Rahmen des Ergebnisteils soll dieser Bereich näher präzisiert werden. Gemäß ApBetrO muss das pharmazeutische Personal einschließlich des/der PTA im Rahmen des QM auch dem Hygienemanagement unterwiesen werden. Demnach ist die Festlegung und Einhaltung von Hygienemaßnahmen im PTA-Beruf eine grundlegende Voraussetzung, um die Qualität und Sicherheit apothekenspezifischer Produkte zu garantieren. Als Hygienebeauftragte kontrollieren und dokumentieren PTAs nicht nur die Implementierung der gesetzlichen Hygieneanforderungen hinsichtlich der Herstellung im Rezeptur-/Defektur-Bereich, sondern wirken auch an der Konzeption und Überwachung eines Hygieneplans mit, der ebenfalls Teil des verpflichtenden Qualitätsmanagements darstellt (§4a ApBetrO).

Zusammenfassend lässt sich sagen, dass PTAs, die Medikamente abgeben, eine Rezeptur anfertigen, dokumentieren sowie prüfen, QMS-typische Tätigkeiten ausführen. Im nächsten Abschnitt wird ein Überblick zur Vorgehensweise der Datenerhebung und anschließender -auswertung dargestellt

3. Methode

Vor diesem Hintergrund wurde die Relevanz der Implementierung des Qualitätsmanagements im Beruf der PTA in einer empirischen Erhebung ergründet. Hinsichtlich der Methode erfolgte zu Beginn eine systematische Internet- und Literaturrecherche in diesem Berufsfeld. Zur Beantwortung der formulierten Fragestellung wurde als Datenerhebungsinstrument ein leitfadengestütztes, qualitatives Interview festgelegt. Zur Datenerhebung wurden insgesamt sechs telefonische Expert_inneninterviews durchgeführt. Zu diesem Zweck wurde ein qualitativer Forschungsansatz ausgewählt, um den zu untersuchenden Themenkomplex möglichst durch die Anwendung offener Fragen zu ergründen. Darüber hinaus unterstütze der DEGEMED-Fragebogen bei der Konzeption des Fragebogens, sodass eine praktikable Interviewdurchführung möglich war. Hierbei reichten die Fragen von der Umsetzung des QMS sowie der rechtlichen Anforderungen im Berufsfeld der PTA über die Qualitätsziele bis hin zur internen sowie externen Qualitätskontrolle der Produkt- und Dienstleistungsqualität. Hinsichtlich der Datenerhebung konnte eine praktizierende PTA aus Hamburg, zwei TÜV-zertifizierte QM-Auditorinnen aus dem Raum Wiesbaden und Köln (ehemalige PTAs), zwei Apothekerinnen aus Hamburg sowie der

Berufsverband des/der Pharmazeutisch-technischen Assistent_innen gewonnen werden. Anschließend werden die Interviewergebnisse hinsichtlich der Relevanz und der Implementierung des QMS im Beruf des/der PTA skizziert.

4. Ergebnisse

Am Beispiel der interviewten PTA hat es sich als zielführend erwiesen, dass die Apothekenleitung eine Person als Qualitätsmanagement-Beauftragte/r einstellte, die für die Funktionalität und Wirksamkeit sowie die Weiterentwicklung des individuellen Apotheken-Qualitätsmanagementsystems verantwortlich war.

4.1 Dokumentation

Dabei vertraten die befragten Apothekerinnen die Ansicht, dass ein pharmazeutisch orientiertes QM-Handbuch ein elementares Kernstück für ein funktionierendes QMS im PTA-Beruf sei. Den Interviewergebnissen zufolge repräsentiert das QM-Handbuch die Spitze innerhalb der Dokumentationshierarchie. Darüber hinaus dokumentiert das Handbuch das QMS der gesamten Apotheke und umfasst alle Dokumente, die die pharmazeutischen Prozesse in der Apotheke beschreiben, die folglich auch die PTA ausführt. Zudem argumentierte die Mehrheit der befragten Personen, dass die fundamentalen Inhalte des Handbuches die Prozesse seien. Vor diesem Hintergrund sollen pharmazeutische Prozesse beantworten, wer den Ablauf durchführt, zu welcher Zeit dies geschieht oder durch welches Ereignis dies ausgelöst wird und wie der Ablauf gestaltet ist (Müller-Bohn, 2014). Zudem werden Verfahrens-, Arbeits- und Prüfanweisungen, gefolgt von Checklisten und Formblättern erarbeitet und internalisiert. Hierbei spiegelt die folgende Aussage einer befragten QM-Auditorin: „Das, was nicht dokumentiert ist, ist nicht gemacht" die Relevanz der Dokumentation im Berufsfeld der PTAs wider. Prinzipiell fungiert die Dokumentation- und Aufbewahrungspflicht von Ausgangsstoffen, Fertigarzneimitteln sowie Betäubungsmitteln als ein Nachweis über die Erfüllung der Qualitätsanforderungen sowie über die Wirksamkeit des QMS im PTA-Beruf, der ein hochwertiges Qualitätsergebnis der Arzneimittel und Dienstleistungen garantiert (Herold, 2014, S. 10). Folglich macht die schriftliche Dokumentation jeglicher PTA-Tätigkeiten das Qualitätsmanagementsystem nachweisbar. Des Weiteren kann aus den Interviews geschlussfolgert werden, dass PTAs maßgeblich bei der Ausgestaltung des Qualitätsmanagementsystems als Prozessverantwortliche beteiligt sind.

Dabei nehmen sie in diesem Funktionsbereich eine Schlüsselrolle ein, indem sie das Vorgehen innerhalb eines pharmazeutischen Prozesses schriftlich erfassen. Daher erweist sich das Verfassen solcher Handlungs- oder Arbeitsanweisungen, die man als Standard Operating Procedure (SOP) bezeichnet, als ein zentrales Element in der Qualitätssicherung. Somit können hochkomplexe Abläufe systematisch in strukturierte aufeinander aufbauende Teilprozesse unterteilt werden, sodass die Prozessqualität sichergestellt wird. Somit können repetitive Arbeitsabläufe wie der Prozess der Rezeptbelieferung oder der Verleihvorgang einer Milchpumpe textlich erfasst und allen Mitarbeiter_innen zur Verfügung gestellt werden (Neth, 2020).

Denn jede Prozessbeschreibung in einem pharmazeutisch orientiertem QM-System nach ISO 9001 muss Angaben die Eingaben sowie die daraus resultierenden Ergebnisse der betrieblichen Abläufe enthalten. Für jede Arzneimittelherstellung bedarf es Ressourcen (materielle Ressourcen, Personal mit entsprechender Qualifikation, Know-how). Dementsprechend gilt es, die Ressourcen sowie das Produktergebnis in den Prozessbeschreibungen zu erfassen. Zur Darstellung einer Prozessbeschreibung wird exemplarisch die Rezepturherstellung herangezogen (Erdmann, 2016, S. 18).

Eingaben: Ausgangstoffe, Packmittel, Etiketten, Gerätschaften, Herstellungsanweisung, ggf. Prüfanweisung, Personal (Approbierte/r, PTA)

Produktergebnis: abgabefertiges Rezepturarzneimittel (ebd.)

4.2 Hygienemanagement

Primär ist ein funktionierendes und dokumentiertes Hygienemanagement im PTA-Beruf eine grundlegende Voraussetzung für die Sicherheit und Qualität der hergestellten Arzneimittel. Entsprechend fordert § 4a ApBetrO die Festlegung, Durchführung und Dokumentation von Hygienemaßnahmen, mit denen das Personal, die Kundschaft und die Arzneimittel vor Kontaminationen geschützt werden (Fischer & Schüler, 2012). Den befragten QM-Auditorinnen zufolge kann das Hygienemanagement an qualifizierte PTAs delegiert werden, die als Hygienebeauftragte für die Dokumentation und Einhaltung der erforderlichen Hygienemaßnahmen in den Betriebsräumen bestehend aus der Offizin, Rezeptur und dem Labor verantwortlich ist. Zudem bekräftigte eine befragte PTA, dass es sich als zielführend erwies, sowohl die Hygieneanweisungen als auch die Checklisten zur Dokumentation der implementierten Hygienemaßnahmen für alle Mitarbeiter_innen sichtbar zu platzieren. Demnach ergaben sich grundlegende qualitätssichernde Hygienemaßnahmen vorrangig aus der allgemeinen Betriebshygiene, die die Produktions- und

Personalhygiene miteinschließt. Zudem war es relevant, die Apothekenräume in Hygienezonen zu klassifizieren, für die einer Risikoanalyse zufolge spezifische Hygienestandards vorgegeben und die jeweiligen Maßnahmen dokumentiert werden (Lichtblau & Plener, 2010, S. 302). Detailliert betrachtet werden den Apothekerinnen und PTAs zufolge insbesondere die Dokumentation hinsichtlich der Reinigung und Desinfektion aller eingesetzten Maschinen, Prüf- und Arbeitsmittel während der Arzneimittelherstellung in der Rezeptur. Hierbei wird der Fokus insbesondere auf die Arbeitsmittel gelegt, die unmittelbar vor und nach der Arzneimittelherstellung zum Einsatz kommen (Fischer & Schüler, 2012).

„Exemplarisch lassen sich hiermit Hochpräzisionswaagen, Salbenrührgeräte, Messbecher, Abgabebehältnisse sowie Spatel heranführen", erwähnte eine praktizierende PTA aus Hamburg. Den Interviews zufolge erwies es sich als zielführend, die im Rahmen des Hygieneplans zu dokumentierenden Reinigungs- und Desinfektionsmaßnahmen am effektivsten in Form von Checklisten durch Namenszeichen kenntlich zu machen. Zudem ging aus dem Interview mit der praktizierenden PTA hervor, dass gemäß der BAK-Leitlinie alle nicht durchgeführten Hygienemaßnahmen durch die zuständige PTA dokumentiert und an die Apothekenleitung gemeldet werden, sodass zielgerichtet Korrektur- und Vorbeugemaßnahmen implementiert werden können (BAK, 2021, S. 6). Vor dem Hintergrund, dass mögliche Arzneimittelkontaminationen in gesundheitlichen Implikationen resultieren können, argumentierte die PTA, dass es in der Rezeptur- und Defekturherstellung zentral sei, adäquate Hygienemaßnahmen festzulegen und konsequent einzuhalten.

4.3 Qualitätsziele

Zudem kristallisierte sich aus den Interviews die Relevanz der Definition von Qualitätszielen heraus. Durch die Formulierung spezifischer Qualitätsziele für den Zuständigkeitsbereich der PTA werden Diskussionspunkte geschaffen, die regelmäßig in Teamsitzungen besprochen werden können und wodurch die Umsetzung eines QMS im Beruf der PTA konkretisiert wird. Laut den befragten Expert_innen sind folgende Qualitätsziele in dem Berufsfeld der PTA relevant, die in Tabelle 2 illustriert werden.

Tabelle 2: Darstellung zentraler Qualitätsziele im Beruf der PTA, eigene Darstellung 2021 nach Erdmann, 2016, S. 15.

	Konkretes Qualitätsziel
Herstellung qualitativ hochwertiger und sicherer Arzneimittel, Medizinprodukte sowie apothekenüblicher Produkte nach den gesetzlichen Rahmenbedingungen	Quote von Rezepturen, die nach den In-Prozess-Kontrollen nachgebessert oder verworfen werden müssen kleiner als 5 %
Erhöhung der Anzahl der Verbesserungsvorschläge	Pro Quartal mindestens 3 Verbesserungsvorschläge aus den Mitarbeiter_innengesprächen und aus den apothekeneigenen internen Audits
Verbesserung der bedarfsorientierten Informations- und Beratungsleistungen der PTA	Durchführung der Beratung im Bereich „Selbstmedikation" bei Nicht-Stammkunden zu mindestens 95 % nach kohärenten BAK-Beratungsstruktur. Zwei verpflichtende Fragen zur Erfragung der Eigendiagnose, offene Frage nach Einnahme anderer Arzneimittel bzw. existierender Vorerkrankungen, Aufklärung über Dosierung, Behandlungsdauer und Grenze der Selbstmedikation
Senkung der Fehlerquote	Zahl der Abgabefehler bei der Abgabe von Medikamenten auf unter 0,3 % senken

4.4 Evaluation der Kund_innenzufriedenheit

Die Einführung eines pharmazeutisch orientierten QM-Systems zielt darauf ab, den Patient_innenanforderungen bestmöglich zu entsprechen. In diesem Zusammenhang sind die Anforderungen der Kundschaft als Eingabe- und Prozessinput und die Zufriedenheit der Patient_innen als Prozessoutput zu nennen.

Aus diesem Grund lässt sich die Evaluation der Kund_innenzufriedenheit als eine qualitätsbestimmende Dimension der Ergebnisqualität zur Verbesserung der pharmazeutischen Produkte und Dienstleistungen der PTA heranführen (Linnertz & Antosch, 2013, S. 101). Den Expert_inneninterviews zufolge kann diese Ermittlung sowohl durch das geäußerte Lob oder die Beschwerde einzelner Kund_innen als auch durch die Evaluation einer anonymen Befragung erfolgen.

4.5 Fertigarzneimittel-/Medizinprodukt-Prüfung

Nach der Apothekenbetriebsordnung müssen Fertigarzneimittel und Medizinprodukte kontinuierlich auf ihre Qualität und Sicherheit überprüft werden. Hierbei führte eine befragte PTA aus, dass täglich mindestens ein Fertigarzneimittel stichprobenartig geprüft wird. Dabei wird ein zufälliges Fertigarzneimittel selektiert. Daraufhin werden die Etikettierung, das Verfallsdatum und der Beipackzettel auf Richtigkeit und Vollständigkeit überprüft. Anschließend erfolgt die organoleptische Prüfung auf Qualitätsmängel des Arzneimittels und der Verpackung (Aussehen, Geruch, Trübung & Verfärbung). Darüber hinaus müssen auftretende Qualitätsmängel an die Arzneimittelkommission der Deutschen Apotheker gemeldet werden (Steinbock, 2013, S. 77).

4.6 Rezepturqualität

Des Weiteren kommt dem Qualitätsmanagementsystem hinsichtlich der Rezepturherstellung eine wesentliche Bedeutung zu. Für die Ergebnisqualität der Rezeptur sind Aspekte der Struktur- und Prozessqualität des gesamten Betriebsablaufs in der Apotheke relevant. Kennzeichen einer guten Struktur- und Prozessqualität ist es, qualitativ hochwertige Rezepturen gemäß Herstellungsanweisung in einem Arbeitsablauf ohne Unterbrechung, termingerecht und ohne Qualitätsmängel herzustellen. Durch eine dem Verwendungszweck entsprechend hohe Qualität können Kund_innenzufriedenheit und Compliance erreicht werden (Lichtblau & Plener, 2010, S. 303). Um eine gleichbleibende und definierte Rezepturqualität garantieren zu können, spielen bei der Herstellung das Know-How der PTA, moderne Arbeitsmittel und qualitätsgeprüfte Ausgangsstoffe zusammen (Linnertz & Antosch, 2013, S. 133). Zur Qualitätssicherung sind die für die Rezepturen verbindlichen gesetzlichen Anforderungen hinsichtlich Unbedenklichkeit, Wirksamkeit und pharmazeutischer Qualität zu erfüllen (Lichtblau & Plener, 2010, S. 300). Hierbei ist eine interne Qualitätskontrolle des Ausgangsmaterials nach den Vorgaben des Arzneibuchs, des Deutschen Arzneimittel-Codex (DAC) sowie des Neuen Rezeptur-Formulariums (NRF) durchzuführen und durch die PTA zu dokumentieren (Lichtblau & Plener, 2010, S. 301). Anschließend erfolgt die Prüfung auf Identität, Reinheit und Gehalt. Zudem muss eine Plausibilitätskontrolle gemäß § 7 der ApBetrO hinsichtlich Dosierung, Applikationsart, Haltbarkeit sowie Kompatibilität der Ausgangsstoffe erfolgen. Auftretende Qualitätsmängel sind hierbei durch die PTA zu dokumentieren und dem/der verantwortlichen Apotheker_in zu kommunizieren. Demnach erfolgt die eigentliche Herstellung gemäß Vorgaben der Good Manufacturing Praxis (GMP) der jeweiligen Rezeptur. Hierbei muss eine schriftliche Herstellungsanweisung vorliegen, die Technik, Gerätschaften und Inprozesskontrollen festlegt (Linnertz & Antosch, 2013, S. 133). Entsprechend der BAK-Leitlinie zur Herstellung und Prüfung der nicht zur parenteralen Anwendung bestimmten Rezeptur- und Defekturarzneimittel werden visuelle und physikalische Qualitätskontrollen durch die PTA durchgeführt. Für dermatologische Rezepturen wie z.b. einer *wasserhaltigen hydrophilen Salbe* mit Clotrimazol muss die Identität, der Wirkstoffgehalt, die mikrobiologische Qualität, die galenische Beschaffenheit und der pH-Wert überprüft werden. Je nach Zubereitung sind weitere Qualitätskriterien wie die Konsistenz, gleichmäßige Beschaffenheit (Homogenität) sowie die physikalische Stabilität (z.b. Brechen der Emulsion) erforderlich (Fischer & Schüler, 2012). Im Wesentlichen teilen alle befragten Expertinnen die Ansicht, dass sich als integrale Bestandteile der internen Qualitätssicherung im Bereich der Rezepturherstellung die regelmäßige Kontrolle der Einwaage, das Anwenden des Vier-Augen-Prinzips vor allem bei kritischen Stoffen oder geringen Wirkstoffmengen, das Bestimmen der Massen von Zwischen- und Endprodukten, die Überprüfung der Temperatur bei Erwärmungs- bzw. Abkühlungsvorgängen als zielführend erwiesen haben (Fischer & Schüler, 2012).

Zusätzlich ist vor der Abgabe des durch die PTA hergestellten Rezepturarzneimittels eine Endkontrolle durch den/die Apotheker_in vorzunehmen, sodass das hergestellte Rezepturarzneimittel und die Etikettierung mit den jeweiligen Warn-, Anwendungs- und Lagerungshinweisen sowie den aktuellen gesetzlichen Vorgaben korrespondiert. Des Weiteren erfolgt eine Herstellungsdokumentation, auch EDV-unterstützt, durch die PTA im erforderlichen Umfang nach den Grundsätzen der §§ 6, 7 und 8 der ApBetrO zur Herstellung/ Prüfung, Rezeptur und Defektur (Linnertz & Bartosch, 2013, S. 133). Abschließend ist bei der Medikamentenabgabe auf die sachgerechte Anwendung der Rezeptur im Beratungsgespräch mit Patient_innen hinzuweisen, sodass der Fokus im nächsten Abschnitt auf der Beratungsqualität, einem weiteren zentralen QM-Merkmal liegt.

4.7 Beratungsqualität

Neben der Arzneimittelherstellung ist die fachkundige Beratung zu verschreibungspflichtigen und nicht verschreibungspflichtigen Arzneimitteln von herausragender Bedeutung. Denn PTAs fungieren als ein entscheidender Weichensteller hinsichtlich der Optimierung und Sicherstellung der Arzneimittel- und Dienstleistungsqualität, indem sie durch ihre fundierte Beratungsfertigkeit den BAK-Leitlinien entsprechend einen wesentlichen Einfluss auf die richtige

QM im Beruf des/der Pharmazeutisch-Technischen-Assistent/in 159

Arzneimitteleinnahme sowie Arzneimittel-Compliance der Patient_innen nehmen.

Wie bereits erwähnt, können Verfahrensweisen im QM-Handbuch mithilfe von Flussdiagrammen visualisiert werden. Zur Darstellung der Beratungsqualität wird in der nachfolgenden Abbildung zum einen die Schrittfolge einer Beratungssituation präsentiert. Hierbei ist die Darstellungsweise senkrecht, den Pfeilrichtungen entsprechend von oben nach unten zu lesen und verfügt über eine Entscheidungsstelle im Punkt 3 (Linnertz & Antosch, 2013, S. 91).

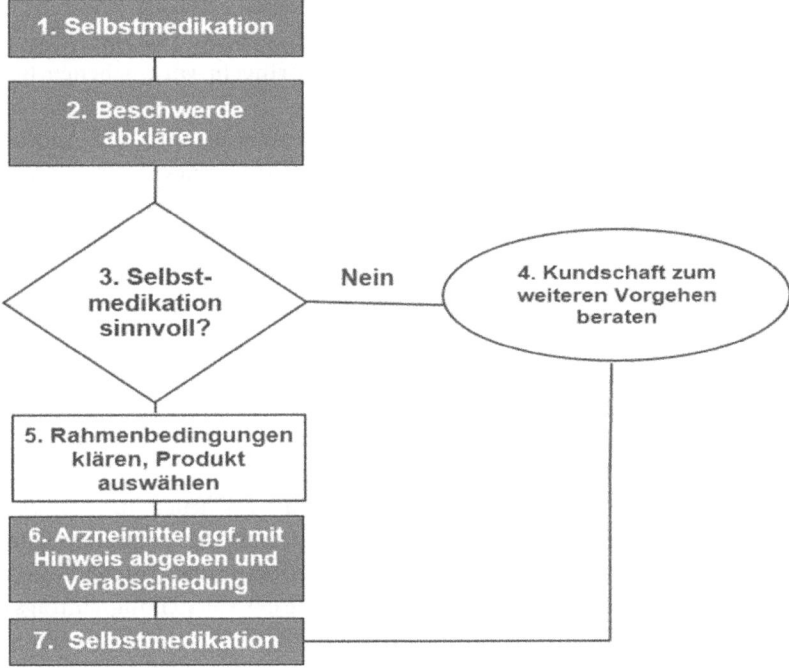

Abbildung 1: Ablaufschema einer typischen Beratungssituation, (Linnertz & Antosch, 2013, S. 92)

4.8 Externe Qualitätssicherung

Nach § 2a, Absatz 2 der ApBetrO sollen Apotheken an Maßnahmen zu externen Qualitätssicherung (Fremdinspektion) teilnehmen. Den Interviewergebnissen entsprechend eignen sich vor allem Maßnahmen der Bundesvereinigung Deutscher Apothekerverbände (ABDA) zur externen Überprüfung der Qualität. Primär fungieren die Pseudo-Customer-Testkäufe als ein wesentliches Kernelement der externen Qualitätssicherung, mit denen die Beratungsqualität der PTA evaluiert werden kann. Bei solch einem Testkauf wird eine Apotheke von einem Pseudo Customer der Apothekerkammer besucht. Hierbei ist ein "Pseudo Customer" eine Person, die sich in der Apotheke als scheinbarer Patient_in ausgibt. Zudem kann das Einleiten der PTA-Beratung z. B. über ein Rezept, einen kontradiktorischen Arzneimittelwunsch oder durch die Schilderung von Symptomen erfolgen. Während des Beratungsgesprächs evaluiert und analysiert der „Pseudo Customer" fortlaufend die Beratung der/des PTA anhand eines stringent vorgegebenen Beratungsleitfadens (LAKT, 2021).

Nach dem Beratungsgespräch verlässt der „Pseudo Customer" die Apotheke und dokumentiert anschließend das Gespräch mittels eines standardisierten Fragebogens, der fachliche und kommunikative Bewertungsaspekte miteinschließt. Im Anschluss daran folgt ein Gespräch zunächst mit dem/der PTA und anschließend mit der Apothekenleitung. Daraufhin wird eine schriftliche Auswertung des Beratungsfalls inklusive einer abschließenden Bewertung, sowie möglicher Maßnahmen zur Optimierung der Beratungsqualität zur Verfügung gestellt, sodass Testkäufe einen qualitätsorientierten Mehrwert repräsentieren (LAKT, 2021).

Des Weiteren empfiehlt die Bundesapothekerkammer (BAK) in ihren Leitlinien zur Qualitätssicherung, neben geeigneten, regelmäßig durchzuführenden Maßnahmen zur internen Qualitätskontrolle, einmal jährlich an einer externen qualitätssichernden Maßnahme-dem Ringversuch des Zentrallaboratoriums Deutscher Apotheker (ZL) teilzunehmen. Qualitätsbestimmend hierbei ist, dass alle Maßnahmen von der Entgegennahme des Herstellungsauftrags bis zum fertigen Arzneimittel in eine strukturierte Ablaufroutine integriert und durch die PTA umgesetzt werden. Vor dem Hintergrund der dokumentierten Prüfergebnisse kann durch die Teilnahme an einem ZL-Ringversuch die Prozess- und Produktqualität der durch die PTA herzustellenden Rezepturen attestiert werden (Lichtblau & Plener, 2010, S. 305). Nachfolgend werden die aus den Interviews resultierenden Herausforderungen sowie Lösungsansätze in diesem Berufsfeld illustriert.

5. Herausforderungen und Lösungsansätze

Tabelle 3: Herausforderungen und Lösungsansätze im Beruf der PTA, eigene Darstellung, 2021

Herausforderungen	Lösungsansätze
Anhaltende Sicherung des hohen Qualitätsniveaus der Rezeptur- und Defekturarzneimittel, die über die interne Qualitätskontrolle hinausgeht	Verpflichtende Teilnahme an Ringversuchen des Zentrallaboratoriums Deutscher Apotheker (ZL) zur externen Qualitätskontrolle der Rezepturarzneimittel
QMS nur für pharmazeutische Abläufe in Apotheken verpflichtend	Verpflichtende Zertifizierungen für alle Arbeitsprozesse (betriebswirtschaftliche sowie organisatorische Arbeitsprozesse)
Zunehmender Trend zu Online-Apotheken und Versandhandel bei rückläufiger Apothekenanzahl	- Strategische Ausrichtung der Präsenz-Apotheken durch Erweiterung der Online-Präsenz der Vor-Ort Apotheken und zunehmende Profilierung durch differenziertes Angebot und qualitativ hochwertige Beratung - Gesetze und gesundheitspolitische Reformen zur Stärkung der Vor-Ort-Apotheken als niedrigschwelliger Ort der Arzneimittelversorgung
Erhöhter Bedarf an qualitativer Arzneimittelversorgung durch demografische Entwicklung der Bevölkerung in Deutschland	Optimierung der Patient_innenversorgung, Multiprofessionelle Kooperation der Apotheken mit Krankenhäusern, Gesundheitszentren, Ärzteschaft sowie Gesundheitsbehörden
Non-Adhärenz der Patient_innen hinsichtlich der Medikamenteneinnahme	Zielgerichtete Interventionen zur Adhärenzkontrolle • Adhärenz-fördernde, patient_innen-zentrierte Kommunikation zwischen PTAs, Patient_innen sowie der Ärzteschaft • Motivierende Gesprächsführung • Aufbau einer elektronischen Monitoring-Infrastruktur • Vereinfachung der Einnahme von Medikamenten

(wird fortgesetzt)

Tabelle 3: Fortsetzung

Herausforderungen	Lösungsansätze
Trend zur zunehmenden Selbstmedikation, Unterschätzung des Beratungsbedarfs der PTA bei nicht apothekenpflichtigen, freiverkäuflichen Medikamenten	Kampagnen/Workshops/Aktionstage zur Steigerung des Bewusstseins für 1. freiverkäufliche Medikamente 2. fachkundigen PTA-Beratung
Wandel der Aufgabenschwerpunkte in der PTA-Ausbildung	- Ausbildungsbezogene Reformen zur Anpassung der Ausbildungsstrukturen an den erhöhten Beratungsbedarf der PTA -Gleichzeitige Stärkung der Beratungskompetenz in der Ausbildung
Keine Pflicht zu Fortbildungen im PTA-Beruf, lediglich freiwilliges Fortbildungszertifikat	Gesetzlich verpflichtende Partizipation an Fortbildungen sowie an QM-Seminaren
Aufgrund des Zeitdrucks und der hohen Arbeitsdichte ist eine zeitintensive Beratung durch die PTA nicht immer möglich Problematik der unzureichenden Kommunikation	• Effektiveres Zeitmanagement durch vereinfachte Dokumentation • Stärkung der Telepharmazie analog zu telemedizinischen Modellen in der ärztlichen Versorgung • Möglichkeit der Buchung einer digitalen PTA-Beratung • umfassender Beratungsservice in Form eines Live-Chats
„Lieferengpass-Problematik, „Medikamente nicht vorrätig"	Zielgerichtete Maßnahmen gegen Lieferanten
Erweiterung des apothekeninternen Fehlermanagements	Bundesweite Beteiligung aller Apotheken am CIRS-System
Hohe Anforderungen an Präsenz und Öffnungszeiten für die Apotheken vor Ort	Gesundheitspolitische Reformen zur Ausweitung individueller Arbeitszeitmodelle, erweiterte Teilzeitoptionen, Ausbau der Rezeptsammelstellen
Abwerbung von hochqualifizierten Apotheker_innen und Fach-PTAs durch die pharmazeutische Industrie	Förderung leistungsgerechter Vergütung bzw. neuer Verdienstoptionen für PTAs

6. Schlussfolgerung und Ausblick

Wie die zusammengetragenen Ergebnisse in diesem Kapitel verdeutlichen, ist das Qualitätsmanagement im Berufsfeld der PTA ein Kerninstrument für die kontinuierliche Verbesserung der Arzneimittel- und Beratungsqualität hinsichtlich einer qualitativ hochwertigen Arzneimittelversorgung der Bevölkerung. Zudem kann mithilfe eines pharmazeutisch orientierten Qualitätsmanagementsystems das Ziel verfolgt werden, Kund_innenerwartungen bestmöglich zu erfüllen, in dem die aus den Anforderungen abgeleiteten Qualitätsziele implementiert und ggf. Korrektur -und Vorbeugemaßnahmen ergriffen werden.

Vor dem Hintergrund der angeführten Verbesserungspotenziale kann im Rahmen des QMS ein etabliertes Fehler- und Risikomanagement im PTA-Beruf eine Schlüsselstellung einnehmen, um die Qualität der Beratung und insbesondere die Qualität und Sicherheit von Rezepturarzneimitteln zu gewährleisten.

Darüber hinaus birgt die verpflichtende Zertifizierung aller pharmazeutischen Prozesse ein herausragendes Potenzial für die Optimierung der pharmazeutischen Produkt- und Dienstleistungsqualität. Vor dem Hintergrund der dargestellten Ergebnisse sollten hierbei sowohl die betriebswirtschaftlichen Prozesse (z.b. Wareneingang) als auch die organisatorischen Abläufe (z.B. Einarbeitung neuer Mitarbeiter_innen, interne Kommunikation, Planung der Arbeitszeiten), die elementar für ein QMS, aber noch nicht in der ApBetrO gefordert sind, berücksichtigt werden (Müller-Bohn, 2014). Um ein Verständnis eines QMS aufzubauen, sollte eine Teilnahme an Weiterbildungsveranstaltungen im Bereich des Qualitätsmanagements für alle Mitarbeiter_innen ermöglicht werden. Wenn nur ein Teil der Beschäftigten eine Weiterbildung besucht, ist dennoch eine Wissensweitergabe zu garantieren, um über die Relevanz eines QMS aufzuklären und zentrale Aspekte des QMS zu kommunizieren (Eisenreich, 2014).

Abschließend referiere ich an dieser Stelle eine zentrale Aussage einer befragten QM-Auditorin: „Das QM darf keine Parallelwelt sein, die mit den pharmazeutischen Arbeitsabläufen nur wenig zu tun hat. Denn die Erreichung der Qualitätsziele (fortlaufende Erfüllung der gesetzlichen und der Kund_innenanforderungen) darf nicht an den finanziellen oder personellen Ressourcen scheitern."

Demnach nimmt ein QMS in diesem Hochrisikoprozess „Arzneimittelsicherheit" einen hohen Stellenwert ein und ist zugleich ein unverzichtbarer Garant für die Qualitätssicherung und kontinuierliche Qualitätsverbesserung pharmazeutischer Dienstleistungen und Produkte in diesem Berufsfeld.

Literaturverzeichnis nach APA-Standard

Apothekenbetriebsordnung (ApBetrO) (2019). Verordnung über den Betrieb von Apotheken, in der Fassung der Bekanntmachung vom 26.09.1995 (BGBl. I S. 1195), die zuletzt durch Artikel 19 der Verordnung vom 09.08.2019 (BGBl. I S. 1202) geändert worden ist.

Ausbildungs- und Prüfungsverordnung für pharmazeutisch-technische Assistent_innen (PTA-APrV) vom 23. September 1997 (BGBl. I S. 2352), die zuletzt durch Artikel 3 des Gesetzes vom 13. Januar 2020 (BGBl. I S. 66) geändert worden ist.

Betäubungsmittel-Verschreibungsverordnung (BtMVV) § 12 Artikel 3 V. v. 20.01.1998 BGBl. I S. 74, 80; zuletzt geändert durch Artikel 2 V. v. 02.07.2018 BGBl. I S. 1078 geändert worden ist.

Bundesagentur für Arbeit. (2020). Steckbrief Pharmazeutisch-technische/r Assistent/in. (Hrsg.): BERUFENET. URL: https://planet-beruf.de/fileadmin/assets/PDF/BKB/8910.pdf (14.11.2020)

Bundesagentur für Arbeit. (2021). Pharmazeutisch-technische/r Assistent/in. URL: https://berufenet.arbeitsagentur.de/berufenet/faces/index;BERUFENETJSESSIONID=Ba35RPvY5nVbK3XCHWOmwDki7FsS-mfUVMOehjz3MA539hT-EwLj!45097195?path=null/kurzbeschreibung/taetigkeitsinhalte&dkz=8910 (21.12.2020)

Bundesapothekerkammer (BAK). (2021). Kommentar zur Leitlinie der Bundesapothekerkammer zur Qualitätssicherung. Hygienemanagement. URL: http://www.abda.de/fileadmin/assets/Praktische_Hilfen/Leitlinien/Hygienemanagement/LL_Hygienemanagement_Kommentar.pdf (12.02.2021)

Bundesverband PTA e.V. (BVpta). (2021). Berufsbild der/des Pharmazeutisch-technische/r Assistent/in. In: Verbands- und Fortbildungsportal des BVpta e.V. Saarbrücken. URL: https://www.bvpta.de/bvpta/berufsbild/ (29.10.2020)

Bundesvereinigung Deutscher Apothekerverbände e. V. (ABDA). (2021). Pharmazeutisch-technische Assistenten (PTA). URL: https://www.abda.de/apotheke-in-deutschland/berufsbilder/pta/ (21.11.2020)

Bundesvereinigung Deutscher Apothekerverbände e. V. (ABDA). (2020). Die Apotheke – Zahlen, Daten, Fakten 2020: Entwicklung der Apothekenzahl. Berlin. URL: https://www.google.de/url?sa=t&rct=j&q=&esrc=s&source=web&cd=&cad=rja&uact=8&ved=2ahUKEwiCyJqFjs7vAhUl5OAKHSieBaEQFjAAegQIAxAD&url=https%3A%2F%2Fwww.abda.de%2Ffileadmin%2Fuser_upload%2Fassets%2FPressetermine%2F2020%2FTdA_2020%2FABDA_ZDF_2020_Brosch.pdf&usg=AOvVaw3rY_i05UBz5S2-G6rDJnZz (28.10.2020)

Bundesvereinigung Deutscher Apothekerverbände e. V. (ABDA). (2016). Pharmazeutisch-Technische/r Assistent/in – Die rechte Hand des Apothekers. URL: https://www.abda.de/fileadmin/user_upload/assets/Ausbildung_Studium_Beruf/abda_flyer_pta_160224webA.pdf (23.11.2020)

Eisenreich, S. (2014). Identifikation von Erfolgsfaktoren und Ableitung von Handlungsempfehlungen für das Qualitätsmanagementsystem in der Apotheke. Dissertation. Universität Erlangen-Nürnberg.

Erdmann, W. (2016). Informationen zur Umstellung auf die ISO 9001:2015. (Hrsg). Apothekerkammer Nordrhein. Münster. URL: https://www.aknr.de/download/info_normumstellung.pdf (08.12.2020)

Fischer, U. & Schüler, K. (2012). Rezeptur – Qualität in sieben Schritten. In: Deutsche Apotheker-Zeitung (DAZ). Dt. Apotheker-Verlag. Stuttgart. URL: https://www.deutsche-apotheker-zeitung.de/daz-az/2012/daz-37-2012/rezeptur-qualitaet-in-sieben-schritten(10.11.2020)

Hensen, P. (2016). Qualitätsmanagement im Gesundheitswesen. Grundlagen für Studium und Praxis. Springer Fachmedien Wiesbaden. URL:https://link.springer.com/content/pdf/10.1007%2F978-3-658-07745-7.pdf (20.11.2020)

Herold, R. (2014). Qualitätsmanagementhandbuch der Central-Apotheke. Falkenstein. URL: https://apotheke-central.de/fileadmin/Uploads/Default/QM-System/QM-Handbuch.pdf(01.11.2020)

Landesapothekerkammer Thüringen (LAKT). (2021). Externe Qualitätssicherung-Analysen. URL: https://www.lakt.de/externe-qualitaetssicherung (15.10.2020)

Lichtblau, V. & Plener, H.-U. (2010). Qualitätssicherung dermatologischer Rezepturen in der Apotheke. Maßgeschneiderte Arzneimittel – patientenfreundlich und sicher. 2010: 39(4):300-3005. Pharm. Unserer Zeit. Wiley-VCH Verlag. Weinheim.

Linnertz, B. & Antosch, P. (2013). Qualitätsmanagementsystem für die Apotheke. Berlin/Heidelberg: Springer-Verlag.

Müller-Bohn, T. (2014). QMS wird Pflicht. In: Deutsche Apotheker-Zeitung (DAZ). Dt. Apotheker-Verlag. Stuttgart. URL: https://www.deutsche-apotheker-zeitung.de/daz-az/2014/daz-9-2014/qms-wird-pflicht (10.11.2020)

Neth, C. (2020). Qualitätsmanagement in der Apotheke. Eine Herausforderung für PTA. URL: https://www.ptaheute.de/artikel/qms-eine-herausforderung-fuer-pta/ (01.11.2020)

Neth, C. (2021). Das Berufsbild des/der Pharmazeutisch-technische/r Assistent/-in. URL: https://www.ptaheute.de/pta-der-beruf/informationen-zum-beruf/der-beruf-pharmazeutisch-technische-r-assistent-in (21.02.2021)

PharmTAG – Gesetz über den Beruf der pharmazeutisch-technischen Assistent_innen in der Fassung der Bekanntmachung vom 23. September 1997 (BGBl. I S. 2349), das zuletzt durch Artikel 9 des Gesetzes vom 24. Februar 2021 (BGBl. I S. 274) geändert worden ist.

Reimann, G. (2016). Erfolgreiches Qualitätsmanagement nach DIN EN ISO 9001:2015. Lösungen zur praktischen Umsetzung. Berlin: Beuth Verlag GmbH.

SGB V: Sozialgesetzbuch (SGB) Fünftes Buch (V) § 135 a, Absatz 1 und 2 (2019). Verpflichtung der Leistungserbringer zur Qualitätssicherung. URL: https://www.sozialgesetzbuch-sgb.de/sgbv/135a.html. (02.12.2020)

Steinbach, S. (2013). Entwicklung von Qualitätsindikatoren für den Prozess „Empfehlungen der Apotheke zur Weiterführung der Medikation" im Klinikum Mutterhaus. Masterarbeit. Dresden International Universitiy (DIU).

Steinbock, R. (2013). Qualitätsmanagementhandbuch als Ergebnis der Organisations- und Zertifizierungsberatung. Sanamedicina. Dresden. URL: https://www.sanamedicina.de/?download=SanamedicinaBeispieleHandbuch.pdf (29.10.2020).

Zentiva. (2021). Qualitätsmanagement in der Apotheke. URL: https://www.zentiva.de/-/media/files/zentivade/fortbildungen-apotheker/zentiva-fobi-qualitaetsmanagement.pdf?la=de-de&hash=10BA61EA6D52592C08D32F1AEBCD134DCC111E0B (01.01.2021).

Abbildungsverzeichnis

Abbildung 1: Ablaufschema einer typischen Beratungssituation, (Linnertz & Antosch, 2013, S. 92) 159

Tabellenverzeichnis

Tabelle 1: Struktur-, Prozess- und Ergebnisqualität im Beruf der PTA, eigene Darstellung, 2021 150

Tabelle 2: Darstellung zentraler Qualitätsziele im Beruf der PTA, eigene Darstellung 2021 nach Erdmann, 2016, S. 15 156

Tabelle 3: Herausforderungen und Lösungsansätze im Beruf der PTA, eigene Darstellung, 2021 161

Nathalie Ortega Lopez

Qualitätsmanagement im Berufsfeld der Tierärzte und Tierärztinnen

Zusammenfassung

Einleitung: Die tierärztliche Versorgung von Klein, Groß- und Nutztieren durch Tierärzte und Tierärztinnen nimmt eine zentrale Rolle in unserer Gesellschaft ein. Es wird nicht nur der Tierschutz gewahrt, sondern auch die Gesundheit von Menschen. Somit ist Qualitätsmanagement, welches in der vertragsärztlichen Versorgung gesetzlich vorgeschrieben ist, gleicherweisen bedeutsam für Tierarztpraxen und -kliniken, obwohl es hier keine gesetzliche Pflicht für die Leistungserbringer/innen gibt. Ziel ist es daher zu untersuchen, ob und wie Qualitätssicherung in einer Kleintierarztpraxis in Hamburg implementiert ist.

Methode: In dem vorliegenden Kapitel wurde nach einer Internet- und Literaturrecherche zum Thema Qualitätsmanagement im Berufsfeld der Tierärzte und Tierärztinnen eine Befragung mit der Praxisleitung einer Kleintierarztpraxis in Hamburg durchgeführt. Hierzu wurde ein Fragebogen aus 16 Fragen in Anlehnung an den Kodex der Guten Veterinärmedizinischen Praxis erstellt. Die Ergebnisse wurden anschließend diskutiert und es wurden Herausforderungen, Schlussfolgerungen und Empfehlungen herausgearbeitet.

Ergebnisse: Die Untersuchung der Kleintierarztpraxis zeigt auf, dass dort kein implementiertes Qualitätsmanagementsystem vorhanden ist. Jedoch wird deutlich, dass sich einige Qualitätsstandards wie Kunden- und Mitarbeiterinnenzufriedenheit, standardisierte Behandlungsabläufe und Dokumentation dieser, Fortbildungsmaßnahmen und Hygienestandards nachweisen lassen. Diese können als Ansätze zur Qualitätssicherung verstanden werden.

Diskussion: Qualitätsmanagement scheint in Tierarztpraxen trotz des Kodex der Guten Veterinärmedizinischen Praxis nicht weit verbreitet zu sein. Dies kann daraus hervorgehen, dass es in diesem Bereich (außer in Hessen) keine gesetzliche Verpflichtung zur Implementierung gibt. Die Indikatoren für Qualität, die in der Kleintierarztpraxis festgestellt werden konnten, sind lediglich subjektiv bemessen und daher kritisch zu betrachten.

Schlüsselwörter: Qualitätsmanagement, Qualitätssicherung, Gute Veterinärmedizinische Praxis, Tierarzt/-ärztin, Kleintierpraxis

1. Einleitung

Tierschutz ist in Deutschland als Staatsziel seit 2002 im Grundgesetz verankert und wird im Tierschutzgesetz geregelt (BMEL, 2020). Der Grundsatz des Tierschutzgesetzes lautet: „Zweck dieses Gesetzes ist es, aus der Verantwortung des Menschen für das Tier als Mitgeschöpf dessen Leben und Wohlbefinden zu schützen. Niemand darf einem Tier ohne vernünftigen Grund Schmerzen, Leiden oder Schäden zufügen." (§ 1 TierSchG). Tierhalter sind dementsprechend dazu verpflichtet Bedürfnisse der Pflege, Ernährung und verhaltensgerechten Unterbringung der Tiere zu erfüllen. In diesem Rahmen spielt auch die tierärztliche Versorgung und damit die Sicherstellung der Gesundheit der Tiere eine wichtige Rolle. Laut einer Erhebung von Statista zu den genutzten Versorgungsangeboten für Haustiere besuchen 70 % der Befragten den/die Tierarzt/-ärztin bei Erkrankungen und Verletzungen, 63 % nutzen die Gesundheitsvorsorge beim/bei der Tierarzt/-ärztin, wie zum Beispiel Impfungen (Statista, 2017). Dies zeigt, dass Tiergesundheit bei Tierhaltern/-innen einen hohen Stellenwert hat. Im Zusammenhang mit Gesundheit, ob Mensch oder Tier, sollte grundsätzlich eine hohe Qualität der Behandlung gewährleistet sein. Dabei sind unter anderem die Patientenzufriedenheit bzw. Zufriedenheit der Patientenbesitzer/innen, die medizinische Versorgung und Transparenz relevant. Abgesehen davon hängt der tierärztliche Beruf auch eng mit der Gesundheit und Schutz des Menschen zusammen, weswegen Qualität einen elementaren Bestandteil in der Ausübung des Berufs des tiermedizinischen Fachpersonals haben sollte.

Infolgedessen sollen daher in dem folgendem Kapitel Qualitätsstandards bzw. die Qualitätssicherung im Berufsbild der Tierärzte und Tierärztinnen beleuchtet werden. Zu diesem Zweck wird zunächst das Berufsfeld der Tierärzte und Tierärztinnen beschrieben. Im nächsten Schritt wird die Gute Veterinärmedizinische Praxis als Beispiel eines Qualitätsmanagementsystems für Tierarztpraxen und -klinken dargestellt. Danach folgt die Vorstellung und Untersuchung einer Kleintierarztpraxis in Hamburg. Dazu gehörend werden die Methode, Ergebnisse und Herausforderungen illustriert. Abschließend werden die Ergebnisse diskutiert und Schlussfolgerungen gezogen sowie Empfehlungen genannt.

2. Das Berufsbild der Tierärzte und Tierärztinnen

Gemäß der Bundes-Tierärzteordnung verhüten, lindern und heilen Tierärzte und Tierärztinnen Leiden und Krankheiten der Tiere. Darüber hinaus tragen sie zur Erhaltung und Entwicklung eines leistungsfähigen Tierbestandes bei und schützen den Menschen vor Gefahren und Schädigungen durch Tierkrankheiten sowie durch Lebensmittel und Erzeugnisse tierischer Herkunft. Sie wirken auf eine Steigerung der Güte von tierischen Lebensmitteln hin. In Deutschland bedarf die Berufsausübung der Approbation als Tierarzt (BTÄO, § 1 & § 2, Satz 1).

Bei der Altersstruktur der Tierärzteschaft lässt sich beobachten, dass die Mehrzahl der Tierärzte/-innen 50 bis 59 Jahre alt ist (9.832), danach folgen die 30 bis 39-Jährigen (9.257) und anschließend die 40 bis 49-Jährigen (8.737). Mit Blick auf die Geschlechterverteilung wird deutlich, dass in der Tiermedizin mehr Frauen als Männer arbeiten. So waren im Jahr 2019 42.709 als Tierarzt bzw. Tierärztin beschäftigt, etwa 62 % davon waren weiblich (Bundestierärztekammer e. V., 2019). Auch bei Betrachtung der Anzahl der Studierenden von Veterinärmedizin lässt sich feststellen, dass die Mehrheit weiblich ist. Im Wintersemester 2019/20 gab es 7.984 Studierende der Veterinärmedizin, davon waren 16 % männlich und 84 % weiblich (Statistisches Bundesamt, 2020). Obwohl Frauen die Mehrheit bilden, verdienen sie in Europa noch immer 12 % weniger als ihre männlichen Kollegen (FVE, 2019, S. 6). Zuvor lag der Gender Pay Gap 2015 bei 28 %, das heißt, es konnte eine Verbesserung erzielt werden.

In ländlichen Regionen herrscht zudem ein wachsender Tierarztmangel, besonders in Bezug auf die Behandlung von Groß- und Nutztieren. Gründe hierfür sind unter anderem, dass Berufsanfänger/innen zu Kleintiermedizin neigen. Auch das Angebot vom tierärztlichen Notdienst sinkt im ländlichen Raum, da Kliniken oftmals die Zusatzkosten für den 24/7/365-Dreischichtbetrieb nicht tragen können (Bundesverband Praktizierender Tierärzte, 2019).

In den nächsten Unterkapiteln soll näher auf die Ausbildung zum Tierarzt/-ärztin und die Tätigkeitsbereiche eingegangen werden.

2.1 Ausbildung

Tierärzte/-innen sind Absolventen/-innen des Studiums der Veterinärmedizin (Tiermedizin). Es gibt in Deutschland lediglich fünf Standorte, an denen Veterinärmedizin als Studiengang angeboten wird: die Freie Universität Berlin, die Justus-Liebig-Universität Gießen, die Stiftung Tierärztliche Hochschule Hannover, die Universität Leipzig und die Ludwig-Maximilians-Universität München.

Die Regelstudienzeit beträgt 5½ Jahre bzw. 11 Semester einschließlich Pflichtpraktika und Prüfungen. Im Grundstudium bzw. Vorklinik (4 Semester) werden naturwissenschaftliche Fächer wie Chemie, Physik, Botanik und Anatomie behandelt. Dieser Abschnitt wird mit der Tierärztlichen Vorprüfung abgeschlossen. Die nächsten 6 Semester, der klinische Abschnitt, beschäftigen sich unter anderem mit Bakteriologie, Virologie, Tierseuchenlehre und Chirurgie. Es folgt die Tierärztliche Prüfung bestehend aus 3 Abschnitten. Zudem beinhaltet das Studium mehrere Praktika: zwei Wochen in der Landwirtschaft, vier Wochen in einer kurativen Tierarztpraxis, zwei Wochen in der Hygienekontrolle, drei Wochen in der Schlachttier- und Fleischuntersuchung, zwei Wochen im öffentlichen Veterinärwesen und ein 16-wöchiges Praktikum der eigenen Wahl.

Nach dem Abschluss der Prüfung kann die Approbation beantragt werden und der Prüfling ist nach Erlaubnis berechtigt, die Berufsbezeichnung des/der Tierarztes/-ärztin zu tragen und dementsprechend Tätigkeiten auszuführen. Außerdem besteht die Möglichkeit nach dem Studium eine Dissertation zur Erlangung des Doktortitels zu schreiben oder sich zum Beispiel zum Fachtierarzt/-ärztin zu spezialisieren. Jede/r Tierarzt/-ärztin hat die Pflicht, sich fachlich weiterzubilden (Bundestierärztekammer e. V., 2017).

2.2 Tätigkeitsbereiche

Die Tätigkeitsbereiche, in denen Tierärzte und Tierärztinnen arbeiten können, sind zahlreich. Oftmals werden Tierärzte/-innen in einer Tierarztpraxis oder einer Tierarztklinik tätig. Hier unterscheidet man in der Regel zwischen der Kleintierpraxis und der Großtierpraxis. Es gibt auch Praxen in denen sowohl Kleintiere als auch Nutztiere behandelt werden sowie Pferdepraxen. Die Kleintiermedizin beschäftigt sich überwiegend mit der Behandlung von Heimtieren wie Hunden oder Katzen, jedoch steigt auch hier die Nachfrage nach Spezialisten bezüglich der Versorgung von speziellen Tiergruppen wie Ziervögeln, Fischen und Reptilien. Auch besondere Behandlungstherapien wie Verhaltenstherapien oder Naturheilverfahren sind gefragt, weswegen es in Kleintierpraxen oft einen hohen Grad an Spezialisierung gibt.

Im landwirtschaftlichen Bereich werden in Nutztierpraxen bzw. Großtierpraxen Nutztiere wie Rinder, Schweine, Schafe und Ziegen behandelt, Schwerpunkt ist dabei die Bestandsbetreuung. Es muss auf die Tiergesundheit, den Tierschutz und die Lebensmittelsicherheit geachtet werden, um sichere Lebensmittel tierischen Ursprungs zu gewährleisten. Der gesundheitliche Verbraucherschutz und die Wirtschaftlichkeit sind hier von großer Bedeutung.

Darüber hinaus bieten sich Berufsmöglichkeiten im Öffentlichen Veterinärwesen, etwa in den Bereichen der Lebensmittelüberwachung, Tierseuchenbekämpfung, in der Hygieneberatung in der Produktion von tierischen Lebensmitteln, in der Schlachttier- und Fleischuntersuchung, in der

Überwachung des Arzneimittelverkehrs sowie in der Überwachung von Tierheimen und Tierbeständen.

Ferner können Tierärzte/-innen auch in der Industrie tätig werden, vor allem in der pharmazeutischen Industrie. Dort können sie an der Forschung, Entwicklung sowie Vertrieb von Arzneimitteln beteiligt sein (Freie Universität Berlin, 2021).

3. Qualitätsmanagement in der Veterinärmedizin

Um Qualitätsmanagement in der Veterinärmedizin untersuchen zu können, soll zunächst das Thema Qualität(smanagement) allgemein behandelt werden. Qualität ist ein mehrdimensionaler Begriff, bei dem stets verschiedene Anforderungen und Perspektiven betrachtet werden müssen. Es gibt zahlreiche Ansätze, Qualität zu bestimmen. Im alltagstauglichen Verständnis (absoluter Qualitätsbegriff) bezieht Qualität sich auf die Funktionsweise eines Produktes oder das Ergebnis einer Dienstleistung. Diese müssen hohe Standards und Ansprüche erfüllen. Weitere Ansätze wären beispielsweise die Erfüllung eines bestimmten Zweckes (teleologischer Qualitätsbegriff) oder inwieweit die Anforderungen der Kunden erfüllt sind (kundenorientierter Qualitätsbegriff) (Hensen, 2016, S. 15).

Qualität kann materielle Wirtschaftsgüter (Sachgüter) sowie immaterielle Wirtschaftsgüter in Form von Dienstleistungen betreffen. Im Gesundheitswesen wären materielle Wirtschaftsgüter zum Beispiel Medizinprodukte oder Arzneimittel (Hensen, 2016, S. 4). Betrachtet man Qualitätsmerkmale, also kennzeichnende Eigenschaften einer Einheit, lassen sich auch diese unterscheiden. So gibt es subjektive und objektive Qualitätsmerkmale. Subjektive Qualitätsmerkmale stützen sich auf persönliche Erfahrungen und Wahrnehmungen von Patienten/-innen oder auch Mitarbeiter/-innen. Diese können durch Befragungen und Interviews erhoben werden. Objektive Qualitätsmerkmale dagegen sind direkt messbar, wie die Wartezeit bei einem Arztbesuch oder Mortalitätsraten (Hensen, 2016, S. 11 ff).

Zuletzt kann Qualität eine deskriptive und evaluative Komponente besitzen. Das heißt, dem Qualitätsbegriff werden nicht nur Merkmale und Eigenschaften zugeschrieben, sondern auch Beurteilungen. In dem Sinne werden Wertaussagen zu Produkten oder Dienstleistungen getroffen (Hensen, 2016, S. 14).

Qualitätsmanagement überprüft, zu welchem Grad Qualitätsanforderungen in einem Unternehmen erfüllt sind. Es findet also eine Qualitätsmessung bzw. Soll-Ist-Vergleich statt. Dabei liefert Qualitätsmanagement den Handlungsrahmen, in dem standardisiert, Probleme analysiert und behoben werden. Es gibt zahlreiche Qualitätsmanagementsysteme und Modelle, deren Grundsätze sich überall finden lassen. Die Normenreihe DIN EN ISO 9000 ff bilden die wohl bekanntesten Normen zu Qualitätsmanagementsystemen und listet acht bzw. sieben Grundsätze (seit der Revision im Jahr 2015) des Qualitätsmanagements auf (Hensen, 2016, S. 40):

1. Kundenorientierung
2. Führung
3. Engagement von Personen
4. Prozessorientierter Ansatz
5. Kontinuierlicher Verbesserungsprozess
6. Faktengestützte Entscheidungsfindung
7. Beziehungsmanagement

(Dahl, 2018).

Aus diesen Grundsätzen entwickelten sich Konzepte des umfassenden Qualitätsmanagements „Total Quality Management" (TQM). Während das umfassende Qualitätsmanagement für eine hohe Entwicklungsstufe steht, kann sich Qualitätsmanagement in verschiedenen Stufen abzeichnen. Im Total Quality Management Ansatz finden vor allem der mehrdimensionale Qualitätsbegriff, Qualität als unternehmensweite Aufgabe und Prävention eine wichtige Rolle (Hensen, 2016, S. 41). Diese Grundsätze sollen auch bei dem Praxisbeispiel untersucht und überprüft werden.

Qualitätsmanagement zielt also darauf aus, Prozesse zu systematisieren, um so Probleme festzustellen und Maßnahmen zur Vermeidung und Verbesserung einzuleiten. Dieser Verbesserungsprozess findet kontinuierlich in vier Phasen, dem sogenannten PDCA-Zyklus (Plan, Do, Check, Act), statt. Es erfolgt demnach ein Prozess der Planung, der Ausführung, der Prüfung und des Handelns, der sich in einem Kreislauf wiederholt (Hensen, 2016, S. 60 f).

Anders als Leistungsanbieter im Gesundheitswesen, sind Tierärzte und Tierärztinnen nicht dazu verpflichtet, ein Qualitätsmanagementsystem in ihre Praxis oder Klinik einzuführen. Jedoch wurde 2003 der Kodex der Guten Veterinärmedizinischen als Instrument zur Einführung eines gezielten Qualitätsmanagements für tierärztliche Praxen und Kliniken entwickelt. Der GVP-Kodex liefert nicht nur einen Leitfaden für Tierärzte/-innen, sondern bietet ebenfalls die Möglichkeit der Zertifizierung und Ausstellung eines Gütesiegels. Im nächsten Unterkapitel wird der Kodex der Guten Veterinärmedizinischen Praxis näher dargestellt.

3.1 Gute Veterinärmedizinische Praxis

Der Kodex der Guten Veterinärmedizinischen Praxis wurde vom Bundesverband Praktizierender Tierärzte (bpt) in Anlehnung an die ISO-Norm DIN EN ISO 9001 ff speziell für Tierärzte und Tierärztinnen entworfen. Der Kodex ist in vier Praxisbereiche unterteilt:

1. Das Umfeld der veterinärmedizinischen Praxis
2. Die Ausübung der veterinärmedizinischen Praxis
3. Beurteilung des GVP-Systems
4. Anwendungsbeispiele

Die Zertifizierung erfolgt durch die Europäische Veterinärinspektion GmbH (EVI) nach einer Begehung der Praxis (Audit) und Überprüfung des QM-Handbuchs bzw. der Arbeitsabläufe innerhalb der Praxis oder Klinik.

Im ersten Praxisbereich wird der Tierarzt bzw. die Tierärztin als Dienstleister/in behandelt. Sie sollen ihrer tierärztlichen Pflicht nachkommen, indem sie Schmerzen und Schäden beseitigen oder lindern und auf wenig belastende Methoden achten. Hinzu sollen sie schonend und tiergerecht mit dem Tier umgehen und auf die Prävention von Krankheiten durch Aufklärung hinarbeiten. Die Erhaltung einer guten Kundenbeziehung zum Wohle des Tieres ist ebenfalls von Wichtigkeit. Der Kunde soll umfassend aufgeklärt werden, dies umfasst die Diagnose, die voraussichtliche Prognose sowie Therapiemaßnahmen, Alternativen und deren Kosten. Auch soll der/die Tierarzt/-ärztin im Bereich des Verbraucherschutzes zur Qualitätssicherung bei der späteren Lebensmittelgewinnung beitragen und bei Feststellung von Zoonanthroponosen gemäß dem Schutz der Tiere und Menschen handeln. Gleichermaßen soll der Umweltschutz durch Abfallvermeidung, Abfallverwertung und einer geordneten Abfallbeseitigung angestrebt werden. Es soll sorgfältig mit Arzneimitteln und Medizinprodukten umgegangen werden und Abfälle durch eine getrennte Müllsammlung beseitigt werden. In allen Handlungsschritten unterliegen Tierärzte und Tierärztinnen den gesetzlichen Vorschriften der Gesellschaft.

Das zweite Kapitel ist in die allgemeine Praxis und die spezielle Praxisführung unterteilt. Im Teil der allgemeinen Praxis werden die Praxisführung, der Auftragsablauf, das Personal, die Räume, die Arzneimittel und Verbrauchsmaterialien, die Geräte und Medizinprodukte zur Diagnostik und Therapie, das Labor, die Hygiene, das Fachwissen und Reklamationen behandelt. Diese werden unter den Kriterien des Zwecks, der Ausstattung, der Durchführung, der Dokumentation und der Beurteilung genauer beschrieben. Die spezielle

Praxisführung umfasst unter anderem die präventive Praxis, die kurative Praxis, Operationen, Lebensende und Euthanasie, die Bestandsbetreuung und die Seuchenbekämpfung. Diese Aspekte werden ebenfalls unter den vorher genannten Kriterien spezifiziert.

Im dritten Praxisbereich geht es um die Beurteilung des GVP-Systems. Es wird eine einmal im Jahr stattfindende Systembeurteilung und regelmäßige interne Audits in allen Teilbereichen empfohlen. Sinn dahinter ist es, sowohl die Kundenzufriedenheit und Leistungsfähigkeit zu beurteilen als auch Probleme und Schwachstellen zu erkennen. Auch hier wird die Ausstattung, die Durchführung, die Dokumentation und die Beurteilung aufgeführt.

Im letzten Abschnitt folgen Anwendungsbeispiele zu den Teilbereichen wie beispielsweise zum Auftragsablauf, zum Überweisungsauftrag oder zur Rechnung (Bundesverband praktizierender Tierärzte e. V., 2007).

4. Praxisbeispiel: Kleintierarztpraxis in Hamburg

Auf Wunsch der Inhaberin wurden die erfassten Daten anonymisiert, um keine Rückschlüsse auf die Tierarztpraxis ziehen zu können. Zudem wird in diesem Kapitel von Mitarbeiterinnen und Tierärztinnen gesprochen, da in der Praxis nur Frauen angestellt sind.

Die Kleintierarztpraxis besteht seit dem Jahr 2006, sie wurde 2016 von der jetzigen Praxisinhaberin übernommen und unbenannt. Es fand zudem eine Spezialisierung auf Kleintiere und Pferde statt. In der Praxis sind neben der Inhaberin zweit weitere Tierärztinnen und drei Tiermedizinische Fachangestellte sowie eine Auszubildende zur Tiermedizinischen Fachangestellten angestellt. Die Praxis liegt in der Nähe einer U-Bahnstation und ist somit gut zu erreichen. Es finden sich zudem Parkmöglichkeiten in einem naheliegenden Parkhaus.

In der Tierarztpraxis werden Kleintiere jeglicher Art behandelt. Zusätzlich werden Pferde mit einer mobilen Fahrpraxis versorgt. Des Weiteren ist die Tierarztpraxis dem Notdienstring der Hamburger Tierärztekammer angeschlossen. Es gibt zahlreiche Leistungsangebote die von der Allgemeinmedizin, über die Diagnostik und Chirurgie bis hin zur Zahnheilkunde reichen. Außerdem gibt es weitere Leistungen wie Hausbesuche, die stationäre Aufnahme über Tag, die Zusammenstellung einer Reiseapotheke für Hund und Katze und die Kooperation mit Spezialkliniken. Die Versorgung und Gesundheit des Tieres stehen in der Praxis an oberster Stelle. So werden schulmedizinische Methoden, alternative Behandlungsmethoden wie die Blutegeltherapie oder Homöopathie sowie modernes Equipment angewandt. Darüber hinaus bildet die Kundenzufriedenheit eine weitere Priorität. Die Kunden werden umfassend in einem transparenten Handlungsrahmen aufgeklärt und beraten.

5. Methodisches Vorgehen

Es wurde eine Literatur- und Internetrecherche zur Erfassung des wissenschaftlichen Hintergrundes von Qualitätsmanagement in der Veterinärmedizin durchgeführt. Ergänzend dazu wurde ein Fragebogen nach telefonischer Absprache per E-Mail von der vorgestellten Tierarztpraxis ausgefüllt.

Zu diesem Zweck wurde ein selbst erstellter Fragebogen in Anlehnung an die Kriterien des Kodex der Guten Veterinärmedizinischen erstellt. Der Fragebogen umfasste 16 Fragen. Die ersten Fragen bezogen sich auf allgemeine Informationen zu der Praxis und den Angestellten. Die nächsten Fragen behandelten die Abläufe in der Praxis. In diesem Zusammenhang wurden dann Fragen zur Sicherung der Qualität gestellt. Dabei wurde näher auf den Behandlungsablauf, die Kundenzufriedenheit, die Dokumentation, die Mitarbeiterinnenzufriedenheit und schließlich auf die Fortbildungsmaßnahmen der Tierärztinnen sowie der Tiermedizinischen Fachangestellten eingegangen.

6. Ergebnisse

In den nachfolgenden Unterkapiteln werden die Ergebnisse auf Basis der Untersuchung in der Kleintierarztpraxis dargestellt.

6.1 Qualitätsmanagementsystem

In der Kleintierarztpraxis gibt es kein implementiertes Qualitätsmanagementsystem, jedoch lassen sich einige Ansätze zur Qualitätssicherung feststellen. So seien die Vorteile eines Qualitätsmanagements der Praxisinhaberin bewusst, jedoch sprechen für sie der zeitliche und finanzielle Aufwand gegen eine Einführung. Dies sei vor allem in der kleinen Größe der Praxis und des Teams begründet. Auch der Kodex der Guten Veterinärmedizinischen Praxis sei bekannt, aber es fand noch keine weitere tiefe Auseinandersetzung mit diesem statt.

Nichtsdestotrotz gibt es zahlreiche Standards in der Tierarztpraxis, die zu einer verbesserten Qualität in der Behandlung und zu einer hohen Kundenzufrieden beitragen sollen.

6.2 Praxisphilosophie

Die Inhaberin verfolgt eine deutliche Praxisphilosophie als Grundlage des Handelns in der Tierarztpraxis. Diese kann als Leitbild mit wesentlichen Qualitätszielen betrachtet werden. Einerseits spielen die individuelle medizinische Versorgung jedes Tieres eine elementare Rolle, andererseits sollen auch die Tierbesitzer/innen sich dementsprechend sicher und gut aufgehoben fühlen. Dazu sollen sie in einem transparenten Handlungsrahmen umfassend aufgeklärt und beraten werden. Der Qualitätsanspruch stützt sich auf das tiermedizinische Fachwissen des Personals, welches durch regelmäßige Fort- und Weiterbildungen ausgebaut wird. Zudem ist die Praxis mit modernen technischen Geräten und qualitativ hohen Medizinprodukten ausgestattet. Diese Praxisphilosophie ist allen Mitarbeiterinnen bekannt und wird von ihnen in allen Tätigkeitsbereichen ausgeführt.

6.3 Behandlungsabläufe

Der/die Tierbesitzer/in erteilt durch Vorstellung des Tieres und Beschreibung der Symptome den Auftrag zur Untersuchung. Die Konsultation durch die Tierärztin beinhaltet eine Befunderstellung auf Basis einer ausführlichen Untersuchung sowie gegebenenfalls bei Erstbesuch eine Erhebung der Krankengeschichte, um Vorerkrankungen und andere Belastungen feststellen zu können. Im nächsten Schritt werden die Patientenbesitzer über weiterführende Untersuchungen und deren Kosten informiert und aufgeklärt bzw. wird der weitere Behandlungsverlauf besprochen. Anschließend werden die notwendigen Maßnahmen durchgeführt oder es wird je nach Befund ein Überweisungsauftrag erteilt. Jegliche Ergebnisse, diagnostische Maßnahmen wie angewandte Geräte oder Arzneimittel und therapeutische Maßnahmen werden ausführlich und sorgfältig in der Patientenkartei elektronisch festgehalten. Diese werden mindestens 5 Jahre aufbewahrt. Im Anschluss wird eine Rechnung ausgestellt, auf der alle Leistungen und deren Kosten nachvollziehbar aufgelistet sind. Auch die Rechnungen sind elektronisch im Patientenverwaltungsprogramm aufgeführt. Der Behandlungsablauf ist in Form einer Verfahrensanweisung fest vorgegeben und für alle Mitarbeiterinnen verbindlich und zu jeder Zeit einsehbar.

Es wird demnach deutlich, dass es bezüglich der Behandlungsabläufe einen standardisierten Prozess gibt, der detailliert dokumentiert ist. Dies soll die Qualität der Behandlung sichern und zudem einen späteren Zugriff auf die Daten ermöglichen.

Hinsichtlich der Prüfung der Behandlungserfolge lässt sich feststellen, dass dazu keine messbaren objektiven Verfahren direkt angewandt werden. Der Erfolg ergibt sich daraus, dass eine Verbesserung des Gesundheitszustands eingetreten ist und keine weiteren Behandlungen durchgeführt werden müssen. Hier spielt ebenfalls die Zufriedenheit der Patientenbesitzer/innen mit rein, welche auf dem subjektiven Empfinden basiert.

6.4 Kundenzufriedenheit

Besonders in Tierarztpraxen ist die Kundenbeziehung zu den Patientenbesitzern/-innen von großer Bedeutung. Die Tierhalter/innen übernehmen die Verantwortung für ein Lebewesen, das in Bezug auf seine eigene Gesundheit nicht selbst handeln kann. Daher haben Tierhalter/innen einen hohen Anspruch und hohe Erwartungen bei der medizinischen Versorgung ihres Tieres. In diesem Sinne ist es wichtig, dass eine Vertrauensbasis zwischen Tierarzt/-ärztin und Patientenbesitzer/in existiert. Auch allein aus marktwirtschaftlichen Gründen wird eine hohe Kundenzufriedenheit angestrebt, um wiederum eine hohe Rücklaufquote zu erreichen.

In der vorgestellten Kleintierarztpraxis gibt es kein Beschwerdemanagement oder andere Umfragen zur Feststellung der Kundenzufriedenheit. Die Geschäftsführerin setzt auf den zwischenmenschlichen Austausch mit den Tierbesitzern/-innen. In direkten Gesprächen werden Zufriedenheit und Kritik ausgesprochen. Es wird demzufolge ein hoher Wert auf Kommunikation gelegt, da zumal die Behandlungen selbst maßgeblich von einer erfolgreichen Kommunikation abhängig sind. Dabei wird auf individuelle Wünsche und Bedürfnisse Rücksicht genommen und diese soweit möglich umgesetzt.

Zudem haben Patientenbesitzer/innen die Möglichkeit, telefonisch Feedback zu äußern oder auf der Medienplattform Google.com eine Rezension bei der Tierarztpraxis zu hinterlassen. Sowohl positive als auch negative Bewertungen werden umgehend beantwortet und es wird versucht, Lösungsansätze für Probleme, wie z. B. ein persönliches Gespräch, zu finden.

6.5 Mitarbeiterinnenzufriedenheit und Fortbildungsmaßnahmen

Das reibungslose Zusammenspiel des Teams in der Tierarztpraxis hat für die Inhaberin ebenfalls einen hohen Stellenwert. Alle Mitarbeiterinnen sind in den alltäglichen Arbeitsablauf integriert, übernehmen Verantwortung für ihren Kompetenzbereich und unterstützen sich gegenseitig.

Hinzu kommt, dass vierteljährig intern ein Mitarbeitergespräch stattfindet. In diesem Gespräch soll der Austausch untereinander gewährleistet werden.

Die Mitarbeiterinnen haben die Möglichkeit, Probleme anzusprechen oder Verbesserungsvorschläge zu äußern. Zudem erhalten sie von der Praxisführung Feedback und können dieses auch untereinander geben. Die Mitarbeiterinnen sollen so in möglichst vielen Bereichen der Tierarztpraxis einbezogen werden und an Entscheidungen sowie zukünftigen Plänen beteiligt werden. Dies soll die Zusammenarbeit fördern, aber auch die Entwicklung der Angestellten. Eine Messung der Mitarbeiterinnenzufriedenheit findet nicht statt, da auch hier auf eine offene Kommunikation gezählt wird.

Wie im Berufsfeld der Tierärzte und Tierärztinnen dargestellt wurde, sind diese dazu verpflichtet, sich fortzubilden und diese berufliche Fortbildung nachzuweisen. Tierärzte/-innen müssen pro Jahr 20 Stunden Fortbildungsmaßnahmen widmen. Laut der Inhaberin wird dieser Verpflichtung nachgegangen. Auch legt sie Wert darauf, dass die Tiermedizinischen Fachangestellten sich regelmäßig fort- und weiterbilden, um sich beruflich und persönlich weiterzuentwickeln. So wurden unter anderem Fortbildungen zur Futtermittelberatung und Praxismanagement besucht.

Die besuchten Fortbildungsmaßnahmen sowie erworbene Qualifikationen werden dokumentiert.

6.6 Hygienestandards

Neben den COVID-19 bedingten Maßnahmen gibt es weitere strenge Hygienestandards in der Tierarztpraxis, um das Infektionsrisiko für Mensch und Tier zu minimieren. Dies sichert nicht nur die Qualität der tierärztlichen Dienstleistungen, sondern fördert auch das Ansehen bei den Kunden/-innen.

Es ist ein Reinigungsplan für den Praxisbereich vorhanden, der allen Mitarbeiterinnen bekannt und für diese verbindlich ist. Dieser ist in schriftlicher Form abgeheftet und jeder Zeit einsehbar. Alle Arbeitsflächen werden gemäß des Reinigungsplanes und bei Bedarf gereinigt und desinfiziert. Zu diesem Zweck gibt es geeignete Reinigungs- und Desinfektionsmittel. Instrumente werden zusätzlich sterilisiert.

Die Personalhygiene ist ebenso von Wichtigkeit. Es gibt einen Aushang für hygienisches Händewaschen sowie für die Händedesinfektion. Zur Untersuchung von Behandlung von Tieren werden gegebenenfalls Einmalhandschuhe getragen. Zudem wird bei der Arbeit saubere und leicht zu reinigende Berufskleidung getragen, bei Operationen angemessene Schutzkleidung.

Letztlich werden Abfälle durch Arzneimittel und Medizinprodukten sorgfältig entsorgt und getrennt.

7. Herausforderungen und Diskussion

Herausforderungen sieht die Praxisführung in dem Tierärztemangel. Obwohl wir in der Großstadt noch relativ gut aufgestellt sind, sieht sie Probleme für die Zukunft und insbesondere für ländliche Regionen. Dort mangelt es an Tierärzten/-innen für die Behandlung von Groß- und Nutztieren. Dies liege einmal daran, dass Berufsanfänger zur Kleintiermedizin neigen und sich seltener selbstständig machen. Das stellt im heutigen Zeitalter, mit einer stetigen Bevölkerungszunahme, ein großes Problem dar. Schlachttier- und Fleischuntersuchung sowie die Tierseuchenbekämpfung spielen für die Lebensmittelüberwachung und somit für die Gesundheitsvorsorge von Menschen eine bedeutende Rolle.

Dazu kommt, dass der tierärztliche Beruf starke Belastungen mit sich ziehe. Die Arbeitsbedingungen würden als schlecht und der Leistungsdruck als zu hoch empfunden werden. Durch den gesellschaftlichen Wandel rücke auch eine angemessene Work-Life-Balance in den Vordergrund. Besonders Familie und Freizeit sind für die jüngere Generation der Tierärzte und Tierärztinnen bedeutsam, was oftmals aber nicht mit den langen Arbeitszeiten und Überstunden des Berufs als Tierarztes/Tierärztin zu vereinbaren scheint.

Die Notfallversorgung auf dem Land sei ebenfalls nicht ausreichend gedeckt. Dies liege einerseits an dem Personalmangel, andererseits können Nacht- und Notdienste finanziell nicht getragen werden.

Auch die Corona-Pandemie habe diesen Tierärztemangel verstärkt. So machen es die Auflagen kaum noch möglich, in andere Regionen zu reisen, um dort Groß- und Nutztiere zu versorgen.

Mit Blick auf die Corona-Pandemie sei genauso die Tierarztpraxis der Inhaberin überlastet. So sei das kleine Team durch Quarantänemaßnahmen und Krankheitsausfällen überarbeitet. Auch die Zeitplanung der Termine erschwere den Praxisalltag. Durch die Abstandregeln müssten Termine weiter auseinander geplant werden, da der Wartebereich der Praxis nicht die nötige Kapazität besitzt, mehrere Patientenbesitzer/innen auf einmal zu halten. Aufgrund dessen verschieben sich wiederum die Arbeitszeiten, wodurch oft Überstunden anfallen.

In Bezug auf die Thematik des Qualitätsmanagements im Berufsfeld der Tierärzte und Tierärztinnen ist anzumerken, dass kaum evidenzbasierte Literatur vorliegt. Es lässt sich demnach sagen, dass in diesem Bereich Forschungsbedarf herrscht, da die Implementierung von Qualitätsmanagementsystem in Tierarztpraxen nicht weit verbreitet zu sein scheint. Zwar gibt es den Kodex der Guten Veterinärmedizinischen Praxis, jedoch handelt es sich um eine Empfehlung, die (außer in Hessen) gesetzlich nicht verpflichtend ist. Eine tiefe

Auseinandersetzung mit dem Kodex findet, wie sich im Praxisbeispiel gezeigt hat, wenig Interesse.

Dieses Kapitel konnte sich daher nur mit grundlegenden Qualitätskriterien auseinandersetzen. Hinzu kommt, dass durch den Zeitmangel auf seiten der Praxisinhaberin eine nur eher oberflächliche Befragung durchgeführt werden konnte. Ein persönliches Interview hätte sicherlich dazu beitragen können, weitere Inhalte zu untersuchen und zu vertiefen. Es ist auch zu hinterfragen, ob bei der Beantwortung Verzerrungen enthalten sind. So kann es sein, dass die Fragen aufgrund von sozialer Erwünschtheit nicht wahrheitsgemäß beantwortet wurden. Dies müsste bei der Betrachtung der Ergebnisse berücksichtigt werden.

8. Schlussfolgerungen und Empfehlungen

Es ist zusammenzufassen, dass in der Kleintierarztpraxis kein implementiertes Qualitätsmanagement vorhanden ist. Dennoch lassen sich Ansätze der Qualitätssicherung wiederfinden, wie z. B. bei den standardisierten Behandlungsabläufen und Hygienestandards. Zudem werden die Qualitätsziele der Kunden- sowie Mitarbeiterinnenzufriedenheit verfolgt. Jedoch gibt es zu diesen Befunden keine Methoden, die messbare und objektive Ergebnisse zulassen. Diese basieren auf dem subjektiven Empfinden der Praxisinhaberin und Mitarbeiterinnen.

Die Qualität der Behandlung und Versorgung von Tieren, ob Haustieren oder Groß- und Nutztieren, nimmt in unserer Gesellschaft einen zunehmenden Stellenwert ein. Haustiere sind in den Augen vieler Tierbesitzer/innen ein vollwertiges Familienmitglied und sollten dementsprechend auch umfangreiche und vor allem qualitativ hohe tierärztliche Dienstleistungen erhalten. Daher empfiehlt es sich, die vorhandenen Ansätze der Qualitätssicherung weiter auszubauen und mit objektiven Messverfahren zu fundieren, bis hin zur Einführung eines Qualitätsmanagementsystem. Denn auch für kleine Praxen kann sich dies durchaus lohnen (Frey & Lauer, 2013, S. 166).

Die Angestellten der Tierarztpraxis nehmen bereits an zahlreichen Fort- und Weiterbildungsmaßnahmen teil. So konnte festgestellt werden, dass eine Tiermedizinische Fachangestellte eine Zusatzqualifikation als Praxismanagerin erhalten hat. Diese könnte ihr Fachwissen bezüglich Qualitätsmanagements weiter vertiefen und so als Qualitätsbeauftragte fungieren.

Die Inhaberin hatte ebenfalls bei der Kundenzufriedenheit angemerkt, dass lange Wartezeiten als häufiger Beschwerdegrund genannt wurden. Hier könnte man ein verbessertes Zeitmanagement einführen, um diese Wartezeiten zu vermeiden und die Kundenzufriedenheit zu steigern. Obwohl diese von der Praxisführung als gut eingeschätzt wurde, könnte dies ein wesentlicher Ansatzpunkt zur Verbesserung sein. Um zusätzlich eine hohe Rücklaufquote zu gewährleisten, könnten Befragungen durchgeführt werden. Es können dadurch weitere Probleme identifiziert und behoben werden. Obwohl in der Tierarztpraxis bereits Tiermedizinische Fachangestellte ausgebildet werden, ist darüber nachzudenken, wie das Berufsfeld des Tierarztes/Tierärztin attraktiver zu gestalten ist, um neue Angestellte zu gewinnen und dem Tierärztemangel entgegenzuwirken.

Literaturverzeichnis

Bundesministerium für Ernährung und Landwirtschaft (2020). *Tierschutz.* Verfügbar unter: https://www.bmel.de/DE/themen/tiere/tierschutz/tierschutz_node.html;jsessionid=3014B379ED8A0CF4BDCE5F7462E6FD6E.internet2841 (Zugriff: 01.02.21)

Bundestierärztekammer e. V. (2017). *Tierärztliches Berufsbild, Ausbildung und berufliche Perspektiven.* Verfügbar unter: https://www.bundestieraerztekammer.de/tieraerzte/berufsbild/taetigkeiten/ (Zugriff: 03.02.2021)

Bundestierärztekammer e. V. (2020). *Statistik 2019: Tierärzteschaft in der Bundesrepublik Deutschland.* In: Deutsches Tierärzteblatt, 68 (7), S. 860–870.

Bundes-Tierärzteordnung (2019). Verfügbar unter: https://www.gesetze-im-internet.de/bt_o/BJNR004160965.html (Zugriff: 03.02.21)

Bundesverband praktizierender Tierärzte e.V. (2007). *Kodex GVP. Gute Veterinärmedizinische Praxis – wirksames Instrument für gezieltes Qualitätsmanagement in der tierärztlichen Praxis und Klinik.* Frankfurt am Main.

Bundesverband praktizierender Tierärzte e.V. (2019). *Tierarztmangel auf dem Land spitzt sich zu.* Verfügbar unter: https://www.presseportal.de/pm/18136/4164971 (Zugriff: 03.02.2021)

Federation of Veterinarians of Europe (2019). *European Veterinary Survey 2018 – Future veterinarians: younger and female.* Verfügbar unter: https://fve.org/cms/wp-content/uploads/FVE_Survey_2018_WEB.pdf (Zugriff: 03.02.2021)

Freie Universität Berlin (2021). *Veterinärmedizin.* Verfügbar unter: https://www.bundestieraerztekammer.de/tieraerzte/berufsbild/taetigkeiten/ (Zugriff: 03.02.2021)

Frey, G. & Lauer, C. (2013). *Qualitätsmanagement im Praxisalltag. So profitieren Mitarbeiter und Klientel von GVP & Co.* In: Deutsches Tierärzteblatt, (2), S. 164–169.

Hensen, P. (2016) *Qualitätsmanagement im Gesundheitswesen – Grundlagen für Studium und Praxis.* Wiesbaden: Springer Fachmedien.

Statista (2017). *Welche Versorgungsangebote nutzen Sie regelmäßig/ab und zu für Ihre Haustiere?* Verfügbar unter: https://de.statista.com/statistik/daten/studie/678138/umfrage/genutzte-versorgungsangebote-fuer-haustiere-in-deutschen-haushalten/ (Zugriff: 01.02.2021)

Statistisches Bundesamt (2020). *Anzahl der Studierenden im Fach Veterinärmedizin in Deutschland nach Geschlecht in den Wintersemestern von 2007/2008 bis 2019/2020.* Verfügbar unter: https://de.statista.com/statistik/daten/studie/200764/umfrage/entwicklung-der-anzahl-der-veterinaermedizinstudenten/ (Zugriff: 02.02.2021)

Alice Rodriguez Rein

Qualitätsmanagement im Beruf des Logopäden
Einblick in das QM einer Hamburger Logopädie Praxis, Soll-Ist-Vergleich und Bezugnahme auf die Akademisierung des Berufes

„Die Sprache gleicht dem im Stein schlummernden Feuerfunken. Ehe man gelernt hatte, ihn hervorzulocken, schien das Dasein nur durch ein Wunder erklärlich. Einmal entzündet, pflanzt er sich mit unglaublicher Leichtigkeit fort."

Wilhelm von Humboldt

In diesem Kapitel wird aus Gründen der besseren Lesbarkeit das generische Maskulinum verwendet. Weibliche und anderweitige Geschlechteridentitäten werden dabei ausdrücklich mitgemeint, soweit es für die Aussage erforderlich ist.

Zusammenfassung

Qualitätsmanagement ist im Gesundheitssektor ein sehr wichtiges Thema. In diesem Kapitel geht es um das Qualitätsmanagement in der Logopädie, das heißt im Bereich der Sprach- Sprech- Stimm- und Schlucktherapie. Hierzu wurde eine umfassende Literaturrecherche zu aktuellen Richtlinien, Vorgaben und Gesetzen bezüglich der Qualitätssicherung und des -managements durchgeführt sowie ein qualitatives, offenes Interview mit einer QM Beauftragten einer Hamburger Logopädie Praxis durchgeführt, um einen Eindruck der Realität des QMs in der Logopädie zu erhalten.

Im Bereich der Logopädie Ausbildung gibt es Qualitätsstandards, die eingehalten werden müssen, um eine Logopädie Schule betreiben zu können. Das Gütesiegel des deutschen Bundesverbandes für Logopädie (dbl) gilt als professionelle Anerkennung einer Logopädie Schule. Mit einer abgeschlossenen Ausbildung an einer solchen Schule gilt eine Person als Logopäde*in. Es gibt darüber hinaus die Möglichkeiten Logopädie dual, berufsbegleitend oder als Vollzeitstudium zu studieren. Im Beruf orientieren sich Logopäden anhand der Diagnose- und Therapiematerialien, die alle aus wissenschaftlichen Quellen stammen und Qualitätsstandards einhalten müssen, weil sie zu medizinischen Zwecken verwendet werden. Außerdem müssen Logopädie Praxen bestimmte Sicherheits- und Hygienemaßnahmen umsetzen, um von den gesetzlichen Krankenversicherungen zugelassen zu werden und den Betrieb zu starten. Regelmäßige

Pflichtprüfungen einer Praxis oder eines Logopäden finden nicht statt. Seit 2009 wird die Logopädie Ausbildung mehr und mehr akademisiert. Die Vor- und Nachteile im Hinblick auf die Qualität im Beruf werden am Ende des Kapitels erläutert.

Schlüsselwörter Logopädie, Qualitätsmanagement, Qualitätssicherung, Logopädie Praxis, Akademisierung

1. Einführung

Ein grundlegender Bestandteil der Menschheit ist die Kommunikation. Sie bedeutet Austausch und Teilhabe. Gesprächspartner tauschen sich dabei in verschiedenen Formen aus. Zum Beispiel gibt es die verbale (Sprache/Gebärdenzeichen) und die non-verbale (Gestik/Mimik) Kommunikation. Zu den wesentlichen Elementen von Kommunikation zählen Sprache, Sprechen und Stimme. In diesem Bereich sind die Logopäden tätig (Deutscher Bundesverband für Logopädie (dbl), o.D.).

Menschen haben die Fähigkeit Sprache zu erwerben. Voraussetzung dafür ist, dass sie in der Lage sind zu hören, dass ihre Stimme normal entwickelt ist und dass sie in der Lage sind zu artikulieren. Dafür muss die Mundmuskulatur beispielsweise beim Schlucken ungestört funktionieren. Wenn die Sprachfähigkeit eines Menschen nicht voll entwickelt werden kann, oder die Gefahr besteht, dass die Sprachfähigkeit verloren geht, sind Logopäden die behandelnden Experten (dbl, o.D).

Logopäden repräsentieren den Gesundheitsfachberuf, der in den Bereichen Prävention, Früherkennung, Frühforderung und Rehabilitation arbeitet und auch für die Beratung, Diagnostik und Therapie zuständig ist. Darüber hinaus sind sie auch in freier Praxis tätig. Die Verordnung von Sprach-, Sprech- und Stimm- und Schlucktherapie erfolgt auf Basis der Heilmittelrichtlinien (HMR) (dbl, o.D.).

Die Ausbildung zum Logopäden wird seit 1980 durch das Gesetz des Logopäden (LogopG) und die Ausbildungs- und Prüfungsordnung (LogAPrO) geregelt. Die Etablierung von Studiengängen für die Logopädie an Hochschulen wurde erst 2009 durch die Modellklausel (§ 4 Absatz 5 LogopG) ermöglicht. Ende 2021 endet die Modellphase. Bis zur Einführung der Modellklausel erfolgte die Ausbildung allein an staatlich anerkannten Schulen. Mit dem erfolgreichen Abschluss der Ausbildung wird gemäß § 1 LogopG die Berechtigung erworben, die Berufsbezeichnung „Logopädin/Logopäde" zu führen. Da Logopädie als Heilmittel anerkannt ist, sind Logopäden damit gemäß § 124 SGB V als Heilmittelerbringer zugelassen (dbl, o.D.).

Die Ausbildung umfasst drei Jahre und wird in theoretischen und praktischen Unterricht untergliedert. Die Inhalte beider Unterrichtskomponenten beinhalten medizinische, logopädische, sprachpathologische sowie sozial- und sprachwissenschaftliche Themen. In der praktischen Ausbildung werden externe Praktika durchgeführt sowie eigene Therapien unter Supervision eines Lehrenden an den Ausbildungsstätten (interne praktische Ausbildung) (dbl, o.D.).

2. Eigenschaften des QM im Beruf

Qualitätsmanagement (QM) ist ein Thema von großer Bedeutung im Gesundheitssektor. Daher ist es natürlich auch in der Logopädie wiederzufinden. Der dbl hat dazu ein QM-System entwickelt, dessen Grundelemente im Folgenden erklärt werden sollen.

Das QM-System lässt sich in zwei Hauptbereiche aufteilen, zum einen in die Patientenversorgung, zum anderen in den Kernbereich Praxisführung, Mitarbeiter und Organisation (siehe Abbildung 1, S. 8).

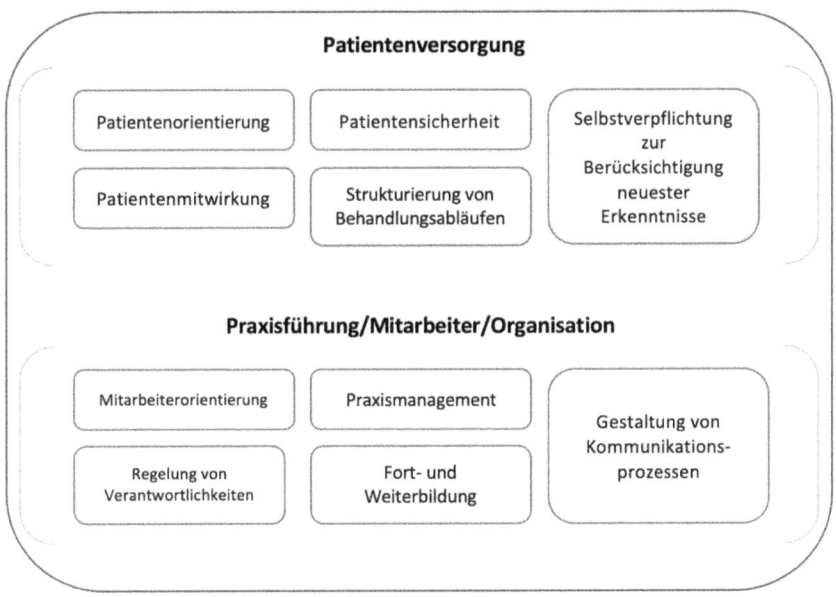

Abbildung 1: Grundelemente des QM. QM-System des dbl (eigene Darstellung)

So wird die Qualität der Arbeit intern in der Praxis und zwischen den Logopäden von der Patientenversorgung abgegrenzt. Der Bereich der Patientenversorgung beinhaltet dessen Mitwirkung in der Therapie, die Patientensicherheit einschließlich des Datenschutzes, und die Patientenorientierung, das heißt, inwieweit die Arbeit des Logopäden an den Patienten angepasst ist (Hensen, S. 235, 2016). Des Weiteren geht es um die Strukturierung der Behandlungsabläufe um möglichst effiziente und erfolgreiche Therapien zu gewährleisten. Zuletzt spielt auch die Selbstverpflichtung zur Berücksichtigung neuester Erkenntnisse eine Rolle. Dabei soll der Logopäde auf eigene Verantwortung darauf achten sich über den aktuellen Stand der Wissenschaft zu informieren und diese selbstverständlich mit dem Patienten zu teilen (dbl, o.D.).

Der zweite Kernbereich des QMs umfasst die Praxisführung, die Mitarbeiter und die Organisation. Hierbei spielt das Praxismanagement die wichtigste Aufgabe. Diese hat Schnittstellen mit zwei weiteren Themen, nämlich der Organisation von Verantwortlichkeiten im Praxisteam und der Gestaltung von Kommunikationsprozessen innerhalb des Teams. Beide Themen sind Voraussetzung für einen reibungslosen Ablauf innerhalb der Praxis und in den Therapien. Missverständnisse gilt es zu vermeiden und effizientes, sauberes Arbeiten zu ermöglichen (dbl, o.D.). Ein weiteres Thema ist die Fort- und Weiterbildung der praktizierenden Logopäden, welche die Arbeit auf neuestem wissenschaftlichem Stand gewährleisten sollen. Zuletzt gehört noch das Thema Mitarbeiterorientierung in diesen Bereich. Diese soll die Effektivität und die Effizienz einer Einrichtung steigern, indem die Mitarbeiter gefördert und einbezogen werden (Hensen, S. 267, 2016).

Auch für die Praxisführung gibt es Leitlinien, die die Standards zur Strukturqualität des Therapieplatzes und der Betriebsausstattung beschreiben. Dabei gibt es je nach logopädischer Diagnose für die Bereiche Sprach- Sprech- Stimm- und Schluckstörungen jeweils unterschiedliche Vorgaben zur Ausstattung. Will eine Praxis mehrere Störbilder behandeln, muss sie alle Vorgaben erfüllen (Becker et. al., S. 1–17, 2004).

3. Qualitätssicherung in der Ausbildung

Um eine anspruchsvolle Logopädie Ausbildung zu gewährleisten, wurden vom Deutschen Bundesverband für Logopäden e.V. (dbl) verschiedene Instrumente zur Qualitätssicherung entwickelt. Dazu gehören die „Mindestanforderungen zur Gründung und Qualitätssicherung von Lehranstalten für Logopädie", die seit dem Jahr 1996 laufend weiterentwickelt wurden. Das dbl-Gütesiegel (seit

2009) gilt als Nachweis dafür, dass die entsprechende Schule den Anforderungen und Qualitätsstandards des dbl genügt. Allerdings läuft dieses Gütesiegel bis 2022 aus (Ullrich, S. 47 ff., 2014). Darüber hinaus steht im „Anforderungsprofil LehrlogopädIn-dbl" beschrieben, über welche Qualifikationen die Lehrenden an Logopädie Schulen verfügen sollen (dbl, 2015). Das Ende der Logopädie Ausbildung bildet das Staatsexamen. Personen, die dieses bestehen erhalten eine Urkunde und dürfen sich in Zukunft Logopäde und Logopädin nennen.

Auch an Hochschulen kann seit 2009 Logopädie studiert werden. Dabei gibt es die Möglichkeit des Vollzeitstudiums, des dualen Studiums sowie die berufsbegleitende Variante. Mit diesen primärqualifizierenden Studiengängen wird entsprechend § 4 Absatz 5 LogopG nach 6 Semestern das Berufsfachschulexamen und im 7. und 8. Semester der Bachelorabschluss erworben (dbl, o.D.).

4. Methoden

In diesem Kapitel soll dargelegt werden, wie das Qualitätsmanagement in der Logopädie in der Realität umgesetzt wird. Dabei wird auch auf die Akademisierung der Logopäden Ausbildung eingegangen.

Um einen Einblick in die Realität des QM innerhalb einer Praxis zu gewinnen wurde die QM Beauftragte einer Logopädie Praxis mit über 10 Mitarbeitern in Hamburg, Volksdorf in einem offenen Interview befragt, die gerne anonym bleiben möchte und im Folgenden „Frau X." genannt wird. Außerdem wurden im Zuge der Recherche Informationen zu bestehenden QM Vorgaben, Richtlinien und Gesetzen gesammelt.

Der Kontakt zu der Befragten entstand per Telefon. Es wurde ein persönliches Gespräch vereinbart, welches unter Berücksichtigung der zu der Zeit geltenden Covid-19 Maßnahmen durchgeführt wurde. Die Befragte hat von 2011 bis 2014 ihre Logopädie Ausbildung an der Döpfer Schule absolviert und arbeitet seit 2015 als Logopädin. Sie ist derzeit die einzige QM-Beauftragte der Praxis. Sie konnte persönliche Informationen zu den Maßnahmen zur Qualitätssicherung in ihrer Praxis selbst als auch in der Therapie und in der Ausbildung geben.

5. Ergebnisse

Im Folgenden werden die Ergebnisse aus dem qualitativen, offenen Interview mit der QM Beauftragten Logopädin dargestellt. Gute Qualität in ihrem Arbeitsfeld besteht für Frau X. aus erfolgreichen Therapien sowie zufriedenen

Patienten und Logopäden. Ausschlaggebend dafür ist zum einen die persönliche Erfahrung des Logopäden und zum anderen das Befolgen der Kriterien, die für die Diagnostik und Therapie existieren. Erkennen lassen sich die Fortschritte in der Kinder Therapie, indem der Logopäde abgleicht, ob die Entwicklungsstufe des Patienten mit dem Alter übereinstimmt und anhand der Beobachtung der Entwicklung aus der Sicht der Eltern und des Arztes. Auch Zwischendiagnose geben einen Überblick über die Therapie des Patienten.

Im Folgenden werden die Ergebnisse in die Themen QM in der Therapie, in der Diagnostik sowie in der Praxis aufgeteilt.

5.1 QM in der Therapie

Um die bestmögliche Qualität in der Therapie gewährleisten zu können ist es laut Frau X. förderlich, dass jeder einzelne Therapeut nur Patienten mit jenen Störungsbildern aufnimmt, die er bearbeiten kann. Da jeder Therapeut sein Fachgebiet hat, wird dies bei der Zuordnung der einzelnen Patienten zu ihrem Therapeuten berücksichtigt. Es ist nämlich der Therapeut, der beschließt, ob die Therapie letztendlich beim Patienten Erfolg hatte.

Besonders wichtig für die Zielerreichung in der Therapie ist der Faktor Patient-Therapeut-Beziehung. Da die Grundlage logopädischer Therapie die Zusammenarbeit zwischen dem Patienten und dem Therapeuten ist, spielt es eine wichtige Rolle, ob die beiden sich gut miteinander verstehen. Hierbei muss der Therapeut sich auf seine Erfahrung und Expertise verlassen und ein Gespür für die Bedürfnisse des Patienten haben. Regelmäßige, persönliche Feedbacks ermöglichen es dem Therapeuten, die Bedürfnisse aufzudecken und darauf einzugehen.

Im Bereich der Kindertherapie ist laut Frau X. die Elternaufklärung besonders wichtig, weil die Eltern Zuhause die Sprachentwicklung ihres Kindes miterleben. Sie sollen möglichst detailliert informiert werden, was die Therapie für ihr Kind bedeutet und wie sie in manchen Fällen auch helfen können. Hierdurch wird die Qualität der Therapie daher auch beeinflusst. Bezüglich der Arbeit in der Praxis sagte Frau X., dass sie nach einem bestimmten Konzept arbeiten, die Realität aber von der Theorie immer ein wenig abweicht. Dieses Konzept wird auch im Arztbericht angegeben, es wird ihm aber erfahrungsgemäß wenig Aufmerksamkeit geschenkt. Die Realität ist immer sehr anders als der Ausbildungsstoff. Es ist stets die Aufgabe des Logopäden, seinen Verstand zu benutzen und sich flexibel an die Situationen anzupassen, so Frau X.

5.2 QM in der Diagnostik

Für die Diagnose einer Stimm- Sprach- oder Sprech- oder Schluckstörung ist ein Rezept von einem (Kinder-)Arzt von Nöten. Die Diagnose entspricht einer im Heilmittelkatalog aufgeführten Störung. Wenn am Ende der Therapie kein Erfolg vom Therapeuten erkannt wird, prüft die Krankenkasse, ob die Therapie trotzdem bezahlt wird erklärte Frau X. Die Verantwortung liegt also beim Logopäden und im Zweifel bei der Krankenkasse. Extern geprüft wird der Therapieerfolg oder -misserfolg also nicht.

In der Diagnostik gibt es wie auch für die Therapie feste Leitfäden und Kriterien die zu befolgen sind. Ein Logopäde führt in weiten Teilen die festgelegten Diagnoseleitfäden einfach aus und muss schlussendlich mithilfe seiner Expertise eine Diagnose stellen. In der Kinder Therapie gibt es dafür zum Beispiel die drei Bücher mit dem Titel „Patholinguistische Diagnostik bei Sprachstörungen" (PDSS). Um Qualität in der Diagnose zu sichern empfiehlt Frau X. regelmäßiges Wiederholen der Diagnose Schritte, auch wenn diese alle niedergeschrieben sind. Der Logopäde soll sie verinnerlichen und so vertraut wie möglich mit ihnen sein. Dadurch wird Qualität gesichert.

5.3 QM in der Praxis

Zum QM in der Praxis gehören rein formale Dinge, wie der sorgfältige Umgang mit dem Behandlungsvertrag. Dieser bildet die Brücke zwischen den Ärzten, der gesetzlichen Krankenversicherung sowie der Abrechnungszentrale. Dabei spielt der Datenschutz auch eine Rolle. Allgemein sind die Regeln zum Datenschutz laut Frau X. „die üblichen", wie das Einhalten Schweigepflicht und keine Kommunikation mit Patienten über beispielsweise WhatsApp.

Die Patientenakte muss ebenfalls sorgfältig geführt und vollständig sein, da die Krankenversicherungen unangekündigt eine Prüfung dieser vornehmen können. Das ist in der Praxis in Volksdorf aber noch nie vorgekommen.

Vor der Eröffnung einer Praxis gibt es Qualitätssicherungsinstrumente, die angewendet werden müssen. Zum Beispiel wurde vor der Eröffnung der Praxis eine Checkliste abgearbeitet, die die Deckenhöhe vorgibt, wie viele Toiletten vorhanden sein müssen und so weiter. Für die Zulassung der Krankenkassen müssen diese Anforderungen erfüllt sein. Zudem gibt es von der Berufsgenossenschaft für Gesundheitsdienst und Wohlfahrtspflege (BGW) ein Protokoll zur Reinigung und Hygiene. Dieses sowie ein Verbandbuch wird in der Praxis in Volksdorf geführt und wurde von Frau X. auch gezeigt.

In der Praxis in Volksdorf gibt es kein Beschwerdemanagement. Wenn Patienten Beschwerden haben, teilen sie diese den Therapeuten direkt mit. Am

Ende einer Therapie gibt Frau X. dem Patienten immer persönlich die Möglichkeit, ein mündliches Feedback zu geben. Wenn einzelne Logopäden eine Beschwerde haben können sie zur Fachleitung oder zum Chef gehen.

Die Fort- und Weiterbildungen eines Logopäden sind keine Pflicht. Für eine fachliche Leitung hingegen schon, sie muss in einem dreiviertel Jahr 60 Punkte auf Fortbildungen sammeln und dem Praxischef vorlegen. Ansonsten steht es jedem Logopäden frei, sich nach Interesse und Bedarf weiterzubilden. Fortbildungen die mit einer Prüfung enden dienen meist dem Titelerwerb. Dieser ist aber ebenfalls freiwillig.

5.4 Fazit aus den Ergebnissen

Die besuchte Praxis in Volksdorf legt viel Wert auf Qualitätssicherung. Die QM Beauftragte hat einen ausführlichen Einblick in ihre Arbeit sowie das Tätigkeitsfeld des Logopäden insgesamt gegeben und nun ist es möglich einen Vergleich zum Soll-Zustand des Qualitätsmanagements in der Logopädie zu ziehen.

In der Logopädie gibt es anders als in beispielsweise Krankenhäusern keine regelmäßigen Audits oder sonstige Zertifizierungen dessen Erwerb das Ansehen der Praxis erhöhen würde. Allein die Zulassung wird von den Krankenkassen benötigt, um den Betrieb aufnehmen zu können. Außerdem prüfen diese auch, wie bei fehlendem Therapieerfolg weiter verfahren wird, das heißt ob die Therapie trotzdem von der Krankenversicherung übernommen wird oder nicht. Die einzige weitere Instanz, die Vorgaben stellt (Hygieneprotokoll und Verbandbuch) ist die Berufsgenossenschaft für Gesundheitsdienst und Wohlfahrtspflege.

Ist das zu wenig Qualitätssicherung? Die Praxen werden nicht regelmäßig geprüft, die Arbeit des Logopäden unterliegt allein seiner Verantwortung, da er den Erfolg bestimmt und der Arzt dem Arbeitskonzept im Arztbericht keine Aufmerksamkeit schenkt. Wie wird dort also Qualitätssicherung gewährleistet? Der Eindruck durch das im Rahmen dieser Arbeit durchgeführte Interview und der Praxisbesichtigung ist zwar, dass auf einem angemessenen Qualitätsstandard gearbeitet wird, aber es fehlen offizielle Zertifikate oder Qualitätsberichte dafür.

Der dbl zertifiziert allerdings die Schulen, die Ausbildung endet mit einem Staatsexamen und die Diagnostikmaterialien und -leitfäden müssen offiziell zur Nutzung zugelassen werden. In diesen Bereichen wird Qualität durch die notwendige Erreichung der Anerkennungskriterien stetig aufrechterhalten. Somit bleibt nur die Arbeit in der Therapie der Logopäden ungeprüft, da er diese selber bewertet, indem er den Therapieerfolg bestimmen darf. Mit einer qualitativ hochwertigen Ausbildung und zertifizierten Diagnostikleitfäden ist allerdings eine sehr sichere Basis für die Therapie geboten. Wenn die Therapien einer Praxis nicht erfolgreich wären, würden die Patienten erneut zum Arzt gehen und ein neues Rezept für eine Diagnose erhalten, welches die Patienten dann in einer anderen Praxis einlösen würden. Somit wirkt die Konkurrenz untereinander hier auch auf die Qualität der Therapie der Logopäden.

Ein wichtiger Aspekt in der Logopädie ist, dass die Ausbildungen bisher ausschließlich privat zu zahlen waren. Dies lässt vermuten, dass die Motivation der angehenden Logopäden sie dazu bewegt, ihren Beruf gewissenhaft durchzuführen, hoch sein muss, da sie privat für ihre Ausbildung aufkommen mussten und das Honorar eines Logopäden im Vergleich mit anderen medizinischen Berufen nicht hoch ist. Allgemeinärzte verdienen nach Tarifvertrag bis zu doppelt so viel wie Logopäden (TVöD, 2021). Ein Logopäde, der in einer privaten Praxis arbeitet, verdient nochmal etwa ein Drittel weniger als einer, der in einer Praxis in staatlicher oder kirchlicher Trägerschaft, außerdem besteht ein Unterschied zwischen Logopäden mit akademischer Ausbildung und schulischer Ausbildung (TVöD, 2020), wobei zwischen Bachelor-Absolventen und Master-Absolventen ebenfalls ein tariflicher Unterschied vorliegt.

6. Soll-Ist-Vergleich

Im Vergleich zu dem zu Anfang des Kapitels präsentierten QM-System des dbl und nach dem Einblick in den realen Praxisbetrieb einer Logopädie hält sich die begutachtete Praxis nicht an ein festes Konzept des Qualitätsmanagements. Die QM Beauftragte kennt alle Vorgaben der Krankenversicherungen und des BGW und setzt sie in der Praxis um. Dabei befolgt sie aber keinen festen Plan. Die Praxis ist aber nach eigenen Angaben von Frau X. sehr gefragt und es ist selten, dass Therapieerfolge ausbleiben. Sie ist zufrieden mit dem Praxisbetrieb und sagt, die Patienten seien es auch.

Allerdings ist festzuhalten, dass kein Konzept existiert, sondern sie das Qualitätsmanagement eigenständig betreibt und sich durch ihre Erfahrung und Expertise leiten lässt.

6.1 Herausforderungen

Im Interview wurden von Frau X. keine Herausforderungen im Zusammenhang mit dem Qualitätsmanagement genannt. Die hier aufgeführten

Herausforderungen sind aus Sicht der Begutachterin diejenigen, bei denen Verbesserungspotential besteht.

Herausforderungen	Lösungen
Das Therapiekonzept der behandelnden Praxis wird nicht vom verordnenden Arzt beachtet. Die Beachtung des Konzeptes durch den Arzt führt zu besserer Einsicht in die Entwicklung des Patienten. → *Schnittstellenproblem*	Durch regelmäßiges Anfordern von Evaluationsbögen bezüglich der Konzepte beim Arzt wird dieser dazu indirekt dazu gebracht, sich mit den Konzepten auseinanderzusetzen.
Es gibt kein geregeltes Beschwerdemanagement. → *Evaluation kaum möglich*	Ein geregeltes Beschwerdemanagement einzuführen, z.b. in Form eines Briefkastens, würde die Möglichkeit bieten, Feedback besser zu verarbeiten und den Praxisbetrieb zu evaluieren.
Die Patientenakten werden nicht regelmäßig auf ihre Qualität geprüft. Es ist selbstverständlich auch im Interesse der Praxis, diese gut zu führen, aber externe Begutachtung könnte im gesamten Logopädie Sektor für einheitliche Qualitätsstandards sorgen. → *nur interne Begutachtung*	Regelmäßige Audits durch externe Prüfer könnten bisher von der Praxis unbemerkte Fehler aufdecken und zur Vereinheitlichung der Qualitätsstandards im Bereich der Patientenakten beitragen.

Abbildung 2: Herausforderungen und Lösungen, eigene Darstellung

7. Akademisierung zur Qualitätssteigerung?

Die Ausbildung der Logopäden soll weiter akademisiert werden. Seit der Modellklausel 2009 wird die Akademisierung der Logopädie Ausbildung vorangetrieben. Die Modellklausel erlaubt den Bundesländern, probeweise die logopädische Ausbildung an Hochschulen anzugliedern (Hoffschildt, in: Forum Logopädie, S. 6, 2013). Die weitere und tiefere Implementierung einer hochschulischen Ausbildung soll mehrere Folgen mit sich bringen. Der Beruf soll fachlich weiterentwickelt werden. Durch einen an der Hochschule erworbenen Logopäden Titel sollen Logopäden außerdem die Möglichkeit bekommen auf Augenhöhe mit den Ärzten zu diskutieren. Darüber hinaus seien die Möglichkeiten größer, durch die Akademisierung die Eigenverantwortlichkeit der Logopäden herauszustellen. Dabei muss beachtet werden, keine „Zwei-Klassen-Logopädie" zu erschaffen, bei der die Hochschulabsolventen mehr Chancen bekommen oder gar bevorzugt werden (ebenda, S. 7).

Seit 2009 haben sich deutschlandweit Logopädie Studiengänge etabliert. Duale, berufsbegleitende sowie Vollzeitstudiengänge ermöglichen es, auf akademischem Wege den Logopäden Titel zu erlangen. Auch eine hochschulische Ausbildung über den Bachelor hinaus ist möglich. Es werden auch Master Studiengänge angeboten (dbl, o.D.).

Laut statistischem Bundesamt (2018) befanden sich im Ausbildungsjahr 2017/18 3.389 Personen in der Logopädie Ausbildung. In den letzten 10 Jahren ist die Anzahl der Auszubildenden um 12,6 % zurückgegangen. Es wird außerdem ein Rückgang der Bewerbungen sowie eine sinkende Qualität der Bewerbungen auf Seiten der Berufsfachschulen verzeichnet (HVG, S. 8, 2018). Dafür steigt die Nachfrage nach Studienplätzen stark an. Die Zahl der Studierenden in Bachelorstudiengängen für ‚Nichtärztliche Heilberufe/Therapieberufe' hat sich im Laufe von 2010 bis 2018 von 1.063 auf 2.071 nahezu verdoppelt (HVG, S. 9,2018). Auch die Zahl der Studienabsolventen verdoppelte sich im Zeitraum von 2010 bis 2018 fast von 836 auf 1.705 Studienabsolventen (HVG, S. 9, 2018).

Der Beruf des Logopäden soll in drei Bereiche aufgegliedert werden. Praktiker, Spezialisten und Wissenschaftler. Die vermehrten Hochschulabsolventen sollen im Bereich der Logopädie forschen und das Feld wissenschaftlich bereichern. Hier besteht die Hoffnung auf Qualitätssteigerung. Es würden Diagnose- und Therapieformen analysiert, überarbeitet und verbessert werden sowie andere Teilbereiche der Logopädie (Brenner, in: Forum Logopädie, S. 8, 2013).

Gegenstimmen der Akademisierung machen darauf aufmerksam, dass eine Hochschulausbildung weniger Praxiserfahrung bedeutet und Hochschulabsolventen in der Praxis nicht erfahren genug sein könnten. Dies würde die Qualität der Logopädie eher schwächen (Schwarze, in: Forum Logopädie, S. 15, 2013). Somit hat die Akademisierung einen großen Vor- und einen großen Nachteil für die Qualität innerhalb der Berufsgruppe.

8. Schlussfolgerungen und Empfehlungen

Der Einblick in die Realität des QM in einer Logopädie Praxis hat gezeigt, dass kein konkretes QM-System befolgt wird. Die Qualitätssicherung liegt eher bei den Logopäden und sie setzen sie auf eigene Verantwortung um.

In der Ausbildung wird durch Qualitätsstandards der Schulen und durch das abschließende Staatsexamen die Qualität gesichert. In der Diagnose werden offiziell zugelassene Leitfäden verwendet und für die Eröffnung und den Betrieb einer Praxis gibt es obligatorische Zertifikate. Diese sorgen für den Erhalt der Qualität.

Ärzte, die Rezepte für Logopädie ausstellen beachten das Konzept der behandelnden Logopädie Praxis nicht. Dabei sollten alle Parteien damit vertraut sein. Informationslücken bieten die Möglichkeit für Qualitätsverlust durch Fehler, Missverständnisse oder ähnliches. Hier liegt die Chance der Akademisierung des Logopäden Berufs, weil sowohl die Ärzte als auch die Logopäden durch den homogenen Hochschul-Werdegang auf einer akademischen Ebene diskutieren können.

Allerdings birgt die Akademisierung auch die Gefahr, dass zukünftige Logopäden bei ihrem Einstieg zu wenig Praxiserfahrung haben und die Qualität der Therapien sinkt.

Empfehlenswert sind daher duale Studiengänge. Hierbei hat der Student einen praktischen Anteil im Studium, aber ebenso den wissenschaftlich-akademischen Anteil und den begehrten Hochschulabschluss, um mit Ärzten auf einer Ebene zu sein. Außerdem würde mehr im Bereich der Logopädie geforscht werden, wenn sich die Logopädie als Fachbereich an den Hochschulen etabliert. Dadurch würde mehr an einzelnen Bereichen wie auch dem Qualitätsmanagement gearbeitet werden.

Bisher wird die Qualität im Beruf des Logopäden hauptsächlich durch gewissenhaftes Arbeiten der Logopäden aufrechtgehalten. Es bleibt die Spekulation, dass sie über ausreichend Motivation und Gewissen verfügen müssten, weil sie die Ausbildung selber bezahlen mussten und dafür im Berufsleben nicht so viel verdienen wie andere Berufsgruppen, die heilende Berufe ausüben. Es bleibt aber eine Spekulation. Durch regelmäßige externe Audits und dessen Evaluierung würde die Qualität aber besser dokumentiert und besser zu verwalten werden.

Literatur

Becker, I., Engell, B., Grosstück, K., Jahn, T., Rausch, M., Sandrieser, P., Schrey-Dern, D., Winkelmann, A.[dbl.] [Hg.](2004). *Leitlinien zur Ausstattung eines logopädischen Arbeitsplatzes, Ausstattungskatalog Logopädie,2. Auflage.* Erscheinungsort: Frechen. Schulz-Kircher-Verlag.

Deutscher Bundesverband für Logopädie e.V. (dbl). Logopädie. https://www.dbl-ev.de/logopaedie/ (aufgerufen am [23.01.2021])

Deutscher Bundesverband für Logopädie e.V. (dbl). [Hg.](2015). Mindestvoraussetzungen zur Gründung und Qualitätssicherung von Schulen für Logopädie. Verabschiedet: Mitgliederversammlung Lübeck 1996

Deutscher Bundesverband für Logopädie e.V. (dbl). dbl-Qualitätsmanagement-System. https://www.dbl-ev.de/der-dbl/qualitaetsmanagement/qualitaetssicherung-in-der-organisation-logopaedischer-arbeit/dbl-qualitaetsmanagement-system/ (aufgerufen am [23.01.2021])

Deutscher Bundesverband für Logopädie e.V. (dbl). Studiengangsübersicht. https://www.dbl-ev.de/bildung/ausbildung-und-studium/studiengangsuebersicht/ (aufgerufen am [27.04.2021])

Hensen, P. (2016). *Qualitätsmanagement im Gesundheitswesen*. Wiesbaden: Springer Gabler.

Hochschulverband Gesundheitsberufe e.V. (2018). Notwendigkeit und Umsetzung einer vollständig hochschulischen Ausbildung in den Therapieberufen (Ergotherapie, Logopädie und Physiotherapie) – Strategiepapier. https://www.hv-gesundheitsfachberufe.de/wp-content/uploads/Strategiepapier-2018_11_08.pdf (abgerufen am [27.04.2021])

Öffentlicher Dienst.Tarifvertrag für Ärztinnen und Ärzte an Universitätskliniken. https://oeffentlicher-dienst.info/c/t/rechner/aerzte/uniklinik?id=tv-aerzte-2021&matrix=1 (aufgrufen am [31.01.2021])

Öffentlicher Dienst. TVöD Bund – Entgeltordnung Teil III – Tätigkeitsmerkmale für besondere Berufsgruppen, 21.6 Logopädinnen und Logopäden https://oeffentlicher-dienst.info/tvoed/bund/ego/3/3.21.6.html (aufgerufen am am [31.01.2021])

Statistisches Bundesamt. (2018). Bildung und Kultur, Berufliche Schulen, Schuljahr 2017/2018. Fachreihe 11, Reihe 2. https://www.destatis.de/DE/Themen/Gesellschaft-Umwelt/Bildung-Forschung-Kultur/Schulen/Publikationen/Downloads-Schulen/berufliche-schulen-2110200187004.pdf?__blob=publicationFile (abgerufen am [27.04.2021])

Therapeutenausbildung auf dem Prüfstand – Entwicklung und Umsetzung eines Verfahrens zur Qualitätssicherung der logopädischen Ausbildung: Ullrich, A. et al. (2014). *Gesundheitswesen, 76(12)*, 47–48

Wilhelm, M. (2013). *Forum Logopädie, Akademisierung ohne Ausnahme, Logopädie gehört an die Hochschule*. Frechen: Deutscher Bundesverband für Logopädie e.V. (dbl).

Abbildungsverzeichnis

Abbildung 1: Grundelemente des QM. QM-System des dbl, eigene Darstellung 185

Abbildung 2: Herausforderungen und Lösungen, eigene Darstellung 192

Alina Bart

Qualitätsmanagement in der Logopädie – Ansätze und Herausforderungen

Zusammenfassung

Das Qualitätsmanagement gewinnt in der Logopädie verstärkt an Bedeutung. Das Qualitätsmanagement wird jedoch in jeder logopädischen Praxis unterschiedlich umgesetzt, manche Praxen weisen ein geringes Qualitätsmanagement auf, wobei andere in diesem Bereich sehr fortschrittlich sind.

Ziel: In diesem Kapitel wird der Frage nachgegangen, ob und wie das Qualitätsmanagement in logopädischen Praxen bereits ausgeführt wird und welche Herausforderungen die Umsetzung mit sich bringt.

Methode: Es wurde eine umfangreiche Literaturrecherche, sowie zwei qualitative Befragungen von Inhabern/Inhaberinnen einer logopädischen Praxis mit Hilfe eines Fragebogens durchgeführt.

Ergebnis: Es besteht eine gesetzlich festgelegte Verpflichtung zum Qualitätsmanagement in gewissen Bereichen der Logopädie, jedoch besteht bisher keine Verpflichtung zu einem Qualitätsmanagementsystem. Aus den Befragungen ging hervor, dass Qualitätsmanagement in den Kernprozessen des Arbeitsalltags integriert ist, dieses jedoch noch an einigen Verbesserungen und vor allem einem Qualitätsmanagementsystem bedarf.

Herausforderungen, Schlussfolgerung: Als Herausforderungen gelten vor allem das Fehlen der finanziellen Mittel und der Zeit- und Personalmangel. Die Transparenz im Gesundheitswesen wird in Zukunft noch mehr an Bedeutung gewinnen, weshalb die Logopäden/Logopädinnen ebenfalls dazu verpflichtet sein werden, die Qualität ihrer Arbeit und ihrer Praxis sicherzustellen und kontinuierlich zu verbessern.

Schlüsselwörter: Qualitätsmanagement, Logopädie, Heilmittelbringer, Qualitätsmanagementsysteme, Gesundheitswesen

1. Einleitung

Das Qualitätsmanagement nimmt im Gesundheitswesen eine wichtige Rolle ein. Das Gut im Gesundheitswesen, die „Gesundheit", ist für jedermann von hoher Relevanz. Aufgrund dieser hohen Wichtigkeit ist es notwendig, die Qualität der Arbeit in diesem Bereich sicherzustellen. Das Ziel des Gesundheitsmanagements ist die Verbesserung von Krankenhäusern und Arztpraxen durch kontinuierliche Überprüfung und Verbesserung von Strukturen, Prozessen und Ergebnissen. Durch diese ständige Verbesserung soll die Qualität der Gesundheitsdienstleistungen gesteigert und somit eine höhere Patientenzufriedenheit erreicht werden (Schuster, P., 2015, S. 32 f.).

Auch in der Logopädie gewinnt das Qualitätsmanagement immer mehr an Bedeutung. Die Logopädie wird als „Heilmittel" angesehen und befasst sich mit der Therapie von Kommunikations- und Schluckstörungen (Schuster, P., 2015, S. 12 f.). Es besteht auch hier die Notwendigkeit der Qualitätssicherung von Struktur-, Prozess-, und Ergebnisqualität. Im Sozialgesetzbuch (SGB V) sind einige Gesetze zum Thema Qualitätsmanagement in Heilmittelpraxen festgelegt, somit auch für die Logopädie. Im §135a Absatz 1 ist geschrieben, dass es eine Verpflichtung der Leistungserbringer zur Sicherung und Weiterentwicklung der Qualität gibt, darunter fallen dementsprechend auch Logopäden/Logopädinnen. Nach § 125 Absatz 2 Nr. 2 und Nr. 5 sind Heilmittelerbringer auch zu Fortbildungen und zu Maßnahmen zur Sicherung der Qualität der Behandlung, der Versorgungsabläufe und der Behandlungsergebnisse verpflichtet. Allerdings besteht noch keine Verpflichtung zu der Einführung eines Qualitätsmanagementsystems.

Angesichts der festgelegten Verpflichtungen zum Qualitätsmanagement in gewissen Bereichen der Logopädie, jedoch nicht bestehenden Verpflichtung eines Qualitätsmanagementsystems, wird in diesem Kapitel der Frage nachgegangen, ob und wie das Qualitätsmanagement in logopädischen Praxen bereits ausgeführt wird und welche Herausforderungen dieses Thema mit sich bringt. Anhand einer ausführlichen Literaturrecherche und einer qualitativen Befragung von logopädischen Praxen wird dieser Fragestellung auf den Grund gegangen. Im Folgenden wird vorerst der Beruf Logopäde/Logopädin und anschließend das Qualitätsmanagement im Gesundheitswesen beschrieben. Anschließend folgt das Qualitätsmanagement in der Logopädie und die Ergebnisse der Befragung. Das Kapitel schließt mit einem Fazit ab.

2. Einführung in den Beruf Logopäde/Logopädin

Im Folgenden wird der Beruf der Logopädie mit seinen Arbeitsbereichen beschrieben und ein kurzer Einblick in das „Gesetz über den Beruf des Logopäden" gegeben. Daraufhin folgt eine Beschreibung der Ausbildung zum/zur Logopäden/Logopädin, sowie Daten und Fakten zum Berufsbild.

2.1 Beschreibung des Berufs

Die Logopädie wird in Deutschland als ein „Heilmittel" im medizinischen Kontext angesehen, genauso wie die Physio- oder Ergotherapie. Der Fachbereich

Logopädie befasst sich mit der Diagnose und Therapie von Kommunikations- und Schluckstörungen (Schuster, P., 2015, S.12 f.). Dies kann in vier Arbeitsbereiche eingeteilt werden, nämlich die Stimmstörung und Stimmtherapie, die Sprechstörung und Sprechtherapie, die Sprachstörung und Sprachtherapie und die Schluckstörung und Schlucktherapie. Der Versorgungsauftrag wird vom gemeinsamen Bundesausschuss (G-BA) folgendermaßen angegeben:

> „Maßnahmen der Stimm- Sprech- und Sprachtherapie dienen dazu, die Kommunikationsfähigkeit, die Stimmgebung, das Sprechen, die Sprache und den Schluckakt bei krankheitsbedingten Störungen wiederherzustellen." (G-BA, 2011, S. 22).

Die Bereiche Stimme, Sprechen und Sprache sind eng mit der menschlichen Kommunikation verknüpft. Die Kommunikation bildet einen wichtigen Grundbaustein im menschlichen Leben. Deshalb versucht die Logopädie den Betroffenen eine bestmögliche Teilnahme an kommunikativen Prozessen zu ermöglichen und somit auch ein normales Leben (Brauer, T., Tesak, J., 2014, S. 12 f.) Im ambulanten Bereich überwiegen in der Regel die kindlichen Sprach- und Sprechstörungen, sowie die Behandlung von Patienten nach einem Schlaganfall (BARMER GEK, 2013, S. 36). In der Therapieplanung beziehen Logopäden/Logopädinnen den Alltag und die subjektiven Bedürfnisse ihrer Patienten/Patientinnen mit ein. Zugrunde liegt hierbei, dass das Wahrnehmen einer „Störung" von Person zu Person variiert. Die Behandlung wird meist in Einrichtungen des Gesundheitswesens oder in logopädischen Praxen durchgeführt. Es benötigt eine medizinische Verordnung, um eine logopädische Behandlung zu bekommen, eine sogenannte Heilmittelverordnung. Durch diese, werden die Kosten der Behandlung durch Krankenkassen oder andere Kostenträger übernommen (Brauer, T., Tesak, J., 2014, S. 12 f.). Die logopädischen Leistungen gehen außerdem über die Therapie hinaus. Ein/e Logopäde/Logopädin befasst sich auch mit der Prävention in Form von Sprachförderung, Gesundheitsförderung, Edukation und auch die Beratung von Angehörigen und Kommunikationspartnern/Kommunikationspartnerinnen der Patienten/Patientinnen (Schuster, P., 2015, S. 12 f.)

2.2 Das Logopädengesetz (LogopG)

Das Gesetz über den Beruf des Logopäden wurde am 07.05.1980 ausgefertigt und wurde zuletzt durch Artikel 8 des Gesetzes vom 19. Mai 2020 (BGBl. I S. 1018) geändert. Menschen, welche den Beruf „Logopäde" oder „Logopädin" ausüben wollen brauchen eine Erlaubnis (§ 1 Absatz 1). Dieser Erlaubnis wird erteilt, wenn der/die Antragsteller/Antragstellerin nach einer dreijährigen Ausbildung die staatliche Prüfung für Logopäden/Logopädinnen bestanden hat, sich nicht eines Verhaltens schuldig gemacht hat, aus dem sich die Unzuverlässigkeit zur Ausübung des Berufs ergibt, nicht in gesundheitlicher Hinsicht zur Ausübung des Berufs ungeeignet ist und über die für die Ausübung der Berufstätigkeit erforderlichen Kenntnisse der deutschen Sprache verfügt (§ 2 Absatz 1). Die Ausbildung wird an staatlichen Schulen für Logopäden durchgeführt (§ 4 Absatz 1), mit der Voraussetzung einer abgeschlossenen Realschulbildung, einer anderen gleichwertigen Ausbildung oder einer nach Hauptschulabschluss abgeschlossenen Berufsausbildung von mindestens zweijähriger Dauer (§ 4 Absatz 2). Das Bundesministerium für Gesundheit regelt durch Rechtsverordnungen mit Zustimmung des Bundesrates in einer Ausbildungs- und Prüfungsordnung für Logopäden/Logopädinnen die Mindestanforderungen an die Ausbildung. Die Auszubildenden haben während der Ausbildung an theoretischen und praktischen Unterricht teilzunehmen. Auch ein Nachweis in Erster Hilfe kann bei der Zulassung zur staatlichen Prüfung erforderlich sein (§ 5 Absatz 1). Die Bußgeldvorschrift besagt, dass jemand ordnungswidrig handelt, wenn dieser ohne Erlaubnis nach den oben aufgeführten Punkten die Berufsbezeichnung „Logopäde" oder „Logopädin" führt (§ 7 Absatz 1). Diese Ordnungswidrigkeit kann mit einer Geldbuße bis zu 2.500 Euro geahndet werden (§ 7 Absatz 2). („Gesetz über den Beruf des Logopäden vom 7. Mai 1980 (BGBl. I S. 529), das zuletzt durch Artikel 8 des Gesetzes vom 19. Mai 2020 (BGBl. I S. 1018) geändert worden ist").

2.3 Ausbildung

Die logopädische Ausbildung wird größtenteils an logopädischen Berufsfachschulen durchgeführt und ist bundesweit einheitlich geregelt, über das Gesetz über den Beruf des Logopäden (LogopG) und die Ausbildungs- und Prüfungsordnung (LogAPrO) (Krüger, A., 2017, S. 5). Wie bereits im vorherigen Kapitel erwähnt, ist eine abgeschlossene Realschulbildung oder ähnliches vorausgesetzt, um eine Ausbildung in der Logopädie antreten zu können (§ 4 Absatz 2). Außerdem wird in manchen Fällen ein Attest über sprachliche Fähigkeiten oder ein bestandener Aufnahmetest vorausgesetzt, um für die Ausbildung zugelassen zu werden (Unicum Karrierezentrum, 2020). Die Ausbildung dauert drei Jahre. Nach erfolgreichem Abschluss wird gemäß § 1 LogopG die Erteilung der Berufserlaubnis ausgesprochen und die Berechtigung erworben, die Berufsbezeichnung „Logopäde" / „Logopädin" zu führen (§ 1 Absatz 1). Die Ausbildung enthält theoretische Inhalte, wie die Anatomie der Sprech- und Stimmorgane und Krankheitsbilder, und praktische Inhalte, wie der Einblick in die Arbeit von ausgebildeten Logopäden/Logopädinnen und das Führen von

Beratungsgesprächen. Eine Alternative zur Ausbildung ist das Logopädie-Studium. Einige Hochschulen in Deutschland bieten einen Bachelor in Logopädie an. Auch das Studium dauert in der Regel drei Jahre. Es vereint Fachwissen aus verschiedenen Disziplinen, wie Medizin, Psychologie, Pädagogik und Linguistik. Hierbei können Schwerpunkte auf bestimmte Störungsbilder und Zielgruppen gesetzt werden (Unicum Karrierezentrum, 2020).

2.4 Daten und Fakten

Es existieren weitere Berufsgruppen, welche die Stimm- Sprech- und Sprachtherapie anbieten. Darunter sind beispielsweise die medizinischen Sprechheilpädagogen/ Sprechheilpädagoginnen, Diplom Sprachwissenschaftler/ Sprachwissenschaftlerinnen, Atem- Sprech- Stimmlehrer /Stimmlehrerinnen, Klinische Patholinguisten/Patholinguistinnen oder staatlich anerkannte Sprachtherapeuten/Sprachtherapeutinnen. Auch wenn die Logopäden/Logopädinnen die größte Berufsgruppe bilden, werden alle oben genannten Leistungserbringer als Logopäden/Logopädinnen bezeichnet. Außerdem besteht keine Verpflichtung zur Mitgliedschaft in einem Berufsverband und keine zentrale Stelle, die die Anzahl der deutschen Logopäden/Logopädinnen registriert. Deshalb kann kein vollständiger Überblick über die Anzahl an deutschen Logopäden/Logopädinnen gegeben werden. Anhand Schätzungen des Deutschen Bundesverbandes für Logopädie e.V. (dbl) ist davon auszugehen, dass es eine Gesamtzahl von 20.000 Logopäden/Logopädinnen und logopädischen Leistungserbringern/Leistungserbringerinnen in Deutschland gibt. Davon sind ca. 10.000 selbstständige und zugelassene logopädische Praxen (Schuster, P., 2015, S. 14)

Wie bereits erwähnt, werden die Kosten für eine logopädische Behandlung meist von den Krankenkassen oder anderen Kostenträgern übernommen. Beispielsweise hat die BARMER im Jahr 2018 insgesamt ca. 980 Millionen Euro für die Heilmittelversorgung ihrer Versicherten ausgegeben. Der Anteil der Logopädie liegt bei 10,2 Prozent der Kosten, womit im Jahr 2018 ca. 98 Millionen Euro für die Logopädie aufgewendet wurden (Bucksch, S. et al., 2019, S. 5 f.).

3. Qualitätsmanagement im Gesundheitswesen

Im Folgenden wird anfangs allgemein die Qualität und das Qualitätsmanagement definiert und nachfolgend im Bereich des Gesundheitswesens beschrieben.

3.1 Qualität und Qualitätsmanagement

Qualität ist ein Begriff mit einer Vielzahl an Definitionen. Allgemein bezieht sich der Begriff Qualität auf die Güte und Eigenschaften von Produkten, Handlungen, Dienstleistungen oder Objekten. Zwar ist Qualität eher eine subjektive Beurteilung, wie das Image oder der Geltungsnutzen, jedoch gibt es festgemachte objektive Eigenschaften zur Beurteilung der Qualität. Es gibt gewisse Qualitätsmerkmale, wie beispielsweise die Kundenforderungen, Vorgaben und Richtwerte, an denen die Qualität eines Produktes, einer Handlung, einer Dienstleistung oder eines Objektes festgemacht werden kann (Petzina, R., Wehkamp, K., 2019, S. 709).

Unter Qualitätsmanagement versteht man alle planmäßigen und systematischen Maßnahmen, welche zur Qualitätsprüfung, Qualitätssicherung und Verbesserungen dienen. Es bezieht Mitarbeiter- und Kundenorientierung mit ein, beruht auf einem theoretischen Konzept und hat Verfahrensmethodik (Grosstück, K., 2008, S. 11). Das Qualitätsmanagement umfasst damit Planung, Kontrolle (Qualitätssicherung) und die Ausführung. Unter Qualitätssicherung versteht man organisierte Maßnahmen, welche prüfen inwiefern ein Produkt, beziehungsweise die Eigenschaften eines Produktes, die vorgegebenen Qualitätsmerkmale erfüllt. Auch die Managementtätigkeiten spielen im Qualitätsmanagement eine große Rolle. Durch das Management können Strukturen und Prozesse optimiert werden und dadurch auch das Produkt in seiner Qualität, oder organisatorische Aspekte verbessert werden (Petzina, R., Wehkamp, K., 2019, S. 709 f.) Qualitätsmanagement ist eine Führungsaufgabe und liegt somit in der Verantwortung des Unternehmensmanagements. Es gibt heutzutage eine Reihe von Qualitätsmanagementsystemen und Modellen, dessen Ziel die nachhaltige und wirksame Umsetzung von Qualitätsplanung, Qualitätssicherung und eine kontinuierliche Qualitätsverbesserung sind. Das bedeutet, dass Qualitätsmanagement einer ständigen Reorganisation unterliegt, um allen Rahmenbedingungen, sowie Kunden- und Mitarbeitererwartungen zu entsprechen (Sens, B., 2009, S. 199).

3.2 Qualitätsmanagement im Gesundheitswesen

Das Qualitätsmanagement hat im Gesundheitswesen eine wichtige Bedeutung. In diesem Bereich ist es schwieriger den Begriff der Qualität zu definieren. Das Gut im Gesundheitswesen ist die „Gesundheit" und ist immateriell. Um die „Gesundheit" zu erreichen gebraucht es sogenannte Gesundheitsdienstleistungen. Die „Gesundheit" stellt eine Wert- und Zielfunktion von Gesundheitsdienstleistungen dar. Diese können materielle Wirtschaftsgüter, das bedeutet

Sachgüter und Waren, wie Medizinprodukte und Arzneimittel, sein. Aber sie können auch immaterielle Wirtschaftsgüter, nämlich die Dienstleistungen in Form von Therapie, Beratung, Untersuchung oder Ähnliches sein. Die Immaterialität von Dienstleistungen lässt sich durch das Zusammentreffen von Produktion und Leistung zur selben Zeit und teils auch am selben Ort charakterisieren. Dies wird als „uno-actu"-Prinzip bezeichnet. Jedoch sind im Gesundheitswesen die materiellen und immateriellen Wirtschaftsgüter schwer voneinander zu trennen. Deshalb werden Dienstleistungen und Sachgüter auch oft einheitlich als „Leistungsbündel" bezeichnet. So ist beispielsweise eine immaterielle Beratung eines Apothekers auch mit einer materiellen Leistung, dem Medikamentenverkauf verbunden (Hensen, P., 2016, S. 4 f.)

Die medizinische Qualität wurde durch Donabedian in drei wichtige Bereiche unterteilt, nämlich *Struktur-, Prozess-, und Ergebnisqualität*. Laut Donabedian ist der Ausgangspunkt für Gesundheitsdienstleistungen die *Strukturqualität*. Hier sind die Rahmenbedingungen der Erbringung von Gesundheitsdienstleistungen von hoher Relevanz. Darunter zählen Komponenten, wie Ressourcen (Qualifikation der Mitarbeiter), räumliche und apparative Ausstattung, sowie organisatorische und finanzielle Bedingungen (Blitzer, E., et al., 2012, S. 1135). Aus der *Strukturqualität* ergibt sich auch die *Prozessqualität*. Hier wird der gesamte Prozess zur Erbringung der Gesundheitsdienstleistung betrachtet. Dazu zählen Aktivitäten wie Anamnese, Diagnose und Therapie (Rebscher, H., 2011, S. 7 f.). Aus den Prozessen entstehen Ergebnisse, deshalb wird die Prozessqualität vor allem durch die *Ergebnisqualität* bewertet. Bei der *Ergebnisqualität* werden End- und Zielpunkte einer Gesundheitsdienstleistung fokussiert. Hier sind also Kennzahlen, wie die Gesundheitsveränderung oder das subjektive Befinden des/der Patienten/Patientin relevant (Blitzer, E., et al., 2012, S. 1135).

Qualitätsmanagement hat als Ziel die Verbesserung von Organisationen, wie Krankenhäusern oder Arztpraxen, durch kontinuierliche Überprüfung und Verbesserung von Strukturen, Prozessen und Ergebnissen. Der PDCA-Zyklus (plan-do-check-act) fasst dieses Konzept zusammen und ist von hoher Bedeutung im Qualitätsmanagement. Durch die kontinuierlichen Verbesserungsprozesse soll eine effizientere Leistungserbringung, eine Optimierung der medizinischen Versorgung, eine verbesserte Sicherheit der Versorgungsprozesse und eine Transparenz der Angebote in der Gesundheitsversorgung erzielt werden. Es ist wichtig hierbei die Bedürfnisse von Kostenträgern, Mitarbeitern, Nutzern und weiteren Akteuren miteinzubeziehen (Sens, B., 2009, S. 198).

Diese Ziele können durch Qualitätsmanagementsysteme erreicht werden. Diese dienen als Instrument zur Umsetzung des Qualitätsmanagements. Die Einführung eines Qualitätsmanagementsystems unterliegt dem/der Praxisinhaber/Praxisinhaberin und bezieht Bedürfnisse der Mitarbeiter/Mitarbeiterinnen und Kunden/Kundinnen. Wesentlich sind hier die Beschreibung und Entwicklung der Unternehmensphilosophie, der Strukturen, der Prozesse, die Organisation von Dokumenten und das Festlegen von Maßnahmen zur Qualitätssicherung und kontinuierlichen Verbesserung (Petzina, R., Wehkamp, K., 2019, S. 711). Im Gesundheitswesen gibt es verschiedene Modelle von Qualitätsmanagementsystemen. Darunter fallen die DIN EN ISO 9001-Normen, das KTQ-Modell (Kooperation für Transparenz und Qualität), das EFQM-Modell und das Total-Quality-Modell (Blitzer, E., et al., 2012, S. 1137).

4. Qualitätsmanagement – Ansätze in der Logopädie

Die in Kapitel 3 aufgeführten Informationen und Definitionen zum Qualitätsmanagement im Gesundheitswesen dienen als Grundlage für die Beschreibung von Qualitätsmanagement in der Logopädie.

4.1 Qualitätsmanagement in der Logopädie

In der Logopädie handelt es sich um immaterielle Leistungen nach dem „uno-actu" Prinzip. Die Leistung wird also vor Ort (beispielsweise in einer logopädischen Praxis) an einem Patienten erbracht und erzielt somit eine Verbesserung des Gesundheitszustandes (Hensen, P., 2016, S. 4 f.). Wie bereits erwähnt sind die Struktur-, Prozess- und Ergebnisqualität von hoher Bedeutung im Qualitätsmanagement im Gesundheitswesen und spielen auch eine wichtige Rolle in der Logopädie. So zählen Komponenten wie der Berufsabschluss, Zertifikate, Fort- und Weiterbildungen, Zugänglichkeit, Größe und Gestaltung der Praxis, sowie das Leistungsspektrum zu der Strukturqualität einer logopädischen Praxis. Bei der Prozessqualität wird auf die Anamnese, Diagnostik, Therapie, Beratung und Dokumentation geachtet. Aber auch das Praxismanagement, die Patientenverwaltung und Besprechung mit Mitarbeitern und Ärzten sind Qualitätsmerkmale. Die Ergebnisqualität wird durch die Evaluation von Ergebnissen der Therapie, der Katamnese (die Nachhaltigkeit einer Behandlung) und Therapieforschung gesichert (Schuster, P., 2015, S. 30).

Inwiefern in der Logopädie das Qualitätsmanagement durchgeführt wird, verdeutlichen die rechtlichen Rahmenbedingungen. So findet man im §135a Absatz 1 im SGB V die Verpflichtung der Leistungserbringer zur Sicherung

und Weiterentwicklung der Qualität, darunter fallen dementsprechend auch Logopäden/Logopädinnen. Gemäß § 124 Absatz 2 SGB V sind zugelassene Heilmittelpraxen auf Grundlage des von ihnen anerkannten Rahmenvertrags mit den Ersatz- und Regionalkrankenkassen verpflichtet, qualitätssichernde Maßnahmen im Hinblick auf die Behandlung zu beachten. Nach § 125 Absatz 2 Nr. 2 und Nr. 5
SGB V sind Heilmittelerbringer zu Fortbildungen und zu Maßnahmen zur Sicherung der Qualität der Behandlung, der Versorgungsabläufe, und der Behandlungsergebnisse verpflichtet.

Zwar besteht im Heilmittelbereich noch keine gesetzliche Pflicht zu einem Qualitätsmanagementsystem, jedoch stehen den Praxen verschiedene Systeme zur Verfügung. In den nächsten beiden Punkten dieser Arbeit werden für logopädische Praxen mögliche und relevante Qualitätsmanagementsysteme beschrieben.

4.2 Mögliche Qualitätsmanagementsysteme

Wie bereits in den vorherigen Kapiteln erwähnt dient die DIN EN ISO 9001-Normenreihe der Gestaltung und Sicherung von Qualität und kann auch in logopädischen Praxen als Qualitätsmanagementsystem genutzt werden. Durch die Dokumentation dieses Qualitätsmanagementsystems wird die Eindeutigkeit und die Nachvollziehbarkeit von Prozessen eines Unternehmens oder auch einer Praxis sichergestellt. Durch regelmäßig wiederholte Audits bietet die Normenreihe außerdem die Möglichkeit sich weiterzuentwickeln. Diese internen und externen Audits werden jährlich durchgeführt, um ein bestehendes Zertifikat zu bestätigen. Alle drei Jahre wird eine Neubewertung vollzogen, wobei geprüft wird, ob das Unternehmen/die Praxis vorher aufgezeigte Schwächen verbessert hat. Dies dient dem Kreislauf der ständigen Verbesserung, welches das Hauptziel von Qualitätsmanagement ist (Grosstück, K., 2008, S. 13).

Des Weiteren wurde im Jahre 2001 das Institut für Qualitätssicherung in der Heilmittelversorgung e.V. (IQH) gegründet. Es besteht aus mehreren Berufsverbänden der Physiotherapie und Ergotherapie. Ziel dieses Vereins ist, durch die Kompetenzen der Berufsverbände das Qualitätsmanagement im Heilmittelbereich weiterzuentwickeln. Durch den IQH wird ein Qualitätsmanagementsystem namens „IQH-Exellence" angeboten, welches auf die Interessen der Heilmittelerbringer angepasst ist. Es werden auch zwei Workshops zum Thema Qualitätsmanagement angeboten, welches den Teilnehmenden eine Grundlage für die Zertifizierung nach DIN EN ISO 9001:2015 bietet. Die Kosten betragen hier für beide Workshops 630 Euro für Mitglieder und 789 Euro für Nicht-Mitglieder. In diesem Verein sind jedoch noch keine Berufsverbände der Logopädie beigetreten. Nichtsdestotrotz wurde dieses Angebot für alle Heilmittelerbringer, somit auch für Logopäden/Logopädinnen, entwickelt und kann als Basis für das Qualitätsmanagement genutzt werden (IQH, 2019).

Im nächsten Punkt dieser Arbeit wird das Qualitätsmanagementsystem des Deutschen Bundesverbandes für Logopädie (dbl) ausführlich beschrieben, da dieses explizit für Logopäden und Logopädinnen entwickelt wurde und somit einen relevanten Qualitätsmanagement-Ansatz für logopädische Praxen darstellt.

4.3 Das Qualitätsmanagementsystem des dbl

Der Deutsche Bundesverband für Logopädie e.V. (dbl) ist der größte Berufsverband der Logopäden mit 10.000 Mitglieder. Unter den Mitgliedern befinden sich freiberufliche und angestellte Logopäden/Logopädinnen. Die Qualitätssicherung ist für den dbl ein zentrales Thema (dbl, 2014, S. 3) Mitglieder des Verbandes verpflichten sich durch die Berufsordnung dazu, eine qualifizierte und effiziente Therapie durchzuführen. Die dbl-Mitglieder werden durch die Bundeskommission für Qualitätssicherung unterstützt, durch Instrumente zum Qualitätsmanagement für die tägliche Praxis. Diese Instrumente befassen sich mit den Bereichen Ausbildung, Organisation, sowie Diagnostik und Therapie. Auch Fortbildungen zum Qualitätsmanagement werden durch den dbl angeboten (Deutscher Bundesverband für Logopädie e.V., o.J.)

Das dbl-Qualitätsmanagementsystem ist ebenfalls an die DIN EN ISO 9001-Normen angelehnt und befasst sich mit verschiedenen Grundelementen. Dazu zählt der Kernbereich *Patientenversorgung*, bei welchem es sich im Wesentlichen um die Patientenorientierung, Patientensicherheit, Patientenmitwirkung, sowie die Strukturierung von Behandlungsabläufen handelt. Es besteht eine Selbstverpflichtung zur Berücksichtigung neuer wissenschaftlicher

Erkenntnisse bei der Therapie. Dazu werden den Logopäden/Logopädinnen Dokumentationsleitlinien und Ausstattungskataloge an die Hand gegeben. Ein weiteres Grundelement ist die *Praxisführung/Mitarbeiter/Organisation*. In diesem Bereich handelt es sich um die Regelung von Verantwortlichkeiten, die Verankerung der Mitarbeiterorientierung, Fort- und Weiterbildungen, das Praxismanagement und die Gestaltung von Kommunikationsprozessen. Das *praxisinterne Qualitätsmanagement* dient als Basis für das

Qualitätsmanagement. Hier dienen beispielsweise die Festlegung von konkreten Qualitätszielen für die einzelne Praxis, die systematische Überprüfung der Zielerreichung und die ständige Verbesserung aller Prozesse durch Beschwerdemanagement und Patientenbefragungen als wichtige Instrumente. Es werden Qualitätsmanagement Dokumentvorlagen in Form eines QM-Handbuchs zur Verfügung gestellt, welches Formulare, Checklisten, Verfahrensanweisungen und Ähnliches beinhaltet. Mit diesem QM-Handbuch kann das Qualitätsmanagementsystem individuell an die Praxis angepasst werden. Die Kosten für das Handbuch im USB-Stick-Format betragen 179 Euro für Mitglieder des DBL und 280 Euro für Nichtmitglieder. Es ist dementsprechend „frei" verfügbar und hilft den Praxen die Qualität ihrer Arbeit stetig zu verbessern. Die Kosten für das dbl-Qualitätsmanagementsystem (bestehend aus zwei Schulungen) inklusive dem QM-Handbuch belaufen sich auf 525 Euro für Mitglieder und 900 Euro für Nichtmitglieder (Schuster, P., 2015, S. 46 f.)

Es besteht für die logopädischen Praxen die Möglichkeit sich durch das dbl Praxissiegel Logopädie zertifizieren zu lassen. Dabei ist die Zertifizierung unabhängig des angewendeten Qualitätsmanagementsystems und der Mitgliedschaft beim dbl. Zur Zertifizierung gibt es zwei Verfahren, nämlich die externen Audits, welche nach einer Checkliste der DIN EN ISO 9001 erfolgt und die Qualität der organisatorischen Prozesse sicherstellt, und eine Hospitation während einer Therapie. Die Kosten betragen für die externen Audits je nach Praxisgröße 840 bis 1.150 Euro und für die Hospitation ca. 200 Euro (Schuster, P., 2015, S. 47).

5. Befragung zur Umsetzung von Qualitätsmanagement in der Logopädie

Bisher wurden die Ergebnisse aus Literatur- und Internetrecherche beschrieben, darunter die Bedeutung des Qualitätsmanagements und mögliche Ansätze für die Logopädie. Um nun dem Thema, inwiefern und auf welche Art und Weise Qualitätsmanagement in der Logopädie durchgeführt wird nachzugehen, wurden Praxisinhaber und Praxisinhaberinnen befragt.

5.1 Methodik

Zur Beantwortung der Frage, inwiefern und wie genau das Qualitätsmanagement in der Logopädie durchgeführt wird, wurden Interviews mit logopädischen Praxen geführt. Diese Interviews wurden mit einem vorher erstellten, an den DEGEMED Auditleitfaden angelehnten, qualitativen Fragebogen durchgeführt.

5.1.1 Instrument der Erhebung – Fragebogen

Der qualitative Fragebogen diente als Grundlage zur Befragung der Logopäden/Logopädinnen. Dieser orientiert sich an den Teilbereichen der DEGEMED (Deutsche Gesellschaft für medizinische Rehabilitation) Audit-Checkliste, welche sich an den DIN EN ISO 9001:2015 Normen orientiert. Die DEGEMED ist ein Spitzenverband, welcher im Jahre 1997 gegründet wurde und sich für die Interessen der Leistungserbringer der stationären und ambulanten medizinischen Rehabilitation einsetzt. Die Qualitätsorientierung ist der Markenkern der DEGEMED (DEGEMED, o.J.). In dem Fragenbogen, welcher im Rahmen dieser Arbeit genutzt wurde, wurden Fragen aus diesem Auditleitfaden aufgegriffen. Es wurden Fragen aus den Punkten Strategie und Kontext der Einrichtung, Führung, Ressourcen, Kommunikation, Dokumentierte Information und aus dem Punkt Messung, Analyse und Bewertung aufgegriffen. Da der Auditleitfaden sich hauptsächlich auf das interne Qualitätsmanagement ambulanter und stationärer Rehabilitationseinrichtungen fokussiert, wurden einige Kernpunkte des Leitfadens ignoriert und einige Fragen abgeändert, um es auf das Thema Qualitätsmanagement in der Logopädie anzupassen. Außerdem wurden vorab einige allgemeine Fragen zum Beruf gestellt.

5.1.2 Vorgehensweise

Nachdem ein Fragebogen wie in 5.1.1 beschrieben erstellt wurde, folgte die Suche nach potentiellen Interviewpartnern/Interviewpartnerinnen. Die Vorgehensweise war hier, logopädische Praxen im Umkreis mithilfe einer Internetsuchmaschine zu finden und per E-Mail und Telefon zu kontaktieren. Es wurden ca. 30 Praxen kontaktiert, wobei es zu vielen Absagen aufgrund von Zeitmangeln, der Corona-Situation oder keinem existierendem Qualitätsmanagement kam. Teilweise kam auch keine Antwort. Daraufhin wurde die Vorgehensweise geändert, und die logopädischen Praxen ausschließlich per E-Mail kontaktiert. Aufgrund der Corona-Situation wurden persönliche Interviews ausgeschlossen und der Fragebogen direkt in den Anhang der E-Mail getan, um diesen digital ausfüllen zu lassen. Dies führte schließlich zu Erfolg. Zwei Praxisinhaber/Praxisinhaberinnen füllten diesen Fragebogen aus. Die Ergebnisse dieser Fragebögen bilden die Grundlage für die folgenden Kapitel.

5.1.3 Auswertung des Fragebogens

Die qualitativen Fragebögen wurden von zwei Praxisinhabern/Praxisinhaberinnen digital ausgefüllt. Somit fielen einige Schritte, wie die

Interviewdurchführung, das Transkribieren und weitere Schritte weg. Die Ergebnisse der Fragebögen wurden anschließend analysiert und zusammengefasst.

5.2 Ergebnisse der Fragebögen

In diesem Kapitel werden die zusammengefassten Ergebnisse zum Thema Qualitätsmanagement in der Logopädie der jeweiligen Praxen anonymisiert dargestellt.

5.2.1 Ergebnisse – Praxis 1

Der Fragebogen wurde von einem/einer der Praxisinhaber/Praxisinhaberinnen digital ausgefüllt. Dessen Arbeitsalltag besteht aus Diagnostiken und Therapien aller gängigen Störungsbildern in der Praxis aber auch im Hausbesuch in einem Zeitfenster am Vormittag und einen am Nachmittag. Außerdem werden anfallende Bürotätigkeiten (Telefonate, Berichte etc.) vor den Therapien oder in Ausfallzeiten durchgeführt (Interview 1, 2020).

Das Qualitätsmanagement ist nach der Meinung des/der interviewten Praxisinhabers/Praxisinhaberin noch nicht etabliert in logopädischen Praxen. Bevor er/sie eine eigene Praxis eröffnet hatte, arbeitete er/sie in zwei anderen Praxen, die ebenfalls kein Qualitätsmanagement hatten. Jedoch wird in seiner/ihrer aktuellen Praxis Qualitätsmanagement zum Teil in ausgewählten Bereichen durchgeführt. Die Durchführung übernimmt ein/eine Mitarbeiter/Mitarbeiterin, welcher/welche dafür geschult wurde. Auf die Fort- und Weiterbildungen von den Mitarbeitern/Mitarbeiterinnen wird ein großer Wert gelegt. Es steht diesen ein Etat zur Fortbildung zur Verfügung und es finden regelmäßige „Supervisions-Termine" statt. Die Mitarbeiter/Mitarbeiterinnen werden außerdem in die Findung von Lösungen und Informierung über gefundene Verfahrensweisen miteinbezogen. Das Qualitätsmanagement wird in der Praxis nur allgemein, also nur in praxisinternen Bereichen durchgeführt, beispielsweise durch die ausführliche Patientendokumentation nach jeder Therapiestunde. Um die Ergebnisqualität der Therapien zu überprüfen, werden die Patienten/Patientinnen nach Rückmeldung gebeten um diese zu bewerten und anschließend eventuelle Verbesserungen abzuleiten. Alle anderen und wichtigen Komponenten des Qualitätsmanagements, wie beispielsweise das Festlegen von Qualitätszielen und Dokumentation dieser, ein Fehler- und Beschwerdemanagement und der Umgang mit diesen oder das Einführen eines Qualitätsmanagementsystems sind in der Praxis noch nicht vorhanden.

Als Problem und Herausforderung, warum das Qualitätsmanagement in der Logopädie noch nicht richtig umgesetzt wird, sieht die interviewte Person den Zeitmangel und die fehlenden finanziellen Kapazitäten. Außerdem sei es schwierig Mitarbeiter/Mitarbeiterinnen für diese Arbeit freizustellen. Als Lösungsansätze hat er/sie keine nennen können, weil in der Praxis das Thema zurzeit „auf Eis" liegt, da die dafür zuständige Person in Elternzeit ist und somit das Qualitätsmanagement nicht weiterentwickelt werden kann (Interview 1, 2020).

5.2.2 Ergebnisse – Praxis 2

Der Fragebogen wurde von dem/der Praxisinhaber/Praxisinhaberin ebenfalls digital ausgefüllt. Die interviewte Person ist Praxisinhaber/Praxisinhaberin und Praxisleitung zugleich und kümmert sich um dementsprechende Arbeitsbereiche (Interview 2, 2020).

Das Qualitätsmanagement ist in dieser Praxis in einigen Bereichen bereits etabliert. Es wird insofern bei Ihnen angewendet, dass regelmäßige Fortbildungen zum Qualitätsmanagement stattfinden, die Praxis mit standardisierten Testungen ausgestattet ist und ein ständiger Austausch mit anderen logopädischen Einrichtungen besteht. Die Führungsverantwortung für das Qualitätsmanagement der Praxis übernimmt ebenfalls der/die Inhaber/Inhaberin und Leitung der Praxis selbst. Zwar ist noch kein Qualitätsmanagementsystem eingeführt worden, jedoch werden wichtige Prozesse dokumentiert und überwacht. So wurde in dieser Praxis festgelegt, welche standardisierten Diagnostiken zur Befunderhebung angewendet werden sollen und dass die Therapie jedes/jeder Patient/Patientin individuell und ausführlich dokumentiert wird. Wie bereits erwähnt, finden regelmäßige Fort- und Weiterbildungen der Mitarbeiter/Mitarbeiterinnen statt. Jedoch sind die Mitarbeiter/Mitarbeiterinnen noch nicht vollständig in das Qualitätsmanagement miteingebunden. Der Therapieerfolg wird mittels regelmäßigen Austausches mit Patienten/Patientinnen persönlich, per Telefon oder E-Mail sichergestellt. Ein Fehler- und Beschwerdemanagement besteht insofern, dass diese telefonisch oder per E-Mail eingereicht werden können. Da es in der Praxis noch keine schwerwiegenden Beschwerden gab, gibt es noch keine Vorgaben zum Umgang mit Beschwerden. Es wird stets versucht auf Rückmeldungen, Wünsche und Ideen der Patienten/Patientinnen und der Mitarbeiter/Mitarbeiterinnen einzugehen und diese umzusetzen.

Als Problem und Herausforderung der Umsetzung von Qualitätsmanagement in der Logopädie wird auch hier das Problem der finanziellen Mittel angesehen. Die interviewte Person sagt, es würden lediglich Therapien bezahlt werden und alle weiteren wichtigen Dinge wie Dokumentation, Berichte etc., fallen in die Freizeit und werden somit nicht vergütet. Deshalb ist es schwierig zusätzlich noch ein ausführliches Qualitätsmanagement zu betreiben. Als Lösungsansatz behauptet er/sie, dass sich „Grundlegendes" für Heilmittelerbringern ändern muss, um eine Veränderung zu bewirken (Interview 2, 2020).

5.3 Zusammenfassung der Ergebnisse

Vorab ist zu erwähnen, dass durch das digitale Ausfüllen der Fragebögen die Fragen eher unvollständig beantwortet wurden und durch dieses Format nicht die Möglichkeit bestand in gewissen Punkten gezielte Nachfragen zu stellen. Aus diesem Grund fielen die Ergebnisse eher weniger aussagekräftig aus. Zusammenfassend kann man jedoch sagen, dass in beiden Praxen das Qualitätsmanagement noch nicht vollständig in den Arbeitsalltag integriert ist. Es fällt auf, dass wichtige Prozesse festgelegt sind, dokumentiert und auch überwacht werden und auch die Therapieergebnisse stets mit den Patienten/Patientinnen kommuniziert werden. Es wird teileweise auf Fehler und Beschwerden geachtet, um diese zu verbessern. Trotz der bestehenden regelmäßigen Fortbildungen der Mitarbeiter/Mitarbeiterinnen fehlt die Integration dieser in das Qualitätsmanagement. Nichtsdestotrotz wird auf deren Bedürfnisse und Wünsche, sowie auf die der Patienten/Patientinnen geachtet. Folglich wird also vor allem auf Prozess- und Ergebnisqualität und teilweise auf Strukturqualität geachtet. Jedoch fehlt ein Qualitätsmanagementsystem, welches das Qualitätsmanagement der Praxen verbessern würde. Wie sich aber in beiden Interviews herausstellte, fehlen die finanziellen, sowie zeitlichen Mittel dafür, weshalb Handlungsbedarf besteht.

6. Herausforderungen und Lösungen bei der Umsetzung des Qualitätsmanagements

Wie sich durch ausführliche Literaturrecherche und den geführten Interviews mit den logopädischen Praxen herausstellte, gibt es noch einige Herausforderung in der Umsetzung des Qualitätsmanagements in logopädischen Praxen. In Tabelle 1 werden die Herausforderung mit möglichen Lösungsansätzen dargestellt.

Tabelle 1: Herausforderungen in der Umsetzung des Qualitätsmanagements in der Logopädie und mögliche Lösungsansätze

Herausforderung	Lösungsansatz
Fehlende finanzielle Mittel	- Vergünstigung von Qualitätsmanagementsystemen oder Schulungen - Finanzielle Förderungen durch die Politik - Verpflichtung zu Qualitätsmanagementsystemen
Zeitmangel	- Bezahlung der Arbeit die außerhalb der Therapiezeiten liegt
Personalmangel	- Beruf attraktiver machen (höhere Bezahlung) - Aus- und Fortbildungen zu Qualitätsmanagement von bestehenden Mitarbeitern
Mangel an Wissen über Qualitätsmanagement	- Regelmäßige Pflicht-Schulungen aller Mitarbeiter - Verbände, wie der dbl, als „helfende Hand" oder Aufklärung in den Praxen direkt

Als Herausforderung für die Umsetzung des Qualitätsmanagements in der Logopädie wird vor allem der Mangel an finanziellen Mitteln angesehen. Die Praxisleiter/Praxisleiterinnen müssen die Kosten selbst übernehmen, welche oft sehr hoch sind und somit eher auf ein Qualitätsmanagementsystem verzichtet wird. Eine mögliche Lösung wäre es bestehende Qualitätsmanagementsysteme oder Schulungen für einen günstigeren Preis anzubieten. Aber auch die Gesundheitspolitik könnte in diesem Punkt, durch finanzielle Förderungen (beispielsweise Etate) eingreifen, denn die Transparenz im Gesundheitswesen liegt auch im Interesse der Gesundheitspolitik. Auch die Verpflichtung zu einem Qualitätsmanagementsystem, welche zurzeit noch nicht besteht, könnte eine Veränderung bewirken, müsste aber aus eben genannten Gründen finanziell unterstützt werden.

Zusätzlich könnte auch im Hinblick auf die zweite Herausforderung, dem Zeitmangel, die Vergütung der extra anfallenden Arbeit durch das Qualitätsmanagement entgegenwirken. Wie sich in den Interviews herausstellte, fehlt es den Praxisinhabern/Praxisinhaberinnen an Zeit für die Bürokratie und sonstiger Arbeit außerhalb der Therapiezeiten, welche nicht vergütet wird. Dementsprechend besteht auch hier eher eine Abneigung zum Qualitätsmanagement.

Auch der Personalmangel spielt hier eine Rolle, da diese zusätzliche Arbeit hauptsächlich von den Praxisinhabern/Praxisinhaberinnen übernommen werden muss und es an Mitarbeitern/Mitarbeiterinnen fehlt, die diese ebenfalls übernehmen könnten. Es würde beispielsweise helfen, den Beruf attraktiver zu machen (durch eine höhere Bezahlung) oder bestehende Mitarbeiter/

Mitarbeiterinnen entsprechend fortbilden oder ausbilden zu lassen im Bereich Qualitätsmanagement.

Allgemein sollte das Thema Qualitätsmanagement in der Logopädie mehr Aufmerksamkeit bekommen, um zu verstehen, wie wichtig es für eine (Heilmittel-) Praxis ist, indem es wichtige Therapieprozesse und Therapieergebnisse verbessern könnte. Dies könnte durch Pflichtschulungen aller Mitarbeiter oder beispielsweise Besuchen von Verbänden, wie dem dbl, welcher Qualitätsmanagementsysteme und Schulungen für logopädische Praxen anbietet, in den Praxen direkt erzielt werden. Es fehlt bisher noch an Wissen und Kompetenz, warum Qualitätsmanagement wichtig ist und welche Möglichkeiten es gibt, um es effizient durchführen zu können. Die Aufklärung über dieses Thema sollte als Grundlage für alle weiteren Schritte dienen.

7. Fazit und Handlungsempfehlung

Abschließend kann man sagen, dass das Qualitätsmanagement in logopädischen Praxen von wichtiger Bedeutung ist. Um eine Verbesserung der Qualität zu erreichen, ist ein kontinuierlicher Verbesserungsprozess notwendig. Wichtig sind vor allem die Struktur-, Prozess- und Ergebnisqualität. Im Bereich der Strukturqualität der Praxis sollten auf Aspekte wie Ausstattung, Fort- und Weiterbildung der Mitarbeiter geachtet werden, welche unter anderem auch gesetzlich geregelt sind. Im Rahmen der Prozessqualität ist die Dokumentation der Therapie, Diagnostik und Beratung ein relevanter Bestandteil, welcher von allen logopädischen Praxen durchgeführt werden sollte. Durch die Dokumentation kann dann die Evaluation der Ergebnisqualität erfolgen. Das Qualitätsmanagement in der Logopädie basiert hauptsächlich auf diesen drei Qualitätsbereichen. Mittlerweile werden auch durch verschiedene Verbände Qualitätsmanagementsysteme und Seminare angeboten, welche den Praxen bei dem Qualitätsmanagement helfen würden, jedoch sind diese noch nicht verpflichtend.

Allerdings bringt die Umsetzung des Qualitätsmanagements in den logopädischen Praxen noch einige Herausforderungen mit sich, welche es den Praxisleitern/Praxisleiterinnen schwer macht es umzusetzen. Durch die durchgeführten Befragungen wurden diese Herausforderungen bestätigt. Dieses Problem kann man auch auf andere logopädische und Heilmittelpraxen übertragen. Dabei spielen vor allem das Fehlen der finanziellen Mittel und der Zeit- und Personalmangel eine große und bedeutende Rolle. Die Transparenz im Gesundheitswesen wird in Zukunft noch mehr an Bedeutung gewinnen, weshalb die Logopäden/Logopädinnen ebenfalls dazu verpflichtet sein werden, die Qualität ihrer Arbeit und ihrer Praxis sicherzustellen und kontinuierlich zu verbessern. Auch im Sinne des Wettbewerbes unter den Praxen, wird das Qualitätsmanagement mehr an Bedeutung gewinnen, da auch Patienten/Patientinnen vermehrt auf die Qualität achten. Es ist ein zunehmend unternehmerisches Denken in den therapeutischen Berufen erforderlich.

Somit muss seitens der Gesundheitspolitik, beispielsweise durch finanzielle Förderungen oder die Verpflichtung zu Qualitätsmanagementsystemen, oder ebenfalls seitens der Verbände, durch Hilfestellungen zum Qualitätsmanagement, eine Veränderung vorgenommen werden. Auch das Thema, inwiefern eine Zertifizierung der Praxen wichtig ist, sollte abgewogen werden. Zwar bringt eine Zertifizierung viele Vorteile mit sich, beispielsweise im Wettbewerb zwischen den Praxen, allerdings erzeugt sie auch einige Kosten.

Zusammenfassend kann man sagen, dass das Thema Qualitätsmanagement in der Logopädie auch in Zukunft noch ein relevantes Thema sein wird. Es besteht Handlungsbedarf durch die Politik, durch Verbände und auch durch die Praxen selbst, um zu einem effektiven Qualitätsmanagement zu gelangen, welches im Interesse aller Parteien ist.

Literaturverzeichnis

BARMER GEK (2013). BARMER GEK Heil- und Hilfsmittelreport 2013. Auswertung der BARMER GEK Heil- und Hilfsmitteldaten aus den Jahren 2011 bis 2012. Siegburg: Asgard Verlagsservice.

Blitzer, E., Schwartz, F.W., Dörning, H., Walter, U. (2012). Evaluation und Qualitätssicherung im Gesundheitswesen. In. Hurrelmann, K., Razum, O. (Hrsg.): *Handbuch Gesundheitswissenschaften*. 5. Auflage. Weinheim, Basel: Beltz, Juventa.

Brauer, T., Tesak, J. (2014). Logopädie. Was ist das? Eine Einführung mit Tonbeispielen. Idstein: Schulz-Kirchner Verlag GmbH.

Buksch, S., Hoffman, N., Osterkamp, N., Wittkop, C. (2019). Heil- und Hilfsmittelreport 2019. In: BARMER (Hrsg.): *Schriftenreihe zur Gesundheitsanalyse – Band 19*. Berlin.

Deutsche Gesellschaft für Medizinische Rehabilitation (DEGEMED) (o.J.). Die DEGEMED. Ihre Starke Stimme für Rehabilitation. Abrufbar unter: https://www.degemed.de/wir-ueber-uns/ (Zuletzt am: 19.01.2021).

Deutsche Gesellschaft für Medizinische Rehabilitation (DEGEMED) (2016). Auditleitfaden 6.0 zum Zertifizierungsverfahren nach DEGEMED. Internes Qualitätsmanagement für ambulante und stationäre

Rehabilitationseinrichtungen. Abrufbar unter: https://www.degemed.de/wpcontent/uploads/2016/07/DEGEMED_Auditleitfaden_6_ _fr_einseitigen_ Druck-1.pdf (Zuletzt am: 23.02.2021).

Deutscher Bundesverband für Logopädie e.V. (dbl) (o.J.). dbl-Qualitätsmanagementsystem. Abrufbar unter: https://www.dbl-ev.de/der dbl/qualitaetsmanagement/qualitaetssicherung-in-der-organisation-logopaedischerarbeit/dbl-qualitaetsmanagement-system/ (Zuletzt am: 22.01.2021).

Deutscher Bundesverband für Logopädie e.V. (dbl) (2014). Forum Logopädie. Zeitschrift des Deutschen Bundesverbandes für Logopädie e.V. Heft 3, 28. Jg. Abrufbar unter: https://www.dbl-ev.de/fileadmin/Inhalte/FL_Archiv/2014/3/fl_2014_3_gesamt.pdf(Zuletzt am 20.01.2021).

GBA – Gemeinsamer Bundesausschuss (2011). Richtlinie des Gemeinsamen Bundesausschusses über die Verordnung von Heilmitteln in der vertragsärztlichen Versorgung (HeilM-RL). Fassung vom: 20.01.2011 / 19.05.2011 Bundesanzeiger Nr. 96 (S. 2247) vom 30.06.2011, Letzte Änderung:15.10.2020 / 03.12.2020. Abrufbar unter: https://www.g-ba.de/richtlinien/12/ (Zuletzt am 23.02.2021).

Grosstück, K. (2008). Qualitätsmanagement und Zertifizierung in Heilmittelpraxen. Idstein: Schulz-Kirchner Verlag GmbH.

Hensen, P. (2016). Qualitätsmanagement im Gesundheitswesen. Grundlagen für Studium und Praxis. Berlin: Springer.

Institut für Qualitätssicherung in der Heilmittelversorgung e.V. (IQH) (2019). Qualitätsmanagement: Mit uns können Sie sich das leisten. Abrufbar unter: https://dve.info/resources/pdf/infothek/qm-in-praxen/3449-flyer-iqh-ws-2019/file(Zuletzt am 21.01.2021).

Krüger, A. (2017). Grundlagen der Logopädieausbildung. In: Supervision in der klinisch praktischen Logopädieausbildung. Best of Therapie. Wiesbaden: Springer. Abrufbar unter: https://doi.org/10.1007/978-3-658-16762-2_2 (Zuletzt am 23.02.2021).

Petzina, R., Wehkamp, K. (2019). Qualitätsmanagement und Qualitätssicherung im Gesundheitswesen. In: Haring R. (eds) *Gesundheitswissenschaften. Springer Reference Pflege – Therapie – Gesundheit.* Berlin, Heidelberg: Springer. Abrufbar unter: https://doi.org/10.1007/978-3-662-58314-2_65 (Zuletzt am 23.01.2021).

Rebscher, H. (2011). Qualität im Gesundheitssystem. In: Rebscher, H., Kaufmann, S. (Hrsg.): *Qualitätsmanagement in Gesundheitssystemen, Gesundheitsmarkt in der Praxis.* Band 3. Heidelberg: Medhochzwei.

Schuster, P. (2015). Qualitätsmanagement in der Logopädie. Bremen: APOLLON University Press.

Sens, B. (2009). Qualitätsmanagement im Gesundheitswesen. In: Johner, C., Haas, P. (Hrsg.): *Praxisbuch IT im Gesundheitswesen. Erfolgreich Einführen, Entwickeln, Anwenden und Betreiben.* München: Carl Hanser.

Unicum Karrierezentrum (2020). Berufsbilder: Logopädie Ausbildung: Das erwartet dich! Abrufbar unter: https://karriere.unicum.de/berufs orientierung/berufsbilder/logopaedie ausbildung#Ausbildung (Zuletzt am 23.02.2021).

Tabellenverzeichnis

Tabelle 1: Herausforderungen in der Umsetzung des Qualitätsmanagements in der Logopädie und mögliche Lösungsansätze. 212

Sofia Petrak

Die Umsetzung von Qualitätsmanagement im Berufsbild Diätassistent

Zusammenfassung

Im Berufsbild des Diätassistenten hat Qualitätsmanagement (QM) eine zentrale Bedeutung. Je nach Einrichtungsart und Tätigkeitsbereich wird QM unterschiedlich umgesetzt.

Ziel: Angestrebt wird die Betrachtung der Relevanz von QM bei der Arbeit von Diätassistenten sowie dessen Anwendung in der beruflichen Praxis.

Methode: Zunächst wurde eine umfangreiche Literaturrecherche durchgeführt. Der Einblick in die Umsetzung von QM in der Praxis wurde gewährt, indem qualitative Interviews mit vier Diätassistenten aus unterschiedlichen Einrichtungen durchgeführt wurden.

Ergebnisse: Es existieren Rahmenvereinbarungen zur Sicherung der Qualität in der Ernährungstherapie, Ernährungsberatung und Ernährungsbildung. Zudem arbeiten angestellte Diätassistenten in Einrichtungen, wo meist ein QM-System vorhanden ist und dieses das qualitative Vorgehen des Ernährungsteams bestimmt. Bei der Ausführung ihrer Tätigkeit arbeiten Diätassistenten mit wissenschaftlich gesicherten Referenzwerten, evidenzbasierten Leitlinien und festgelegten Konzepten und nutzen zudem verschiedene QM-Instrumente.

Herausforderungen, Schlussfolgerung: Auch wenn das qualitative Arbeiten bereits einen hohen Stellenwert hat, können Diätassistenten bei der Umsetzung des QM verschiedenen Herausforderungen begegnen. Dazu zählen Schwierigkeiten bei der interdisziplinären Arbeit, zu wenig Flexibilität, regelmäßige verpflichtende Fort- und Weiterbildungsmaßnahmen sowie fehlende gesetzliche Regelungen. Für das Berufsbild des Diätassistenten liegt bislang kein einheitliches QM vor.

Schlüsselwörter: Qualitätsmanagement, Diätassistent, Ernährungstherapie, Ernährungsberatung, Ernährungsbildung

Aus Gründen der besseren Lesbarkeit wird in diesem Kapitel das generische Maskulinum verwendet--. Die entsprechenden Personenbezeichnungen gelten dabei für weibliche und andere Geschlechtsidentitäten gleichermaßen.

1. Einleitung

Qualität ist ein vielfältiger Begriff, der vor allem im Gesundheitswesen zunehmend an Bedeutung gewinnt. Es wird erwartet, dass die Leistungserbringung korrekt, wirksam und nutzenorientiert erfolgt. Zugleich besteht die Erwartung an Effizienz, um wirtschaftlich und kostensparend zu handeln (Hensen, 2019, S. 59). Zunehmende Herausforderungen wie der demografische Wandel und der medizinisch-technische Fortschritt stellen die Akteure des Gesundheitswesens zusätzlich unter einen verstärkten Leistungs- und Kostendruck und erfordern einen optimalen Einsatz der zur Verfügung stehenden Ressourcen (Reimann & Trefzer, 2009, S. 42). Qualitätsmanagement bietet die Möglichkeit, diese Anforderungen miteinander zu vereinbaren und somit Versorgungsziele zu erreichen, Fehlerwahrscheinlichkeiten zu reduzieren und Qualität zu gewährleisten (Hensen, 2019, S. 59 f.).

Der Beruf des Diätassistenten ist ein Gesundheitsfachberuf mit bedeutendem Einfluss auf die Gesundheit der Bevölkerung. Diätassistenten haben zur Aufgabe, Betroffene bei Ernährungsfragen zu beraten, Ernährungspläne zu erstellen und bei der Speiseversorgung mitzuwirken. Hierbei sorgen sie für die Vermittlung von Ernährungswissen, -kompetenzen und -fähigkeiten (Herrmann, 2013, S. 14). Da Diätassistenten mit erkrankten Menschen arbeiten und die Ernährung den Gesundheitszustand maßgeblich beeinflusst, ist das Erfüllen von Qualitätsstandards und die Sicherung der Qualität in diesem Berufsbild von wesentlicher Bedeutung.

Vor diesem Hintergrund beschäftigt sich das vorliegende Kapitel mit der Fragestellung, wie Qualitätsmanagement im Berufsbild des Diätassistenten angewendet wird. Dafür wird zunächst der Beruf genauer beschrieben sowie das Diätassistentengesetz aufgegriffen. Um ein ganzheitliches Verständnis zu schaffen, wird anschließend der Qualitätsbegriff und Qualitätsmanagement definiert und dessen Nutzen im Gesundheitswesen erläutert. Daraufhin wird dargestellt, welche Ansätze des Qualitätsmanagements im Beruf des Diätassistenten vorhanden und relevant sind. Nach dem theoretischen Teil erfolgt ein Einblick in die Umsetzung von Qualitätsmanagement in der Praxis. Dafür wird zunächst die Methode der Datenerhebung sowie die jeweiligen Ergebnisse aufgezeigt und zusammengefasst. Anschließend kommt es zur Betrachtung von Herausforderungen in der Umsetzung von Qualitätsmanagement in diesem Berufsbild, woraufhin mögliche Lösungsansätze aufgezeigt werden. Das Kapitel wird mit abschließenden Schlussfolgerungen und zukünftigen Handlungsempfehlungen abgerundet.

2. Einführung in das Berufsbild Diätassistent

Im folgenden Abschnitt wird das Berufsbild des Diätassistenten genauer definiert. Zudem wird das Diätassistentengesetz aufgegriffen, da der Beruf durch die darin enthaltenden gesetzlichen Richtlinien geregelt ist.

2.1 Berufsbeschreibung

Der Beruf des Diätassistenten zählt zu den bundesrechtlich geregelten Heil- und Gesundheitsfachberufen (Verband der Diätassistenten, o. J.). Diätassistenten haben die Möglichkeit, in vielen verschiedenen Arbeitsbereichen tätig zu werden. Diese betreffen den ambulanten als auch den stationären Sektor.

Im Bereich der klinischen Diätetik und Ernährung führen sie Ernährungstherapie durch. Dabei haben sie im Rahmen ärztlicher Verordnung die Aufgabe, individuelle Ernährungspläne für Personen zu erstellen. Dafür erheben sie zunächst Informationen über den Krankheits- und Ernährungszustand sowie die Lebensumstände des Patienten und ermitteln anhand von Berechnungen den individuellen Energie- und Nährstoffbedarf. Somit wird eine individuell angepasste Diättherapie ausgearbeitet, dessen Verlauf sie überwachen und gemeinsam mit Ärzten, Pflegekräften sowie mit weiteren an der Behandlung beteiligten Fachkräften anpassen (Bundesagentur für Arbeit, 2021).

Aber auch die Durchführung von Ernährungsberatung zählt zu den Aufgaben des Diätassistenten. Hierbei werden Diätbedürftige oder Personen, die sich gesund ernähren möchten, in Form von Einzel- oder Gruppenberatungen über Ernährungsthemen informiert. Zudem sind Diätassistenten in der Ernährungsbildung tätig und vermitteln dabei theoretische und praktische Kompetenzen durch Vorträge, Schulungen und Kochkurse. Hierbei bereiten sie die Beratungs- und Vortragsmaterialien auf und erstellen Informationsmaterial wie beispielsweise Diätbroschüren (Bundesagentur für Arbeit, 2021).

Im Bereich der Prävention ernährungsbedingter Erkrankungen und der Gesundheitsförderung können Diätassistenten auch ohne ärztliche Anordnung tätig werden (Bundesagentur für Arbeit, 2021). Zudem können sie im Rahmen des Betrieblichen Gesundheitsmanagements gesundheitspräventive sowie gesundheitsförderliche Maßnahmen entwickeln und umzusetzen (Verband der Diätassistenten, o. J.).

Darüber hinaus sind Diätassistenten im Verpflegungsmanagement tätig. Sie erstellen die Speiseplanung und überwachen die Speisenproduktion und -ausgabe. Auch können sie eigenständig verschiedene Speisen zubereiten. In der Gemeinschaftsverpflegung leiten sie die Mitarbeiter an und sorgen für die Einhaltung der Hygieneregeln (Bundesagentur für Arbeit, 2021). Zusätzlich regeln sie Managementaufgaben innerhalb der Kostenkalkulation und des Wareneinkaufs (Verband der Diätassistenten, o. J.).

Meist sind Diätassistenten in Krankenhäusern, Reha-Kliniken und Arztpraxen tätig. Aber auch in Einrichtungen der Gemeinschaftsverpflegung sowie in Schulen und Kindergärten sind Diätassistenten zu finden. Zudem können sie freiberuflich tätig werden und selbstständig Ernährungsberatung anbieten (Universitätskliniken Würzburg, o. J.).

2.2 Ausbildung

Gemäß der „Ausbildungs- und Prüfungsverordnung für Diätassistentinnen und Diätassistenten" erstreckt sich die Ausbildung zum Diätassistenten über einen Zeitraum von drei Jahren und besteht aus theoretischem und praktischem Unterricht, der einen zeitlichen Aufwand von insgesamt 3.050 Unterrichtsstunden voraussetzt. Die darin enthaltende praktischen Ausbildung fordert einen zeitlichen Aufwand von 1.400 Stunden (§ 1 Abs. 1 DiätAss-APrV).

Die Ausbildung beinhaltet Unterrichtsfächer wie Anatomie und Physiologie, Krankheitslehre, Diätetik, Ernährungslehre, Lebensmittelkunde, Diät- und Ernährungsberatung, Hygiene und einige weitere Fächer. Durch die theoretischen und praktischen Inhalte werden die für die Ausführung des Berufs benötigten Kenntnisse und Kompetenzen vermittelt (Universitätskliniken Würzburg, o. J.).

Das Ausbildungsziel ist die Befähigung zur eigenverantwortlichen Durchführung von diättherapeutischen und ernährungsmedizinischen Maßnahmen. Sie sollen zudem lernen, Diätpläne zu erstellen und wissenschaftlich fundierte Diätformen zu planen, zu berechnen und zu entwickeln. Außerdem erlernen sie die Durchführung von ernährungstherapeutischen Beratungen und Schulungen. Somit wirken sie bei der Prävention und Therapie von Erkrankungen mit (§ 3 DiätAssG).

2.3 Bezug zum Diätassistentengesetz (DiätAssG)

Diätassistenten arbeiten unter anderem mit kranken Menschen sowie mit Lebensmitteln. Daher ist eine Regelung durch Nomen und Gesetze von relevanter Bedeutung. Das Diätassistentengesetz (DiätAssG) ist das „Gesetz über den Beruf der Diätassistentin und des Diätassistenten". Hier sind die Themenschwerpunkte Erlaubnis, Ausbildung, Erbringen von Dienstleistungen, Zuständigkeiten, Bußgeldvorschriften sowie Übergangs- und Schlussvorschriften aufgeführt (BGBl. I S. 446).

Laut dem Gesetz ist die Erlaubnis zur Führung der Berufsbezeichnung zu erteilen, wenn die Ausbildung geleistet sowie die staatliche Prüfung bestanden wurde und die Person sich keinem Verhalten schuldig gemacht hat, welches die Zuverlässigkeit zur Ausübung des Berufs beeinflussen könnte. Außerdem muss die Person sich im Hinblick auf ihren Gesundheitszustand in der Lage befinden, den Beruf auszuüben sowie die für den Beruf erforderlichen Kenntnisse der deutschen Sprache beherrschen (§ 2 Abs. 1 S. 1–4 DiätAssG). Neben den bereits im vorangegangenen Kapitel genannten Regelungen zur Ausbildung gilt als Voraussetzung für den Ausbildungszugang ein mittlerer Bildungsabschluss. Laut des DiätAssG wird jedoch auch „[…] eine gleichwertige Ausbildung oder eine andere abgeschlossene zehnjährige Schulbildung, die den Hauptschulabschluss erweitert, oder eine nach Hauptschulabschluss oder einem gleichwertigen Abschluss abgeschlossene Berufsausbildung von mindestens zweijähriger Dauer" anerkannt (§ 5 Abs. 1 S. 2 DiätAssG). Eine Person, die ohne Erlaubnis die Berufsbezeichnung des Diätassistenten führt, kann mit einem Bußgeld von bis zu 2.500 Euro bestraft werden (§ 10 Abs. 2 DiätAssG).

3. Qualitätsmanagement im Gesundheitswesen

Für ein umfangreiches Verständnis bedarf es zunächst der Begriffsbestimmung des Qualitätsbegriffs und Qualitätsmanagements. Anschließend wird der Nutzen von Qualitätsmanagement im Gesundheitswesen erläutert.

3.1 Begriffsbestimmung: Qualität und Qualitätsmanagement

Nach der DIN EN ISO 9000:2015 wird Qualität definiert als „Grad, indem ein Satz inhärenter Merkmale eines Objekts Anforderungen erfüllt". Der Begriff inhärent bezeichnet hierbei „dem Objekt innewohnend" (vgl. DIN, 2015, S. 39). Die Qualität eines Produkts oder einer Dienstleistung meint nicht nur das Erfüllen der jeweiligen Leistung, auch wird Qualität von den Erwartungen, dem wahrgenommenen Nutzen und der Zufriedenheit der Kunden bestimmt. Die Qualität einer Einrichtung kann sich unmittelbar auf ihren Ruf auswirken (DIN, 2015, S. 9 f.).

Das Qualitätsmanagement ermöglicht einer Einrichtung, ihre Ziele festzulegen und zu erreichen. Die dafür benötigten Prozesse und Ressourcen werden identifiziert und so gesteuert, dass ihr Wechselbezug zueinander optimal vereinbart werden kann. Durch Qualitätsmanagement können Maßnahmen getroffen werden, um mögliche Folgen von Entscheidungen zu ermitteln und die Qualität des Ergebnisses zu gewährleisen (DIN, 2015, S. 10 f.).

3.2 Nutzen von Qualitätsmanagement im Gesundheitswesen

Neben anderen Branchen kann Qualitätsmanagement vor allem im Gesundheitswesen einen bedeutsamen Beitrag zur Versorgungsqualität der Einrichtung leisten. Zunächst können die Strukturen und Prozesse optimiert und somit die Leistung verbessert werden. Ist ein festgelegtes Qualitätsniveau erreicht, kann dazu beitragen werden, diese Standards aufrechtzuerhalten. Dabei werden die Unternehmensziele der gesamten Einrichtung vermittelt, um ein einheitliches Qualitätsverständnis zu schaffen. Das Qualitätsmanagement gibt der Gesundheitseinrichtung die Möglichkeit, die Prozesse an die Bedürfnisse der Patienten zu orientieren. Beispielsweise kann durch die regelmäßige Bewertung der kundenspezifischen Ergebnisse die Zufriedenheit der Patienten gefördert werden. Führt eine Einrichtung ein Qualitätsmanagement, bewirkt dies ebenso ein Gefühl des Vertrauens, dass die Qualität erreicht wird. Darüber hinaus gibt es neben den unternehmensintern festgelegten Qualitätsanforderungen auch gesetzliche Anforderungen und Vorgaben, die bei der zu erbringenden Leistung qualitativ erfüllt werden müssen. Durch das Qualitätsmanagement kann die Gesundheitseinrichtung vorweisen, dass sie den Qualitätsanforderungen nachkommt. Als ein weiterer Nutzenaspekt von Qualitätsmanagement ist der Nutzen für den Wettbewerb zu nennen, um sich auf dem Markt strategisch zu positionieren (Hensen, 2019, S. 60 f.).

Das Qualitätsmanagement im Gesundheitswesen ist von einem Ineinandergreifen ökonomischer und sozialethischer Faktoren geprägt. Neben den unternehmerischen Zielen zur Sicherung der Existenz kommt es zur Konfrontation mit den Bedürfnissen und der Hilfebedürftigkeit der Patienten. Qualitätsmanagement kann dazu beitragen, diese Dimensionen optimal miteinander zu vereinbaren (Hensen, 2019, S. 61 f.).

4. Qualitätsmanagement im Berufsbild des Diätassistenten

Im Folgenden wird ein theoretischer Einblick in die Umsetzung von Qualitätsmanagement im Beruf des Diätassistenten gegeben. Neben dem Aufgreifen gesetzlicher Regelungen und Rahmenvereinbarungen erfolgt die Betrachtung gegliedert in Struktur-, Prozess- und Ergebnisqualität.

4.1 Gesetzliche Rahmenempfehlung und Rahmenvereinbarung

Ein gesetzlich verpflichtendes und einheitliches Qualitätsmanagement für Diätassistenten liegt bisher nicht vor. Dennoch existieren einige Rahmenvereinbarungen zur Sicherung der Qualität in den verschiedenen Tätigkeitsbereichen.

So ist eine gesetzliche Rahmenempfehlung zwischen dem GKV-Spitzenverband und den Spitzenverbänden der Ernährungstherapie auf Bundesebene gemäß § 125 Abs. 1 SGB V für eine einheitliche und qualitativ hochwertige Versorgung im Bereich der Ernährungstherapie bei schweren angeborenen Stoffwechselstörungen und Mukoviszidose vorhanden, da diese als verordnungsfähiges Heilmittel gesetzlich anerkannt ist. Darin sind unter anderem die Vorgaben zur Qualität der Therapie, der Versorgungsabläufe sowie der Therapieergebnisse vereinbart (GKV-Spitzenverband, 2017, S. 6 ff.).

Die Ernährungsberatung ist in Deutschland gesetzlich nicht definiert oder geschützt. Daher existiert eine Rahmenvereinbarung vom Koordinierungskreis „Qualitätssicherung in der Ernährungsberatung und Ernährungsbildung", welche die qualitativen Anforderungen der Ausübung von Ernährungsberatung, -therapie und -bildung für die qualifizierten Berufsgruppen, zu denen auch Diätassistenten zählen, beschreibt. Diese dient vor allem den Verbrauchern, um qualifizierte Anbieter besser identifizieren zu können (Koordinierungskreis, 2019, S. 3).

4.2 Strukturqualität

Strukturqualität beschreibt die Rahmenbedingungen, die für eine fachlich qualitative Leistungserbringung erforderlich sind und benötigt werden (Schmid, 2016, S. 85).

Zunächst sind verschiedene organisatorische Voraussetzungen zu erfüllen. Zum einen bedarf es in einem Ernährungsteam einer Personalplanung mit Festlegung der individuellen Arbeitszeiten. Dabei wird eine Dienstbeschreibung mit den erforderlichen Arbeitsinhalten innerhalb der festgelegten Dienstzeit erstellt (Schmid, 2016, S. 105–110).

Des Weiteren muss bei der Benutzung von Medizinprodukten in der Ernährungstherapie bei schweren angeborenen Stoffwechselstörungen und Mukoviszidose, sofern sie dem Medizinproduktegesetz (MPG) unterliegen, auf die Vorschriften der Medizinprodukte-Betreiberverordnung (MPBetreibV) geachtet werden und das Medizinprodukt muss die gültigen Anforderungen des Medizinproduktegesetzes erfüllen (GKV-Spitzenverband, 2017, S. 7).

Zudem ist für das Erfüllen der Qualitätsstandards die Qualifikation und der Nachweis der ständigen Fort- und Weiterbildung nötig. Neben der erfolgreichen Ausbildung zum Diätassistenten sind für die Erlaubnis zur Durchführung von Ernährungstherapie und Ernährungsberatung weitere Zusatzqualifikationen und Fortbildungen verpflichtend. Folgende Zusatzqualifikationen sind im Rahmen der präventiven Ernährungsberatung zu nennen:

- *VDD-Fortbildungszertifikat*
- *Ernährungsberater/Ernährungsmedizinischer Berater DGE*
- *Ernährungsberater VDOE*
- *Qualifizierter Diät- und Ernährungsberater VFED*
- *QUETHEB-Registrierung*

– *Ernährungsberater UGB* (Koordinierungskreis, 2019, S. 8).

Auch im Rahmen von Ernährungsbildung ist eine zusätzliche methodisch-didaktische Qualifikationen oder eine Zusatzqualifikation für die jeweilige Zielgruppe nötig. Die Qualifikationen müssen innerhalb eines festgelegten Zeitraums nachgewiesen werden (Koordinierungskreis, 2019, S. 8–12).

Darüber hinaus sind fachwissenschaftliche und beratungsmethodische Standards zu erfüllen. Demnach erfolgt die Ernährungstherapie und -beratung anhand von wissenschaftlich gesicherten Referenzwerten und evidenzbasierten Leitlinien ernährungswissenschaftlicher, medizinischer und wissenschaftlicher Fachgesellschaften. Beispielhaft dafür sind die D-ACH-Referenzwerte der Deutschen Gesellschaft für Ernährung (DGE) sowie die DGE-Beratungsstandards. Dabei werden auch ernährungsökologische und -ökonomische Faktoren sowie der gesundheitliche Verbraucherschutz hinzugezogen (Koordinierungskreis, 2019, S. 8 f.). Bei der Ernährungsbildung sollen die Fachinhalte zielgruppenorientiert und umsetzungstauglich vermittelt werden, um den betroffenen Personen zu einem selbstständigen Anwenden im Alltag zu befähigen (Koordinierungskreis, 2019, S. 13). Die Ernährungstherapie, -beratung und -bildung ist zudem räumlich, zeitlich und methodisch an der zu behandelnden Person orientiert. Dafür werden wissenschaftlich anerkannte Beratungs- und Kommunikationsmethoden eingesetzt (Koordinierungskreis, 2019, S. 8–13).

4.3 Prozessqualität

Die Prozessqualität beschreibt die Qualität des Arbeitsprozesses. Hierbei geht es um das angewandte fachliche Wissen, verschiedene Anforderungen und festgelegte Verfahrensweisen (Schmid, 2016, S. 123 f.).

Um die Maßnahmen der Ernährungstherapie und -beratung zu standardisieren und für Dritte transparent zu gestalten, wird der German-Nutrition Care Prozess (G-NCP) angewendet.

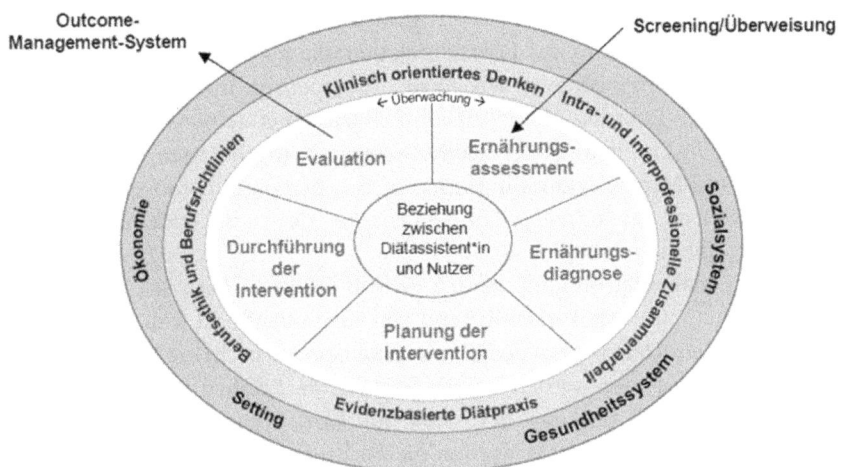

Abbildung 1: German Nutrition Care Process (G-NCP) (VDD, 2014); eigene vereinfachte Darstellung

Wie in Abbildung 1 zu erkennen ist, besteht das Prozessmodell aus fünf aufeinanderfolgenden Schritten. Zunächst erfolgt die Beurteilung des Ernährungszustandes durch ein Ernährungsassessment oder Ernährungsscreening. Meist erfolgt vorab eine ärztliche Überweisung. Daraufhin wird die Ernährungsdiagnose gestellt. Anschließend kommt es zur Planung der Ernährungsintervention mit anschließender Durchführung der Interventionsmaßnahme. Abschließend wird das jeweilige Outcome, also das Ergebnis der Ernährungsintervention, betrachtet und evaluiert. Während des gesamten Prozesses findet die Überwachung aller Prozessschritte statt. Darüber hinaus wird der Prozess von den Strukturbedingungen wie evidenzbasierten Leitlinien, intra- und interprofessioneller Zusammenarbeit sowie dem klinisch orientierten Denken maßgeblich geprägt. Auch werden die Prozessschritte von institutionellen, ökonomischen und sozialen Rahmenbedingungen beeinflusst (VDD, 2014).

Der G-NCP ermöglich Diätassistenten, systematisch Entscheidungen zu treffen, um die ernährungsbezogenen Problemstellungen strukturiert und qualitativ zu bewältigen. Durch das Prozessmodell kann nachgewiesen werden, ob die Interventionsmaßnahmen zu einem erfolgreichen Output führen. Dies bietet die Grundlage für die Qualitätssicherung des gesamten Arbeitsprozesses (VDD, 2014).

Ein wichtiger Schritt ist zudem das gemeinsame Festlegen von Zielen, die erreicht werden sollen. In der Ernährungstherapie wird an dieser Stelle meist weiteres qualifiziertes Personal wie Ärzte, Therapeuten und Psychologen hinzugezogen und interdisziplinär zusammengearbeitet (Koordinierungskreis, 2019, S. 9). Die Ernährungstherapie bei schweren angeborenen Stoffwechselstörungen und Mukoviszidose orientiert sich neben den diagnoseorientierten Therapiezielen an der individuellen Belastbarkeit der zu behandelnden Person (GKV-Spitzenverband, 2017, S. 8).

Bei der Ernährungsbildung werden ebenso konkrete Lernziele formuliert. Diätassistenten entwerfen anschließend den Kursablauf und wählen passende Lernmaterialien. Dabei sollte der Kursaufbau drei Lernschritte beinhalten: In der Informationsphase werden bereits bestehende Erfahrungen und Erwartungen ausgetauscht und der bevorstehende Kurs vorgestellt. Während der anschließenden Analysephase werden die Fachinformationen sowohl theoretisch als auch praktisch bearbeitet. In der abschließenden Anwendungsphase besteht das Ziel darin, die Planung und Umsetzung der neuen Kenntnisse, Fähigkeiten und Fertigkeiten im individuellen Alltag der betroffenen Person zu ermöglichen (Nuissl & Siebert, 2013, S. 106).

Ein relevanter Aspekt der qualitativen Arbeit von Diätassistenten ist der Ausschluss von Produktwerbung. Die Inhalte der Ernährungstherapie, -beratung und -bildung sind folglich frei von Produktwerbung sowie einer Koppelung an einen Produktverkauf. Für die Überprüfung einer produktunabhängigen Ernährungsberatung liegen sowohl für Diätassistenten als auch für Verbraucher entsprechende Checklisten vor (Koordinierungskreis, 2019, S. 9, 14).

Der Verlauf der Ernährungstherapie, -beratung und -bildung wird laufend dokumentiert (Koordinierungskreis, 2019, S. 9, 14). Bei der Dokumentation in der Ernährungstherapie wird zwischen ernährungstherapeutischer Dokumentation und Leistungsdokumentation unterschieden. Die ernährungstherapeutische Dokumentation beinhaltet die angewandten Ernährungstherapien, Beratungsmethoden sowie Schulungsinhalte. In der Leistungsdokumentation wird hingegen der zeitliche Aufwand pro Leistung abgebildet (Schmid, 2016, S. 195).

4.4 Ergebnisqualität

Bei der Ergebnisqualität wird das Ergebnis der Ernährungstherapie und -beratung beurteilt. Zudem besteht die Möglichkeit, die allgemeine Arbeitsleistung des Teams zu beurteilen (Schmid, 2016, S. 205 f.).

Die Ergebnisse der Beratung und Therapie werden anhand einer umfangreichen Dokumentation evaluiert (Koordinierungskreis, 2019, S. 9). Nach Abschluss des Prozesses wird im Bereich der Ernährungstherapie eine Gesamtbewertung der Ergebnisqualität durchgeführt. Dafür wird einerseits die Zufriedenheit der Patienten betrachtet. Zudem werden die eigentlichen Therapieergebnisse anhand der definierten Kontrollparameter bewertet (Schmid, 2016, S. 198). Diese Kontrollparameter sind für eine erfolgreiche Evaluierung unabdingbar und sollten bereits bei der Formulierung der individuellen Ziele festgelegt werden. Die Kontrollparameter werden anhand bestehender Behandlungsleitlinien definiert (Schmid, 2016, S. 205 ff.). Darüber hinaus betrachtet die Ergebnisqualität nicht nur den Abschluss der Behandlung, sondern kann je nach Behandlungsumfang und -dauer mehrere Bewertungen während der Behandlung beinhalten. Durch regelmäßige Kontrollbefunde kann die Wirkung der Therapie beurteilt und somit die Verlaufsentwicklung evaluiert werden (Schmid, 2016, S. 210 f.). Des Weiteren kann im Rahmen der Qualitätssicherung die Ergebnisqualität hinsichtlich der Professionalität sowie der erfolgreichen interdisziplinären Umsetzung während des Prozesses beurteilt werden (Schmid, 2016, S. 198).

Darüber hinaus wird für die Beurteilung der Ergebnisqualität die Leistung evaluiert, welche auf Grundlage der Leistungsdokumentation erfolgt. Dabei werden die an den Patienten durchgeführten Leistungen bewertet. Zudem wird die organisatorische Leistungserfassung betrachtet, um den zeitlichen Umfang der Arbeitsleistung zu berücksichtigen. Somit kann der gesamte zeitliche und leistungsbezogene Aufwand festgestellt werden (Schmid, 2016, S. 213–216).

Die Evaluierungsergebnisse werden abschließend im Ernährungsteam oder interdisziplinär reflektiert. Ein Instrument, welches an dieser Stelle hinzugezogen werden kann, ist der PDCA-Zyklus (Plan-Do-Check-Act).

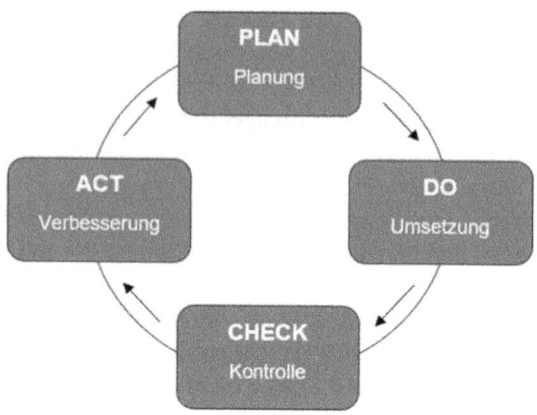

Abbildung 2: PDCA-Zyklus nach Deming (Schmid, 2016, S. 219); eigene Darstellung

Der PDCA-Zyklus ist ein Regelkreis des kontinuierlichen Verbesserungsprozesses, der das Handeln in vier Schritte strukturiert. Zunächst erfolgt die Planung der jeweiligen Maßnahme mit anschließender Umsetzung. Daraufhin findet die Kontrolle des Ergebnisses statt. So kann der Soll-Zustand mit dem Ist-Zustand verglichen werden. Bei Abweichungen wird erkennbar, an welcher Stelle Veränderungen nötig sind. Es folgt die Phase der Verbesserung. Dadurch kann eine ständiger Verbesserungsprozess gewährleistet werden, welcher für die Aufrechterhaltung und Entwicklung der Qualität unabdingbar ist (Schmid, 2016, S. 218 f.).

5. Methoden

Um nach der theoretischen und literarischen Betrachtung herauszufinden, wie Diätassistenten die Sicherung und das Management von Qualität bei ihrer Arbeit umsetzen, wurde für die Erhebung der relevanten Informationen ein qualitativer Interviewleitfaden erstellt. Dieser wurde an den Auditleitfaden der Deutschen Gesellschaft für Medizinische Rehabilitation (DEGEMED) angelehnt (DEGEMED, 2016). Dabei wurden unterschiedliche Anforderungen betrachtet, die ebenfalls bei der Arbeit von Diätassistenten relevant sein könnten. Diese reichen von den Eigenschaften des Qualitätsmanagements, der räumlichen und sachlichen Ausstattung sowie der Prozess- und Ergebnisevaluation bis hin zur Erhebung der Patientenzufriedenheit, internen Kommunikation und dem Fehlermanagement. Für diese und einige weitere Kategorien wurden schließlich verschiedene Fragestellungen abgeleitet.

Die Interviews wurden, aufgrund der Umstände der Corona-Pandemie, telefonisch durchgeführt und anschließend transkribiert. Um einen möglichst vielfältigen Einblick in die Arbeit der Diätassistenten zu erhalten, wurden vier Interviewpartner befragt, deren Aussagen im Folgenden anonymisiert dargestellt werden.

Um die Ergebnisse besser einordnen zu können, ist jedoch zunächst sinnvoll zu erwähnen, in welchen Einrichtungen und Einsatzgebieten die befragten Personen tätig sind.

Die erste befragte Person ist im Ernährungsteam einer Klinik tätig. Dort wird Ernährungstherapie und Ernährungsberatung ambulant sowie stationär angeboten (Interview 1, 2020).

Die zweite Person ist in einer Reha-Klinik tätig, wo neben Ernährungsberatung zudem erkrankungsspezifische Seminare angeboten werden. Außerdem wird ein Beitrag zur Organisation der Speiseversorgung geleistet (Interview 2, 2020).

Die dritte befragte Person arbeitet in einer Schwerpunktpraxis. In dieser Einrichtung wird Ernährungsberatung durchgeführt und schwerpunktspezifische Schulungen angeboten (Interview 3, 2020).

Die vierte interviewte Person ist in der Ernährungsabteilung einer Reha-Klinik tätig, wo Ernährungsberatung, Einzel- und Gruppenschulungen und Lehrküchenveranstaltungen angeboten werden. Zudem wird die Küchenorganisation unterstützt (Interview 4, 2020).

6. Ergebnisse

Im folgenden Abschnitt werden die Ergebnisse der geführten Interviews zusammengefasst dargestellt.

6.1 Allgemeine Aspekte des Qualitätsmanagements im Berufsbild des Diätassistenten

Diätassistenten begegnen je nach Einrichtung und Arbeitsbereich verschiedenen Qualitätsmanagementsystemen und Zertifizierungen. Bei einer Tätigkeit in einer Klinik oder Praxis liegt meist ein Qualitätsmanagement für die gesamte Einrichtung vor und schließt die Ernährungsabteilung mit ein. Kliniken können beispielsweise nach der DIN EN ISO 9001:2015 zertifiziert sein (Interview 1, 2020). Auch gibt es das QMS-Reha, ein Qualitätsmanagementsystem für Reha-Kliniken (Interview 4, 2020). Für Arztpraxen existiert das sogenannte QEP (Qualität und Entwicklung in Praxen) (Interview 3, 2020).

Darüber hinaus gibt es zudem erkrankungsspezifische Zertifizierungen. Auch gibt es für Einrichtungen mit Gemeinschaftsverpflegung beispielsweise die DGE-Zertifizierung für ein vollwertiges Verpflegungsangebot, die ebenso das Erfüllen bestimmter Vorgaben erfordert (Interview 2, 2020).

Im Qualitätsmanagementsystem sind neben allgemeinen Informationen zu Themen wie Arbeitssicherheit, Brandschutz und Hygiene auch Verfahrensanweisungen, Tools, Merkblätter und Formulare für das Ernährungsteam enthalten. Die Inhalte sind so gesteuert, dass diese immer auf den neusten Stand aktualisiert und angepasst werden. Auch verfügen die einzelnen Einrichtungen über ein festgelegtes Leitbild, an welches sich das arbeitsalltägliche Handeln der Mitarbeiter orientiert. Darüber hinaus werden regelmäßig Qualitätsziele formuliert. Dabei wird später überprüft, ob die festgelegten Ziele erreicht wurden und aus welchen Gründen sie möglicherweise nicht erreicht werden konnten. Zur Zertifizierung des Qualitätsmanagementsystems finden regelmäßige interne und externe Audits statt. Bei einem zertifizierten Qualitätsmanagement gibt es zudem ein Qualitätsmanagement-Handbuch, Auditberichte und Qualitätsmanagement-Beauftragte (Interview 1, 2, 3, 4, 2020).

6.2 Umsetzung von Strukturqualität in der Praxis

In der Regel werden alle neuen Mitarbeiter unter anderem in das Qualitätsmanagement eingewiesen. Durch das interne Kommunikationssystem werden alle relevanten Informationen mitgeteilt, um die Mitarbeiter laufend über Veränderungen zu informieren (Interview 1, 2020).

Zudem wird darauf geachtet, dass die räumliche und sachliche Ausstattung den Qualitätsanforderungen entspricht (Interview 4, 2020). Außerdem werden die genutzten Geräte anhand festgelegter Regelungen regelmäßig überprüft, um die Sicherheit der Patienten zu gewährleisten (Interview, 3, 2020).

Darüber hinaus wird auf einen ausreichenden Personalbestand geachtet. So kann dafür gesorgt werden, dass die fachliche Vertretung angemessen ist und Störungen des Arbeitsprozesses vorgebeugt werden können. Um die Zufriedenheit der Mitarbeiter zu erheben, werden jährlich standardisierte Mitarbeiterbefragungen durchgeführt (Interview 4, 2020). Zudem gibt es immer die Möglichkeit, sich im Team gegenseitig auszutauschen und Lob oder Kritik zu äußern (Interview 1, 2020).

Neben weiteren Diätassistenten aus dem Ernährungsteam arbeiten Diätassistenten bei der Ausübung ihres Berufs interdisziplinär mit medizinischem Fachpersonal und anderen Abteilungen zusammen, um die Patienten bestmöglich zu versorgen (Interview 1, 2020). In Praxen wird je nach Krankheitsschwerpunkt der Kontakt zu Kooperationspartnern wie Augenärzten, Podologen oder Kardiologen gepflegt, um bei Bedarf auf Fachpersonal verweisen zu können (Interview 3, 2020).

Für die Behandlung und Beratung der Patienten gibt es festgelegte Leitlinien und Verfahrensanweisungen, die eingehalten werden müssen (Interview 1, 2020). Für Schulungen im Rahmen der Ernährungsberatung werden spezielle Programme verwendet, die die Arbeitsschritte sowie den Ablauf vorgeben und der Dokumentation dienen. Es gibt vorgefertigte Konzepte wie „Abnehmen mit Vernunft" oder „Ich nehme ab". Aus dem jeweiligen Ordner können Unterlagen wie Broschüren der DGE für die Einzelschulungen entnommen werden. Aber auch Materialien wie Bilder, Lebensmittelkarten, Karten- und Memorysysteme sowie selbstgebastelte Bildmaterialien können verwendet werden. Die gewählten Schulungstypen, Stundenpläne und verwendeten Programme sind zertifiziert und werden in regelmäßigen Abständen überprüft (Interview 3, 2020).

Sind Diätassistenten in der Speisezubereitung in der Küche tätig, wird nach dem sogenannten HACCP-Konzept gearbeitet (Interview 4, 2020). Die Abkürzung „HACCP" kommt aus dem Englischen und steht für „Hazard Analysis and Critical Control Point", im Deutschen bedeutet dies „Gefahrenanalyse und kritische Kontroll-, Steuerungs- oder Lenkungspunkte". Durch dieses Verfahren werden mögliche Gesundheitsrisiken in Verbindung mit Lebensmitteln präventiv vorgebeugt und die Lebensmittelsicherheit gewährleistet (Bundesinstitut für Risikobewertung, 2021, S. 1). Dabei werden alle Prozessschritte detailliert dokumentiert (Interview 4, 2020). Für die bereits erwähnte DGE-Zertifizierung des Verpflegungsangebots schreibt die DGE die Einhaltung der Ernährungsempfehlungen von fünf Portionen Obst und Gemüse am Tag sowie drei Mal Fleisch, zwei Mal Fisch und zwei Mal vegetarisch in der Woche vor. Anhand dieser und weiterer Kriterien wird ein Fünf-Wochen-Speiseplan erstellt, der einmal überprüft, zertifiziert und wiederkehrend angeboten wird (Interview 2, 2020).

Darüber hinaus gibt es regelmäßig stattfindende Teambesprechungen. Diese finden mit Ärzten, Pflegekräften, Therapeuten oder auch gemeinsam mit dem Küchenteam statt. Dort werden organisatorische Aspekte besprochen und allgemeine Fragen geklärt. In größeren Einrichtungen finden zudem regelmäßige Abteilungssitzungen statt, in denen explizit betrachtet wird, welche Aspekte in welcher Abteilung im Hinblick auf das Qualitätsmanagement erfüllt oder nicht erfüllt wurde (Interview 4, 2020).

Zudem wird regelmäßig an Fort- und Weiterbildungen teilgenommen. Die Teilnahme ist verpflichtend, da Diätassistenten innerhalb eines festgelegten Zeitraums regelmäßig Punkte sammeln müssen. Für das

VDD-Fortbildungszertifikat des Verbands der Diätassistenten (VDD) müssen innerhalb eines Zeitraums beispielsweise 50 Punkte gesammelt werden. Die Zertifikate sind auch dafür nötig, um von den Krankenkassen für die Finanzierung anerkannt zu werden (Interview 3, 2020).

Nach der Teilnahme an Fortbildungen findet häufig ein interner Informationsaustausch statt, wo sich innerhalb des Ernährungsteams über die gelernten Inhalte ausgetauscht und gegenseitig geschult wird (Interview 4, 2020). Zudem gibt es die Möglichkeit einer regelmäßigen externen und internen Hospitation. So kann unter anderem gewährleistet werden, dass sich alle Mitarbeiter des Teams auf demselben Wissensstand befinden (Interview 3, 2020).

6.3 Umsetzung von Prozessqualität in der Praxis

Der Beginn einer Ernährungstherapie und -beratung kann je nach Einrichtung und Krankheitsschwerpunkt auf unterschiedlicher Weise erfolgen. Es besteht die Möglichkeit, zu Beginn ein spezifisches Ernährungsscreening durchzuführen (Interview 1, 2020). Eine weitere Möglichkeit ist die Durchführung einer Anamnese mithilfe eines Fragebogens. Zudem können vorab der Fettanteil und Bauchumfang gemessen und das individuelle Gewicht erhoben werden (Interview 3, 2020). Häufig wird auch die Köpergröße gemessen (Interview 2, 2020).

Anschließend erfolgen die individuelle Beratung und Betreuung. Dabei kann die Ernährungsberatung auf unterschiedlicher Weise stattfinden. Bei der Erkrankung Adipositas kann besteht eine Ernährungsberatung aus einem allgemeinen Vortrag über Ernährung, einem Vortrag über Übergewicht und aus zwei Lehrküchenterminen bestehen. Einer der Lehrküchentermine beinhaltet einen vierstündigen Kochtermin, wo gemeinsam Gerichte zubereitet werden (Interview 4, 2020). In der Schwerpunktpraxis werden innerhalb der Gruppenschulungen vorab anhand eines Fragebogens individuelle Ziele festgelegt, dessen Erreichung am Ende überprüft wird. In den Schulungen wird durch das Anwenden verschiedener Materialien Ernährungswissen vermittelt und abgefragt (Interview 3, 2020).

Die Dokumentation des gesamten Arbeitsprozesses hat für die qualitative Arbeit der Diätassistenten ein hoher Stellenwert. In Kliniken und Praxen gibt es verschiedene Dokumentationssysteme, wo alle patientenbezogenen Informationen dokumentiert werden (Interview 1, 3, 2020). In Kliniken sind dort ebenso Aspekte wie die Speiseauswahl und Unverträglichkeiten vermerkt (Interview 4, 2020). Auch bei Gruppenschulungen werden nach jedem Termin die Daten in die jeweilige Patientenkarteikarte eingetragen. Dort wird dokumentiert, was gemacht wurde, welche Veränderungen festzustellen sind und welche Ziele erreicht wurden (Interview 3, 2020). Durch die ständige Dokumentation aller Prozesse kann sichergestellt werden, dass alle Beteiligten über die gleichen Informationen verfügen. Alle dokumentierten Daten sind für jeden Mitarbeiter jederzeit zugänglich (Interview 4, 2020). Auch ist es möglich, handgeschriebene Beratungsprotokolle zu führen. Diese werden schließend abgeheftet und aufbewahrt (Interview 2, 2020). Wenn es zu bestimmten Vorfällen kommt, kann von Beauftragten anhand der Dokumentation überprüft werden, was geschehen ist und welche Handlungen ergriffen werden müssen (Interview 1, 2020).

6.4 Umsetzung von Ergebnisqualität in der Praxis

Nach den Gruppenschulungen wird überprüft, ob die individuell gesetzten Ziele erreicht wurden. Beispielsweise kann anhand einer erneuten Gewichtserhebung ermittelt werden, ob das Gewicht wunschgemäß reduziert wurde (Interview, 3, 2020). Darüber hinaus werden nach einem stationären Aufenthalt alle ernährungsbezogenen Informationen in den Arztbrief bzw. Abschlussbericht verzeichnet (Interview 2, 2020).

Am Ende der Behandlung erhalten die Patienten einen Fragebogen zur Bewertung der Zufriedenheit. Die Rückmeldung wird schließlich an die Ernährungsabteilung weitergegeben. Dadurch bietet sich die Möglichkeit zur ständigen Verbesserung (Interview 1, 2020).

Im Rahmen des Fehlermanagements wird betrachtet, welche Fehler aufgetreten sind und wo die Ursache liegt. Die Fehlerursache wird anhand eines Formulars ermittelt. Anschließend wird im Team besprochen, wer verantwortlich ist und welche Lösungsmöglichkeiten bestehen (Interview 3, 2020). Als mögliche Ursachen sind Fehler im Bereich der Speisenvergabe, Terminvergabe und Kommunikation zu nennen (Interview 1, 2020).

Darüber hinaus gibt es einige Möglichkeiten zur Nachsorge. Patienten können beispielsweise die bearbeiteten Materialien der Ernährungsberatung mit nach Hause nehmen. Wenn im Nachhinein fragen auftauchen, haben sie die Möglichkeit, sich per E-Mail oder telefonisch zu melden (Interview 4, 2020). Auch ist es je nach Einrichtung nach der Beratung beispielsweise möglich, für ein regelmäßiges Wiegen vorbeizukommen (Interview 3, 2020).

7. Herausforderungen bei der Umsetzung von Qualitätsmanagement

Diätassistenten werden bei der Umsetzung des Qualitätsmanagements mit verschiedenen Herausforderungen konfrontiert. Im Folgenden werden die

Herausforderungen, die durch die Interviews identifiziert werden konnten, aufgeführt und mögliche Lösungsansätze ausgearbeitet. Die folgende Tabelle fasst die Herausforderungen und jeweiligen Lösungsansätze strukturiert zusammen:

Tabelle 1: Herausforderungen und Lösungsansätze des Qualitätsmanagements bei Diätassistenten

Herausforderungen	Mögliche Lösungsansätze
Kein einheitliches QM (Interview 1, 2020)	Bundesweit einheitliches QM zur Verfügung stellen
Ernährungsberatung gesetzlich nicht geschützt (Interview 1, 2020)	Anpassung der gesetzlichen Regelungen
Geringe Flexibilität aufgrund starrer Konzepte (Interview 2, 2020)	Verstärkten Einsatz individuell konzipierter Vorgehensweisen fördern
Erfolgreiche interdisziplinäre Arbeit und Kommunikation (Interview 2, 3, 2020)	Mehr Kommunikationsmöglichkeiten und Transparenz
Überprüfung des Wissenszuwachses nach verpflichtender Teilnahme an Fort- und Weiterbildungen (Interview 3, 2020)	Regelmäßige und systematische Wissensabfrage

Wie in Tabelle 1 aufgeführt, ist das Fehlen eines einheitlichen Qualitätsmanagements für die Arbeit der Diätassistenten als eine Herausforderung zu betrachten. Auch wenn Diätassistenten bereits qualitativ ähnlich arbeiten, gibt es aufgrund der Tätigkeit in unterschiedlichen Einrichtungen konkrete Unterschiede in den Qualitätsanforderungen und der Erfüllung dieser (Interview 1, 2020). Daher wäre ein möglicher Lösungsansatz, ein bundesweit einheitliches Qualitätsmanagement für Diätassistenten einzuführen. Darin sollten alle Tätigkeitsbereiche einzeln aufgegriffen und von Diätassistenten als einheitliche Grundlage für ein qualitatives Arbeiten genutzt werden.

Zudem ist die Ernährungsberatung gesetzlich nicht geregelt und die Bezeichnung Ernährungsberater gesetzlich nicht geschützt. Dies hat zur Folge, dass auch nicht ausreichend qualifiziertes Personal diese Bezeichnung tragen darf (Interview 1, 2020). Um diesem Problem effektiv entgegenzuwirken, sollte die medizinische Ernährungsberatung daher als Heilmittel anerkannt sowie gesetzlich definiert und geschützt werden. Dies ist in anderen EU-Ländern, wie beispielsweise Österreich, bereits der Fall, weshalb die Umsetzung dieser Lösung für Deutschland durchaus als realistisch zu betrachten ist (Schmid, 2016, S. 88 f.).

Darüber hinaus verrichten Diätassistenten die Ernährungsberatung und -therapie meist anhand von festgelegten Konzepten. Dadurch kommt es zum Verlust von Flexibilität. Das individuelle Arbeiten ist jedoch vor allem bei bestimmten Erkrankungen von relevanter Bedeutung, da jede betroffene Person aufgrund ihrer subjektiven Bedürfnisse individuell betrachtet werden sollte (Interview 2, 2020). Daher empfiehlt es sich, Diätassistenten mehr Flexibilität bei der Ausführung ihrer Arbeit zu ermöglichen. Es sollte die Möglichkeit geschaffen werden, häufiger mit individuellen Konzepten arbeiten zu können. Hierbei besteht die Hürde, dass die Genehmigung des eingereichten Konzepts meistens viel Zeit Anspruch nimmt (Interview 3, 2020). Dieser Prozess müsste von den Prüfstellen beschleunigt werden, um diese Hürde abzubauen und somit bessere Bedingungen für den Einsatz individuell konzipierter Vorgehensweisen zu schaffen.

Des Weiteren arbeiten Diätassistenten interdisziplinär mit verschiedenen Berufsgruppen wie Ärzten, Pflegekräften und Diätköchen zusammen. Für ein qualitatives Arbeiten wird dabei eine reibungslose Kommunikation vorausgesetzt. Diese gestaltet sich in der Realität jedoch schwierig, wenn Kommunikationsprobleme auftreten, Missverständnisse entstehen oder keine angenehme Arbeitsatmosphäre herrscht (Interview 2, 3, 2020). Aus diesem Grund sollte dafür gesorgt werden, dass mehr Kommunikationsmöglichkeiten in Form von Teambesprechungen stattfinden und eine vertrauensvolle, kritisch-konstruktive sowie transparente Kommunikation von allen Beteiligten noch stärker angestrebt wird. Auch könnten regelmäßige Betriebsveranstaltungen dieses Ziel unterstützen, indem das Personal sich gegenseitig besser kennenlernt. Somit könnte die interne Kommunikation und das Betriebsklima verbessert werden, was für Qualität am Arbeitsplatz unabdingbar ist.

Diätassistenten sind verpflichtet, regelmäßig an Fort- und Weiterbildungsmaßnahmen teilzunehmen. Das erlangte Zertifikat sagt jedoch nichts über den tatsächlichen Wissenszuwachs aus, da das Wissen anschließend nicht überprüft wird. Dennoch sind die Zertifikate eine Voraussetzung für die Anerkennung durch die gesetzlichen Krankenkassen. Ein möglicher Lösungsansatz dafür wäre, Methoden einzuführen, die den Wissensstand der Diätassistenten im Hinblick auf die absolvierten Fort- und Weiterbildungen überprüfen. So könnten Wissensdefizite rechtzeitig ermittelt und dementsprechend nachgesteuert werden. Dabei sollte auch die Berufserfahrung stärker berücksichtigt werden, da diese einen deutlichen Unterschied für die Qualität der Arbeitsausführung bedeutet (Interview 3, 2020).

8. Schlussfolgerungen und Handlungsempfehlungen

Die Gewährleistung von Qualität spielt im Berufsbild der Diätassistenten eine zentrale Rolle. Hierbei werden die Qualitätsstandards von gesetzlichen Anforderungen und Rahmenbedingungen geprägt und die Arbeitsausführung wird maßgeblich von Leitlinien und Konzepten bestimmt. Darüber hinaus nutzen Diätassistenten bei ihrer Arbeit verschiedene Qualitätsmanagement-Instrumente. In der Ernährungstherapie und -beratung ist die Anwendung des G-NCP relevant, in der Gemeinschaftsverpflegung wird hingegen das HACCP-Konzept angewendet. Auch wird der PDCA-Zyklus zur kontinuierlichen Weiterentwicklung und Qualitätsverbesserung hinzugezogen. Die Dokumentation aller Prozesse hat dabei einen hohen Stellenwert und ist für das Qualitätsmanagement unverzichtbar. Des Weiteren arbeiten sie interdisziplinär mit unterschiedlichem Fachpersonal zusammen, da die angestrebten Ziele nur gemeinsam erreicht werden können. Auch nehmen Diätassistenten regelmäßig an Fort- und Weiterbildungen teil, um die Voraussetzungen für die Kooperation mit den gesetzlichen Krankenkassen zu erfüllen und ihr Fachwissen kontinuierlich weiterzuentwickeln. Bei der Umsetzung von Qualitätsmanagement stoßen Diätassistenten auf verschiedene Herausforderungen, wie beispielsweise fehlende gesetzliche Regelungen, starre Konzepte und Schwierigkeiten bei der interdisziplinären Arbeit. Da Diätassistenten neben der vielzähligen Tätigkeitsbereiche auch freiberuflich arbeiten können, stellt sich hierbei die Frage nach der Gewährleistung von Qualität bei selbstständig tätigen Diätassistenten, da diese im Rahmen dieses Beitrags nicht betrachtet werden konnten.

Zusammenfassend kann gesagt werden, dass Diätassistenten bei der Ausübung ihres Berufs hohe qualitative Standards erfüllen. Diese Standards gilt es einerseits beizubehalten, andererseits bedarf es jedoch an einigen strukturellen Veränderungen zur Verbesserung des Qualitätsmanagements in diesem Berufsbild. Hierbei sollte zunächst angestrebt werden, ein möglichst einheitliches Qualitätsmanagement für die verschiedenen Tätigkeitsbereiche, unabhängig von der Einrichtungsart, einzuführen und somit ein einheitliches und qualitatives Arbeiten zu gewährleisten. Auch ist zu berücksichtigen, dass die Ernährungsberatung in Deutschland gesetzlich nicht geregelt ist und sich somit jede Person als Ernährungsberater betiteln darf. Aufgrund dessen ist an den Gesetzgeber zu appellieren, die Ernährungsberatung gesetzlich zu schützen. So kann dafür gesorgt werden, dass Ernährungsberatung ausschließlich von qualifizierten Berufsgruppen, zu denen auch Diätassistenten zählen, angeboten wird. Auch ergeben sich im Hinblick auf die immer älter werdende Gesellschaft zunehmende Problemstellungen wie eine steigende Anzahl erkrankter Menschen, die mithilfe von Ernährungsinterventionen versorgt werden müssen. Aus diesem Grund hat Qualitätsmanagement im Berufsbild des Diätassistenten eine relevante Bedeutung, welche auch in Zukunft noch weiter zunehmen wird.

Literaturverzeichnis

Bundesagentur für Arbeit (2021). *Diätassistent/in. Ausbildung Berufsfachschule. Tätigkeitsinhalte.* Verfügbar unter: https://berufenet.arbeitsagentur.de/berufenet/faces/index?path=null/suchergebnisse/kurzbeschreibung/taetigkeitsinhalte&dkz=8899&such=di%C3%A4tassistent [abgerufen am: 22.12.2020].

Bundesinstitut für Risikobewertung (2021). *Fragen und Antworten zum Hazard Analysis and Critical Control Point (HACCP)-System.* Verfügbar unter: https://www.bfr.bund.de/cm/350/fragen_und_antworten_zum_hazard_analysis_and_critical_control_point__haccp__konzept.pdf [abgerufen am 26.04.2021].

Deutsche Gesellschaft für Medizinische Rehabilitation (DEGEMED) (2016). *Internes Qualitätsmanagement für ambulante und stationäre Rehabilitationseinrichtungen. Auditleitfaden 6.0.* Verfügbar unter: https://www.degemed.de/wp-content/uploads/2016/07/DEGEMED_Auditleitfaden_6_0_fr_einseitigen_Druck-1.pdf [abgerufen am: 20.02.2021].

DIN EN ISO 9000:2015 (2015). *Qualitätsmanagementsysteme - Grundlagen und Begriffe (ISO 9000:2015).* Berlin: Beuth.

GKV-Spitzenverband (2017). *Rahmenempfehlung über die einheitliche Versorgung mit Heilmitteln gemäß § 125 Abs. 1 SGB V für den Bereich Ernährungstherapie in der Fassung vom 27.11.2017.* Verfügbar unter: https://www.gkv-spitzenverband.de/media/dokumente/krankenversicherung_1/ambulante_leistungen/heilmittel/heilmittel_rahmenempfehlungen/heilmittel_ernaehrung/20171127_Rahmenempfehlung_Ernaehrungstherapie.pdf [abgerufen am: 19.02.2021].

Hensen, P. (2019). *Qualitätsmanagement im Gesundheitswesen. Grundlagen für Studium und Praxis.* 2. Aufl. Wiesbaden: Springer. Verfügbar unter: https://doi.org/10.1007/978-3-658-25913-6 [abgerufen am: 29.01.2021].

Herrmann, K. (2013). Das Ernährungsteam in einer Reha-Klinik, in: Deutsche Rentenversicherung (Hrsg.), *Ernährungsmedizin in der Rehabilitation.* S. 10–15. Verfügbar unter: https://www.deutsche-rentenversicherung.de/SharedDocs/Downloads/DE/Traeger/Bund/broschueren/ernaehrungsbroschuere.pdf?https=1&__blob=publicationFile&v=2#page=12 [abgerufen am: 29.01.2021].

Koordinierungskreis zur Qualitätssicherung in der Ernährungsberatung und Ernährungsbildung (2019). *Rahmenvereinbarung zur Qualitätssicherung in der Ernährungsberatung und Ernährungsbildung in Deutschland.* Verfügbar unter: https://www.dge.de/fileadmin/public/doc/fb/19-04-29-KoKreis-EB-RV.pdf [abgerufen am: 20.02.2021].

Nuissl, E. & Siebert, H. (2013). *Lehren an der VHS. Ein Leitfaden für Kursleitende.* Deutsches Institut für Erwachsenenbildung (DIE) (Hrsg.). Bielefeld: Bertelsmann Verlag.

Reimann, C. & Trefzer, T. (2009). *Qualitätssicherung im Gesundheitswesen: Bewährtes weiterentwickeln, Transparenz erhöhen, neue Anreize setzen,* in: Bandelow, N.C., Eckert, F. & Rüsenberg, R. (Hrsg.), *Gesundheit 2030. Qualitätsorientierung im Fokus von Politik, Wirtschaft, Selbstverwaltung und Wissenschaft.* Wiesbaden: VS Verlag für Sozialwissenschaften. S. 42–54. Verfügbar unter: https://doi.org/10.1007/978-3-531-91887-7 [abgerufen am: 29.01.2021].

Schmid, Barbara (2016). *Qualitätsentwicklung in der Ernährungstherapie.* Wien: Facultas Universitätsverlag.

Universitätskliniken Würzburg (UKW) (o. J.). *Berufsfachschule für Diätassistenten. Inhalte der Ausbildung.* Verfügbar unter: https://www.ukw.de/ausbildung-fort-und-weiterbildung/staatliches-berufliches-schulzentrum-fuer-gesundheitsberufe/berufsfachschule-fuer-diaetassistenten/informationen-zur-ausbildung/inhalte-der-ausbildung/ [abgerufen am: 22.12.2020].

Verband der Diätassistenten – Deutscher Bundesverband e.V. (VDD) (o. J.). *Diätassistenten. Aufgaben und Kompetenzen von Diätassistenten.* Verfügbar unter: https://www.vdd.de/diaetassistenten/aufgabenundkompetenzen/ [abgerufen am: 23.12.2020].

Verband der Diätassistenten – Deutscher Bundesverband e.V. (VDD) (2014). *German Nutrition Care Process.* Verfügbar unter: https://www.vdd.de/g-ncp/ [abgerufen am: 20.02.2021].

Abbildungsverzeichnis

Abbildung 1: German Nutrition Care Process (G-NCP) 225
Abbildung 2: PDCA-Zyklus nach Deming 228

Tabellenverzeichnis

Tabelle 1: Herausforderungen und Lösungsansätze des
Qualitätsmanagements bei Diätassistenten 234

Melody Fischer

Untersuchung der Implementierung von Qualitätsmanagement im Beruf der veterinärmedizinisch-technischen Assistenz nach MTA-Gesetz anhand eines Best-Practice-Beispiels

Zusammenfassung

Problemstellung: Qualität gewinnt insbesondere in Gesundheitsberufen zunehmend an Bedeutung. Die Implementierung eines Qualitätsmanagementsystems erweist sich in vielen Einrichtungen jedoch zunächst als eine primär aufwendige und unangenehme Angelegenheit, welche mit diversen organisatorischen Herausforderungen verbunden sein kann. Insbesondere veterinärmedizinische Labore sind auf ein intaktes Qualitäts- und Risikomanagementsystem angewiesen, um die Qualität ihrer Untersuchungsergebnisse sichern und potenzielle Risiken im Umgang mit medizinischen Ergebnissen minimieren zu können, insbesondere unter den vorliegenden Wettbewerbsbedingungen.

Ziel: Das Ziel ist es, die Implementierung von QM im Berufsfeld der veterinärmedizinisch-technischen Assistenz zu untersuchen und anhand der Experteninterviews die daraus resultierenden Vorteile und Herausforderungen eines implementierten Qualitätsmanagement- und Risikomanagementsystems aufzuzeigen.

Methoden: Im Rahmen einer Einzelfallstudie wurden zwei Experteninterviews anhand zweier Fragekataloge durchgeführt. Die zugrundeliegenden Fragebögen orientieren sich in ihrer Konzeption an den Indikatoren zur Qualitätssicherung des DEGEMED-Fragebogens.

Ergebnisse: Anhand der Experteninterviews konnte nachgewiesen werden, dass ein kontinuierlich verbessertes Qualitätsmanagement essenziell für alle Tätigkeitsbereiche im Berufsfeld der veterinärmedizinisch-technischen Assistenz ist. Anhand des PDCA-Zyklus kann der kontinuierliche Verbesserungsprozess der Labortätigkeiten veranschaulicht werden. Die Experteninterviews geben Auskunft über den Umgang mit fehlerhaften Laborergebnissen und Reklamationen und zeigen auf, wie trotz der alltäglichen Herausforderungen die Mitarbeiter_innenzufriedenheit aufrechterhalten werden kann.

Herausforderungen, Schlussfolgerungen: Die Einführung eines Qualitäts- und Risikomanagementsystems ist zunächst mit einem hohen Maß an organisatorischem Aufwand verbunden, erleichtert jedoch langfristig alle relevanten Prozesse und Abläufe in einem Veterinärmedizinischen Labor. Jedoch dürfen damit verbundene Herausforderungen nicht außer Acht gelassen werden. Diesbezüglich gilt es, alle Herausforderungen rechtzeitig zu identifizieren und Lösungsstrategien und Maßnahmen kontinuierlich weiterzuentwickeln.

1. Einleitung

Fachkräfte in Gesundheitsberufen leisten einen wesentlichen Beitrag zur Gesundheitsversorgung der Bevölkerung in Deutschland. Fortschritte in Wissenschaft und Medizin, geänderte sozioökonomische und gesetzliche Rahmenbedingungen sowie der demografische Wandel verändern und beeinflussen das Gesundheitswesen kontinuierlich (Lehmann, 2015, S. 2). Insbesondere das Feld der Gesundheitsberufe stellt sich als stark differenziert dar, da sich die verschiedenen Tätigkeitsspektren und Qualifikationsprofile vielfach überschneiden (Lehmann, 2015, S. 3).

Die dreijährige Ausbildung zu einem/einer Veterinärmedizinisch-technischen Assistent_in [VMTA] zählt zu den schulischen Ausbildungsgängen, welche je nach Ausbildungsgang mit einem unterschiedlich hohen Anteil an praktischer Ausbildung strukturiert sind (BIBB, 2014, S. 54). Anders als in den meisten europäischen Ländern werden Berufsabschlüsse in Gesundheitsberufen in Deutschland bisher fast ausschließlich im sekundären Bildungssektor und nicht an Hochschulen erworben. Dies lässt jedoch nicht auf Qualifikationen und Kompetenzen der Absolvent_innen schließen (Lehmann, 2015, S. 2).

Ziel der Ausbildung zur VMTA ist es, unter Anwendung geeigneter Verfahren labordiagnostische Untersuchungsgänge in der Lebensmittelanalytik, Lebensmitteltoxologie, Spermatologie sowie in der klinischen Chemie, Hämatologie, Immunologie, Mikrobiologie, Histologie sowie Zytologie durchzuführen (BIBB, 2014, S. 49). Zu den Tätigkeitsbereichen zählen Laboruntersuchungen vielfältiger Art wie beispielsweise eine technische Aufarbeitung sowie eine Beurteilung des Untersuchungsmaterials und Präparate auf deren Brauchbarkeit zur ärztlichen Diagnose. Auch die Ergebniserstellung der Analysen sowie Qualitäts- und Plausibilitätskontrollen sind hierbei besonders von Bedeutung. Voraussetzung für den Zugang zur Ausbildung ist zum einen die gesundheitliche Eignung zur Ausübung des Berufes sowie ein Realschulabschluss, eine gleichwertige Ausbildung oder eine andere abgeschlossene zehnjährige Schulbildung (BIBB, 2014, S. 50).

Die rechtlichen Grundlagen sind seit 1993 im MTA-Gesetz sowie 1994 in der Ausbildungs- und Prüfungsverordnung für technische Assistenten in der Medizin festgelegt und formuliert und 2011 zuletzt geändert durch Artikel 41 sowie 2013 durch Artikel 10 (BIBB, S. 49).

2. Grundlagen und Ansätze des Qualitätsmanagements im Berufsfeld der veterinärmedizinisch-technischen Assistenz

Qualität gewinnt besonders im Gesundheitswesen zunehmend an Bedeutung. Zunehmende komplexere Anforderungen an das Gesundheitswesen erfordern die Optimierung eigener organisatorischer Abläufe, um sowohl die Mitarbeiter_innenzufriedenheit fördern als auch gleichzeitig die Wirtschaftlichkeit des Betriebs steigern zu können. Auch ein Zeitgewinn durch klar definierte Festlegungen und Zielvorgaben für die Mitarbeiter_innen stellt einen Motivationsansatz dar, ein Qualitätsmanagementsystem zu pflegen (Kuntscher & Börchers, 2017, S. 263). Der objektive Nachweis eines qualitätsbewussten Handelns kann insbesondere in Zeiten des Qualitätswettbewerbs für Einrichtungen des Gesundheitswesens durch geregelte und reibungslos ablaufende Routineprozesse, einen aufmerksamen freundlichen Umgang mit Kund_innen sowie eine hohe Qualität der Dienstleistungserbringung ein entscheidendes Abgrenzungsmerkmal darstellen (Benes, M. E. & Groh, P.E., 2014, S. 13).

2.1 Der Qualitätsbegriff im Berufsfeld der veterinärmedizinisch-technischen Assistenz

Für eine genauere Betrachtung, welche Ansätze des Qualitätsmanagements für das Berufsfeld der Veterinärmedizinisch-technischen Assistenz von Bedeutung sind, ist es zunächst notwendig den Begriff *Qualitätsmanagement* in seinen Ansätzen zu verstehen. Qualitätsmanagement [QM] meint die „Leitung und Lenkung einer Organisation durch eine Fixierung der Qualitätspolitik als Bestandteil der Unternehmensziele bzw. -politik und die Fixierung der Qualitätsziele und Verantwortlichkeiten sowie Qualitätsplanung, Qualitätslenkung, Sicherung und Verbesserung" (Kuntscher & Börchers, 2017, S. 4). Struktur und Inhalte des QM werden meist in einem sogenannten Qualitätsmanagementhandbuch festgehalten, welches wichtige Bestandteile und Prozesse des QM dokumentiert und sich an dem gewählten Standard des jeweiligen Managementsystems oder -Modells orientiert (Kuntscher & Börchers, 2017, S. 5). Qualitätsmanagementsysteme vereinen folglich Politik, Ziele, Verantwortliche, erforderliche Ressourcen sowie qualitätsbezogene Tätigkeiten von Qualitätsplanung bis zur Qualitätsverbesserung und unterliegen einem kontinuierlichen Verbesserungsprozess.

Hierfür bilden die sieben QM-Grundsätze die Grundlage, welche auf die *International Organization for Standardization*, kurz ISO 9001, zurückzuführen sind: Kundenorientierung, Führung, Einbeziehung von Personen,

Prozessorientierter Ansatz, Verbesserung, Faktengestützte Entscheidungsfindung sowie das Beziehungsmanagement (Kuntsche & Börchers, 2017, S. 7). Die Norm DIN EN ISO 9000 ist fest im Gesundheitswesen etabliert und kann grundsätzlich von allen Arten und Größen von Unternehmen branchenunabhängig angewendet werden.

2.2 Leitlinien

Speziell für die veterinärmedizinische Praxis wurde der GVP-Kodex eingeführt, ein Regelwerk der *guten veterinärmedizinischen Praxis*, welches als Leitfaden und Instrument für die Umsetzung von QM dient (Frey & Lauer, 2013, S. 164). In der Tiermedizin wurde die GVP-Zertifizierung 2003 vom Bundesverband praktizierender Tierärzte in Anlehnung an die ISO-Norm DIN EN ISO 9001 ff entwickelt und hat sich seither etabliert.

Veterinärmedizinische Labore arbeiten unter anderem mit Tierarztpraxen, Universitätskliniken sowie Behörden zusammen (Fragekatalog Teil I, Frage 5). Für diese Kooperationen sind die Sicherstellung und kontinuierliche Verbesserung von Qualität unerlässlich. Insbesondere die Zeit- und Kosteneinsparung ist hierbei von Bedeutung, da kooperierende Partner_innen auf eine schnelle und qualitativ hochwertige Weitergabe valider Ergebnisse angewiesen sind (Kuntscher & Börchers, 2017, S. 250). Die Zusammenarbeit zwischen Veterinärmedizinischen Laboren und Praxen, Kliniken sowie Behörden kann folglich als eine zusammenhängende Kette von Konsequenzen betrachtet werden, in welcher alle Beteiligten auf ein gutes Zeitmanagement angewiesen sind (siehe Abbildung 1).

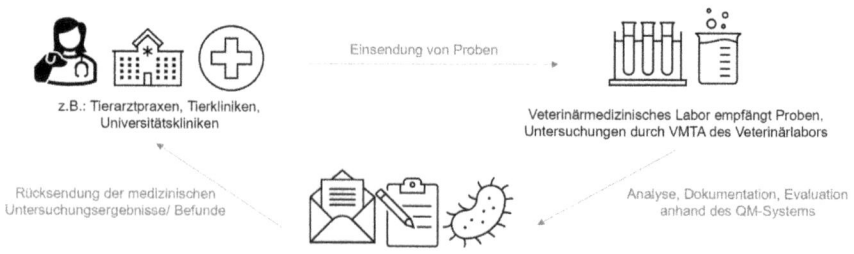

Abbildung 1: Beispielhafter Ablauf von Einsendung der Proben bis Rücksendung der medizinischen Untersuchungsergebnisse durch VMTA, eigene Darstellung modifiziert nach Experteninterviews

Fehler und Risiken können und müssen durch eine dauerhafte Optimierung von Arbeitsabläufen rechtzeitig erkannt und vermieden werden, wobei insbesondere das Risikomanagement, also die Identifikation, Analyse, Bewertung und Bewältigung bestehender Risiken, von Bedeutung ist (Kuntscher & Börchers, 2017, S. 250). Nur durch professionell durchgeführte Arbeitsabläufe können valide Ergebnisse geleistet und Leib und Leben weniger gefährdet werden. Das Beschwerdeaufkommen kann beidseitig sinken, sodass die Auftraggeber_innen bereit sind, erhöhtes Vertrauen in die Arbeit des jeweiligen veterinärmedizinischen Labors und ihrer Mitarbeiter_innen zu investieren. Dies ist auch im Hinblick auf die Wettbewerbssituation für den Image-Zuwachs der Labore essenziell, um langfristig und nachhaltig Geschäftsbeziehungen aufrechterhalten zu können. Darüber hinaus kann die Anzahl der Partner_innen im besten Fall gesteigert werden, was wiederum eine Steigerung der Einnahmen generiert. Die Motivation der Labormitarbeiter_innen zu stärken ist entscheidend für eine langfristige Bindung der Arbeitnehmer_innen an die Labore und setzt eine aktive Beteiligung am Wandel und an Verbesserungsvorschlägen voraus. Durch diese Attraktivitätssteigerung können auch neue potenzielle Mitarbeiter_innen hinzugewonnen werden (Kuntscher & Börchers, 2017, S. 250).

2.3 Qualitätsmanagement-Handbuch

Insbesondere in Zeiten der Corona-Pandemie ist die schnelle Einarbeitung neuer Mitarbeiter_innen durchaus von Bedeutung, um den Ausfall angestellter Mitarbeiter_innen ausgleichen und den Zuwachs an neuen Untersuchungen auch in Ausnahmesituationen bewältigen zu können. Das QM-Handbuch erweist sich hierbei durch klar definierte Handlungsanweisungen und Abläufe erneut als eine wichtige Ressource, wie beispielsweise bei der Einarbeitung neuer Mitarbeiter_innen. Insbesondere das Hygienemanagement bildet im Zusammenhang mit den Pandemiebedingungen eine wichtige Grundlage für den Schutz der Proben und somit die Sicherstellung fehlerfreier Untersuchungsergebnisse sowie den Schutz aller beteiligten Labormitarbeiter_innen.

Zusammenfassend gilt es im Beruf des/der veterinärmedizinisch-technischen Assistent_in weniger zu reagieren, sondern vielmehr die eigenen, immer wiederkehrenden Arbeitsabläufe im Vorfeld zu analysieren, zu reflektieren und anschließend unter anderem mithilfe des QM-Handbuchs zu verbessern bevor sie eintreten (Frey & Lauer, 2013, S. 164).

2.4 PDCA-Zyklus

Eines der vielen Modelle zur Umsetzung des Qualitätsmanagements in einer gesundheitsbezogenen Einrichtung ist der PDCA-Zyklus. Hinter dem PDCA-Zyklus verbirgt sich ein kontinuierlicher Verbesserungskreislauf, welcher auf alle Unternehmensbereiche übertragbar ist und ein einsetzbares Modell zur Qualitätsverbesserung darstellt (Kuntscher & Börchers, 2017, S. 63). Der Zyklus veranschaulicht über die Aspekte des **Planens** (*plan*), also der Planung der Prozesse, der **Durchführung** (*do*), also der Ausführung der Prozesse, des **Prüfens** (check), also der Überwachung der Dienstleistungen sowie der **Verbesserung** (*act*), also des Ergreifens von Maßnahmen zur ständigen Verbesserung der Qualität, dass ein kontinuierliches Durchlaufen der Verbesserungsprozesse langfristig zu präziseren Prozessen und Effizienzsteigerungen führt (Kuntscher & Börchers, 2017, S. 64).

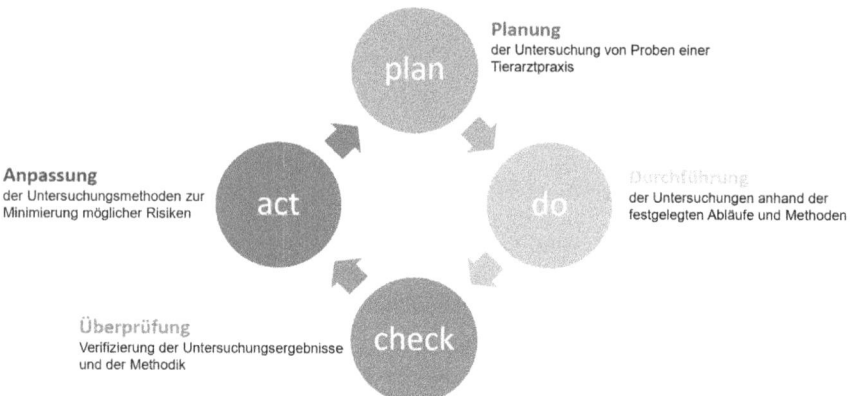

Abbildung 2: PDCA-Zyklus anhand des Fallbeispiels, eigene Darstellung modifiziert nach Kuntscher und Börchers, 2017, S. 64

Eine Übertragung des PDCA-Zyklus auf die Tätigkeiten einer/s veterinärmedizinisch-technischen Assistent_in wäre zum Beispiel der Ablauf der Untersuchung von Proben einer Tierarztpraxis. Hierbei wird zunächst der Untersuchungsablauf sowie die Methodik geplant und beispielsweise in den SOPs, den standardisierten Vorgehensweisen, festgelegt. Im Folgenden können die Untersuchungen der Proben anhand der vorab definierten Abläufe und Methoden von einer veterinärmedizinisch-technischen Assistenzkraft durchgeführt werden. Im nächsten Schritt müssen die Untersuchungsergebnisse sowie das methodische Vorgehen verifiziert werden, um daraufhin Anpassungen der Untersuchungsmethoden vornehmen zu können. Die Anpassung ist bedeutend, um mögliche Risiken durch fehlerhafte Ergebnisse minimieren und die Qualität kontinuierlich verbessern zu können. Somit kann der PDCA-Zyklus für zahlreiche veterinärmedizinisch-technische Tätigkeiten in einem Labor angewendet werden, um größere sowie kleinere Fehler langfristig zu vermeiden und Prozessabläufe zu optimieren.

Im Folgenden wird das untersuchte Veterinärmedizinischen Labor als Best-Practice-Beispiel vorgestellt und im Anschluss daran die Ergebnisse der Implementierung eines Qualitätsmanagement-systems anhand des Labors erläutert.

3. Die untersuchte Einrichtung: Das Veterinärmedizinische Labor „SYNLAB" in Geesthacht

Die SYNLAB-Veterinärlabore sind nach DIN EN ISO/IEC 17025 akkreditierte Fachlabore für veterinärmedizinische Diagnostik und arbeiten mit Tierärzt_innen im niedergelassenen Bereich sowie Tierkliniken, Universitäten, Forschungseinrichtungen, zoologischen Gärten und Tierzuchtbetrieben. Sie verfügen über fünf deutschlandweite Standorte und umfassen ein breites Leistungsspektrum. Neben den klassischen mikrobiologischen und parasitologischen Untersuchungen bietet SYNLAB auch weitere spezifischere Dienstleistungen an, wie bspw. Hormonanalysen und molekular-biologische Erregernachweise. Auf der Webseite wird insbesondere der Vorteil Ihrer Zertifizierung anderen Praxislaboren gegenüber betont (synlab.de, 2021).

Ziel des folgenden Kapitels ist es, anhand der Ergebnisse der qualitativen Fragebögen darzustellen, inwiefern Qualitätsmanagement in alltägliche Laborstrukturen und -abläufe des SYNLAB Veterinärlabors in Geesthacht umgesetzt und gesichert wird, welche Vorteile sich daraus ergeben und welche Herausforderungen es parallel dazu zu betrachten gilt

4. Methodisches Vorgehen

4.1 Qualitative Interviews mit Laborleitung und VMTAs

Zur Veranschaulichung, welche Ansätze des Qualitätsmanagements im Berufsfeld der Veterinärmedizinisch-technischen Assistenz umgesetzt werden, wurde eine umfassende Literaturrecherche durchgeführt. Ein Schwerpunkt wurde hierbei auf jene Labore in Deutschland gelegt, welche sich in Zusammenarbeit mit Tierarztpraxen und/oder -Kliniken befinden und bereits über eine QM-Zertifizierung verfügen, um untersuchen zu können, wie ein Qualitätsmanagementsystem über einen längeren Zeitraum erfolgreich eingesetzt werden kann. Ziel war es, einen Einblick in das interne sowie externe Qualitätsmanagementsystem zu gewinnen, um die Bedeutung für den Beruf der veterinärmedizinisch-technischen Assistenz herausarbeiten zu können.

4.2 Erhebungsinstrumente: Fragekataloge

Hierfür wurden zwei qualitative Fragekataloge erstellt, angelehnt an die DEGEMED Audit-Checkliste. Die erste Auflage wurde primär für den Bereich der Abhängigkeitserkrankungen in ambulanten Rehabilitationseinrichtungen erstellt, kann jedoch auch auf andere Einrichtungen des Gesundheitswesens übertragen werden. Der dem Interview zugrunde liegende Fragebogen orientiert sich an verschiedenen Abschnitten der von der DEGEMED [Deutsche Gesellschaft für medizinische Rehabilitation] und der FVS [Fachverband Sucht e.V.] publizierten Audit-Checkliste, basierend auf den DIN EN ISO 9001:2015-Vorgaben. Die DEGEMED setzt sich unter anderem für die Optimierung qualitativer Arbeitsprozesse durch eine klar definierte Qualitätsorientierung ein. Obwohl sich die DEGEMED Audit Checkliste primär auf das Qualitätsmanagement ambulanter Rehabilitationseinrichtung bezieht, waren viele Inhalte in den Bereichen der Qualitätspolitik, des Leitbildes, der Planung zur Erreichung der Qualitätsziele, der internen und externen Kommunikation sowie im Bereich der Mitarbeiter_innenzufriedenheit auf die Qualitätssicherung in Veterinärmedizinischen Laboren übertragbar.

Weniger betrachtet wurden veterinärmedizinische Labore mit dem Schwerpunkt der Untersuchungen für die Lebensmittelindustrie sowie die Zusammenarbeit mit Behörden, da sich das Feld der veterinärmedizinischen Untersuchungen als äußerst vielfältig erweist und in diesen Kapiteln nicht alle Aspekte abgedeckt werden können. Grundsätzlich jedoch können die folgenden Ergebnisse in vielen Punkten auch auf Veterinärlabore mit anderen Tätigkeitsschwerpunkten übertragen werden.

5. Ergebnisse

5.1 Auswertung und Zusammenfassung der Experteninterviews

Die vorliegenden Ergebnisse basieren auf einer qualitativen Einzelfallstudie, durchgeführt als Experteninterviews, bestehend aus zwei Fragekatalogen, welche telefonisch als auch schriftlich beantwortet wurden. Expert_innen hierbei waren zum einen Diplom-Biologin und Laborleiterin des SYNLAB.Vet Iris

Straube sowie zwei Veterinärmedizinisch-technische Assistent_innen, welche im Labor in Geesthacht beschäftigt sind. Die Qualitätsmanagementbeauftragte konnte aufgrund der durch die Pandemie verursachten zeitintensiven Herausforderungen leider nicht befragt werden.

Qualitative Interviews orientieren sich häufig an Einzelfällen, um darauf aufbauend weitere Fragestellungen zu generieren und gegebenenfalls durch eine quantitative Studie zu generalisieren. Einzelfallanalysen erweisen sich durch eine deskriptive, interpretative Methodik als geeignet und wurden für diese Arbeit als Experteninterviews geführt (Mayring, 2015, S. 22).

Wie in den vorherigen Kapiteln bereits kurz auf die Besonderheiten im Berufsfeld der Veterinärmedizinisch-technischen Assistenz eingegangen wurde, ist die Sicherung und Verbesserung der Qualität essenziell für eine intakte Organisation zwischen dem Veterinärmedizinischen Labor und den Auftraggeber_innen. Da es sich überwiegend um medizinische Ergebnisse handelt, welche vom zuständigen Labor an die jeweilige Praxis oder Klinik weitergegeben werden, ist die Implementierung eines Qualitätsmanagementsystems für dieses Tätigkeitsfeld überaus wichtig. Wie sich in den Experteninterviews herausstellte, sind veterinärmedizinisch-technische Assistent_innen mittlerweile über die Rolle einer Assistenz hinausgewachsen und erstellen unter anderem eigenständig Befunde und Diagnosen, welche anschließend von einem/einer Akademiker_in freigegeben werden. Diese Tatsache gilt es bei der Untersuchung der Qualitätssicherung zu berücksichtigen, da den beschäftigten veterinärmedizinisch-technischen Assistent_innen mehr Verantwortung unterliegt als vor Durchführung des Interviews angenommen wurde.

5.2 Methoden des Qualitätsmanagements

5.2.1 Qualitätsziele

Den Befragten zufolge gelten insbesondere die Nachvollziehbarkeit des Probenlaufes und die Richtigkeit der Ergebnisse sowie der Nachweis der Mitarbeitereignung für die entsprechenden Tätigkeiten als die primär wichtigsten Qualitätsziele. Dies wird beispielsweise durch regelmäßige Fortbildungen, Schulungen sowie Konsenstraining kontinuierlich gefördert und gesichert. Auch die korrekte Bearbeitung der Proben von der Erfassung bis zum Endergebnis sowie die Erstellung valider Ergebnisse sind unerlässliche Indikatoren, um die Kundenzufriedenheit zu steigern. Die Vorteile eines implementierten Qualitätsmanagements zeigen sich laut den Befragten in einer nachvollziehbaren Ergebnisfindung, gleichbleibenden Resultaten, wiederholbaren plausiblen Ergebnissen ohne große Abweichungen sowie in einer erhöhten Präzision und Wiederfindung. Zudem wird ein konformer Umgang mit Reklamationen ermöglicht, sowie die Überprüfung und der Vergleich vor Einführung neuer Parameter, Analysegeräte, wie beispielsweise Pipetten (Fragekataloge I und II).

5.2.2 Umsetzung der Qualitätssicherung

Dass das Qualitätsmanagement einer kontinuierlichen Verbesserung unterliegt, weist das Labor beispielsweise durch interne und externe Audits, welche die Prozesse regelmäßig überprüfen sowie regelmäßige Schulungen der Mitarbeiter_innen nach. Da es ein nach DIN ISO 17025 akkreditiertes Labor ist, liegen klar definierte Vorgaben in Form des Qualitätsmanagementhandbuchs vor. Des Weiteren erfasst, bearbeitet und korrigiert das Reklamationsmanagement *CSMed* alle externen sowie internen Fehler, um eine Verbesserung sicherzustellen sowie Risiken erfassen und rechtzeitig eliminieren zu können. Wöchentlich werden Reklamationen aller Art besprochen und im Quartal sowie zum Jahresende in einer Gesamtübersicht zusammengefasst, um auf dieser Grundlage Neuerungen und Optimierungen ermitteln zu können. Neben den wöchentlichen Besprechungen und Reklamationsaufbereitungen werden regelmäßig neue SOPs *[Standard Operating Procedures]*, also standardisierte Vorgehensweisen von Abläufen, sowie Änderungen und statistische Auswertungen von Fehlern und Erfolgen vorgestellt. Dies ermöglicht allen Mitarbeiter_innen als Teil des Qualitätssicherungsprozesses eine transparente Einsicht in die Qualitätsverbesserungsprozesse (Fragekataloge I und II).

In regelmäßigen Abständen werden interne sowie externe Schulungen, Qualitätsmanagement- und fachspezifische Fortbildungen beispielsweise für die Bereiche der Hygiene- und Arbeitssicherheit durchgeführt. Dadurch kann objektiv und transparent nachgewiesen werden, dass alle beschäftigten Veterinärmedizinisch-technischen Assistent_innen kontinuierlich fortgebildet und somit durch Mitarbeiter_innen verursachte Fehler in Untersuchungsabläufen minimiert werden können, was wiederum auf eine erhöhte Mitarbeiter_innenzufriedenheit schließen lässt. Dass die Mitarbeiter_innen sich der Bedeutung und Wichtigkeit ihrer Tätigkeit bewusst sind und wissen, wie sie zur Erreichung der Qualitätsziele beitragen können, wird unter anderem durch regelmäßige Mitarbeiter_innengespräche sowie anonyme Mitarbeiter_innenbefragungen sichergestellt (Fragekatalog Teil II, Frage 8). Für alle veterinärmedizinisch-technischen Assistent_innen werden jährlich Schulungspläne erstellt, welche klar definierte Vorgaben enthalten. Diese bieten den Mitarbeiter_innen eine umfangreiche Orientierung, sodass Arbeitsabläufe und -prozesse routiniert und einheitlich stattfinden können.

Die Mitarbeiter_innenzufriedenheit wird methodisch über verpflichtende Jahresgespräche mit Vorgesetzten, internen anonymen Mitarbeiter_innenumfragen sowohl für den ganzen Konzern als auch für die jeweiligen Standorte erhoben, sodass Wünsche sowie Neuerungen umgesetzt werden können. (Fragekatalog Teil II, Frage 10)

Für Fragen des Qualitätsmanagements hat die Leitung der SYNLAB-Gruppe eine/n regionale/n und fünf Standort-Qualitätsmanagementbeauftrage ernannt, welche einmal pro Monat beratend tätig sind. Pro Arbeitsplatz beträgt die Mindestanforderung die Durchführung eines internen Audits pro Arbeitsplatz. Je nach Bedarf können weitere Audits folgen (Fragekatalog Teil II, Frage 12).

Die Wirksamkeit des QM-Systems wird beispielsweise durch kontinuierliche Auswertungen der erhobenen Daten im Reklamationsmanagementsystem verbessert. Für alle befragten Expert_innen steht fest, dass Qualitätsmanagement von allen gemeinsam gelebt und optimiert werden muss, damit die aufwendige Instandhaltung eines Qualitätsmanagementsystems allen Beteiligten Spaß bereiten kann. Verbesserung durch Erfahrung ist in diesem Zusammenhang ein entscheidender Aspekt. Ebenso muss transparent veranschaulicht werden, weshalb die Qualitätssicherung essenziell für das Labor und alle beteiligten Mitarbeiter_innen ist, um die Selbstwirksamkeit und Eigenverantwortung aller Beteiligten fördern und Risiken reduzieren zu können (Fragekatalog Teil II, Frage 15).

5.2.3 Risikomanagement

Um Fehlerhafte Laborabläufe und daraufolgende invalide Ergebnisse zu vermeiden, müssen Schwachstellen jeglicher Art kontinuierlich identifiziert und ausgebessert werden. Dies wiederum bildet die Grundlage für eine qualitativ hochwertige Arbeit eine/r veterinärmedizinisch-technischen Assistent_in. Fehlerarten können variieren, sind allerdings häufig auf den Menschen zurückzuführen, wie z.B. mangelnde Sorgfalt (Kuntscher & Börchers, 2017, S. 382). Es gilt folglich, alle Risiken, Fehler sowie Defizite rechtzeitig zu erkennen und somit unerwünschte Folgen zu vermeiden. Insbesondere dem Risikomanagement wird hierbei eine wichtige Bedeutung zugeschrieben: Maßnahmen werden zielgerichtet geplant, koordiniert, ausgeführt und kontrolliert, um Risiken zu mindern und definierte Systemziele wie geplant erreichen zu können. Ein Risikomanagementsystem umfasst folglich die Gesamtheit aller Maßnahmen und organisatorischer Regelungen (Middendorf, 2005, S. 85).

Die befragten Expert_innen schreiben dem Risikomanagement in diesem Tätigkeitsbereich eine wichtige Bedeutung zu, da alle potenziellen Fehler jeglicher Art aufgeführt und in ihrer Schwere analysiert werden (Leal, 2020, S. 41).

Daraufhin werden Vorgehensweisen festgelegt, um Risiken und Fehler vermeiden zu können (Fragekatalog Teil I, Frage 5). Hierfür ist unter anderem ein RQM-System eingeführt, welches Fehler und Beschwerden detailliert dokumentiert (Fragekatalog Teil II, Frage 6). Fehlerhafte Ergebnisse werden im Reklamationsmanagementsystem *CSMed* erfasst, bearbeitet sowie durch Nachschulungen und Nachbesprechungen aufgearbeitet. Darauf folgen Ursachenanalysen sowie Lösungsimplementierungen. Der/die Kund_in wird anschließend über die korrigierten Ergebnisse benachrichtigt. Es erfolgt somit eine aktive, transparente Kommunikation mit dem Einsender (Fragekatalog Teil II, Frage 14).

Zusätzlich müssen Geräte aller Art regelmäßig verpflichtend gewartet und geprüft werden. Dies erfolgt ein bis zweimal im Jahr in Form von Kalibrationen, Kontrollen, Ringversuchen und Vergleichen, um dahingehend fehlerhafte Untersuchungsergebnisse zu vermeiden und Risiken zu minimieren (Fragekatalog Teil II, Frage 9).

6. Herausforderungen bei der Umsetzung des Qualitätsmanagements im Berufsfeld der veterinärmedizinisch-technischen Assistenz

Tabelle 1: *Herausforderungen und mögliche Lösungsstrategien bei der Umsetzung von QM im Berufsfeld der Veterinärmedizinisch-technischen Assistenz, eigene Darstellung modifiziert nach Fragekataloge Teil I und II*

Herausforderungen bei der Umsetzung von QM im Beruf	Mögliche Lösungsstrategien
Ein hohes Maß an Eigenverantwortung Eine der Herausforderungen bei der Umsetzung von QM im Beruf besteht laut Mitarbeiter_innen in der eigenverantwortlichen Arbeit und Mitgestaltung von Prozessen. Fehlerhafte Ergebnisse können eine Reihe von Konsequenzen mit sich ziehen und müssen so minimal wie möglich gehalten werden, um darauffolgende Reklamationen zu vermeiden. Da größtenteils mit medizinischen Ergebnisauswertungen gearbeitet wird, wäre die problematischste Konsequenz eine Ableitung falscher Diagnosen bis hin zum Tod des Patienten bzw. Tieres beispielsweise durch eine falsch abgeleitete Therapiemethode.	Für diese Herausforderung greift in erster Linie das Risikomanagementkonzept: potenzielle Fehler jeglicher Art werden systematisch aufgeführt und in ihrer Schwere analysiert. Um problematische Konsequenzen zu vermeiden, werden spezifische Vorgehensweisen festgelegt, um Fehler, bspw. von Untersuchungsergebnissen, rechtzeitig zu identifizieren und im Anschluss daran bestenfalls zu vermeiden. Zudem ist das kontinuierliche Durchlaufen des PDCA-Zyklus von Vorteil, um Prozesse zu optimieren und den Druck einer hohen Eigenverantwortung zu mindern.

Tabelle 1: Fortsetzung

Herausforderungen bei der Umsetzung von QM im Beruf	Mögliche Lösungsstrategien
Den Überblick behalten Den Überblick insbesondere über alle kleineren Änderungen im Laborablauf zu behalten, um die SOPs, also die übergreifenden Standard-Arbeitsanweisungen, entsprechend anpassen zu können, erweist sich nicht immer als einfach. In den SOPs werden komplexere Abläufe im Unternehmen dargestellt, wie z.B. die Lenkung von Dokumenten und Daten oder Anweisungen für eine fehlerfreie Bedienung von Laborgeräten. Diese sollen auch neuen Mitarbeiter_innen eine Einarbeitung erleichtern und müssen daher exakt geführt und regelmäßig aktualisiert werden, um auch in diesem Bereich Folgerisiken gering zu halten.	Entscheidend hierbei ist, dass die Methodenbeschreibung nicht zu detailverliebt ist, sondern sich auf die grundsätzlichen Arbeitsabläufe beschränken sollte, da den Mitarbeiter_innen andernfalls jeglicher Spielraum, der in der Praxis häufig nötig ist, genommen wird. Jede kleine Änderung kann zu einer Revision der SOPs führen. Um eine Überforderung auf der einen und einen mangelnden Überblick auf der anderen Seite zu vermeiden, könnte möglicherweise eine spezifische Liste geführt werden, in welche Änderungen im Laborablauf von allen Mitarbeiter_innen kontinuierlich eingetragen und an den/die Beauftragt/e weitergeleitet werden.
Adaption neuer Regelungen Die Auseinandersetzung mit neuen Formblättern und SOPs gehören in einem veterinärmedizinischen Labor zu den gängigen, allerdings auch herausfordernden Abläufen. Für viele Mitarbeiter_innen stellt dies ein sehr zeitintensives und primär unangenehmes Prozedere dar, da neue Änderungen regelmäßig adaptiert und aufs Neue verinnerlicht werden müssen. Dies kann durchaus mit einer hohen Arbeitsbelastung verbunden sein und sich als Störfaktor für routinierte Arbeitsabläufe erweisen.	Für diesen Aspekt ist die Aufrechterhaltung der Mitarbeiter_innenmotivation essenziell, um Überforderungen und ein angespanntes Betriebsklima zu vermeiden. Die Angst vor möglichen Risiken muss den Mitarbeiter_innen durch klar definierte Anweisungen und routinierte Arbeitsabläufe genommen werden, um den Spaß am Beruf aufrechtzuerhalten. Regelmäßige Mitarbeiter_innengespräche und Besprechungen können hierbei von Bedeutung sein, um unangenehme Auseinandersetzungen mit neuen Formblättern zu erleichtern und eine schnellere Adaption neuer Prozesse zu fördern. So kann auch die Zufriedenheit aller Beteiligten aktiv aufrechterhalten werden. Die Möglichkeit, Verbesserungsvorschläge und Wünsche jederzeit äußern zu dürfen in der Annahme, dass diese entgegengenommen werden, ist eine weitere wichtige Voraussetzung, da Qualitätsstandards nur durch eine gemeinsam gelebte Unternehmensphilosophie mit einer offenen Kommunikation aufrechterhalten werden können.

7. Schlussfolgerungen und Diskussion

Obwohl die Einführung, Verbesserung und kontinuierliche Instandhaltung eines implementierten Qualitätsmanagementsystems auf den ersten Blick zunächst mit viel Arbeit, Organisation, Richtlinien und Gesetzen verbunden ist, kann jedes veterinärmedizinische Labor, unabhängig einer Zertifizierung oder der Größe des Betriebes, langfristig von QM profitieren (Frey & Lauer, 2013, S. 164). So können Routinen entstehen und organisatorische Abläufe kontinuierlich verbessert werden. Ebenso kann das hohe Maß an Eigenverantwortung im Umgang mit medizinischen Ergebnissen für die Mitarbeiter_innen durch klar definierte Richtlinien und Vorgehensweisen kompensiert werden. Dies wiederum steigert die Mitarbeiter_innenzufriedenheit und Motivation, einen bedeutenden Teil zur Qualitätssicherung beizutragen (Frey & Lauer, 2013, S. 166). Regelmäßige Mitarbeiter_innengespräche mit Vorgesetzten und anonyme Umfragen tragen zu einem offenen, angenehmen Betriebsklima bei, in welchem ebenso Wünsche wie Verbesserungsvorschläge geäußert werden dürfen. Daraus können wiederum Maßnahmen zur Optimierung des Qualitätsmanagements abgeleitet werden, was eine Steigerung der Wirtschaftlichkeit durch Abgrenzung anderer Wettbewerbsteilnehmer_innen ermöglichen kann.

Nichtsdestotrotz dürfen die kleinen und größeren Herausforderungen, welche mit einem umfassenden Qualitätsmanagement einhergehen, nicht unberücksichtigt bleiben. Insbesondere die problematischen Folgen fehlerhafter Ergebnisse für den/die Patient_in stellen eine große Herausforderung für die Labormitarbeiter_innen dar und erhöhen den Druck, die Tätigkeiten stets präzise auszuführen. Eine fehlerfreie Durchführung kann hierbei durch klare Richtlinien, regelmäßigen Schulungen und Fortbildungen unterstützt werden.

Dass das Qualitätsmanagement von allen gemeinsam gelebt, kontinuierlich weiterentwickelt und als langwieriger Prozess betrachtet werden muss, steht für alle Befragten des Veterinärlabors SYNLAB in Geesthacht fest. Nur so können alle Beteiligten dazu beitragen, Fehler rechtzeitig zu identifizieren, diese zu minimieren, Risiken zu vermeiden, Prozesse zu optimieren und die Wirtschaftlichkeit des Betriebes sowie die eigene Zufriedenheit am Arbeitsplatz zu steigern.

Des Weiteren ist zu erwähnen, dass die derzeitigen Corona-Pandemiebedingungen die Befragten vor eine besonders große Herausforderung stellen. Dies äußert sich vor allem durch eine Überlastung von Einsendungen der Proben und Personalmangel. Um die Proben weiterhin zeitnah untersuchen und die Ergebnisse rechtzeitig an die Auftraggeber_innen weiterleiten zu können, sind präzise organisatorische Abläufe unter den gegebenen Bedingungen von zentraler Bedeutung. Zudem stellt die Einarbeitung neuer Mitarbeiter_innen aufgrund der hohen Arbeitsbelastung eine zunehmende Herausforderung dar – jedoch erweist sich das QM-Handbuch auch in diesem Fall als eine hilfreiche Orientierung.

Grundsätzlich können die vorgestellten Ergebnisse auf andere veterinärmedizinische Labore mit verschiedenen Tätigkeitsspektren übertragen werden. Interessant hierbei wäre der präzise Vergleich der Umsetzung von Qualitätsmanagement bei einer größeren Laborkette, wie beispielsweise die SYNLAB-Veterinärlabore, mit kleineren Laboren in Deutschland, um untersuchen zu können, inwiefern auch kleinere Labore ein Qualitätsmanagementsystem implementieren und aufrechterhalten. Grundsätzlich ist die Einführung eines Qualitätsmanagementsystems jedoch in allen Betriebsformen und -größen möglich und kann sowohl „die Kleinen" sowie „die Großen" bei einer erfolgreichen Sicherstellung von Qualität unterstützen.

Literaturverzeichnis

Benes, G.M.E. & Groh, P.E. (2014). Grundlagen des Qualitätsmanagements. S. 10–19. Hanser Verlag, München

Bundesinstitut für Berufsbildung [BIBB] (Hrsg.) (2014). Ergänzendes Serviceangebot des BIBB in der Datenbank „Berufe": Berufliche Bildung in Gesundheitsfachberufen (außerhalb BBiG/HwO). S. 49–56. Verlag Barbara Budrich, Leverkusen Verfügbar unter: https://www.bibb.de/tools/dapro/data/documents/pdf/eb_41302.pdf [22.03.2021].

DEGEMED [Deutsche Gesellschaft für Medizinische Rehabilitation] (Hrsg.) (2006). Internes Qualitätsmanagement: Audit-Checkliste für den Bereich „Abhängigkeitserkrankungen" (ambulante Einrichtungen), S. 15–60.

Frey, G. & Lauer, C. (2013) Qualitätsmanagement im Praxisalltag: So profitieren Mitarbeiter und Klientel von GVP & CO. Deutsches Tierärzteblatt 2, S. 164–169, Verfügbar unter: DTBl_02_2013_QM-GVP (2).pdf [22.03.2021].

Kuntsche P. & Börchers, K. (2017). Qualitäts- und Risikomanagement im Gesundheitswesen. Basis- und integrierte Systeme, Managementsystemübersichten und praktische Umsetzung. S. 1–200. Springer, Berlin

Landesamt für Verbraucherschutz (Hrsg.) (2019). Jahresbericht Veterinärmedizin Sachsen-Anhalt, S. 15–18, Verfügbar unter: Veterinärmedizin (sachsen-anhalt.de) [22.03.2021].

Leal, W. (2020). Qualitätsmanagement in der Gesundheitsversorgung. S. 39–53. Springer, Berlin

Lehmann, Y., Ayerle, G., Beutner, K., Karge, K., Behrens, J. & Landenberger, M. (2015). Bestandsaufnahme der Ausbildung in den Gesundheitsfachberufen im europäischen Vergleich (GesinE) – zentrale Ergebnisse und Schlussfolgerungen. S. 1–7. Verfügbar unter: 13_Artikel_Ausbildung-GFB-europäischer_Vergleich_GesinE_Lehmann2015.pdf (uni-halle.de) [22.03.2021].

Mayring, P. (2015). Qualitative content analysis: theoretical background and procedures. S. 10–25. Springer, Berlin

SYNLAB (2021). Leistungsverzeichnis SYNLAB Vet. Verfügbar unter: www.synlab.de [22.03.2021].

Umweltbundesamt (Hrsg.) (2017). Veterinärmedizin, Tierarzneimittel, Umwelt: Wie kann die Tiermedizin Einträge vermindern? S. 2–11. Verfügbar unter: https://link.springer.com/content/pdf/10.1007/s00103-018-2729-8.pdf [22.03.2021].

Abbildungsverzeichnis

Abbildung 1: Beispielhafter Ablauf von Einsendung der Proben bis Rücksendung der medizinischen Untersuchungsergebnisse durch VMTA, eigene Darstellung modifiziert nach Experteninterviews 242

Abbildung 2: PDCA-Zyklus anhand des Best-Practice-Beispiels, eigene Darstellung modifiziert nach Kuntscher und Börchers, 2017, S. 64 244

Tabellenverzeichnis

Tabelle 1: Herausforderungen des Qualitätsmanagements modifiziert nach Fragekataloge I und II 250

Henriette Seidel

Qualitätsmanagement in der Ergotherapie

Zusammenfassung

Qualitätsmanagement wird seit den letzten Jahren immer häufiger mit dem Gesundheitswesen und damit auch mit der Ergotherapie in Verbindung gebracht. Qualität wird gefragt und hinterfragt und zum Maßstab und Bewertungskriterium erhoben. Allerdings ist den Ergotherapierenden das Einrichten eines Qualitätsmanagements nicht gesetzlich vorgeschrieben.

Ziel: Das Ziel dieser Arbeit ist es, den aktuellen Zustand des Qualitätsmanagements in der Ergotherapie aufzuzeigen. Ein besonderes Augenmerk wird auf die Bereiche Fehlermanagement, Risikomanagement, Patientenzufriedenheit, Mitarbeitermotivation und Einarbeitung neuer Teammitglieder gelegt.

Methode: Aufgrund des nicht zufriedenstellenden Erfolges bei der Literaturrecherche, sich einen quantitativen Überblick verschaffen zu können, wurde selbst ein Fragebogen erstellt, der grundlegend die vorhandenen Qualitätsmanagementstrukturen in Ergotherapie-Praxen abfragt. Dieser Fragebogen ist an die DEGEMED/VFS-Checkliste Audit angelehnt und erhält 23 Fragen, die mit „Ja" oder „Nein" zu beantworten sind. Es wurden randomisiert drei Ergotherapie-Praxen in Hamburg gebeten, den Fragebogen auszufüllen. Der Bitte kam eine Praxis nach.

Ergebnisse: Die Analyse des Fragebogens zeigt, dass in dieser Praxis Qualitätsmanagementstrukturen kaum vorhanden sind. Unter anderem fehlt ein offizielles Qualitätsmanagement, ein interdisziplinären Rehabilitationsansatz, die Nachsorge der Rehabilitierten nach Abschluss der Therapie, die Ermittlung der Rehabilitierenden-Zufriedenheit sowie eine einheitliche Regelung für die Einarbeitung neuer Teammitglieder.

Herausforderungen, Schlussfolgerung: Schon durch kleine Veränderungen, welche auch schmal besetzte Praxen umsetzen können, wie die Kontaktaufnahme zu umliegenden Praxen, Vermittlung von Nachsorge- und Betreuungsangeboten und die Erstellung eines Fragebogens zur Ermittlung der Rehabilitierenden-Zufriedenheit, kann die Qualitätssicherung gesteigert werden. Obwohl diese Befragung nicht repräsentativ ist, kann vermutet werden, dass andere Ergotherapie-Praxen aufgrund der geringen Mitarbeitenden-Anzahl ebenfalls kein Qualitätsmanagement aufweisen, weshalb dringend Handlungsbedarf besteht.

Schlüsselwörter: Qualitätsmanagement, Ergotherapie, Herausforderungen, Lösungsansätze, Handlungsbedarf

1. Einleitung

Ziel der Ergotherapie ist es, die Genesung der erkrankten Personen zu fördern und ihre Lebensqualität zu verbessern. Die Ergotherapie begleitet, unterstützt und befähigt die Personen, die in ihren alltäglichen Fähigkeiten eingeschränkt sind, ihre Tätigkeiten wieder eigenständig durchzuführen und selbst versorgen zu können. Es soll erreicht werden, dass die Erkrankten wieder vollständig am sozialen und gesellschaftlichen Leben teilnehmen können (Dehn-Hindenberg, 2008).

Die Ergotherapie wird in vielen Fachbereichen angewendet. Diese Bereiche erstrecken sich von der Neurologie und Orthopädie über die Traumatologie und Psychiatrie bis hin zur Rheumatologie, Geriatrie und inneren Medizin (Dehn-Hindenberg, 2008, S. 19–20).

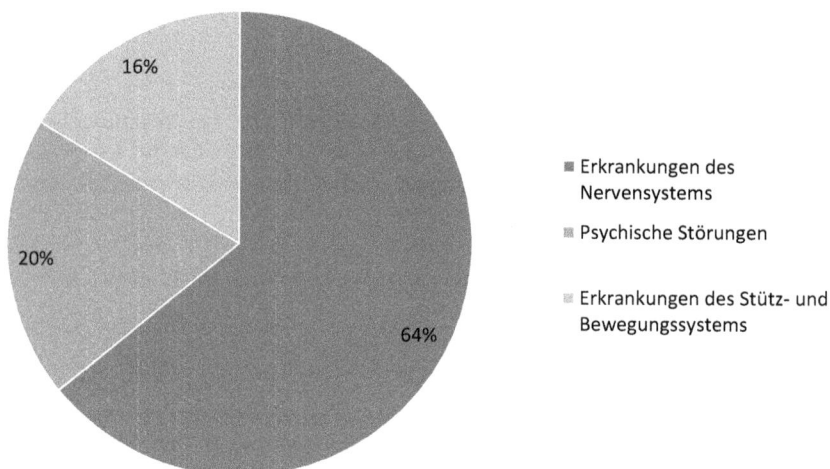

Abbildung 1: Anteil der Verordnungen in der Ergotherapie in Deutschland nach Indikation 2019 (Radtke, 2020), eigene Darstellung

Mit welchem Fachbereich sich die Ergotherapie am häufigsten beschäftigt, wird aus dieser Grafik ersichtlich. 64 Prozent der Verordnungen von Ergotherapie erfolgte im Jahr 2019 aufgrund einer Erkrankung des Nervensystems. 20 Prozent fielen auf psychische Störungen und mit 16 Prozent waren die Erkrankungen des Stütz- und Bewegungssystems vertreten (Radtke, 2020). Ergotherapierende können sowohl ambulant in Krankenhäusern, Rehabilitationskliniken, teilstationäre Einrichtungen, Tagesstätten aber auch in ambulanten Rehabilitationszentren, Altenpflegeheimen und Ergotherapie-Praxen tätig werden (Dehn-Hindenberg, 2008, S. 19–20).

Um eine Ergotherapie-Ausbildung antreten zu können, müssen einige Voraussetzungen erfüllt werde. Die sich bewerbende Person muss einen mittleren Bildungsabschluss, eine gleichwertige Vorbildung oder eine vorherige zweijährige Berufsausbildung vorweisen. Darüber hinaus gilt es noch die eigenen Aufnahmekriterien der jeweiligen Ergotherapieschule zu erfüllen, die zum Beispiel ein Vorpraktikum in der Ergotherapie, ein Freiwilliges Soziales Jahr oder ein Praktikum in der Krankenpflege vorzuweisen wünschen (DVE, 2021). Die Ausbildung zum Ergotherapierenden ist bundesweit einheitlich geregelt und erstreckt sich über drei Ausbildungsjahre an einer Berufsfachschule. In Deutschland gibt es 170 Schulen, die diese Ausbildung anbieten. Der Großteil dieser Schulen sind private Anbietende, sodass ein Schulgeld gezahlt werden muss. Im Jahr 1997 gab es erstmalig ein akademisches Ausbildungsangebot durch die Einführung von Diplom-Weiterbildungsstudiengängen. 2001 wurden zum ersten Mal ein Bachelor-Studium angeboten, welches 2005 durch die Möglichkeit eines Masterstudiengangs ergänzt wurde. Im Jahr 2008 gab es in Deutschland 35.000 praktizierende Ergotherapeuten. Der weibliche Anteil belief sich auf 85 Prozent (Dehn-Hindenberg, 2008, S. 20).

2. Herausforderungen im Beruf

Eine hohe Qualität einer Dienstleistung wird dann erreicht, wenn die Person, die sie nutzt, damit zufrieden ist. Die Anforderungen der Nutzenden sind stetig am Steigen, weshalb sich die Qualität zu einem strategischen Erfolgsfaktor für das Gesundheitswesen entwickelt hat und im Rahmen des Qualitätsmanagements im Gesundheitswesen sichergestellt werden muss (Herrmann & Fritz, 2016). Außerdem ist das Qualitätsmanagement ein sinnvolles Instrument der Organisationsführung, um mit der Komplexität des Gesundheitssystems umgehen zu können, denn das Qualitätsmanagement strukturiert und verbessert die systematischen Abläufe und realisiert mehr Transparenz in den Prozessen für alle Beteiligten. Zudem können sowohl doppelte oder zusätzliche Tätigkeiten und Kosten reduziert als auch die Einarbeitung von neuen Mitarbeitenden vereinfacht werden. Wichtig ist hierbei aber, dass das Qualitätsmanagement nicht als reine Pflichterfüllung angesehen wird, sondern ein Qualitätsbewusstsein geschaffen wird, welches sich positiv in den Bereichen Entscheidungs- und Handlungsspielräume, Teamarbeit,

Vertrauen und Motivation äußert, denn das kann einerseits die Mitarbeitenden-Zufriedenheit und andererseits die Patientenzufriedenheit steigern. Dies wird in der folgenden Grafik detailliert auf die jeweiligen Akteure im Gesundheitssystem bezogen (Deutsche Gesellschaft für Qualität, 2021).

Tabelle 1: Wer braucht überhaupt ein Qualitätsmanagement und warum? (Deutsche Gesellschaft für Qualität, 2021), eigene Darstellung

Akteure im Gesundheitssystem	Möglichkeiten des Qualitätsmanagements
Gesetzgebende und Gesellschaft	• Transparenz und Information • Verbesserung der Versorgungsqualität • Wirtschaftliche Steigerung
Zu behandelnde Personen	• Zufriedenheit • Bessere Versorgungsqualität • Verbesserte Lebensqualität • Patientenzufriedenheit • Sicherheit der zu behandelnden Personen
Mitarbeitende	• Sicherheit der zu behandelnden Personen • Definierte Entscheidungs- und Handlungsspielräume • Feedback über eigene Leistung • Aufwertung der Ausbildung • Kompetenzerweiterungen
Organisation	• Effektive und effiziente Leistungserbringung • Gesteigerte Qualitätsfähigkeit • Effizienter Umgang mit Ressourcen • Verbesserung der Patienten- und Mitarbeitenden-Zufriedenheit

Bezogen auf das Qualitätsmanagement in ergotherapeutischen Praxen wird der Fokus besonders auf die Bereiche Fehlermanagement, Risikomanagement, Patientenzufriedenheit, Mitarbeitermotivation und Einarbeitung neuer Teammitglieder gelegt (DVE, 2021).

Die Voraussetzungen für ein funktionierendes Fehlermanagement belaufen sich insbesondere auf die Fähigkeit Fehler zuzugeben und mit ihnen konstruktiv umgehen zu können. Strafen und Ermahnungen sind kontraproduktiv und erhöhen das Risiko, dass Fehler totgeschwiegen werden. Stattdessen sollte das Bewusstsein dahingehend gefördert werden, dass Fehler eintreten können. Nichtsdestotrotz ist das Ziel, die Fehlerrate zu minimieren und dadurch die Patientensicherheit zu maximieren (Siller, 2019, S. 667).

Das Risikomanagement beschäftigt sich mit der lückenlosen Überprüfung des Unternehmens auf Fehlerquellen sowie der systematischen Erfassung der relevanten Chancen und Risiken des Unternehmens. Optimalerweise sorgt ein Risikomanagement für Ersparnisse von Management- und Kommunikationsproblemen, indem Fehlerprävention und Vorsorge betrieben wird. Es wird das Ziel verfolgt, das Risikobewusstsein der Mitarbeitenden zu fördern, (Beinahe-)Schadensereignisse zu erfassen und sowohl risikopräventive Maßnahmen zu konzipieren als auch umzusetzen. Diese Identifizierung und Bewertung von latenten und offenkundigen Risiken soll laufend fortgeführt werden. Aus den eigetretenen Fehlern und Schäden sowie den daraus resultierenden Folgen soll gelernt werden, damit Fehlerwiederholungen vermieden werden können (Siller, 2019, S. 689 f.).

Um eine gesteigerte Patientenzufriedenheit zu erreichen, sollten Patientenbefragungen durchgeführt werden, um Anregungen für Verbesserungen zu erhalten. Durch die Verwendung von validierten Fragebögen in regelmäßigen Abständen, kann die Patientenzufriedenheit gemessen und verbessert werden. Diese Fragebögen sollten die Praxisorganisation, die Interaktion zwischen der therapierenden und der zu behandelnden Person, die Fachkompetenz, die Einbindung der zu behandelnden Person in Entscheidungsprozesse sowie das Vertrauen, die Behandlungsqualität und die allgemeine Zufriedenheit mit den Therapierenden abfragen (KBV, 2021).

Die Mitarbeitenden-Zufriedenheit setzt sich zusammen aus der Leistungsmotivation und der Arbeitszufriedenheit der Arbeitnehmenden. Dies wird dadurch erreicht, dass die arbeitende Person sich am Arbeitsplatz wohlfühlt, das Einkommen die eigene Stellung im Betrieb wiederspegelt, Befriedigung in der Arbeit gefunden wird, zeitlich flexibel gearbeitet werden kann und ein Status erhalten werden kann, welches besonders wichtig für leitende Angestellte ist. Eine schnelle und gezielte Einarbeitung neuer Mitarbeitenden spielt auch eine wichtige Rolle bei der Mitarbeitenden-Zufriedenheit. Ziel ist es die betrieblichen Erwartungen und Pläne mit den Zielen der Mitarbeitenden zu vereinen, eine Bindung an die Praxis zu erreichen und somit Fluktuation zu vermeiden, die Zufriedenheit der zu behandelnden Personen zu sichern und für ein gutes Arbeitsklima zu sorgen (Betz, 2014, S. Abschn. 4.4.2).

Die Ergotherapierenden sehen in effizienten Fortbildungen zwar einen nutzbringenden Effekt der Akademisierung, der sich als Qualitäts- und Statusgewinn äußert. Allerdings besteht auch eine Zerrissenheit gegenüber den Verwissenschaftlichungstendenzen, welche mit der Akzeptanz der Ergotherapie beim ärztlichen Fachpersonal und den Krankenkassen zusammenhängt (Schubert, 2019).

Auf einige der eben genannten Punkte wird später noch im Hinblick auf die Herausforderungen bei der Umsetzung des Qualitätsmanagements in der Ergotherapie genauer eingegangen.

3. Vorstellung des Betriebs

Bei dem Betrieb, der mittels eines Fragebogens nach ihrem internen Qualitätsmanagement befragt wurde, handelt es um eine Ergotherapie-Praxis in Hamburg-Barmbek. Das Praxisteam besteht aus drei Ergotherapeutinnen, die in der Therapie unterschiedliche Schwerpunkte vertreten. Somit ist sowohl die Behandlung im Bereich der Neurologie, Geriatrie und Pädiatrie als auch im Bereich der Handtherapie und Orthopädie abgedeckt. Die Praxisarbeit orientiert sich an den Richtlinien des deutschen Verbands der Ergotherapie (DVE). Auf jeder Seite der Praxis-Website ist dieses Leitbild zu finden „Ergotherapie unterstützt und begleitet Menschen jeden Alters, die in ihrer Handlungsfähigkeit eingeschränkt oder von Einschränkung bedroht sind. Ziel ist, sie bei der Durchführung für sie bedeutungsvoller Betätigungen in den Bereichen Selbstversorgung, Produktivität und Freizeit in ihrer persönlichen Umwelt zu stärken. Hierbei dienen spezifische Aktivitäten, Umweltanpassung und Beratung dazu, dem Menschen Handlungsfähigkeit im Alltag, gesellschaftliche Teilhabe und eine Verbesserung seiner Lebensqualität zu ermöglichen. (DVE, 2021)". Die Themengebiete der Praxis erstrecken sich von der Ergotherapie bei Demenz und Handerkrankungen über die Ergotherapie bei Kindern und Jugendlichen bis hin zur Ergotherapie für Erwachsene im Bereich der Neurologie, welche sich insbesondere mit der Behandlung von Erkrankungen des zentralen Nervensystems aufgrund zum Beispiel eines Schlaganfalls oder chronisch neurologischen Erkrankungen wie Morbus Parkinson und Multiple Sklerose auseinandersetzt (Zarbock, 2021).

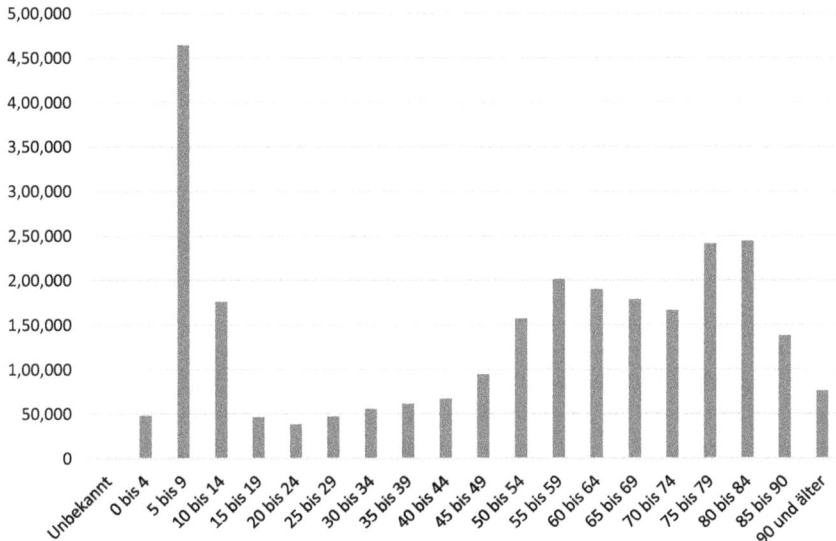

Abbildung 2: Anzahl der Heilmittelverordnungen der Gesetzlichen Krankenversicherung (GKV) nach Alter und Therapiebereich im Jahr 2019 (Radtke, 2020), eigene Darstellung

Somit deckt die Praxis den Großteil der Gründe für eine Verordnungen für eine ergotherapeutische Behandlung und die Altersklassen ab, welche am häufigsten eine ergotherapeutische Behandlung benötigt. Denn wie in der oben liegenden Grafik zu erkennen ist, benötigen besonders Kinder im Alter von fünf bis neun Jahren und ältere Personen ab 75 Jahren ergotherapeutische Hilfe.

4. Grundlagen zur Erhebung der vorliegenden Ergebnisse

Bei der Literaturrecherche gestaltete es sich schwierig, ausschließlich an Daten und Fakten über das Qualitätsmanagement bei Ergotherapie-Praxen zu gelangen. Die Mehrzahl an Literatur bezog sich neben der Ergotherapie auch gleichzeitig auf die Physiotherapie und Logopädie. Infolgedessen können beispielsweise keine genauen Zahlen darüber genannt werden, wie viele Praxen in Deutschland ein Qualitätsmanagement besitzen. Aufgrund dessen wurde sich dazu entschieden sich einen quantitativen Überblick über das Qualitätsmanagement bei einer Ergotherapie-Praxis zu verschaffen, auf deren Website keine Anzeichen für ein Qualitätsmanagement zu finden sind. Einzelne Praxen haben auf ihren Websites einen Hinweis auf ein eigenes Qualitätsmanagement. Jedoch hat sich die Mehrzahl der Ergotherapie-Praxen bei einer stichpunktartigen Suche auf ihrer Webseite nicht dazu geäußert.

Nach einer gründlichen Literaturrecherche im Bereich des Qualitätsmanagements in der Ergotherapie, wurde ein Fragebogen erstellt, welcher nach den Bereichen im Qualitätsmanagement fragt, auf die in der Ergotherapie besonderer Wert gelegt wird. Es wurde sich für eine quantitative Datenerhebung entschieden, da sich aufgrund der aktuellen COVID-19 Pandemie und der damit verbundenen Krisensituation die größte Chance auf Rückmeldung der kontaktierten Praxen erhofft wurde. Dies wurde dadurch bestätigt, dass sich eine von drei kontaktierten Ergotherapie-Praxen zurückmeldete und sich Zeit für das Ausfüllen des selbst erstellten Fragebogens nahm. Dieser Fragebogen ist an die DEGEMED/VFS-Checkliste Audit aus dem Jahr 2016 angelehnt und erhält 23 Fragen, die mit „Ja" oder „Nein" zu beantworten sind". Diese Fragen beziehen sich auf das Praxis-Leitbild, das Qualitätsmanagement im Allgemeinen, Qualitätsziele, die Einbeziehung der Mitarbeitenden und zu Behandelnden, die Praxisausstattung, die Rehabilitationsziele, den interdisziplinären Rehabilitationsansatz, die Rehabilitierenden-Zufriedenheit, das Beschwerdemanagement, die fachliche Vertretung und Einarbeitung, sowie regelmäßige Teambesprechungen und Fortbildungen.

Tabelle 2: Fragebogen-Zusammenfassung, eigene Darstellung

	ja	nein
Praxis-Leitbild	✖	
Regelmäßig intern Überprüfung, Anpassung und Aktualisierung des Leitbildes		✖
Offizielles Qualitätsmanagement		✖
Personelle Ausstattung und fachliche Qualifikation entspricht den indikationsspezifischen Anforderungen sowie den Vorgaben der Kosten- und Leistungstragenden bezogen auf Ihr Therapiekonzept	✖	
Rehabilitationsziele		✖
Transparenz der Rehabilitationsziele für alle Beteiligten		
Interdisziplinärer Rehabilitationsansatz		✖
Regelmäßige interne Überprüfung, Anpassung und Aktualisierung bezüglich des Rehabilitationskonzepts	✖	
Einbezug der Erwartungen, Wünsche und Bedürfnisse der Rehabilitierenden in die Rehabilitation	✖	
Bezug der angestrebten Ergebnisse innerhalb der Therapien auf die Anforderungen und Wünsche der Interessenspartner	✖	
Nachsorge nach Abschluss der Therapie		✖
Ermittlung der Rehabilitierenden-Zufriedenheit		✖
Beschwerdemanagement		✖
Angemessene Regelung fachlicher Vertretung	✖	
Regelungen für die Einarbeitung neuer Mitarbeitenden in ihren Arbeitsbereich, in den therapeutischen Schwerpunkt Ihrer Praxis und die gesetzlichen Grundlagen?		✖
Regelmäßige Konferenzen und Teambesprechungen	✖	
Fallbesprechungen	✖	
Regelmäßig interne Teamfortbildungen		✖

5. Ergebnisse

Im Folgenden wird auf die Ergebnisse der Qualitätsmanagements-Implementierung in der Praxis für Ergotherapie in Hamburg-Barmbek eingegangen.

In der Praxis ist ein Leitbild vorhanden, welches einen Bezug zum Unternehmenszweck herstellt, schriftlich festgelegt ist und sowohl dem Unternehmen als auch den Partnern transparent zugänglich ist. Leitbilder beschreiben den Zweck, Tätigkeitsbereich und die spezifische Besonderheit der Praxis. Es unterstützt als Orientierungshilfe für das Verhalten der Mitarbeitenden gegenüber den Kollegen und den zu behandelnden Personen und liefert auch zusätzlich Grundsätze zur Umsetzung der Vision des Unternehmens. Zudem ist es wichtig für die Wirkung in der Öffentlichkeit, sich mit einem Leitbild eine Identität zu verschaffen. Das Leitbild in dieser Ergotherapie-Praxis ist die Ergotherapie-Definition des Deutschen Verbandes für Ergotherapie. Allerdingt wird das Leitbild nicht regelmäßig überprüft und somit nicht an die aktuellen Situationen und Veränderungen angepasst.

Die Ergotherapie-Praxis weist kein offizielles Qualitätsmanagement auf. Die Leitungsebene übernimmt keine Verantwortlichkeit für das interne Qualitätsmanagement und bestimmt keine Qualitätsmanagement-Beauftragten. Demnach werden auch keine genauen Qualitätsziele und Prozesse für das Erreichen dieser Qualitätsziele durch Qualitätsplanung, Qualitätssicherung, Qualitätssteuerung und Qualitätsverbesserung festgelegt (Herrmann & Fritz, 2016).

Die personellen Ausstattungen und fachliche Qualifikationen entsprechen den indikationsspezifischen Anforderungen für die Ausübung des Berufes sowie den Vorgaben der Kosten- und Leistungstragenden bezogen auf das Therapiekonzept. Um eine Zulassung zu erreichen, wird neben den Voraussetzungen der Arbeitsstättenverordnung und der Landesbauverordnung benötigt:

- Berufsurkunde (Erlaubnis zur Führung der Berufsbezeichnung für eine in der Ergotherapie tätige Person).
- Gewerblich nutzbare Praxisräume, die den Anforderungen entsprechen (unter anderem 20 qm Therapiefläche, mindestens 2,40 m Behandlungsraumhöhe)
- Pflichtausstattung
- Einhaltung der Praxisöffnungszeit (mindestens 30 Wochenstunden für anspruchsberechtigte zu behandelnde Personen der Gesetzlichen Krankenversicherung)
- Anerkennung der Rahmenverträge des DVE mit den Krankenkassen (DVE, 2021)

Bezüglich des Rehabilitationskonzeptes gibt es eine regelmäßige interne Überprüfung, Anpassung und Aktualisierung, jedoch werden keine genauen

Rehabilitationsziele festgelegt, sodass die Therapiezielerreichung nicht gemessen und überprüft werden kann. Auch ein interdisziplinärer Rehabilitationsansatz besteht nicht.

Zwar werden die Erwartungen, Wünsche, Anforderungen und Bedürfnisse der Rehabilitierenden und Interessenpartner in die Therapie mit einbezogen, jedoch wird in der Praxis sowohl nach Abschluss der Therapie keine Nachsorge und kein Beschwerdemanagement angeboten als auch keine Rehabilitierenden-Zufriedenheit ermittelt.

Es finden regelmäßige Fallbesprechungen, Konferenzen und Teambesprechungen statt, in denen auch die fachliche Vertretung bei Abwesenheit eines Teammitgliedes geregelt wird, sodass die Therapie der Rehabilitierenden ohne Qualitätsabfall fortgeführt werden kann. Andererseits existiert keine Regelungen für die Einarbeitung neuer Mitarbeitenden in ihren Arbeitsbereich, in den therapeutischen Schwerpunkt der Praxis und die gesetzlichen Grundlagen, welches damit zusammenhängen könnte, dass das Praxis-Team nur aus drei Mitarbeitenden besteht und somit eine Einarbeitung selten vorkommt.

Es werden keine regelmäßigen interne Teamfortbildungen durchgeführt, dabei bieten interne Teamfortbildungen einen Vorteil gegenüber externen Fortbildungen, da sich das Profil der Fortbildung auf die Anforderungen und Fragestellungen der Praxis maßgeschneidert anpassen kann und auch meist kostengünstiger als bei einer größeren Teilnehmendenzahl ist.

Die generelle geringe ergotherapeutische Beteiligung an Fortbildungen hängt mit der Zerrissenheit der Therapierenden gegenüber der Verwissenschaftlichungstendenzen zusammen. Zwar werden potenziell nutzbringende Effekte der Akademisierung wie Qualitäts- und Statusgewinn wahrgenommen, allerdings stehen den wissenschaftlichen Aus- und Weiterbildungsbestrebungen unattraktiven gesundheits- und bildungspolitische Rahmenbedingungen in Deutschland im Weg. Besonders schwerwiegend sind geringer beruflicher Handlungsautonomie, Abwehrreaktionen aufgrund fehlender Nutzenerwartung und die Abgrenzungsschwierigkeiten, die durch ein verkürztes Wissenschaftsverständnisses hervorgerufen werden. Zudem besteht eine Resignation darüber, dass eine akademische Ausbildung oder therapiewissenschaftliche Weiterentwicklung die Gesundheitsversorgung nennenswert stabilisieren oder gar verbessern könnte (Schubert, 2019).

6. Herausforderungen bei der Umsetzung des Qualitätsmanagements im Beruf

Tabelle 3: Gegenüberstellung des Ist-Zustands, der Herausforderungen und Lösungen, eigene Darstellung

Ist-Zustand	Herausforderung	Lösung
Kleine Praxis	Interdisziplinärer Rehabilitationsansatz	Kontakte zu umliegende Praxen herstellen
wenig Mitarbeitende	Einarbeitung	– Mentoren – Austausch – Teamarbeit – Leitfäden – Konzepte
Zeitmangel	Interne Fortbildungen	– Praxis-Zusammenschlüsse
	Leitbild	– Jährliche Aktualisierung
	Nachsorge	– Vermittlung von Nachsorge- und Betreuungsangeboten
	Rehabilitierenden-Zufriedenheit & Beschwerdemanagement	– Fragebogen erstellen, Auswertung nach jedem Quartal – Briefkasten für Beschwerdebriefe
Einstellung zur Akademisierung	Aus- & Fortbildungen	– Rahmenbedingungen attraktiver gestalten – Handlungsautonomie erhöhen – Nutzenerwartung steigern

6.1 Externes Qualitätsmanagement

Externe qualitätsmanagementbeauftragte Personen bieten für kleinere Unternehmen, wie diese Ergotherapie-Praxis eine große Entlastung und Arbeitsabnahme. Zudem sind sie preiswerte Alternativen zum internen Qualitätsmanagementbeauftragten, da sie nur für die Tätigkeiten bezahlt werden, die auch wirklich durchgeführt werden. Denn dies wird vorher schriftlich vereinbart, sodass eine finanzielle Sicherheit besteht und alles Nötige übernommen werden.

Die erfolgreiche Einführung eines Qualitätsmanagements bietet neben direkten Effekten wie standardisierten organisatorischen Prozessen, Transparenzgewinn innerhalb des Unternehmens, Verbesserung der Kundenbeziehungen und Nutzung eines Zertifikats als Marketinginstrument auch indirekte Effekte. Diese zeigen sich durch eine Verbesserung und Steigerung der Therapiequalität, der Sensibilisierung der Mitarbeitenden für qualitätsrelevante

Zusammenhänge, Erhöhung der Kundenzufriedenheit und eventuelle Verbesserung der Marktposition (Pokinsaka, Eklund, & Dahlgaard, 2006).

6.2 Internes Qualitätsmanagement

Besteht nicht die Möglichkeit eine externe Person des Qualitätsmanagements zu beauftragen, können trotz dessen einige Herausforderungen bewältigt werden. Die Praxismitglieder sollten sich zur Beratung zusammensetzten, um zu schauen, inwieweit ein Qualitätsmanagement umgesetzt werden kann. Zunächst sollte aus dem Praxis-Team eine qualitätsmanagementbeauftragte Person benannt werden, die sich in regelmäßigen Abständen mit der Thematik befasst und zum Beispiel das Praxis-Leitbild auf dem aktuellen Stand hält. Zudem sollte in einer Teamsitzung Qualitäts- und Rehabilitationsziele festlegen werden, die von der beauftragten Person und regelmäßig überprüft und angepasst werden. Qualitätsziele beinhalten zum Beispiel die Kundenzufriedenheit, Führungsqualitäten, Mitarbeitendenzufriedenheit, Prozessverbesserungen, Vorkehrungen zum Schutz der eigenen Gesundheit und der Sicherheit am Arbeitsplatz. Fragen, die sie zur Beantwortung in Betracht ziehen könnten, wären:

- Wie kann ich meine Arbeitsabläufe verbessern?
- Wie kann ich die Patienten mehr an meine Praxis binden?
- Wie kann ich mich von den anderen Praxen in meiner Umgebung abheben?
- Womit kann ich den Wert meiner Praxis sicher und erhöhen?
- Wie kann ich Fehler verringern? (DVE, 2021)

6.3 Interdisziplinarität

Eine Studie fand heraus, dass in einer als erfolgreich definierten Einrichtung das Ausmaß interdisziplinärer Zusammenarbeit höher ist als in weniger erfolgreichen Rehabilitationseinrichtungen. Dort ist die ärztliche Dominanz weniger stark ausgeprägt und es besteht die Möglichkeit, an interdisziplinären Besprechungen teilzunehmen. Daraus wurde geschlossen, dass die Förderung interdisziplinärer Zusammenarbeit einen zentralen Baustein für die Verbesserung der Ergebnisqualität von Reha-Einrichtungen darstellen kann (Kleineke, Stamer, Zeisberger, Brandes, & Meyer, 2015). Ambulante Praxen haben es schwer einen interdisziplinären Rehabilitationsansatz herzustellen als stationäre Ergotherapierende. Um trotz dessen den Rehabilitierenden optimal behandeln und versorgen zu können, wäre eine Möglichkeit Kontakt zu interdisziplinären Fachrichtungen in der direkten Nachbarschaft der Praxis herzustellen. Dadurch kann eine Vernetzung mit ärztlichem Fachpersonal, Pflegediensten, Physiotherapierenden, Sozialarbeitenden, Sprachtherapierenden entstehen, um Rehabilitierende weiterleiten und sich über die Fortschritte in der jeweiligen Therapieform austauschen zu können. Auch die Weitervermittlung zu Betreuungs- und Nachsorgeangeboten nach Vollendung der Ergotherapie zu zum Beispiel Sportgruppe, Selbsthilfegruppen und Pflegediensten würde die Interdisziplinarität fördern.

6.4 Rehabilitierenden-Zufriedenheit

Dies würde sich auch positiv auf die Rehabilitierenden-Zufriedenheit auswirken, welche mit Hilfe eines Fragebogens erfasst werden könnte. Dieser muss für alle Rehabilitierenden erreichbar sein und kann freiwillig während oder nach der Rehabilitierung ausgefüllt werden. Die Auswertung der Fragebögen sollte nach jedem Quartal durchgeführt werden. Im selben Zuge wäre die Einrichtung eines Beschwerdemanagements nützlich, um die Praxis und Therapie verbessern zu können und auf die Anregungen und Wünsche der Rehabilitierenden eingehen zu können. Ein „Good-Practice-Beispiel" zeigte sich während der Internetrecherche bei der Ergotherapie-Praxis Seibl, welches nach den Richtlinien des Qualitätsmanagementsystems IQH Excellence arbeitet und aufgrund dessen jährliche Rehabilitierenden- und Angehörigenbefragungen durchführen. Damit wird das Ziel verfolgt, Wünsche und Anregungen entgegenzunehmen, um den Qualitätsstandard evaluieren und die Zufriedenheit des Klientels verbessern zu können (Ergotherapie Seibl, 2021).

6.5 Einarbeitung

Aufgrund schmal besetzter Ergotherapie-Praxen und Personalmangel wird eine gute Einarbeitung neuer Mitarbeitenden erschwert, da der alltägliche Praxisbetrieb aufrechterhalten werden muss. Berufseinsteigende nannten in Bezug auf die Frage, welche Hindernisse sich ergaben, nach fehlendem Methodenwissen/Arbeitstechniken und fehlenden Fachwissen mit 38,7 % die unzureichende Einarbeitung (Statista Research Department, 2011). Um die Einarbeitung zu erleichtern, sollte eine einheitliche Regelung bezüglich der Einarbeitung festgelegt werden, die zum Beispiel Leitfäden, Konzepte, einen interdisziplinären Austausch sowie die Zuteilung einer Ansprech- und Begleitperson beinhaltet. Zudem ist ein regelmäßiger Austausch mit den Kollegen förderlich (DVE, 2021).

6.6 Interne Fortbildungen

Die Auswirkungen der geringen Mitarbeitenden-Anzahl machen sich auch bei dem Wahrnehmen von interne Teamfortbildungen bemerkbar. Diese können aufgrund der vielen Spezialisierungen in den Praxen nicht durchgeführt werden, da meist die finanziellen Mittel dafür nicht zur Verfügung stehen. Ein Zusammenschluss mit Praxen derselben Interessenslagen und Spezialisierungen könnte das Problem schmälern, denn die Ergotherapie befindet sich in einem kontinuierlichen Veränderungsprozess, weshalb es wichtig ist, das eigene Wissen und die individuellen Kenntnisse regelmäßig zu aktivieren und zu optimieren. Da der Gesetzgeber durch eine Fortbildungsverpflichtung, die Ergotherapierenden dazu anhält, regelmäßig an Fortbildungen teilzunehmen, bietet er zur finanziellen Unterstützung Gutscheine, Prämien und Stipendien zur beruflichen Weiterbildung an (DVE, 2021).

6.7 Akademisierung

Um das die Einstellung zur Akademisierung des Ergotherapie-Berufes, sowie das Wissenschaftsverständnis zu verbessern, sollten die gesundheits- und bildungspolitischen Rahmenbedingungen attraktiver gestaltet werden. Dies kann erreicht werden, indem die berufliche Handlungsautonomie erhöht wird und die Nutzenerwartung einer Aus- und Weiterbildung gesteigert wird. Um dem Wunsch nachzukommen, mehr Wandel, Entwicklung, Professionalität und Innovation in die Ergotherapie-Ausbildung zu intergieren, wurde in den Jahren 2017 und 2019 der DVE Innovationspreis Ausbildung verliehen. Allerdings ist in der Ergotherapie das Zusammenwirken von Bildung, Forschung und beruflicher Praxis von Nöten, weshalb dieser Preis 2021 mit dem Preis „Ergotherapie Preis zum Innovationspreis Ergotherapie" zusammengeführt wurde. Zudem sind Entwürfe zu gesetzlichen Grundlagen in Arbeit, die zu einer Neuordnung und Stärkung der Ausbildung in den Gesundheitsberufen führen soll. Dabei wurden die Themenkomplexe Berufsgesetze, Ausbildung, Kompetenzerweiterung, Akademisierung, Lehrpersonal und Finanzierung hauptsächlich berücksichtigt und diskutiert (DVE, 2021).

7. Schlussfolgerungen und mögliche Empfehlungen

Aufgrund der eingeschränkten Literaturrecherche wäre es effektiv, zu erheben, wie viele Ergotherapie-Praxen ein offizielles Qualitätsmanagement oder Qualitätsmanagementansätze aufweisen. Daraus lässt sich dann ableiten, ob die in dieser Ausarbeitung befragte Praxis zur Minderheit oder Mehrheit der

Ergotherapie-Praxen ohne Qualitätsmanagement gehört. Zwar ist das Einrichten eines Qualitätsmanagements in der Ergotherapie nicht rechtlich verpflichtend, allerdings wurde durch die Befragung deutlich, dass einige schnell umsetzbare Lösungsvorschläge die Arbeit der Ergotherapierenden deutlich verbessern können. Da diese Befragung nicht repräsentativ ist, weil nur eine Ergotherapie-Praxis zu ihrem Qualitätsmanagement befragt wurde, kann vermutet werden, dass viele Praxen aufgrund der Größe und der wenigen Mitarbeitenden ebenfalls Schwierigkeiten mit der Umsetzung eines Qualitätsmanagements haben. Infolgedessen besteht dringend Handlungsbedarf auf diesem Gebiet.

Literaturverzeichnis

Betz, B. (2014). Personalmanagement. In B. Betz, *Praxis-Management für Physiotherapeuten, Ergotherapeuten und Logopäden* (S. 113–179). Berlin, Heidelberg: Springer. Abgerufen am 02.02.2021 von https://link.springer.com/chapter/10.1007/978-3-642-38407-3_4

Dehn-Hindenberg, A. (2008). *Patientenbedürfnisse in der Physiotherapie, Ergotherapie und Logopädie.* (D. Gesundheitsforum, Hrsg.) Idstein: Schulz-Kirchner Verlag GmbH.

Deutsche Gesellschaft für Qualität. (20.03.2021). *Warum ist Qualitätsmanagement im Sozial- und Gesundheitswesen wichtig?* Von Deutsche Gesellschaft für Qualität: https://www.dgq.de/fachbeitraege/warum-ist-qualitaetsmanagement-im-sozial-und-gesundheitswesen-wichtig/ abgerufen

DVE. (2021). *QM in Praxen.* (D. V. Ergotheraoeuten, Herausgeber) Abgerufen am 01.02.2021 vonhttps://dve.info/infothek/qm-in-praxen

Ergotherapeuten-Ausbildungs- und Prüfungsverordnung. (1999). *Ausbildungs- und Prüfungsverordnung für Ergotherapeutinnen und Ergotherapeuten.* Abgerufen am 11.01.2021 von https://www.ergotherapie.de/infothek/dokumente/ergthaprv.pdf

Ergotherapie Seibl. (05.02.2021). *Qualitätsmanagement.* Abgerufen am 05.02.2021 vonhttp://praxis-seibl.de/unsere_philosophie/qualitaetsmanagement/

Herrmann, J., & Fritz, H. (2016). *Qualitätsmanagement – Lehrbuch für Studium und Praxis.* München: Hanser.

KBV. (02.02.2021). *PATIENTENBEFRAGUNGEN (QUALITÄTSMANAGEMENT).* (K. Bundesvereinigung, Herausgeber) Abgerufen am 02.02.2021 vonhttps://www.kbv.de/html/6332.php

Kleineke, V., Stamer, M., Zeisberger, M., Brandes, I., & Meyer, T. (2015). *Interdisziplinäre Zusammenarbeit als ein Merkmal erfolgreicher Rehabi-*

litationseinrichtungen – Ergebnisse aus dem MeeR-Projekt. Stuttgart: Georg Thieme Verlag KG. Abgerufen am 09.03.2021 von https://www.thieme-connect.com/products/ejournals/abstract/10.1055/s-0035-1550000

Pokinsaka, B., Eklund, J. A., & Dahlgaard, J. J. (2006). ISO 9001: 2000 in small organisations – Lost opportunities, benefits and influencing factors. *International Journal of Quality & Reliability Management, 23*(5), S. 490–512.

Radtke, R. (17.11.2020). *Anzahl beschäftigter Ergotherapeuten in Deutschland bis 2020.* (B. f. Arbeit, Herausgeber) Abgerufen am 11. 01. 2021 von Statista:https://de.statista.com/statistik/daten/studie/520504/umfrage/anzahl-beschaeftigter-ergotherapeuten-in-deutschland/

Radtke, R. (07.08.2020). *Anzahl der Heilmittelverordnungen der GKV nach Alter und Therapiebereich 2019.* (GKV-Spitzenverband, Herausgeber) Abgerufen am 11.01.2021 von Statista:https://de.statista.com/statistik/daten/studie/247537/umfrage/anzahl-der-heilmittelverordnungen-der-gkv-nach-alter-und-therapiebereich/

Radtke, R. (10.01.2020). *Top 10 Diagnosen für Verordnungen in der Ergotherapie in der AOK 2018.* Abgerufen am 11. 01. 2021 von Statista:https://de.statista.com/statistik/daten/studie/701784/umfrage/top-10-diagnosen-fuer-verordnungen-in-der-ergotherapie/

Radtke, R. (15.12.2020). *Verteilung der Verordnungen in der Ergotherapie in Deutschland nach Indikation 2019.* (GKV-Spitzenverband, Herausgeber) Abgerufen am 11.01.2021 von Statista:https://de.statista.com/statistik/daten/studie/1193445/umfrage/verordnungen-in-der-ergotherapie-in-deutschland-nach-indikation/

Schubert, A. (2019). Lernbedarf von PraktikerInnen der Logopädie, Ergotherapie und Physiotherapie für evidenzbasiertes Arbeiten – Querschnittsstudie. *Zeitschrift für Evidenz, Fortbildung und Qualität im Gesundheitswesen: German journal for evidence and quality in health care: ZEFQ*(140), S. 43–51. Abgerufen am 14.01.2021 vonhttps://katalog.haw-hamburg.de/vufind/Search2Record/ELV038212374

Siller, H. (2019). Fehler- und Risikomanagment. In J. S. al. (Hrsg.), *Handbuch Strategisches Krankenhausmanagement.* Oberalm: Springer Fachmedien Wiesbaden GmbH. Von https://doi.org/10.1007/978-3-658-13646-8_32 abgerufen

Statista Research Department. (2011). *Berufseinstieg – Hindernisse.* Statista. Abgerufen am 09.03.2021 von https://de.statista.com/statistik/daten/studie/201641/umfrage/umfrage-zu-hindernissen-beim-berufseinstieg/

Zarbock, A. (2021). *Ergo-Barmbek.* Von Astrid Zarbock – Praxis für Ergotherapie: https://www.ergo-barmbek.de/ abgerufen

Anlage 1: Fragebogen zur Erfassung des Qualitätsmanagements in einer ergotherapeutischen Praxis in Hamburg

Fragebogen zur Erfassung des Qualitätsmanagements in einer ergotherapeutischen Praxis in Hamburg

Vielen Dank, dass Sie sich die Zeit nehmen, diesen Fragebogen auszufüllen!
Der Fragebogen enthält 23 Fragen, welche alle mit Ja oder Nein zu beantworten sind. Bitte kreuzen Sie bei jeder Frage jeweils das entsprechende Kästchen am Ende der Zeile an.
(Dieser Fragebogen ist an die DEGEMED/VFS-Checkliste Audit von 2016 angelehnt)

	ja	nein
1. Gibt es ein Praxis-Leitbild? (Wenn Nein, dann weiter bei Frage 3)	X	
2. Wird dieses Leitbild regelmäßig intern überprüft, angepasst und aktualisiert?		X
3. Gibt es in Ihrer Praxis ein offizielles Qualitätsmanagement? (Wenn Nein, dann weiter bei Frage 9)		
4. Gibt es eine beauftragte Person für das Qualitätsmanagement in Ihrer Praxis?		X
5. Sind die Mitarbeitenden aller Ebenen und Bereiche am Qualitätsmanagement beteiligt?		X
6. Werden in Ihrer Praxis strategische Qualitätsziele festgelegt?		X
7. Beziehen Sich die angestrebten Qualitätsziele auch auf die Anforderungen der zu behandelnden Personen, refinanzierende Ämter und Behörden und weiteren Personen desselben Interesses?		X
8. Wird der Erreichungsgrad der Qualitätsziele regelmäßig überprüft und werden daraus gegebenenfalls Maßnahmen abgeleitet?		X
9. Entspricht die personelle Ausstattung und fachliche Qualifikation den indikationsspezifischen Anforderungen sowie den Vorgaben der Kosten- und Leistungstragenden bezogen auf Ihr Therapiekonzept?		X
10. Gibt es definierte Rehabilitationsziele? (Wenn Nein, dann weiter bei Frage 12)		X
11. Besteht eine Transparenz der Rehabilitationsziele für alle Beteiligten?		
12. Besteht ein interdisziplinärer Rehabilitationsansatz?		X

13. Gibt es bezüglich des Rehabilitationskonzepts eine regelmäßige interne Überprüfung, Anpassung und Aktualisierung (Prozessevaluation, Ergebnisevaluation)?	X
14. Werden die Erwartungen, Wünsche und Bedürfnisse der Rehabilitierenden mit in die Rehabilitation einbezogen?	X
15. Beziehen sich die angestrebten Ergebnisse innerhalb der Therapien auch auf die Anforderungen und Wünsche der Interessenspartner (Rehabilitierende, Behandelnde, refinanzierende Ämter und Behörden, Selbsthilfe)?	X
16. Gibt es eine Nachsorge nach Abschluss der Therapie?	X
17. Wird die Rehabilitierenden-Zufriedenheit ermittelt?	X
18. Gibt es ein Beschwerdemanagement?	X
19. Ist die fachliche Vertretung angemessen geregelt, so dass im Urlaubs- oder Krankheitsfall die Fortführung des Therapiekonzeptes gesichert ist?	X
20. Gibt es Regelungen für die Einarbeitung neuer Mitarbeitenden in ihren Arbeitsbereich, in den therapeutischen Schwerpunkt Ihrer Praxis und die gesetzlichen (krankenkassenbezogenen) Grundlagen?	X
21. Finden regelmäßige Konferenzen und Teambesprechungen statt?	X
22. Gibt es Fallbesprechungen?	X
23. Finden regelmäßig interne Teamfortbildungen statt?	X

Abbildungsverzeichnis

Abbildung 1: Anteil der Verordnungen in der Ergotherapie in Deutschland nach Indikation 2019 (Radtke, 2020), eigene Darstellung 256

Abbildung 2: Anzahl der Heilmittelverordnungen der Gesetzlichen Krankenversicherung (GKV) nach Alter und Therapiebereich im Jahr 2019 (Radtke, 2020), eigene Darstellung 261

Tabellenverzeichnis

Tabelle 1: Wer braucht überhaupt ein Qualitätsmanagement und warum? (Deutsche Gesellschaft für Qualität, 2021), eigene Darstellung 258

Tabelle 2: Fragebogen-Zusammenfassung, eigene Darstellung 263

Tabelle 3: Gegenüberstellung des Ist-Zustands, der Herausforderungen und Lösungen, eigene Darstellung 266

Katharina Schulze

Qualitätsmanagement im Beruf der Physiotherapeuten/-innen Masseur/-in und dem Physiotherapeutengesetz – MPhG

Zusammenfassung

Da Gesundheit nur bedingt objektiv messbar ist, hat Qualitätsmanagement in diesem Sektor eine besondere Bedeutung. Qualitätssicherung in der Physiotherapie ergibt sich einerseits aus dem beruflichen Selbstverständnis und andererseits aus Rahmenempfehlungen des Bundes sowie den Rahmenverträgen. Es gibt keine gesetzliche Vorschrift zu Qualitätsmanagement Programmen und somit auch keine Pflicht zu einer Zertifizierung. Die Vorgaben sind rudimentär und lassen einen großen Gestaltungsspielraum. Um diesen zu beschreiben, wurde ein telefonisches Experteninterview mit einer mittelgroßen Physiotherapie-Praxis und einer physiotherapeutischen Abteilung eines Krankenhauses durchgeführt. Es zeigten sich unterschiedliche Qualitätssicherungsansätze. Vor allem Checklisten, Standards und interne Teambesprechungen haben in beiden Bereichen eine große Bedeutung. Während im ambulanten Bereich nur ansatzweise eine konzeptionelle Durchführung der Qualitätssicherung stattfindet, zeigt sich im stationären Bereich ein klar definierter Handlungsrahmen. In diesem kommen, auf Grundlage eines Qualitätsmanagementsystems, vor allem Strukturaspekte wie der PDCA Zyklus und auch eine externe Zertifizierung zum Einsatz.

Schlüsselwörter: *Physiotherapie, Qualitätssicherung, -verbesserung, PDCA-Zyklus, Zertifizierung.*

1. Einleitung

Der Umsatz von physiotherapeutischen Leistungen von 2018 bis 2020 hat sich um 21,4 % gesteigert (Waltersbacher, 2020). Dies verdeutlicht, wie relevant physiotherapeutische Behandlungen für unser Gesundheitssystem sind und zunehmend werden. Das Gut „Gesundheit", als Hauptziel im Gesundheitswesen, gilt es zu erreichen (Hensen, 2016, S. 3). Da Gesundheit nur bedingt objektiv messbar ist, hat das Qualitätsmanagement in diesem Sektor eine besondere Bedeutung (Bart, 2019, S. 7). Eine große Relevanz haben hier die Vermeidung von Behandlungsfehlern und der effiziente und effektive Einsatz von Ressourcen jeglicher Art (Hensen, 2016, S. 42). Physiotherapeutische Behandlungen fallen unter die Gesundheitsdienstleistungen (Hensen, 2016, S. 5). Sie gehören zu den Heilmittelbringern (IntelliMed, 2021). Damit sind sie im Rahmen des

Sozialgesetzbuches fünf § 125 auch zur Qualitätssicherung und zu Maßnahmen der Fortbildung angehalten.

Diese Arbeit soll die Bedeutung des Qualitätsmanagements im Beruf des Physiotherapeuten*in/Masseur*in beschreiben. Im ersten Teil der Arbeit wird der Beruf charakterisiert und die methodische Vorgehensweise vorgestellt. Anhand von Beispielen aus der Praxis soll gezeigt werden, inwieweit Qualität in der Realität gesichert und Qualitätsmanagement umgesetzt wird. In diesem Zuge soll ein systematischer Handlungsrahmen für physiotherapeutische Praxen und anwendbare Qualitätssicherungsinstrumente vorgestellt werden. Abschließend werden mögliche Hindernisse und Limitationen genannt.

2. Physiotherapie

Im folgenden Kapitel sollen die Ausbildungsgrundlagen und der Beruf des Physiotherapeuten*in/Masseur*in umrissen werden.

2.1 Berufsbild des Physiotherapeuten*in/Masseur*in

In dem MPhG werden diejenigen als Masseur*in definiert, die medizinische Massagen erbringen. Als Physiotherapeuten*innen werden diejenigen bezeichnet, die eigenverantwortlich, physiotherapeutische Aufgaben entsprechend dem allgemeinen Standard erbringen. Dazu zählen Tätigkeitsbereiche wie (1) die Bedarfserhebung, (2) das Management des Therapieprozesses, (3) die Anwendung geeigneter Verfahren und (4) die Analyse, Evaluation, Sicherung und Weiterentwicklung der Qualität der Physiotherapie. Differenziert bedeutet das, dass Physiotherapeuten*innen Patienten*innen mithilfe spezieller Behandlungstechniken behandeln. Das heißt, Fähigkeiten und Funktionen im körperlichen als auch im psychischen Bereich sollen erhalten, weiterentwickelt oder wiederhergestellt werden. Zu den anwendbaren Therapieformen zählen unter anderem Massagen, Kälte- oder Wärmebehandlungen sowie Krankengymnastik (Deutscher Verband für Physiotherapie ZVK, 2021). Für bestimmte Tätigkeiten muss eine zusätzliche Qualifikation über einer Fort- oder Weiterbildung erworben werden, da diese über die erreichten Kenntnisse in der Ausbildung hinaus gehen. Physiotherapeuten*innen gehören zu den (ambulanten) Heilmittelerbringern (IntelliMed, 2021).

2.2 Ausbildung zum Physiotherapeuten*in/Masseur*in

Die Ausbildung zum Physiotherapeuten*in oder dem Masseur*in ist bundesweit einheitlich durch das MPhG geregelt.

Demnach kann die Ausbildung an einer staatlich anerkannten Schule absolviert werden und dauert drei Jahre. Voraussetzung ist die mittlere Reife. Sie besteht aus einem praktischen und theoretischen Teil und wird in Form einer staatlichen Prüfung mit einem theoretischen, praktischen und mündlichen Teil abgeschlossen (MPhG).

Die physiotherapeutische Ausbildung kann auf zwei Wegen erfolgen. Zum einen besteht die Möglichkeit, eine drei-jährige Ausbildung zu durchlaufen, zum anderen kann ein Physiotherapiestudium absolviert werden. Hier erhalten die Studenten*innen die Bezeichnung Physiotherapeut*in mit akademischem Grad. Die Ausbildung besteht aus 2.900 Stunden theoretischem und 1.600 Stunden praktischem Unterricht. Im theoretischen Bereich stehen neben anatomisch-medizinischen Fächern Bewegungslehre, Biomechanik, Sozialwissenschaften und Trainingslehre im Mittelpunkt. Im praktischen Bereich werden Behandlungskonzepte und -techniken vermittelt (MPhG; praktischArzt, 2021). Das Studium erstreckt sich über sieben Semester. Zusätzlich werden Qualifikationen im Sinne einer evidenzbasierten Arbeit, als auch Forschungs- und Managementkompetenzen erworben. Eine Befähigung im Sinne der immer wichtiger werdenden Qualitätssicherung soll vermittelt werden (VDEK, 2021).

3. Methoden

Im folgenden Kapitel wird die wissenschaftliche Erhebungsmethode vorgestellt und das hier genutzte Analyseverfahren präsentiert.

3.1 Experteninterview

Um die Fragestellung zu erschließen, wurde ein telefonisches Experteninterview mit einer mittelgroßen Physiotherapie-Praxis und einer physiotherapeutischen Abteilung eines Krankenhauses durchgeführt. Mithilfe des Experteninterviews sollen Sachinformationen generiert werden (Kaiser, 2014, S. 3). Es wird dazu verwendet, noch nicht bekannte Inhalte und komplexe Wissensbestände zu rekonstruieren. Dabei werden Personen einbezogen, die aus der Wirklichkeit heraus spezifische Regelsysteme und Strukturen offenlegen können. Für den Ablauf wird ein Leitfragebogen erstellt (Liebold & Trinczek, 2009, S. 35 f.).

3.2 Instrument der Erhebung – Leitfragebogen

Mithilfe des Leitfragebogens soll ein inhaltlicher Ablauf und eine Fokussierung auf die Fragestellung festgelegt werden. Gleichzeitig wird ein freier Gesprächsrahmen geschaffen, damit der Erzähler*in eigens relevant empfundene Punkte erläutern kann (Liebold & Trinczek, 2009, S. 35 f.).

Der hier verwendet Fragebogen liegt der Auditcheckliste der deutschen Gesellschaft für medizinische Rehabilitation (DEGEMED) und des Fachverbandes Sucht (FVS) für internes Qualitätsmanagement in ambulanten Einrichtungen zugrunde. Die DEGEMED wurde im Jahre 1997 mit dem Ziel, qualitative Arbeitsprozesse zu verbessern und Qualitätssicherung nachhaltig zu gestalten, gegründet (DEGEMED, 2019). Ihre Auditcheckliste ist auf Grundlagen der Vorgaben der DIN EN ISO 9001 und des EFQM-Modells erstellt (DEGEMED & FVS, 2016).

Der Fragebogen konzentriert sich vor allem auf die Qualitätssicherung im ambulanten Sektor, speziell auf Rehakliniken für Suchterkrankte. Nichtsdestotrotz konnten Teilaspekte der Hauptkategorien auf die Qualitätssicherung in physiotherapeutischen Praxen abgewandelt und somit angewandt werden.

Die untenstehende Grafik (Abb. 1) zeigt, welche Kategorien für die Fragebogenerstellung die Basis darstellte (siehe rote Rahmen). Ausgangspunkt bildete das Leitbild der Praxis sowie die Qualitätsziele. Weitere Schwerpunkte lagen auf der Ermittlung von Qualitätsaspekten im Bereich der Qualitätspolitik, -planung, -bewertung und -messung/-analyse.

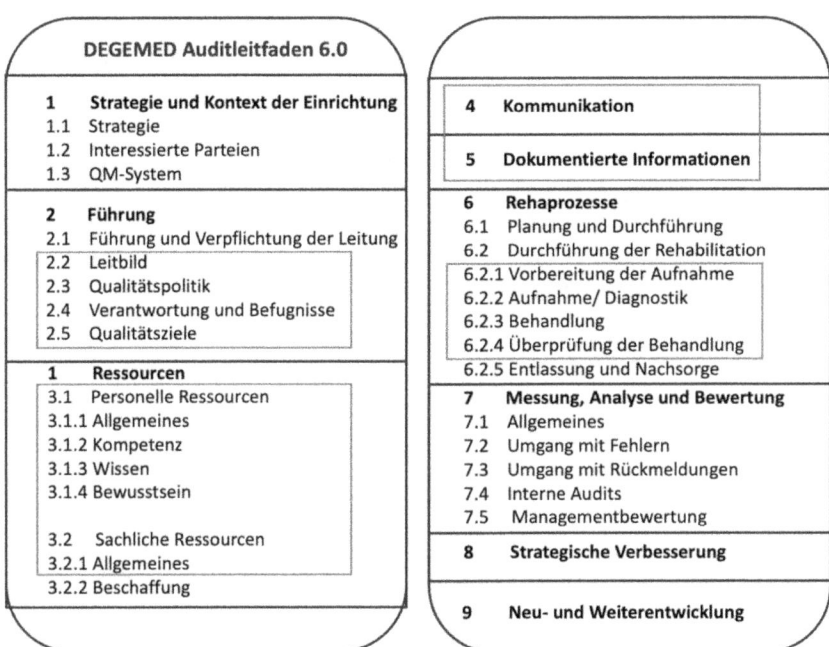

Abbildung 1: FVS/DEGEMED Auditleitfaden 6.0 zur DIN EN ISO 9001:2015 (eigene Darstellung nach DEGEMED & FVS, 2016, S. 9).

3.3 Annahmen zur Analyse eines Experteninterviews

Da es bei einem Experteninterview um die Generierung von Informationen geht, erweist sich die qualitative Inhaltsanalyse als geeignet. Mithilfe der Inhaltsanalyse konzentriert man sich auf die, vom Experten*in erläuterten, Informationen und geht davon aus, dass dieser die Realität „richtig" abbildet. Soziale Sachverhalte werden somit rekonstruiert und Zusammenhänge dargestellt (Bogner, Littig & Menz, 2014, S. 72 f).

Die Analyse verläuft in fünf Stufen mit dem Ziel, das Interview so zu modifizieren, dass zuverlässige Ergebnisse generiert werden, womit die Fragestellung beantwortet werden kann. Es handelt sich um eine „Top-Down" Methode (Bogner, Littig & Menz, 2014, S. 72 f). Bei der Auswertung sollte immer auch der soziokulturelle Hintergrund des Interviewten beachtet werden sowie die momentane Situation, in der dieser sich befindet. In Abbildung 2 ist der Ablauf der Analyse dargestellt. Ausgehend vom Interviewmaterial werden die Informationen im ersten Schritt mittels Paraphrasierung verschlüsselt. Damit können Informationen eingeordnet werden. In einem weiteren Schritt sollen Inhalte generalisiert werden, das heißt sie auf eine s.g. Abstraktionsebene heben und verallgemeinern. Abschließend wird der Inhalt auf die essenziellen Sachverhalte heruntergebrochen, die notwendig für die Beantwortung der Fragestellung sind (Mey & Murck, 2010, S. 601–611).

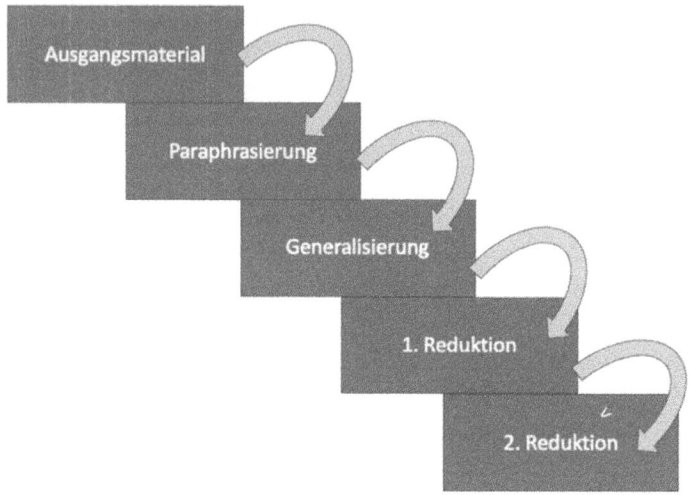

Abbildung 2: Stufen der qualitativen Inhaltsanalyse (eigene Darstellung nach Mey & Mruck, 2010, S. 606).

4. Qualitätsmanagementansätze in der Physiotherapie

Die Qualitätssicherung in der Physiotherapie beruht auf mehreren normgebenden Gesetzen und Regelungen (Hensen, 2016, S. 50). So sind Physiotherapeuten*innen zum einen allgemein durch das MPhG § 2 „…zur Sicherung und Weiterentwicklung der Qualität der Physiotherapie verpflichtet". Zum anderen sind sie durch das SGB V § 135a und § 125 dazu verpflichtet, dass die Leistungen den Stand der Wissenschaft entsprechen sowie Qualitätssicherung und Verbesserung der Qualität in der Behandlung, den Behandlungsabläufen und Behandlungsergebnissen zu leisten. Stationäre physiotherapeutische Bereiche sind, anders als ambulante, verpflichtet ein Qualitätsmanagementsystem einzuführen (Hensen, 2016, S. 51 ff.). Da therapeutische Leistungen zu den Heilmitteln gehören, handelt es sich zum Thema Qualitätsmanagement bei den ambulanten Heilmitteln, nur um Rahmenempfehlungen des Bundes. Genauere Vorgaben werden durch den Rahmenvertrag (2013) zwischen den

Berufsverbänden der Physiotherapeuten*innen und den Ersatzkassen festgelegt (Hensen, 2016, S. 54 f.). Dort werden Physiotherapeuten*innen in § 5 zu Maßnahmen des Qualitätsmanagements angehalten, die der VDEK prüfen kann. Diese werden in Struktur-, Prozess- und Ergebnisqualität differenziert (VDEK, 2021). Es gibt keine gesetzliche Vorschrift zu Qualitätsmanagement Programmen in der Physiotherapie und somit auch keine Pflicht zu einer Zertifizierung. Die Vorgaben sind rudimentär und lassen einen großen Gestaltungsspielraum.

Spricht man im Gesundheitssektor von Qualität, so handelt es sich um das Erzielen bestmöglicher Behandlungsergebnisse, auf Grundlage aktueller evidenzbasierter Kenntnisse (Knutsche & Börchers, 2017, S. 2). Um Qualität in diesem Bereich besser operationalisieren zu können, werden die Qualitätsdimensionen nach Donabedian herangezogen (Hensen, 2016, S. 24).

Im Zusammenhang mit der (1) Strukturqualität werden ressourcen-bedingte Voraussetzungen sowie auch die Soft- und Hard-Skills der Mitarbeiter*innen betrachtet (Knutsche & Börchers, 2017, S. 2 f.; Hensen, 2016, S. 24 f.).

Vor dem Hintergrund der (2) Prozessqualität wird der Versorgungsablauf sowie die Kooperation zwischen den Berufsgruppen beleuchtet. Hierunter fallen alle organisatorischen Tätigkeiten und auch die eigentliche Ausführung der Dienstleistung, auf Grundlage von Standards (Knutsche & Börchers, 2017, S. 2 f.; Hensen, 2016, S. 24 f.). Der oben genannte Rahmenvertrag thematisiert Kooperationspartner, die Anwendung des verordneten Heilmittels, Dokumentation und eine zielorientierte Behandlung (VDEK, 2021).

Letzteres geht es bei der (3) Ergebnisqualität, um die erzielte Veränderung des Gesundheitszustandes des Patienten*in, auf Basis der vorangegangenen Prozesse. Das heißt, hier werden subjektive als auch objektive Kriterien zur Bewertung eingeschlossen (Knutsche & Börchers, 2017, S. 2 f.; Hensen, 2016, S. 24 f., VDEK, 2021).

Um in diesem Rahmen Qualität zu gewährleisten, soll ein Qualitätsmanagementsystem unterstützend wirken. Mit diesem sollen Handlungen kombiniert werden, um ein Unternehmen zu lenken und zu leiten (Knutsche & Börchers, 2017, S. 4).

4.1 Good Practise Beispiele

Im Folgenden werden zwei physiotherapeutische Praxisbeispiele vorgestellt, die Qualitätsmanagement in unterschiedlicher Weise umsetzten.

4.1.1 Physiotherapiepraxis Noll in Wuppertal

Die in Wuppertal ansässige *Physiotherapie Praxis Noll* wird von dem Inhaber Benjamin Noll geführt. Sie ist in den Bereichen Physiotherapie,

Sportwissenschaften, Orthopädie und Sportmedizin spezialisiert. Es handelt sich um eine kleine Praxis mit insgesamt acht Sport-, Physiotherapeutischen und Sportwissenschaftlichen Mitarbeiter*innen. Zudem kooperiert die Praxis mit weiteren Institutionen, um eine fachgerechte und interdisziplinäre Behandlung zu ermöglichen. Darunter fallen vor allem eine orthopädische Privatpraxis, ein Fachbereich der Sportwissenschaften einer Universität, eine Hochschule für Gesundheit und der Deutschen Fitness und Aerobic Verband.

Qualität hat für die Praxis einen hohen Stellenwert und spiegelt sich schon im Leitbild wider. So heißt es dort, dass Qualität durch fachliche Expertise als auch durch das Generieren eines ganzheitlichen und individuell angepassten Therapieansatz für den Patienten*in entstehen soll. Die dafür relevanten Informationen werden durch eine interdisziplinäre Kooperation mit allen am Therapieprozess Beteiligten wie Wissenschaftlern, Therapeuten*innen und Ärzten*innen erfasst (Physiotherapiepraxis Noll, 2021). Für die Praxis steht der Patient*in und sein Alltag an erster Stelle. So entwickeln dort die Therapeuten*innen zusammen mit dem Patienten*in eine Behandlungsphilosophie und evaluieren, was bisher im Behandlungsverlauf passiert ist und ob das auch sinnvoll war. Darauf aufbauend werden Therapieziele festgelegt.

Die Praxis hat kein explizites Qualitätsmanagementsystem, jedoch findet Qualitätssicherung zum einen über die Vorgaben und Zulassungen der Kassen statt. Zum anderen werden einzelne interne Aspekte eines Qualitätsmanagements berücksichtigt (Interview Noll, 2021).

4.1.2 Physiotherapie im evangelischen Klinikum Göttingen-Weende

Die *physiotherapeutische Abteilung des evangelischen Krankenhauses Göttingen-Weende (EKW)*, wird ärztlicherseits von Prof. Dr. Roland Nau und therapeutischerseits von Ruth Tönsmann geleitet. Die interdisziplinär ausgelegte Abteilung betreut den geriatrischen Rehabilitationsbereich sowie den Akutbereich. Insgesamt sind dort 19 Physiotherapeuten, *innen vier Masseure*innen und sieben Ergotherapeuten*innen in allen Fachbereichen (Chirurgie, Innere Medizin, Orthopädie, Geriatrie), beschäftigt. Es werden sowohl Einzel- als auch Gruppentherapien angeboten. Darunter zu finden ist ein weites Spektrum an Behandlungstechniken wie manuelle Therapie, CranioScral-, Bobath- oder Schmerz- und Atemtherapie. Die Therapeuten*innen sind der Fachrichtung entsprechend auf den einzelnen Stationen ausgebildet und dort im Team eingebunden, sodass eine schnittstellenübergreifende und patientengerechte Behandlung möglich wird (Evangelisches Krankenhaus Göttingen-Weende (EKW), 2021).

Neben wichtigen Werten wie Toleranz, Ehrlichkeit und Transparenz, als Grundvoraussetzung für ein Vertrauensverhältnis, stellt auch die Weiterentwicklung und Verbesserung von Abläufen ein fundamentaler Punkt des Leitbildes dar. Qualität ist somit ein Bestandteil des Unternehmens und soll sich ferner in der Versorgung nach neuster Evidenz wiederfinden. Das Krankenhaus übernimmt Verantwortung und zeigt sich mit Respekt, Achtung und einer würdevollen Behandlung jedes Menschen (EKW, 2016). Das Leitbild wird in allen Arbeitsbereichen ausgehängt, somit ist es zu jeder Zeit präsent und Teil des Arbeitsalltags. Die Mitarbeiter*innen sind allzeit zu einer qualitativen Arbeitsweise angehalten. Die Abteilung unterliegt einem Qualitätsmanagementsystem des *EKW´s* (Interview Tönsmann, 2021).

4.2 Qualitätsplanung

Durch die Qualitätsplanung werden die Qualitätsziele festgelegt. Dazu gehört ebenfalls, die Auswahl von den notwendigen Ressourcen und den Ausführungsprozessen, damit die Ziele erreicht werden können (Knutsche & Börchers, 2017, S. 4). Ein weiterer Punkt ist die Qualitätspolitik, welche das Qualitätsverständnis erfasst und als Qualitätskultur in das Unternehmen etabliert (Hensen, 2016, S. 76 ff.).

Die *Physiotherapiepraxis Noll* hat das Ziel patientenorientiert zu arbeiten. D. h. ausschlaggebend ist, wie belastbar ein Patient*in nach der Therapie ist. Das Ziel ist nicht nur das Symptom zu behandeln, sondern auch die Ursache, um eine langfristige Verbesserung der Beweglichkeit zu verbessern. Das übergeordnete Ziel der Praxis ist, immer mit dem Patienten*in in die Aktivität zu gehen und seine Alltagskompetenz zu erweitern. Da jeder Patient*in unterschiedliche Voraussetzungen mitbringt, werden individuell angepasste Behandlungsziele von dem Therapeuten*innen festgelegt. Das sollen angemessene Maßnahmen und Ziele sein, die nicht nur „stumpf nach Schulbuch" abgeleitet werden. Es spielt für Herrn Noll eine große Rolle, dass seine Mitarbeiter*innen mit „Herzblut" bei der Arbeit sind und sich für die ganzheitlichen Zusammenhänge des Problems, des Patienten*in interessieren (Interview Noll, 2021).

Die *physiotherapeutische Abteilung des EKW* hat Qualitätsziele für jede Abteilung, die durch die Abteilung des Qualitätsmanagements vorgegeben werden. Das sind zum einen Ziele, die direkt die Patienten*innen betreffen und zum anderen auch Ziele, die die Mitarbeiter*innen betreffen. Wie beispielsweise, ein Mitarbeitergespräch im Jahr mit der Abteilungsleitung oder eine abteilungsinterne Fortbildung pro Mitarbeiter*in/Jahr. Jährlich werden für jede Abteilung neue Qualitätsziele formuliert. Die Qualitätsziele, die die Behandlung betreffen, werden über hausinterne Standards abgebildet, die über ein Intranet (Roxtra) für jeden Mitarbeiter*in zugänglich sind. Dies zeigt einen klaren Leitfaden, wie die Arbeit auf bestimmten Stationen abläuft und soll eine einheitliche Patientenbehandlung sicherstellen. Damit ist gemeint, dass jeder Patient*in mit gleichem Krankheitsbild, die Gleiche Behandlung bekommt. In der Geriatrie werde im Bereich der Physiotherapie wöchentlich neue therapeutische Therapieziele für den Patienten*in vereinbart (Interview, Tönsmann, 2021).

4.3 Qualitätslenkung

Durch die Qualitätslenkung werden Vorgehensweisen zur Realisierung von Qualitätszielen bereitgestellt (Knutsche & Börchers, 2017, S. 4).

Herr Noll hat in seiner Praxis ein selber entwickeltes Bewerbungsverfahren, durch das er geeignete Mitarbeiter*innen auswählen kann. Bei dem Vorstellungsgespräch bekommen seine Bewerber*innen Fallbeispielfragen gestellt und sollen erörtern, wie sie den Patienten*in behandeln und wieso sie diese Maßnahme gewählt haben. Herr Noll möchte hier testen, ob der potenzielle Mitarbeiter*in sich Gedanken über den Patienten*in macht und auch hinterfragt, „was ihm passiert ist oder nur aus dem Schulbuch arbeitet". Verläuft das Gespräch gut, kann der Mitarbeiter*in zwei Wochen ein s. g. Praktikum in der Praxis machen. Alle Bereiche vom Empfang bis zum Geräteraum sollen kennengelernt werden. Für beide Seiten entsteht somit ein erster Eindruck. Danach erfolgt ein zweites Gespräch und Herr Noll informiert sich im Team, ob der Mitarbeiter*in auch Initiative gezeigt hat. Verläuft das gut, kommt es zur Einstellung. Um die patientennahe Behandlung zu ermöglichen, wird mit dem Patienten*in zusammen der Behandlungsverlauf angeschaut und evaluiert (Interview Noll, 2021).

Im *EKW* gibt es ein standardisiertes Einarbeitungskonzept. Die Einarbeitung dauert sechs Monate. Immer zum ersten Werktag des Monats findet ein Einführungstag für das gesamte neue Personal statt, an dem sich alle Abteilungen kurz vorstellen. Die Mitarbeiter*innen lernen das Gebäude kennen und bekommen Schulungen über die Hygienestandards und das EDV-System. Am zweiten Arbeitstag beginnt die fachliche Einarbeitung mit der Abteilungsleitung. Hier gibt es eine administrative Checkliste, die Themen wie Krankmeldungen, Arbeitsrecht, Besprechungen etc. thematisiert. Diese Punkte werden nacheinander besprochen und abgehakt. In einem weiteren Schritt wird der Mitarbeiter*in einem Paten*in zugeordnet, einem Fachkollegen*in, der die Einführung auf der Station macht. Nach drei Monaten findet ein Fortschrittsgespräch statt, indem geschaut wird, wie sich der Mitarbeiter*in zurechtfindet und ob die Checkliste vollständig ist (Interview Tönsmann, 2021).

4.4 Qualitätssicherung

Die Qualitätssicherung dient dazu, die Qualitätsziele und -anforderungen umzusetzen. Es handelt sich um präventive Maßnahmen, die das Qualitätsniveau erhöhen und steigern sowie Fehler vermeiden (Hensen, 2016, S. 47). Gemeint sind konkrete Tätigkeiten, die in den Arbeitsablauf einer Organisation integriert werden und für die Sicherstellung und Umsetzung von qualitativen Anforderungen sorgen (Knutsche & Börchers, 2017, S. 4). Qualitätssicherung kann sowohl extern, das heißt unternehmensübergreifend, als auch intern stattfinden. Dabei werden dann nur unternehmensinterne Maßnahmen vollzogen (Hensen, 2016, S. 48).

Die *Physiotherapiepraxis Noll* führt regelmäßige teaminterne Fortbildungen durch, in denen anonymisierte Fallbesprechungen stattfinden. Hierbei sollen die unterschiedlichen Berufsgruppen wie Sportwissenschaftler*innen, Physiotherapeuten*innen und Sportphysiotherapeuten*innen voneinander lernen und sich gegenseitig beraten. Dabei werden auch aktive Übungen auf der Bank oder der Matte durchgeführt. Zur Sicherung der Prozessqualität wird eine standardisierte Befundung durchgeführt. In dieser sind auch festgelegt, wie Funktionstests ablaufen sollen. Wie der Therapieprozess gestaltet wird, liegt jedoch am Therapeuten*in. Teilweise werden bei den Patienten*innen Eingangs- und Abschlussanalysen gemacht. Das kann zum Beispiel eine isometrische Maximalkraftmessung sein, die Kraftunterschiede aufzeigt. Die Behandlungsverläufe werden in der Papier-Patientenakte festgehalten und sind für alle Therapeuten sichtbar (Interview Noll, 2021).

Die *physiotherapeutische Abteilung im EKW* hat eine Reihe von Instrumenten, um die Qualität sicherzustellen und Fehler zu vermeiden. Ein sehr wichtiges Instrument stellt das sogenannte Roxtra (Intranet) dar, indem die Standards, Leitlinien, Verfahrensanweisungen und Assessments abgelegt und für jeden Mitarbeiter*in zugänglich sind. Mit den anerkannten Behandlungskonzepten ist eine einheitliche Arbeitsweise möglich und Fehler werden vermieden. Beispielsweise gibt es ein Konzept für die multimodale Schmerztherapie, in dem konzeptionell formuliert ist, wie diese abläuft. So sind dort Angaben zu den Stunden in Einzel- und Gruppentherapien gemacht sowie auch Inhalte aufgeführt, die die Behandlungen enthalten sollen. Jeder Patient*in bekommt so das Gleiche, was ihm in seinem Zustand zusteht. Zum Erhalt der Ergebnisqualität werden im geriatrischen Bereich zum Anfang und zum Ende der physiotherapeutischen Therapie Assessments wie z. B. der DEMMI (De Morton Mobility Index) Test durchgeführt. Darauf aufbauend werden Ziele formuliert, die in wöchentlichen interdisziplinären Teamsitzungen evaluiert und angepasst werden. Alle Behandlungen und auch Ziele werden im internen Netz digital dokumentiert. Hier wird nach der Behandlung oder spätestens zum Arbeitsende des Therapeuten*in, der Inhalt der Behandlung und der Zustand des Patienten*in aktuell dokumentiert. Alle Berufsgruppen haben Zugriff darauf (Interview Tönsmann, 2021). Fehlbehandlungen und Kommunikationsprobleme werden somit vorgebeugt.

4.5 Qualitätsverbesserung

Bei der Qualitätsverbesserung geht es um die Ausweitung der Möglichkeiten des Qualitätsmanagements, mit denen die Qualitätsziele umgesetzt werden können. Es handelt sich um einen organisatorischen Kontext (Hensen, 2016, S. 58). Sie beschreibt einen übergeordneten Bestandteil des Qualitätsmanagements und Maßnahmen, die die Wirksamkeit und das Zusammenspiel von Wirtschaftlichkeit und Wirksamkeit erhöhen (Knutsche & Börchers, 2017, S. 4).

In der *Physiotherapiepraxis Noll* werden die internen Fallbesprechungen nicht nur zur Qualitätssicherung genutzt, sondern auch zur Qualitätsverbesserung. Weiterhin hat jeder Mitarbeiter*in die Möglichkeit sich fort- und weiterzubilden unter Anspruch auf Sonderurlaub und Lohnfortzahlung. Ist die Fortbildung gewinnbringen für die Praxis, kann auch eine finanzielle Unterstützung durch Herrn Noll beantragt werden. Die Prozessqualität soll somit gesichert und weiterentwickelt werden (Interview Noll, 2021).

In der *physiotherapeutischen Abteilung EKW* hat die Prozessoptimierung und -anpassung einen hohen Stellenwert und liegt in der Hand der physiotherapeutischen Abteilungsleitung. Sie setzt sich zusammen mit den Koordinatoren und Leitungen der einzelnen Abteilungen damit auseinander, wie die Organisationsstruktur ablaufen soll. Beispielsweise entstehen hier die Besprechungskonzepte, in denen festgelegt wird, wann, wie oft und wie lange diese gehen. Diese Konzepte werden regelmäßig evaluiert und den Umständen angepasst. Ein Beispiel ist die Frühbesprechung, die das gesamte physiotherapeutische Team täglich durchführt. Diese sind s. g. Fallbesprechungen, die ebenfalls ein Austausch ermöglichen. Hausinterne Fortbildungen werden auch durchgeführt, diese sichern den aktuellen Wissensstand der Mitarbeiter*innen und ermöglichen ein Sichern und eine Weiterentwicklung der Prozess- und Ergebnisqualität. Ein weiteres Instrument stellt die, in einem Drei-Jahres-Rhythmus stattfinde, Zufriedenheitsbefragung dar. Jedes Jahr werden entweder die Mitarbeiter*innen, die Patienten*innen oder die Zubringer*innen zu ihrer Zufriedenheit, in Kooperation mit einem externen Anbieter, befragt. Darauf aufbauend können Prozesses angepasst und gelenkt werden (Interview Tönsmann, 2021).

4.6 Instrumente der Qualitätssicherung

Als Instrumente der Qualitätssicherung werden Mittel bezeichnet, die dazu dienen Probleme transparent zu machen und zu lösen. Sie dienen der Beurteilung der Qualität (Kassenärztliche Bundesvereinigung (KBV), 2021). Im Folgenden sollen geeignete Instrumente für die physiotherapeutischen Bereiche genauer vorgestellt werden.

4.6.1 PDCA – Zyklus

Mithilfe des PDCA – Zyklus' soll eine Herangehensweise beschrieben werden, mit der Arbeitsabläufe optimiert werden, um so eine Effektivitäts- und Effizienzsteigerung zu erzielen (Weimann, 2018, S. 206). Dieser Zyklus wurde von E. Edwards Deming nach dem Zweiten Weltkrieg beschrieben und wird bis heute angewandt (Institut für angewandte Arbeitswissenschaften e. V. (ifaa), 2019, S. 7). Er stellt den anwendungsbezogenen Ablauf im Qualitätsmanagement dar (KBV, 2021), und ist ein wesentliches „Denk- und Handlungsmodell" für ein vorhaben- und datenbasiertes Arbeiten. Der Kreislauf ist dynamisch und verläuft in vier Phasen (Abb. 3).

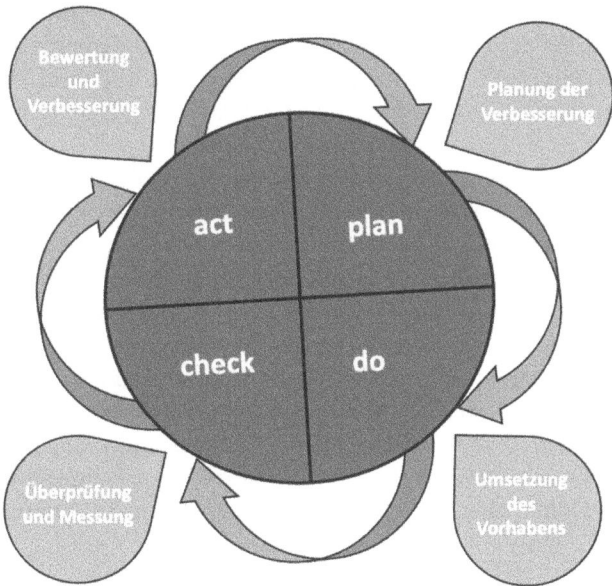

Abbildung 3: PDCA-Zyklus Qualitätsmanagement-Kreislauf (eigene Darstellung nach Hensen, 2016, S. 61).

Phase eins „Plan" beschreibt die Planungsphase, in der der Soll- und Ist-Zustand verglichen wird. Ursachen werden auf Grundlage problemspezifischer Daten erschlossen, sodass eine Optimierung geplant und Ziele festgelegt werden. In der (2) Ausführungsphase, auch „Do" genannt, werden Handlungen in erforderlichen Abteilungen konzeptionell umgesetzt. (3) „Check" kennzeichnet die Prüfungsphase, in der es um die Datenauswertung und -sammlung zur Erfolgsprüfung der integrierten Maßnahme geht. In Phase (4) „Act", auch Verbesserungsphase genannt, wird ein erneuter Vergleich zwischen dem Soll- und Ist-Zustand vollzogen. Bei erfolgreicher Anwendung wird die Maßnahme in den Arbeitsalltag standardmäßig integriert. Zeigt sich eine Divergenz, beginnt der Zyklus erneut (ifaa, 2019, S. 7; Hensen, 2016, S. 60 f.).

4.6.2 Externe Zertifizierung

Ein extern zertifiziertes Qualitätsmanagementsystem bekommt in Deutschland zunehmend an Bedeutung. Es wird mit einem solchen System, die Mitarbeiter- und Kundenzufriedenheit verbessert, die Effizienz und Transparenz eines Unternehmens gesteigert, standardisierte Arbeitsabläufe und Optimierungsprozesse integriert. Bei zertifizierungsfähigen Qualitätsmanagementmodellen handelt es sich um Methoden, die ähnlich wie der PDCA—Zyklus strukturiert sind (Runggaldier & Flake, 2016, S. 56 f.). Geeignete für den physiotherapeutischen Bereich könnten Systeme, wie *Qualität und Entwicklung in Praxen* (QEP) oder das *Exzellenzmodell der European Foundation for Quality Management* (EFQM) sein.

Das *QEP-System* eignet sich für Praxen und ist unabhängig von der Fachrichtung und Größe. Das Ziel besteht darin, anhand dieses Systems ein Qualitätsmanagement einzuführen und kontinuierlich weiterzuentwickeln. Die Basis des *QEP-Systems* bildet die Patientenversorgung und der Ablauf des Behandlungsprozesses. Der Qualitätsziel-Katalog und ein Manual sind grundlegende Instrumente dieser Zertifizierung. Sie stellen Hilfsmittel dar, welche in den Arbeitsalltag integriert werden sollen. Betrachtet werden fünf Kategorien: Patientenversorgung und -rechte, Mitarbeiter und Fortbildung, Praxisführung und -organisation sowie Aufgaben der Qualitätsentwicklung. Das Manual bietet einen Leitfaden an und ein Dokumentationsbeispiel, mithilfe dessen die Praxen eigene Qualitätsziel-Kataloge entwickeln können. Voraussetzung für die Zertifizierung ist eine vorher durchgeführte Selbstbewertung. Die Besichtigung findet durch einen QEP-Visitor statt (Krauth, 2018). Im Rahmen des Rahmenvertrags § 5 wird mitunter die Prozessqualität betont. Somit eignet sich besonders das *QEP-System*, was diese in seinen 5 Kategorien berücksichtigt.

Das *EFQM-System* ist ein nicht spezifisch für den Gesundheitssektor entwickeltes Qualitätsmanagementsystem. Dennoch soll Qualitätsmanagement hier als Grundverständnis begriffen werden, das in allen Bereichen des Unternehmens von jedem verstanden und umgesetzt werden kann. Der Hauptzweck besteht darin, eine Praxis ganzheitlich zu betrachten (Hensen, 2016, S. 124). Entscheidend hierfür sind neun Kriterien, wie in Abbildung vier dargestellt. Sie zeigt ebenfalls, dass diesen Kriterien unterschiedliche Gewichtungen beigemessen sind. Sie unterliegen verschiedenen Voraussetzungen und Ergebnis- sowie verschiedenen Befähigerkriterien (Krauth, 2018).

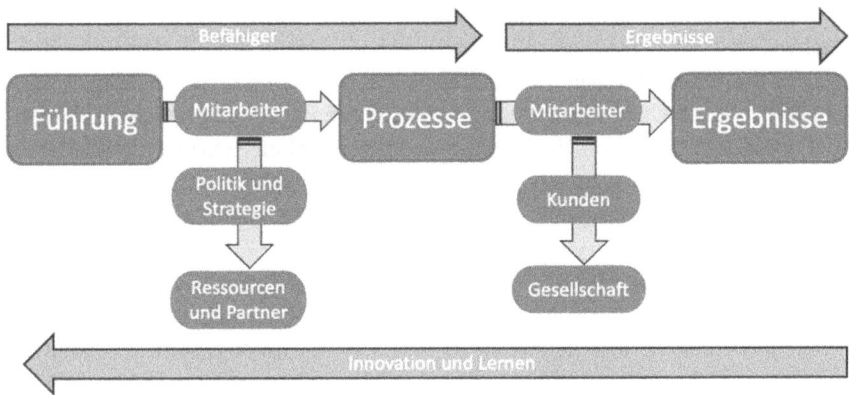

Abbildung 4: Attribute des EFQM-Systems (eigene Darstellung nach Krauth, 2018).

Das EFQM-Modell ist in hohem Maße kundenorientiert (20 %) (Krauth, 2018), sodass es sich für eine physiotherapeutische Praxis, mit Ausrichtung auf eine gute Prozess- und Ergebnisqualität im Rahmen der Behandlung, eignet. Auch hier ist eine Grundvoraussetzung für eine Zertifizierung, dass die Praxis eine Selbstbewertung durchführt. Arbeitsabläufe und auch -ergebnisse müssen stetig dokumentiert und erfasst sein. Eine Besichtigung durch einen externen EFQM-Validator findet nach einer erfolgreich erfassten Mindestpunktzahl, auf Grundlage von Fragen zu den oben genannten neun Kriterien, statt (Krauth, 2018).

Die *Physiotherapiepraxis Noll* ist nicht nach einem offiziell anerkannten Qualitätsmanagementmodell zertifiziert (Interview Noll, 2021).

Die *physiotherapeutische Abteilung im EKW* ist über das gesamte Krankenhaus zertifiziert. Bei einem Audit wird auch ihre Abteilung besichtigt. Das

EKW ist über TÜV Süd mit der ISO Norm 9001:2015 zertifiziert (Interview Tönsmann, 2021).

4.6.3 Checklisten und Standards

Checklisten und Standards dienen der Qualitätsdokumentation. Die Qualität wird transparent und anwendbar gemacht mit dem Ziel, Qualität nachzuweisen (Hensen, 2016, S. 178).

In Checklisten sind ausschlaggebende Punkte eines Arbeitsablaufes beschrieben, es handelt sich um s. g. Prüflisten. Sie sollen spezifische Arbeitstechniken prüfen und können eine Arbeitsanweisung darstellen. Der Hauptzweck liegt darin, Tätigkeiten einheitlich auszuführen (KBV, 2021). Die gehören zu den Nachweisdokumenten und dienen der Prozessaufzeichnung (Hensen, 2016, S. 178). Standards hingegen enthalten Empfehlungen oder Vorschläge (Hensen, 2016, S. 178). Sie können als Durchführungsanleitung gesehen werden. Hier werden Tätigkeiten differenzierter in den Arbeitsschritten beschrieben und Zuständigkeiten geregelt. Diese können arbeitsplatzbezogen oder -übergreifend erstellt werden (KBV, 2021). Sie sichern vor allem die Prozess- und Ergebnisqualität.

Die *Physiotherapie Praxis Noll* benutzt eine selbst erstellte einheitliche Checkliste zur Befundung von neuen Patient*innen (Interview Noll, 2021).

Die *physiotherapeutische Abteilung im EKW* hat im sogenannten „Roxtra", dem Intranet, für jeden Fachbereich und jede Berufsgruppe verschiedene Standards hinterlegt, auf die jeder Mitarbeiter*in zugreifen kann. Beispiele hierfür sind: Die Checkliste für die Einarbeitung neuer Mitarbeiter*innen oder der Standard für die Durchführung einer Behandlung eines multimodalen Schmerzpatienten*in (Interview Tönsmann, 2021).

5. Herausforderungen und Diskussionen

Die Herausforderungen von Qualitätsmanagement unterliegen verschiedenen Bedingungen. Zum einen müssen die verfügbaren wirtschaftlichen und strukturellen Ressourcen beachtet werden, die in unterschiedlicher Weise in den Einrichtungen vorliegen können (Hensen, 2016, S. 45). So ist es zum Beispiel kostenpflichtig, ein Qualitätsmanagementsystem zu zertifizieren (Krauth, 2018).

Externe Faktoren wie das Verhalten von Patienten*innen oder Vorerkrankungen, die sie mitbringen, haben einen ebenfalls einen entscheiden Einfluss auf die Prozess- und Ergebnisqualität. So ist es mitunter nicht möglich, eine maximale Qualität zu erzielen. Demnach ist es mithilfe eines

Qualitätsmanagementsystems immer das Ziel, die optimale Qualität zu erreichen. Der Spalt zwischen der maximalen und optimalen Qualität soll verkleinert werden, um schlussendlich ein ausgewogenes Kosten-Nutzen Verhältnis zu erzielen (Hensen, 2016, S. 45). Die nachfolgende Tabelle soll einige Herausforderungen genauer beschreiben und einen Lösungsweg aufzeigen:

Tabelle 1: Herausforderungen, die mit einem Qualitätsmanagement einhergehen (eigene Darstellung).

Herausforderung:	Lösungsansatz:
Eine Zertifizierung ist teuer (Hensen, 2016, S. 45.).	– Kleinere Praxen können Auditchecklisten zur Hand nehmen und ihr eigenes Qualitätsmanagement entwickeln. Eine Zertifizierung ist nicht immer notwendig.
Mitarbeiterzufriedenheit sinkt.	– Regelmäßige Mitarbeiterbefragungen durchführen. – Mitarbeiter*in in Entscheidungsprozesse und Qualitätszirkel einbinden. – Transparenz schaffen, durch regelmäßige Besprechungen oder Newsletter.
Unverständnis bei Mitarbeiter*in für die Umsetzung spezifischer Anforderungen.	– Transparenz schaffen und Hintergründe der Maßnahme verdeutlichen, z.B. durch ein präsentes Leitbild und Qualitätsberichte.
Jeder Mitarbeiter*in bringt andere Erfahrungen und Soft- sowie Hard-Skills mit →Fachstandard (Hensen, 2016, S. 45.).	– Erstellen von Standards und Checklisten. – Regelmäßige Fortbildungen anbieten ggf. auch teamintern. – Ein einheitliches Dokumentationssystem schaffen.
Patienten*innen haben unterschiedliche Wünsche und Ziele an ihre Behandlung und sind ggf. vorerkrankt (Hensen, 2016, S. 45.)	– Patienten*in in die Zielformulierung der Prozess- und Ergebnisqualität einbinden. – Einheitliche Anamnesegestaltung durch Standards. – Regelmäßig und einheitlich dokumentieren. – Patientenbefragungen durchführen, um Verbesserungsprozesse einzuleiten.

6. Schlussfolgerungen und Empfehlung

Zusammenfassend lässt sich sagen, dass Qualitätsmanagement einen systematischen Handlungsrahmen bietet, um Qualität zu definieren und strukturell im Arbeitsalltag zu verankern. Das dient dem Ziel, die Struktur-, Prozess- und Ergebnisqualität wie auch im Rahmenvertrag zwischen Ersatzkassen und

Berufsverbänden und dem SGB V verankert, zu erhalten und zu optimieren. Qualitätssicherung ergibt sich einerseits aus dem beruflichen Selbstverständnis und andererseits aus Rahmenempfehlungen und den Rahmenverträgen. Wie die Qualitätssicherung, -verbesserung, -lenkung und -planung im Einzelnen umgesetzt wird, hängt stark von den Praxen oder Unternehmen ab. Hier zeigt sich ein großer Unterschied in der Größe der Praxis bzw. der Abteilung.

Es konnte gezeigt werden, dass kleinere Praxen wie die *Physiotherapiepraxis Noll*, Qualitätssicherung zum Erhalt der Qualität nutzen. Hier wird Qualitätsplanung, -sicherung, -lenkung zwar durchgeführt, obliegt aber keinem systematischen Handlungsrahmen, was die Qualitätsverbesserung erschwert und schwer begründbar macht. Es empfiehlt sich für die Praxis, einen systematischen Handlungsrahmen wie den PDCA-Zyklus zu integrieren. So können Abläufe besser evaluiert werden und Potenziale erkannt und genutzt werden. Drauf aufbauend wäre es hilfreich, weitere Checklisten und Standards zu erstellen, um die Qualität des Behandlungsprozesses besser abzubilden und zu sichern. Ein Ausgangspunkt stellt die bereits erstellte standardisierte Befundung dar. Mit weiteren standardisierten Behandlungsabläufen könnten die verschiedenen Berufsgruppen und Erfahrungswerte der Mitarbeiter*innen berücksichtigt und für alle zugänglich gemacht werden (Interview Noll, 2021).

Die *physiotherapeutische Abteilung im EKW* ist dem Qualitätsmanagementsystem des Krankenhauses untergeordnet und erfährt somit eine systematische Qualitätssicherung und -verbesserung. Auch die Qualitätsplanung und -lenkung wird anhand von Konzepten und einer eigenen Abteilung durchgeführt und ist in einem Qualitätsmanagementhandbuch niedergeschrieben. Die Abteilung zeigt sich als Good-Practice Beispiel und kann kleineren Praxen Ansätze liefern, die ebenfalls integriert werden könnten, um Qualitätsmanagement professionell umzusetzen. Ein gutes Beispiel sind die hausinternen Standards und Checklisten und auch Qualitätszirkel.

Die *Physiotherapiepraxis Noll* und die *physiotherapeutische Abteilung im EKW* sind nur bedingt vergleichbar. Sie sind unterschiedlichen wirtschaftlichen sowie strukturellen Ressourcen ausgesetzt und unterliegen anderen gesetzlichen Grundlagen. So zählt die *physiotherapeutische Abteilung des EKW* zu dem stationären Bereich und ist somit zum Qualitätsmanagement verpflichtet (Hensen, 2016, S. 51).

Man kann abschließend sagen, dass Qualitätsmanagement im ambulanten Bereich zwar ansatzweise stattfindet, aber enorme Verbesserungspotenziale aufweist. Es fehlt ein systematischer Handlungsrahmen. Im stationären Bereich ist dieser gegeben, somit ist dort Qualitätsmanagement umfassender integriert. Nichtsdestotrotz ist festzuhalten, dass im Rahmen dieser Arbeit nur zwei Experteninterviews durchgeführt wurden und demnach die Übertragbarkeit auf andere Praxen begrenzt ist. Eine tiefergehende Forschung wäre zu empfehlen.

Literaturverzeichnis

Bart S. (2019): Einführung in das Qualitätsmanagement In: Leal W. (Hrsg.) Qualitätsmanagement in der Gesundheitsversorgung. Berlin: Springerverlag. S. 7–20.

Bogner A., Littig B. & Menz W. (2014): Interview mit Experten. Eine praxisorientierte Einführung. Wiesbaden: Springer VS.

Deutsche Gesellschaft für medizinische Rehabilitation e.V (DEGEMED) (2019). Wir über uns. URL: https://www.degemed.de/wir-ueber-uns/ (zuletzt abgerufen im Februar 2021).

Deutsche Gesellschaft für medizinische Rehabilitation e.V., Fachverband für Sucht e.V. (2016): Internes Qualitätsmanagement für ambulante und stationäre Rehabilitationseinrichtungen: Auditleitfaden zum Zertifizierungsverfahren nach DEGEMED. 6. Auflage. Bonn.

Deutscher Verband für Physiotherapie (ZVK) e.V. (2021, A): Fragen zum Studium in der Physiotherapie. URL: https://www.physio-deutschland.de/filead min/data/bund/Dateien_oeffentlich/Beruf_und_Bildung/Studium/FAQs_ Studium.pdf. (zuletzt abgerufen Februar 2021).

Deutscher Verband für Physiotherapie (ZVK) e.V. (2021, B): Was Physiotherapie ist und was sie leistet. URL: https://www.physio-deutschland.de/fachkreise/ beruf-und-bildung/berufsbild.html. (zuletzt abgerufen im Februar 2021).

Evangelisches Krankenhaus Göttingen-Weende (EKW) (2016): Leitbild EKW. URL: https://karriere.ekweende.de/ek-weende/leitbild/ (zuletzt abgerufen Februar 2021).

Evangelisches Krankenhaus Göttingen-Weende (EKW) (2021): Physiotherapie/ Ergotherapie. URL: https://www.ekweende.de/patienteninfo/physiothera pieergotherapie/ (zuletzt abgerufen Februar 2021).

Hensen P. (2016): Qualitätsmanagement im Gesundheitswesen. Wiesbaden: Springer Fachmedien.

Institut für angewandte Arbeitswissenschaften e.V. (ifaa) (2019): Abläufe verbessern – Betriebserfolg garantieren. Berlin: Springer Verlag.

IntelliMed (2021): Maßnahmen der Physiotherapie. URL: https://heilmittel katalog.de/massnahmen-der-Physiotherapie. (zuletzt abgerufen im Februar 2021).

Kaiser R. (2014): Qualitative Experteninterviews. Konzeptionelle Grundlagen und praktische Durchführung. Wiesbaden: Springer VS. S.

Kassenärztliche Bundesvereinigung (2021): QM-Instrumente. URL: https://www.kbv.de/html/1856.php (zuletzt abgerufen im Februar 2021).

Knutsche P., Börchers K. (2017): Qualitäts- und Risikomanagement im Gesundheitswesen. Berlin: Springer.

Krauth C. (2018): Qualität EFQM, KTQ, QEP. URL: https://wirtschaftslexikon.gabler.de/definition/qualitaet-efqm-ktq-qep-51775/version-274928 (zuletzt abgerufen Februar 2021).

Liebold R., Trinczek R. (2009): Experteninterview. In: Kühl S. Strodtholz P., Taffertshofer A. (Hrsg.): Handbuch Methoden der Organisationsforschung. Quantitative und Qualitative Methoden. 1. Auflage. Wiesbaden: VS Verlag für Sozialwissenschaften. S. 32–56.

Mey G. & Mruck K. (2010): Handbuch qualitative Forschung in der Psychologie. Wiesbaden: VS Verlag für Sozialwissenschaften.

PraktischArzt (2021): Physiotherapeut/ in – Ausbildung, Aufgaben, Beruf, Gehalt. URL: https://www.praktischarzt.de/medizinische-berufe/physiotherapeut/. (zuletzt abgerufen im Februar 2021).

Physiotherapiepraxis Noll (2021): Ihre Gesundheit in guten Händen. URL: https://www.physiotherapie-noll.de (zuletzt abgerufen Februar 2021).

Runggaldier K., Flake F. (2013): Zertifizierte QM-Systeme: ISO, EFQM, KTQ, Audits und Kundenbefragungen. In: Neumayr A., Schinnerl A., Baubin M (Hrsg.): Qualitätsmanagement im prähospitalen Notfallwesen. Bestandsaufnahme, Ziele und Herausforderungen. Wien: Springer-Verlag. S.55.64.

Verband der Ersatzkassen (VDEK) (2021): Rahmenverträge. URL: https://www.vdek.com/vertragspartner/heilmittel/rahmenvertrag.html. (zuletzt abgerufen im Februar 2021).

Waltersbacher A. (2020): Heilmittelbericht 2018. Ergotherapie, Sprachtherapie, Physiotherapie, Podologie. S. 20–22 URL: https://www.wido.de/fileadmin/Dateien/Dokumente/Publikationen_Produkte/Buchreihen/Heilmittelbericht/wido_hei_heilmittelbericht_2020.pdf (zuletzt abgerufen Februar 2021).

Weimann E. (2018): Lean-Management und kontinuierlicher Verbesserungsprozess im Krankenhaus. In: Jany B., Rolke M. (Hrsg.): Pneumologie. Jg. 15: S. 202–208.

Abbildungsverzeichnis

Abbildung 1: FVS/DEGEMED Auditleitfaden 6.0 zur DIN EN ISO 9001:2015 (eigene Darstellung nach DEGEMED & FVS, 2016, S. 9). 279

Abbildung 2: Stufen der qualitativen Inhaltsanalyse (eigene Darstellung nach Mey & Mruck, 2010, S. 606). 280

Abbildung 3: PDCA-Zyklus Qualitätsmanagement-Kreislauf (eigene Darstellung nach Hensen, 2016, S. 61). 287

Abbildung 4: Kriterien des EFQM-Systems (eigene Darstellung nach Krauth, 2018). 289

Tabellenverzeichnis

Tabelle 1: Herausforderungen, die mit einem Qualitätsmanagement einhergehen (eigene Darstellung). 291

Lisa Kunze

Qualitätsmanagement im Beruf von Orthoptist_innen

Zusammenfassung

Der Beruf des Orthoptisten/der Orthoptistin zählt zu den gesundheitlichen Fachberufen aus dem Bereich der Augenheilkunde. Für diesen Beruf ist ein systematisches Qualitätsmanagement aus sozialethischer und unternehmerischer Perspektive von zentraler Bedeutung.

Ziel: Im Rahmen dieses Kapitels soll aufgezeigt werden, welche Qualitätsanforderungen bei der Berufsausübung von Orthoptist_innen erfüllt werden sollten und welche Maßnahmen zu ihrer Umsetzung bereits genutzt werden sowie weiterführend genutzt werden können.

Methode: Dieses Kapitel basiert auf einer sorgfältigen Literaturrecherche sowie einer Online-Befragung von drei Orthoptistinnen.

Ergebnisse: Bei der Ausübung ihres Berufs sollten Orthoptist_innen im Einklang mit rechtlichen Vorgaben, dem aktuellen wissenschaftlichen Kenntnisstand und den im Ethikkodex der Orthoptist_innen der Europäischen Union formulierten Grundsätzen handeln. Weitere besonders wichtige Qualitätsanforderungen bestehen in einem einfühlsamen und adressatengerechten Umgang mit Patient_innen und deren Angehörigen sowie in einer konstruktiven intra- und interprofessionellen Zusammenarbeit. Von den vielfältigen Qualitätsmanagement-Maßnahmen auf Individual-, Team- und Systemebene werden von den befragten Orthoptistinnen nur wenige eingesetzt.

Diskussion und Schlussfolgerungen: Die vielfältigen Möglichkeiten des Qualitätsmanagements werden bei der Arbeit von Orthoptist_innen in Deutschland bisher nur in geringem Umfang genutzt. Um das Qualitätsmanagement noch stärker in diesem Berufsfeld zu etablieren, sollten dafür relevante Kenntnisse und Kompetenzen in die Aus- und Fortbildung von Orthoptist_innen aufgenommen werden.

Schlüsselwörter: Qualitätsmanagement, Qualitätsanforderungen, Qualitätsmanagement-Maßnahmen, Orthoptik, Orthoptist_innen.

1. Einleitung

Der Beruf des Orthoptisten/der Orthoptistin ist ein gesundheitlicher Fachberuf aus dem Bereich der Augenheilkunde. Innerhalb dieses Bereichs sind

Orthoptist_innen vorrangig für die Untersuchung und Behandlung von Schielerkrankungen, Sehschwächen, Augenzittern und Augenbewegungsstörungen zuständig (BOD 2021). Im Rahmen ihrer diagnostischen Tätigkeiten bestimmen Orthoptist_innen verschiedene Aspekte des Sehvermögens wie die Sehschärfe und untersuchen die Beweglichkeit, Stellung und Zusammenarbeit der Augen (Osterloh 2010, S. 28). Im Rahmen ihrer therapeutischen Tätigkeiten führen sie mit ihren Patient_innen unter anderem Übungen zur Verbesserung des Sehvermögens und der beidäugigen Zusammenarbeit durch. Sie übernehmen zudem Aufgaben wie die Anpassung von Sehhilfen (BOD 2021).

Die rechtliche Grundlage für die Arbeit von Orthoptist_innen bilden das „Gesetz über den Beruf der Orthoptistin und des Orthoptisten (Orthoptistengesetz – OrthoptG)" aus dem Jahr 1989 und die „Ausbildungs- und Prüfungsverordnung für Orthoptistinnen und Orthoptisten (OrthoptAPrV)" aus dem Jahr 1990.

In den zuvor genannten Gesetzen ist festgelegt, dass Orthoptist_innen eine dreijährige Ausbildung an einer Fachschule für Orthoptik absolvieren und erfolgreich abschließen müssen. Die Ausbildung besteht aus theoretischem und fachpraktischem Unterricht im Umfang von 1.700 Stunden und praktischer Ausbildung im Umfang von 2.800 Stunden. Im Rahmen des Unterrichts werden den angehenden Orthoptist_innen Inhalte aus den Bereichen der Medizin, der Neuroophthalmologie und der Orthoptik sowie für ihren Beruf relevante ethische und rechtliche Grundlagen vermittelt (OrthoptAPrV Anlage 1 zu § 1). Im Rahmen der praktischen Ausbildung sollen die Auszubildenden zunächst dazu befähigt werden, eine Anamnese zu erheben und verschiedene Untersuchungsverfahren anzuwenden, eine Therapie zu planen und durchzuführen. Sie werden außerdem in der Anwendung und Pflege orthoptischer und pleoptischer Geräte sowie der Gesprächsführung, Beratung und Betreuung von Patient_innen ausgebildet (OrthoptAPrV Anlage 2 zu § 1). Ihre Kenntnisse und Fähigkeiten in den genannten Bereichen müssen die Auszubildenden schließlich in einer Abschlussprüfung mit einem schriftlichen, mündlichen und praktischen Teil beweisen, bevor sie die Berufsbezeichnung Orthoptist/Orthoptistin führen dürfen (OrthoptAPrV § 10, 15).

Nach ihrer Ausbildung können Orthoptist_innen an Kliniken und in Augenarztpraxen sowie ferner auch in Rehabilitationseinrichtungen und Förderzenten arbeiten. Von den ungefähr 2.400 in Deutschland praktizierenden Orthoptist_innen sind die meisten im Angestelltenverhältnis beschäftigt und nur wenige selbstständig tätig (BOD 2021; Osterloh 2010, S. 28).

2. Besonderheiten des Qualitätsmanagements im Beruf von Orthoptist_innen

Wie für andere Berufsgruppen aus dem gesundheitlichen Bereich ist ein erfolgreiches Qualitätsmanagement auch für Orthoptist_innen von besonderer Bedeutung. Aus sozialethischer Perspektive ergibt sich diese Bedeutung daraus, dass Orthoptist_innen eine große Verantwortung für die Gesundheit und die Lebensqualität ihrer Patient_innen tragen. Maßnahmen aus dem Bereich des Qualitätsmanagements können sie wesentlich dabei unterstützen, dieser Verantwortung gerecht zu werden und das Befinden ihrer Patient_innen möglichst positiv zu beeinflussen (Kuntsche & Börchers 2017, S. 43). Zusätzlich dazu können Qualitätsmanagement-Maßnahmen auch die Arbeitszufriedenheit und das Wohlbefinden der Orthoptist_innen selbst steigern, was sowohl aus sozialethischer als auch aus unternehmerischer Perspektive als vorteilhaft anzusehen ist. Aus unternehmerischer Sicht bietet ein erfolgreiches Qualitätsmanagement in der Orthoptik zudem die Chance, Patient_innen und Mitarbeiter_innen anzuziehen sowie an der jeweiligen Einrichtung zu halten und Kosten durch die Vermeidung von Fehlern oder Doppeluntersuchungen zu reduzieren (Kuntsche & Börchers 2017, S. 42 f.). Schließlich kann auch die Einhaltung gesetzlicher Vorgaben über geeignete Qualitätsmanagement-Maßnahmen sichergestellt werden (Leal & Scheday 2020, S. 1).

Auch wenn es dementsprechend wichtige Gründe für den Einsatz von Qualitätsmanagement-Maßnahmen bei der Arbeit von Orthoptist_innen gibt, scheinen derzeit noch keine Publikationen speziell zu diesem Thema vorzuliegen. Das Anliegen dieses Kapitels besteht darin, einen Beitrag zu Schließung dieser Lücke in der Fachliteratur zu leisten.

2.1. Qualitätsanforderungen

Um dieses Anliegen zu verwirklichen, gilt es zunächst genauer zu bestimmen, welche Qualitätsanforderungen Orthoptist_innen bei der Ausübung ihres Berufs erfüllen sollten. Als Grundlage dafür sind die in Tabelle 1 aufgeführten Standards und Kompetenzprofile geeignet, die in den vergangenen Jahren in Deutschland, der Europäischen Union sowie mehreren englischsprachigen Ländern entwickelt wurden.

Tabelle 1: Übersicht über bereits vorhandene Standards und Kompetenzprofile für Orthoptist_innen

Herausgeber	Titel	Erscheinungsjahr
Health and Care Professions Council United Kingdom (HCPC)	Standards of Proficiency – Orthoptists	2013
Australian Orthoptic Board (AOB)	Competency Standards for Orthoptists	2015
New Zealand Orthoptic Society (NZOSI)	Minimum Competency Standards for an Orthoptist registered with the New Zealand Orthoptic Society	2015
Orthoptists of the European Union (OCE)	Code of Ethics – Standards of Professional Behavior	2016
Bundesverband Orthoptik Deutschland (BOD)	Kompetenzprofil für die Orthoptik	2017

Aus den genannten Quellen konnten 25 Qualitätsanforderungen abgeleitet werden. Diese werden in Tabelle 2 nach verschiedenen Aufgabenbereichen gegliedert und mit Verweis auf die ihnen zugrundeliegenden Quellen aufgelistet.

Qualitätsmanagement im Beruf von Orthoptist_innen 301

Tabelle 2: 25 Qualitätsanforderungen an die Berufsausübung von Orthoptist_innen (in Anlehnung an AOB 2015, BOD 2017, HCPC 2013, OCE 2016 und NZOSI 2015 selbst entwickelt)

	Qualitätsanforderungen	Grundlage
Alle Aufgabenbereiche	Die Orthoptist_innen führen ihre beruflichen Tätigkeiten vorrangig zum Wohle ihrer Patient_innen aus und lassen diesen die mit den verfügbaren Ressourcen bestmögliche Versorgung zukommen.	AOB 2015, S. 2 HCPC 2013, S. 7 NZOSI 2015, S. 1 OCE 2016, S. 2
	Die Orthoptist_innen üben ihren Beruf im Einklang mit ethischen Grundsätzen sowie unter Einhaltung aller relevanten rechtlichen Vorgaben aus.	AOB 2015, S. 2 BOD 2017, S. 8 ff. HCPC 2013, S. 7 NZOSI 2015, S. 1 OCE 2016, S. 1 ff
	Die Orthoptist_innen üben ihre Rolle im Gesundheitssystem kompetent, effektiv und effizient aus.	AOB 2015, S. 1 HCPC 2013, S. 7
	Die Orthoptist_innen führen ihre beruflichen Tätigkeiten auf der Grundlage des aktuellen fachlichen Kenntnisstands sowie wissenschaftlicher Evidenz aus.	AOB 2015, S. 2 BOD 2017, S. 14 HCPC 2013, S. 7 NZOSI 2015, S. 19 OCE 2016, S. 2
Umgang mit Patient_innen und Angehörigen	Die Orthoptist_innen verhalten sich ihren Patient_innen und deren Angehörigen gegenüber freundlich, respektvoll und empathisch.	BOD 2017, S. 8 ff. HCPC 2013, S. 7 f. NZOSI 2015, S. 5 OCE 2017, S. 2
	Die Orthoptist_innen stimmen ihre verbale und nonverbale Kommunikation unter Berücksichtigung von Faktoren wie Alter, Bildungsgrad und Sprachniveau auf die Bedürfnisse und Voraussetzungen ihrer Patient_innen und derer Angehörigen ab.	AOB 2015, S. 4 BOD 2017, S. 10 HCPC 2013, S. 8
	Die Orthoptist_innen klären ihre Patient_innen und deren Angehörige so verständlich und umfassend über die Untersuchungsverfahren, deren Ergebnisse und geeignete Behandlungsverfahren auf, dass diese eine informierte Entscheidung treffen können.	AOB 2015, S. 1 BOD 2017, S. 10 HCPC 2013, S. 7 ff. NZOSI 2015, S. 8 OCE 2016, S. 2
	Die Orthoptist_innen binden die Patient_innen und deren Angehörige aktiv in die Planung, Durchführung und Evaluation der Behandlung ein.	AOB 2015, S. 1 BOD 2017, S. 9 ff. HCPC 2013, S. 7 ff. NZOSI 2015, S. 8

(wird fortgesetzt)

Tabelle 2: Fortsetzung

	Qualitätsanforderungen	Grundlage
Intra- und Interdisziplinäre Zusammenarbeit	Die Orthoptist_innen verhalten sich ihren Kolleg_innen sowie Kooperationspartner_innen aus anderen gesundheitlichen und sozialen Berufen gegenüber hilfsbereit und respektvoll.	AOB 2015, S. 1 HCPC 2013, S. 10
	Die Orthoptist_innen arbeiten konstruktiv und professionell mit ihren Kolleg_innen sowie Angehörigen anderer Berufsgruppen zusammen, um ihren Patient_innen zu einem möglichst guten gesundheitlichen Zustand zu verhelfen.	AOB 2015, S. 1 BOD 2017, S. 9 ff. HCPC 2013, S. 10 NZOSI 2015, S. 20 OCE 2016, S. 2
	Die Orthoptist_innen sind sich der Grenzen ihres eigenen Kompetenzbereichs bewusst und überweisen Patient_innen bei Bedarf an Angehörige anderer Berufsgruppen.	AOB 2015, S. 1 HCPC 2013, S. 1
	Die Orthoptist_innen kommunizieren adressatengerecht und verständlich mit den Angehörigen anderer Berufsgruppen.	AOB 2015, S. 1 HCPC 2013, S. 9 f. NZOSI 2015, S. 20
Anamnese	Die Orthoptist_innen gewinnen im Rahmen der Anamnese über geeignete Fragen und Beobachtungen effizient und zuverlässig alle für den jeweiligen Fall relevanten Informationen, die ohne Untersuchungsverfahren verfügbar sind.	AOB 2015, S. 4 HCPC 2013, S. 14 NZOSI 2014, S. 4 ff.
Diagnostik	Die Orthoptist_innen wählen auf der Grundlage der Anamnese sorgfältig für den jeweiligen Fall geeignete Untersuchungsverfahren aus.	AOB 2015, S. 4 BOD 2017, S. 8 HCPC 2013, S. 14 NZOSI 2014, S. 4 ff.
	Die Orthoptist_innen wenden qualitative und quantitative Untersuchungsverfahren aus ihrem Berufsfeld sicher, fachgerecht und mit der notwendigen Präzision an.	AOB 2015, S. 5 BOD 2017, S. 8 HCPC 2013, S. 14 ff. NZOSI 2015, S. 6
	Die Orthoptist_innen treffen nach sorgfältiger und kritischer Abwägung aller Untersuchungsergebnisse sowie unter Berücksichtigung der individuellen Voraussetzungen ihrer Patient_innen eine differenzierte Diagnose.	AOB 2015, S. 5 f. BOD 2017, S. 8 HCPC 2013, S. 14 NZOSI 2015, S. 7

Tabelle 2: Fortsetzung

	Qualitätsanforderungen	Grundlage
Therapie	Die Orthoptist_innen entwickeln ausgehend von der Diagnose einen auf die individuellen Voraussetzungen ihrer Patient_innen abgestimmten Behandlungsplan.	AOB 2015, S. 8 BOD 2017, S. 9 HCPC 2013, S. 14 ff. NZOSI 2015, S. 13 ff.
	Die Orthoptist_innen führen die Behandlung fachgerecht und sicher durch.	AOB 2015, S. 8 BOD 2017, S. 9 HCPC 2013, S. 14 ff. NZOSI 2015, S. 13 ff.
	Die Orthoptist_innen beobachten und beurteilen Veränderungen im gesundheitlichen Zustand ihrer Patient_innen im Behandlungsverlauf und modifizieren ihren Behandlungsplan davon ausgehend bei Bedarf.	AOB 2015, S. 8 HCPC 2013, S. 11 NZOSI 2015, S. 8
Dokumentation	Die Orthoptist_innen dokumentieren die im Rahmen der Anamnese gewonnenen Informationen, die durchgeführten diagnostischen Verfahren, deren Ergebnisse, Behandlungs-schritte und Überweisungen korrekt, angemessen detailliert, für andere verständlich und im Einklang mit rechtlichen sowie versicherungstechnischen Vorgaben.	AOB 2015, S. 9 BOD 2017, S. 12 HCPC 2013, S. 10 NZOSI 2015, S. 9
	Die Orthoptist_innen behandeln die gewonnenen Informationen und Daten vertraulich und stellen sicher, dass nur dazu autorisiertes Personal darauf Zugriff hat.	AOB 2015, S. 9 BOD 2017, S. 12 HCPC 2013, S. 8 NZOSI 2015, S. 9 OCE 2016, S. 3
Qualitätsmanagement	Die Orthoptist_innen stellen eine sichere Arbeitsumgebung her und beugen möglichen Risiken vor.	AOB 2015, S. 9 HCPC 2013, S. 16
	Die Orthoptist_innen reflektieren und evaluieren ihre Arbeitsleistung regelmäßig und systematisch.	AOB 2015, S. 2 f. BOD 2017, S. 8 ff. HCPC 2013, S. 10 f. NZOSI 2015, S. 2 f.
	Die Orthoptist_innen streben eine Verbesserung ihrer Arbeitsqualität an und ergreifen dazu geeignete Maßnahmen.	AOB 2015, S. 3 HCPC 2013, S. 10 f. NZOSI 2015, S. 19
	Die Orthoptist_innen tragen aktiv zur Qualitätsverbesserung der sie beschäftigenden Einrichtung bei und beteiligen sich an Qualitätsmanagementmaßnahmen.	AOB 2015, S. 2 BOD 2017, S. 13 HCPC 2013, S. 10 f.

(wird fortgesetzt)

Wie die Übersicht verdeutlicht, werden an Orthoptist_innen in allen Bereichen ihrer beruflichen Tätigkeit hohe Qualitätsanforderungen gestellt. Ein besonderer Stellenwert wird dabei neben der Anamnese, Diagnostik, Therapie und Dokumentation dem Umgang mit den Patient_innen und deren Angehörigen sowie der intra- und interdisziplinären Zusammenarbeit beigemessen. Zusätzlich dazu wird auch die aktive Mitwirkung am Qualitätsmanagement explizit zu den Aufgaben von Orthoptist_innen gezählt.

2.2. Qualitätsmanagement-Maßnahmen

Dazu, welche Qualitätsmanagement-Maßnahmen im Bereich der Orthoptik genutzt werden können, finden sich in den oben genannten Quellen ebenfalls Anregungen und Empfehlungen. Diese wurden in Abbildung 1 danach kategorisiert, inwiefern sie allein, im Team oder auf Ebene der gesamten Einrichtung umgesetzt werden können. Die höheren Ebenen schließen dabei jeweils die Maßnahmen der niedrigeren ein, da die individuell umsetzbaren Maßnahmen auch im Team umgesetzt werden können und die Maßnahmen einzelner Teams auch auf Systemebene übertragen werden können.

Individualebene	
Umsetzung standardisierter Verfahrensanleitungen	regelmäßige Teambesprechungen
Wartung und Sicherstellung der Funktionsfähigkeit der Arbeitsgeräte	Fallkonferenzen und -diskussionen
Definition von Zielen für das Qualitätsmanagement	Peer-Review und Peer-Feedback
Evaluation und Reflexion der eigenen Arbeit	Interdisziplinäre Zusammenarbeit
Auseinandersetzung mit aktuellen Veröffentlichungen und Forschungsergebnissen	
Teilnahme an Fort- und Weiterbildungsangeboten	

Teamebene
- Erarbeitung von standardisierten Anleitungen für Arbeitsabläufe
- Erarbeitung, Beurteilung und Weiterentwicklung von Lösungen für komplexe Probleme

Systemebene
- Teilnahme an Audit- und Zertifizierungsverfahren

Abbildung 1: Empfohlene Qualitätsmanagement-Maßnahmen auf Individual-, Team- und Systemebene (in Anlehnung an AOB 2015, BOD 2017, HCPC 2017 und NZOSI 2015 selbst erstellt)

Wie die Abbildung veranschaulicht, können Orthoptist_innen bereits für sich allein vielfältige Maßnahmen zur Qualitätssicherung und -verbesserung umsetzen, die von einer systematischen Evaluation und Reflexion der eigenen Arbeit bis hin zur Teilnahme an Fortbildungs- und Weiterbildungsangeboten reichen. Im intra- oder interdisziplinären Team werden insbesondere verschiedene Austauschformate wie Fallkonferenzen und -diskussionen sowie die gemeinsame Erarbeitung von Problemlösungen oder standardisierten Anleitungen als qualitätsförderlich angesehen. Auf Ebene der gesamten Klinik oder Praxis kann schließlich auch die Teilnahme an Audit- und Zertifizierungsverfahren einen wertvollen Beitrag zum Qualitätsmanagement leisten (AOB 2015, S. 2 f.; BOD 2017, S. 13; HCPC 2013, S. 7 ff.; NZOSI 2015, S. 2 f.).

2.3. Praxis des Qualitätsmanagements in Deutschland

Im Rahmen einer sorgfältigen Internetrecherche konnte ermittelt werden, dass in Deutschland einige größere Praxen und vor allem Kliniken, die Orthoptist_innen beschäftigen, nach DIN EN ISO 9001:2015 zertifiziert sind (z.B. Augenzentrum München 2021; Universitätsaugenklinik Kiel 2021). Es handelt sich dabei um eine vom Deutschen Institut für Normierung veröffentlichte Norm zu den Anforderungen an Qualitätsmanagementsysteme, die europäischen und internationalen Standards entspricht (Mertens 2020, S. 24). Dieser Norm liegen die sieben Grundsätze der Kundenorientierung, der verantwortlichen Führung, der Einbeziehung von Personen, des Beziehungsmanagements, der faktengestützten Entscheidungsfindung sowie der kontinuierlichen Verbesserung zugrunde (TÜV SÜD 2021, 10). Der PDCA-Zyklus mit den Elementen der Planung, Umsetzung, Evaluation und weiteren Verbesserung ist als ein weiteres Kernelement der DIN EN ISO 9001:2015 zu betrachten (TÜV SÜD 2021, S. 7). Dass Orthoptist_innen zum Teil an Einrichtungen arbeiten, die nach dieser Norm zertifiziert sind, legt nahe, dass der PDCA-Zyklus und die sieben genannten Grundprinzipien auch im Zusammenhang mit dem Qualitätsmanagement in der Orthoptik Berücksichtigung finden.

Die Recherche zur Umsetzung von Qualitätsmanagement-Maßnahmen in Deutschland hat des Weiteren ergeben, dass der Berufsverband Orthoptik Deutschland seinen Mitgliedern Fortbildungsangebote zu verschiedenen berufsrelevanten Themen und Verfahren bietet. Orthoptist_innen haben außerdem die Möglichkeit, sich an verschiedenen deutschen Hochschulen im Rahmen von Studiengängen zur interdisziplinären Gesundheitsversorgung, Medizinpädagogik oder Gesundheit und Diversität weiterzubilden (BOD 2021). Auf die Arbeit von Orthoptist_innen abgestimmte Fort- oder

Weiterbildungsangebote speziell zum Qualitätsmanagement scheint es in Deutschland bisher allerdings noch nicht zu geben. Inwiefern die bereits vorhandenen Fort- und Weiterbildungsmöglichkeiten tatsächlich genutzt werden, lässt sich auf der Grundlage der bereits verfügbaren Informationen schließlich ebenso wenig beurteilen, wie die Nutzung der weiteren oben genannten Qualitätsmanagement-Maßnahmen auf Individual- und Teamebene.

3. Methodische Vorgehensweise

Um die zuvor genannte Lücke im Kenntnisstand zu schließen und einen Einblick in die praktische Umsetzung des Qualitätsmanagements bei der Arbeit von Orthoptist_innen zu gewinnen, wurde beschlossen, eine eigene Online-Befragung durchzuführen. Ausschlaggebend für die Wahl dieses Erhebungsformats war die Hoffnung, mit Hilfe eines Online-Fragebogens eine noch größere Anzahl an Orthoptist_innen zu erreichen als mit persönlicheren, aber zugleich zeitaufwendigeren Verfahren wie digitalen oder telefonischen Interviews.

Der Online-Fragebogen wurde auf der Grundlage der theoretischen Vorarbeit selbst entwickelt. Er beginnt mit einer Einleitung, die die Teilnehmenden im Einklang mit den gängigen Konventionen über die Inhalte und Zielsetzung der Befragung informiert sowie ihnen eine anonymisierte und vertrauliche Weiterverwendung ihrer Antworten zusichert. An die Einleitung schließen sich drei Fragen zur beruflichen Situation der Orthoptist_innen an, die zur Erfassung relevanter Angaben sowie als Hinführung zum Hauptteil des Fragebogens dienen. Diese besteht aus den sechs in Tabelle 3 genannten Fragen, die jeweils in einem Textfeld frei beantwortet werden können. Dieses offene Antwortformat wurde stärker standardisierten Alternativen vorgezogen, um auch nicht antizipierte Aspekte zu erfassen.

Tabelle 3: Übersicht über die offenen Fragen im Hauptteil des selbstentwickelten Online-Fragebogens

Nr.	Thematischer Schwerpunkt	Wortlaut der Frage
1	Qualitätskriterien	Worauf sollten Orthoptist_innen Ihrer Meinung nach besonders achten, um Ihre Patient_innen qualitativ hochwertig zu versorgen?
2	Herausforderungen bei der Arbeit	Mit welchen Herausforderungen ist Ihre Arbeit verbunden?
3	Herausforderungen beim Qualitätsmanagement	Welche Herausforderungen nehmen Sie speziell im Zusammenhang mit dem Qualitätsmanagement in ihrem Beruf wahr?
4	Veränderungswünsche in Bezug auf die Arbeitsbedingungen	Welche Veränderungen in Ihren Arbeitsbedingungen würden es Ihnen erleichtern, Ihren Beruf zu Ihrer eigenen Zufriedenheit sowie der Ihrer Patient_innen auszuüben?
5	Verbesserungsvorschläge zur Aus- und Fortbildung	Haben Sie Verbesserungsvorschläge in Bezug auf die Ausbildung und Fortbildungsangebote für Orthoptist_innen? Falls ja, welche?
6	Qualitätsmanagement am eigenen Arbeitsplatz	Welche Methoden werden an Ihrem Arbeitsplatz bereits genutzt, um eine qualitativ hochwertige Versorgung der Patient_innen sicherzustellen und möglichen Risiken oder Fehlern vorzubeugen?

Zu Beginn des Jahres 2021 wurden 20 zufällig ausgewählte Orthoptist_innen aus Kliniken und Praxen in Norddeutschland in einer Email mit personalisierter namentlicher Ansprache darum gebeten, den Online-Fragebogen innerhalb eines dreiwöchigen Zeitraums über die Evaluationsplattform LeOniE.SH auszufüllen. Zur Mitte dieses Zeitraums wurden die ausgewählten Orthoptist_innen mit einer weiteren Email an die Befragung erinnert, um die Teilnahmequote zu erhöhen.

Im Vorwege wurde außerdem geplant, die offenen Antworten der Orthoptist_innen der induktiven Vorgehensweise der Qualitativen Inhaltsanalyse entsprechend zu kategorisieren und auszuwerten.

4. Ergebnisse

An der Online-Befragung zum Qualitätsmanagement in ihrem Beruf haben sich drei Orthoptistinnen beteiligt, von denen zwei an der Medizinischen Hochschule Hannover beschäftigt sind und eine an einer Gemeinschaftspraxis in Rostock arbeitet. Ihre Antworten auf die sechs offenen Fragen im Hauptteil des Fragebogens sollen in diesem Abschnitt zusammenfassend dargestellt werden.

Aus den Antworten auf Frage 1 geht hervor, dass alle befragten Orthoptistinnen einen empathischen, aufmerksamen und adressatengerechten Umgang mit den Patient_innen und ihren Angehörigen für eine qualitativ hochwertige Ausübung ihres Berufs als besonders wichtig ansehen. Zwei Orthoptistinnen betonen außerdem die Wichtigkeit der Zusammenarbeit mit Expert_innen aus anderen Fachbereichen wie Neurologie oder Psychologie. Jeweils einmal werden zusätzlich dazu eine hochwertige Ausbildung, eine gute Arbeitsausstattung und ausreichend Zeit als Voraussetzung für eine qualitativ hochwertige Versorgung von Patient_innen beschrieben.

Ein Mangel an Zeit wird in den Antworten auf Frage 2 von allen befragten Orthoptistinnen als Herausforderung bei ihrer Arbeit beschrieben. Eine Orthoptistin sieht außerdem eine Herausforderung in ihrem breitgefächerten Arbeitsspektrum, das Patient_innen aller Altersgruppen und mit vielfältigen verschiedenen Beschwerden umfasst.

Im Zusammenhang mit den Herausforderungen des Qualitätsmanagements wird ein Mangel an Zeit ebenfalls am häufigsten benannt. Eine Orthoptistin weist ergänzend dazu darauf hin, dass sie sich für die Durchführung von Qualitätsmanagement-Maßnahmen nicht ausreichend qualifiziert fühle, da diese in Deutschland kein Bestandteil der Ausbildung von Orthoptist_innen seien.

Im Einklang mit den bereits beschriebenen Ergebnissen äußern zwei Orthoptistinnen bei Frage 4 den Wunsch nach mehr Zeit für die einzelnen Patient_innen. Eine dieser Orthoptistinnen wünscht sich außerdem mehr Zeit für ihre bürokratischen Aufgaben wie das Verfassen von Briefen und Berichten sowie für die Recherche zu berufsrelevanten Themen.

Zwei der befragten Orthoptistinnen sehen des Weiteren auch in Bezug auf die Ausbildung für ihren Beruf Verbesserungsbedarf. Aus der Sicht einer dieser Orthoptistinnen sollte sich die Ausbildung stärker an der Praxis orientieren und tatsächlich alle Untersuchungs- und Behandlungsverfahren abdecken, die in der Praxis benötigt werden. Eine zweite Orthoptistin schlägt vor, die Ausbildung in Deutschland wie in anderen Staaten in ein Hochschulstudium umzuwandeln. In Bezug auf die Fortbildungsangebote werden keine Verbesserungswünsche geäußert.

Aus den Antworten auf Frage 6 lässt sich schließlich entnehmen, dass an der Medizinischen Hochschule Hannover ein Qualitätsmanagementsystem etabliert ist, das die Abteilung für Orthoptik einschließt. Innerhalb dieser Abteilung werden dort standardisierte Verfahrensanleitungen und regelmäßige Teambesprechungen als Qualitätsmanagement-Maßnahmen favorisiert. In der Rostocker Praxis scheint die interdisziplinäre Zusammenarbeit für das Qualitätsmanagement zentral zu sein, das der dort beschäftigten Orthoptistin zufolge zudem durch moderne Technik unterstützt wird.

5. Diskussion der Ergebnisse mit einem Schwerpunkt auf den Heraus-forderungen des Qualitätsmanagements im Beruf von Orthoptist_innen

Vor dem Hintergrund der theoretischen Vorarbeit sollen die im vorherigen Abschnitt beschriebenen Ergebnisse nun mit einem besonderen Fokus auf die Herausforderungen des Qualitätsmanagements im Beruf von Orthoptist_innen diskutiert werden.

Die Ergebnisse der Online-Befragung zeigen zunächst, dass von den in Abschnitt 2.1 aufgestellten Qualitätsanforderungen insbesondere diejenigen aus den Bereichen des Umgangs mit Patient_innen sowie der interprofessionellen Zusammenarbeit von den befragten Orthoptistinnen als bedeutsam angesehen werden. In dem Wunsch einer Orthoptistin nach einer vollständigen Abdeckung aller relevanten Untersuchungs- und Behandlungsverfahren deutet sich zudem an, dass auch die Erfüllung der Qualitätsanforderungen aus dem Bereich der Diagnostik und Therapie für die entsprechende Orthoptistin wichtig sind. Dass Anforderungen aus den anderen Qualitätsbereichen nicht explizit erwähnt werden, könnte darauf zurückzuführen sein, dass sie von den Befragten entweder als nachrangig angesehen oder aber im Gegenteil als selbstverständlich vorausgesetzt werden. Zusätzlich dazu könnte auch die geringe Teilnehmerinnenzahl mit dafür verantwortlich sein, dass nur wenige Qualitätsbereiche angesprochen werden.

Von den in Abschnitt 2.2 zusammengetragenen Qualitätsmanagement-Maßnahmen auf Individual-, Team- und Systemebene wird von den befragten Orthoptistinnen ebenfalls nur eine kleine Auswahl benannt. Dies könnte auf ähnliche Ursachen wie die geringe Variationsbreite der Antworten zu den Qualitätsanforderungen zurückzuführen sein und/oder darauf zurückgehen, dass Orthoptist_innen in Deutschland nicht gezielt für die Übernahme von

Aufgaben aus dem Bereich des Qualitätsmanagements ausgebildet werden. Die abgegebenen Antworten erwecken dabei den Eindruck, dass die mangelnde Ausbildung zu diesem Thema in Kliniken durch übergeordnete Qualitätsmanagementsysteme besser kompensiert werden kann als in einzelnen Praxen. Da sich nur Orthoptistinnen aus einer Klinik und einer Praxis an der Befragung beteiligt haben, handelt es sich dabei jedoch nur um eine erste Vermutung, die einer noch differenzierteren Untersuchung bedarf.

Die bereits vorliegenden Ergebnisse lassen es in jedem Fall empfehlenswert erscheinen, die Förderung von Kompetenzen aus dem Bereich des Qualitätsmanagements in die Ausbildung von Orthoptist_innen zu integrieren. Um eine qualitativ hochwertige Versorgung der Patient_innen zu gewährleisten, sollte außerdem darauf geachtet werden, dass im Rahmen der Ausbildung alle relevanten Untersuchungs- und Behandlungsverfahren abgedeckt werden. Für Orthoptist_innen, die ihre Ausbildung bereits abgeschlossen haben, könnten Fortbildungen zu diesen Verfahren sowie auch zum Qualitätsmanagement hilfreich sein.

In Einrichtungen, die mehrere Orthoptist_innen beschäftigen, scheint zusätzlich dazu eine Spezialisierung der Mitarbeiter_innen auf verschiedene Tätigkeitsbereiche eine geeignete Lösungsmöglichkeit für mehrere Herausforderungen zu sein. Wie eine befragte Orthoptistin angemerkt hat, ist das Spektrum der diagnostischen und therapeutischen Tätigkeiten in ihrem Berufsfeld sehr groß und es stellt dementsprechend eine Herausforderung dar, sie alle mit derselben hohen Qualität auszuführen. Eine sinnvolle Aufgabenteilung und Spezialisierung im Team, die auch Vertretungen für Urlaubszeiten oder Krankheitsfälle vorsieht, könnte die Qualität der Versorgung steigern und durch eine noch stärker routinierte Ausübung bestimmter Tätigkeiten eventuell auch zu einem zeitlichen Gewinn führen. Die Benennung und Fortbildung eines Teammitglieds zum/zur Qualitätsmanagement-Beauftragten verspricht ebenfalls qualitätsförderlich zu sein und Orthoptist_innen die Ausübung ihres komplexen Berufs zu erleichtern.

Um eine qualitativ hochwertige orthoptische Versorgung sicherzustellen, gilt es schließlich auch die aus zeitlichen Gründen resultierenden Herausforderungen zu bewältigen. Die Antworten der befragten Orthoptistinnen legen nahe, dass ein Mangel an Zeit sowohl die Qualität der Patient_innenversorgung als auch das Qualitätsmanagement einschränkt. Falls für diesen Zeitmangel wie in anderen Gesundheitsberufen vorrangig wirtschaftliche Gründe verantwortlich sein sollten, wäre es empfehlenswert, die Leitungen von Orthoptist_innen beschäftigenden Kliniken oder Praxen dafür zu sensibilisieren, dass sich die Investition in Qualitätsmanagement-Maßnahmen längerfristig rentiert.

Derartige Maßnahmen können zudem auch direkt zur Lösung der zeitlichen Problematik beitragen, wenn sie wenig effizient gestaltete Prozesse aufdecken und zeitökonomischere Lösungen hervorbringen. Durch die Investition von Zeit in Qualitätsmanagement-Maßnahmen können somit an anderen Stellen zeitliche Ressourcen gewonnen werden, die dann beispielsweise direkt in eine noch hochwertigere Versorgung der Patient_innen investiert werden können.

In Tabelle 4 werden die beschriebenen Herausforderungen und Lösungsansätze abschließend zusammengefasst.

Tabelle 4: Für das Qualitätsmanagement relevante Herausforderungen bei der Arbeit von Orthoptist_innen und mögliche Lösungsansätze (in Anlehnung an die Ergebnisse der Online-Befragung selbst erstellt)

Herausforderungen	Lösungsansätze
breitgefächertes Spektrum beruflicher Tätigkeiten	– Aufgabenteilung und Spezialisierung im intraprofessionellen Team – gegenseitige Unterstützung und Beratung im interprofessionellen Team
unvollständige Vorbereitung im Rahmen der Ausbildung	– Aktualisierung und Erweiterung der Ausbildungsinhalte um alle relevanten Verfahren und Kompetenzen aus dem Bereich des Qualitätsmanagements – Berufsbegleitende Fort- und Weiterbildungsangebote
zu wenig Zeit für die Patient_innen und Aufgaben aus dem Bereich des Qualitätsmanagements	– Neubewertung des Verhältnisses zwischen Behandlungsqualität und wirtschaftlichen Interessen – Sensibilisierung der Führungskräfte für die sozialethischen und ökonomischen Vorteile der Investition von Zeit und Geld in Qualitätsmanagement-Maßnahmen – Aufdeckung und Verbesserung wenig zeiteffizienter Arbeitsabläufe im Rahmen von Qualitätsmanagement-Maßnahmen

6. Schlussfolgerungen und Empfehlungen

Im Rahmen dieses Kapitels ist deutlich geworden, dass Orthoptist_innen bei ihrer Berufsausübung vielfältige Qualitätsanforderungen erfüllen sollten. Diese Feststellung unterstützt gemeinsam mit weiteren Ergebnissen der theoretischen Vorarbeit sowie der Befragung mehrerer Orthoptistinnen die eingangs getroffene Annahme, dass ein gelingendes Qualitätsmanagement auch für diesen gesundheitlichen Fachberuf von besonderer Bedeutung ist.

In Deutschland wird dieser Bedeutung bisher allerdings noch nicht ausreichend Rechnung getragen. Es sollte deshalb zukünftig darauf hingearbeitet werden, das Qualitätsmanagement noch stärker in der Ausbildung und beruflichen Praxis von Orthoptist_innen zu etablieren.

Ein erster Schritt in diese Richtung könnte darin bestehen, auch für Deutschland einheitliche Qualitätsstandards für Orthoptist_innen zu entwickeln. Der Entwurf eines Kompetenzprofils für die Orthoptik zeigt, dass der Berufsverband Orthoptik Deutschland bereits damit begonnen hat, in diese Richtung zu arbeiten. Die entsprechenden Bemühungen könnten dadurch unterstützt werden, dass dem Berufsverband sowie weiteren relevanten Akteuren wie den Leitungen der Fachschulen für Orthoptik die in Abschnitt 2.1 aufgestellten Qualitätsanforderungen zur Verfügung gestellt werden. Nach einer gemeinsamen Sichtung, Überarbeitung und Erweiterung könnten diese als Qualitätsstandards veröffentlicht werden und Orthoptist_innen in Deutschland Orientierung für ihre beruflichen Tätigkeiten einschließlich des Qualitätsmanagements bieten. Die Qualitätsstandards wären zudem auch als Grundlage für die Entwicklung von Evaluationsinstrumenten wie standardisierten Fragebögen zur Befragung von Patient_innen geeignet.

Mit besonderem Nachdruck ist des Weiteren zu empfehlen, das Thema des Qualitätsmanagements in die Ausbildungs- und Prüfungsverordnung von Orthoptist_innen aufzunehmen. Angesichts der hohen Bedeutung des Qualitätsmanagements für ihren Beruf sollten angehende Orthoptist_innen gezielt dazu befähigt werden, Qualitätsmanagement-Maßnahmen zu entwickeln, umzusetzen und zu evaluieren. Im Zuge einer entsprechenden Umgestaltung sollte die Ausbildung zudem stärker an der Förderung von Kompetenzen anstatt an Inhalten orientiert werden, wie es auch im Rahmen der schulischen Bildung zunehmend üblich ist. Der Umsetzung der in Abschnitt 2.2 zusammengetragenen Qualitätsmanagement-Maßnahmen würde dabei insbesondere die Förderung selbstregulativer und sozialer Kompetenzen zugutekommen.

Es könnte zusätzlich dazu hilfreich sein, im Rahmen von größer angelegten Untersuchungen zu prüfen, inwiefern und unter welchen Voraussetzungen die genannten Qualitätsmanagement-Maßnahmen speziell im Beruf von Orthoptist_innen tatsächlich zu einer Verbesserung der Versorgungsqualität beitragen. Auf der Grundlage des aktuellen Kenntnisstands lassen sich darüber noch keine zufriedenstellenden Aussagen treffen.

Schließlich erscheint es noch besonders wichtig, das Qualitätsmanagement bei der Arbeit von Orthoptist_innen nicht isoliert zu betrachten. Da Orthoptist_innen meistens im Angestelltenverhältnis tätig sind, hängt die Qualität ihrer Arbeit und der Erfolg ihrer Bemühungen um ein systematisches Qualitätsmanagement immer auch von der Leitung der sie beschäftigenden Kliniken oder Praxen ab. Deshalb wäre es empfehlenswert, auch diese für die Bedeutung und Vorzüge eines gelingenden Qualitätsmanagementsystems zu sensibilisieren und bei der Etablierung eines solchen Systems gezielt zu unterstützen.

Literaturverzeichnis

Augenzentrum München (2021). *Team Orthoptik und Strabologie.* Zuletzt abgerufen am 15. Februar 2021 von https://www.augenzentrum.net/ueber-uns/orthoptik/.

Ausbildungs- und Prüfungsverordnung für Orthoptistinnen und Orthoptisten (OrthoptAPrV) in der Fassung vom 21. März 1990.

Australian Orthoptic Board (2015). *Competency Standards for Orthoptists.* Zuletzt abgerufen am 15. Februar 2021 von https://www.australianorthopticboard.org.au/Downloads/Competency%20Standards%20Jul15.pdf.

Bundesverband Orthoptik Deutschland (2017). *Kompetenzprofil für die Orthoptik.* Zuletzt abgerufen am 15. Februar 2021 von https://orthoptik.de/fileadmin/pdf/Handouts/Kompetenzprofil_Stand_26032015.pdf.

Gesetz über den Beruf der Orthoptistin und des Orthoptisten (Orthoptistengesetz – OrhtoptG) in der Fassung vom 28. November 1989.

Health and Care Professions Council United Kingdom (2013). *Standards of Proficiency – Orthoptists.* Zuletzt abgerufen am 15. Februar 2021 von https://www.hcpc-uk.org/globalassets/resources/standards/standards-of-proficiency---orthoptists.pdf?v=637018071770000000.

Kuntsche, P. & Börchers, K. (2017). *Qualitäts- und Risikomanagement im Gesundheitswesen,* Basis- und integrierte Systeme, Managementsystemübersichten und praktische Umsetzung. Berlin: Springer Gabler.

Leal, W. & Scheday, S. (2020). Einführung – der strategische Wert von Qualitätsmanagement im Gesundheitswesen. In W. Leal (Hg.), *Qualitätsmanagement in der Gesundheitsversorgung,* Erfolgskonzepte, Praxis- und Krankenhaus-Management. Heidelberg: Springer, S. 1–4.

Mertens, G. (2020). Die DIN EN ISO 9001:2015 und ihre Umsetzung in der Praxis. In W. Leal (Hg.), *Qualitätsmanagement in der Gesundheitsversorgung,* Erfolgskonzepte, Praxis- und Krankenhaus-Management. Heidelberg: Springer, S. 23–37.

New Zealand Orthoptic Society (2015). *Minimum Competency Standards for an Orthoptist registered with the New Zealand Orthoptic Society.* Zuletzt abgerufen am 15. Februar 2021 von http://www.nzosi.com/uploads/1/0/2/6/10263349/minimum_competency_standards_for__an_orthoptist_registered_with_the_new_zealand_orthoptic_society_inc.pdf.

Osterloh, F. (2010). Was macht ein Orthoptist. *Deutsches Ärzteblatt, 2010 (1)*, S. 28.

TÜV SÜD (2021). *Qualität auf einen Blick. Leitfaden zur ISO 9001:2015*. Zuletzt abgerufen am 15. Februar 2021 von https://www.tuvsud.com/de-de/-/media/de/management-service/pdf/iso-9001/broschuere-iso-9001.pdf?la=de-de&hash=409E5C10FCF1FE6C9951082A3AAADFF3.

Universitätsaugenklinik Kiel (2021). *Qualitätsmanagement*. Zuletzt abgerufen am 15. Februar 2021 von https://www.uksh.de/augenklinik-kiel/Wir+über+uns/Qualitätsmanagement.html.

Abbildungsverzeichnis

Abbildung 1: Empfohlene Qualitätsmanagement-Maßnahmen auf Individual-, Team- und Systemebene (in Anlehnung an AOB 2015, BOD 2017, HCPC 2017 und NZOSI 2015 selbst erstellt) 304

Tabellenverzeichnis

Tabelle 1: Übersicht über bereits vorhandene Standards und Kompetenzprofile für Orthoptist_innen 300

Tabelle 2: 25 Qualitätsanforderungen an die Berufsausübung von Orthoptist_innen (in Anlehnung an AOB 2015, BOD 2017, HCPC 2013, OCE 2016 und NZOSI 2015 selbst entwickelt) 301

Tabelle 3: Übersicht über die offenen Fragen im Hauptteil des selbstentwickelten Online-Fragebogens 307

Tabelle 4: Für das Qualitätsmanagement relevante Herausforderungen bei der Arbeit von Orthoptist_innen und mögliche Lösungsansätze (in Anlehnung an die Ergebnisse der Online-Befragung selbst erstellt) 311

Büsra Paltaoglu

Inwieweit werden die Ansätze des Qualitätsmanagements im Beruf Gesundheitswissenschaftler durchgeführt?

1. Einführung in das Thema

Die Gesundheitswissenschaft wurde in den 1980er-Jahren in Deutschland als neue interdisziplinäre Anwendung in der Gesundheitsforschung und im Gesundheitswesen eingeführt. Sie gilt als gleichwertig mit den international anerkannten Begriffen "Health Sciences" und "Public Health" (Franzkowiak, 2015).

Die Entstehung und Entwicklung der Gesundheitswissenschaft/Public Health in Deutschland greift bis zum 19. Jahrhundert zurück. Die ersten weiterentwickelnden Gesundheitswissenschaften erschienen im 19. Jahrhundert. Für Deutschland sind in diesem Fall "Sozialmedizin", experimentelle Hygiene und schließlich die Bakteriologie von Robert Koch zu erwähnen, die einen Paradigmenwechsel in der Medizin darstellten. Ab etwa 1900 hat sich die Gesundheitswissenschaft stetig weiterentwickelt und sich auf die Anhäufung von Krankheiten in bestimmten sozialen Gruppen und deren Lebensbedingungen konzentriert. Die Zeit des Nationalsozialismus beeinflusste die Entwicklung der Gesundheitswissenschaft erheblich. Die gesundheitlichen Ziele des NS-Regimes beinhalteten Ideologien wie Rassenhygiene und Zwangssterilisationen, welches nach der Kriegszeit als Verbrechen galten. Nach dieser fehlerhaften Bemühung war es nicht mehr möglich, die Tradition von Sozialmedizin und Sozialhygiene weiterzuführen. Erst in den 1980 Jahren wurde Public Health wieder in Deutschland eingeführt und dadurch der Rückstand im internationalen Vergleich aufgeholt. Dies nannte sich ab dem Jahre 1980 "New Public Health" welches zum größten Teil vom Public Health aus den USA abgeleitet wurde, da diese im internationalen weitentwickelt war (RKI, 2016).

Die Gesundheitswissenschaft gewinnt immer mehr an Wichtigkeit, da beispielsweise die steigende Zahl der chronischen Erkrankungen und die Zunahme älterer Menschen bzw. der demografische Wandel fortlaufend zu Versorgungsproblemen führen könnte.

In diesem Abschnitt werden die Grundlagen des Qualitätsmanagements im Beruf Gesundheitswissenschaftler Public Health erörtert. Zunächst wird der Beruf

Gesundheitswissenschaftler definiert und beschrieben. Im nächsten Abschnitt wird eine qualitative Befragung in Rahmen eines Telefonates zum Thema Qualitätsmanagement mit Frau Madina Hazueva durchgeführt. Hierzu wird das DEGEMED Fragebogen verwendet. Dabei wird auf die Qualitätsmanagementansätze im Beruf Gesundheitswissenschaftler eingegangen. Die Fragestellung, mit der sich dieses Kapitel beschäftigen wird, lautet, Inwieweit das Qualitätsmanagement im Berufsfeld Gesundheitswissenschaftler betrachtet bzw. durchgeführt wird. Zum Schluss der Arbeit werden die gegebenen Herausforderungen genannt und das Kapitel wird mit den Schlussfolgerungen und möglichen Empfehlungen beendet.

2. Definition: Gesundheitswissenschaften/Public Health

Mit dem Begriff „Gesundheitswissenschaften" werden bestimmte Wissenschaften bezeichnet, die sich aus jeweiliger unterschiedlicher Perspektive mit der Gesundheit beschäftigen, wie insbesondere Gesundheitssoziologie, Gesundheitspsychologie, Gesundheitspädagogik, Gesundheitsökonomie. Zusammengefasst alles, was mit Gesundheit zu tun hat, und alle Begriffe, die das Wort Gesundheit beinhalten, sind Themen der Gesundheitswissenschaften. Hierzu muss eine Abgrenzung zwischen der Pluralform „Gesundheitswissenschaften" und der Singularform „Gesundheitswissenschaft" erfolgen. Die Begrifflichkeit „Gesundheitswissenschaft" steht für weitere Disziplinen wie z. B. die Sozialmedizin und die Umweltmedizin, welches gezielt in der Verbesserung der Gesundheit und der Gesundheitsversorgung angewandt wird. Der internationale Begriff „Public Health" wird in Deutschland Gesundheitswissenschaft bezeichnet.

Public Health/Gesundheitswissenschaft betrachtet die unterschiedlichen Einzeldisziplinen, welche beispielsweise darauf abzielen, Gesundheits- und Krankheitsprozesse näher zu beobachten, sowie die Analyse und Bewertung von notwendigen Versorgungsstrukturen.

In der heutigen Zeit wird Gesundheitswissenschaften/Public Health bzw. die unterschiedlichen Disziplinen, die es beinhaltet, als akademische Fachrichtung angesehen. Diese werden in Deutschland als Bachelor und Masterstudiengang an Universitäten, Fachhochschulen, Hochschulen für angewandte Wissenschaft angeboten (Franzkowiak, 2015).

Dies kann zusätzlich als Fernstudium, aber auch als duales Studium erfolgen. Die Regelstudienzeit des Bachelors beträgt drei bis vier Jahre. Es beinhaltet spezifische Themen wie Ökonomie, Sozialwissenschaften und Psychologie.

Mögliche Pflichtinhalte der Vorlesungen in diesem Studiengang sind beispielsweise Epidemiologie und Statistik, Soziologie und Psychologie, Gesundheitsökonomie und Gesundheitsmärkte. Nachdem Erhalt des Bachelors könnten mögliche Berufstätigkeiten in der Gesundheitsberatung, -förderung oder im Sozial-, Gesundheitsmanagement erfolgen.

Für eine Berufstätigkeit als Manager bzw. als Führender ist ein Masterabschluss erforderlich. Diese Masterstudiengänge könnten beispielsweise im Gesundheitsmanagement, Gesundheitsökonomie und Gesundheitspädagogik erfolgen (BzgA, 2020).

2.1. Old Public Health

Deutschland hat in der Entwicklung der Gesundheitswissenschaften eine lange Geschichte hinter sich. Die ersten modernen Gesundheitsdisziplinen entstanden am Anfang des 19 Jahrhunderts. Zu der Zeit hat sich die sogenannte „Sozial Hygiene" allmählich weiterentwickelt und sich auf die Anhäufung von Krankheiten in bestimmten sozialen Gruppen und deren Lebensbedingungen konzentriert. Im Laufe der Jahre hat sich die Gesundheitswissenschaft an die Voraussetzungen der Krankheiten und Gesundheitszustände angepasst, wie beispielsweise an das städtische Leben, industrielle Arbeit, Seuchenrisiken, aktuelle politische und soziale Konzepte.

Die „Old Public Health" zielte mit öffentlichen Hygienemaßnahmen auf gesundheitlich unterversorgte und sozial gefährdete Bevölkerungsgruppen ab (Franzkowiak, 2015).

Durch die nationalsozialistischen Ziele in den 1930er und 1940er-Jahren kam es zu einer Fehlinterpretation der "öffentlichen Gesundheit". Dies beinhaltete die Umsetzung ethnischer Hygienekonzepte und die Annahme von Maßnahmen zur Zwangssterilisation und Sterbehilfe. Aufgrund der Umsetzungen von unmenschlichen Maßnahmen des Staates zur Erhaltung der öffentlichen Gesundheit wurde dies weit über die Jahre der Bundesrepublik Deutschland zum Verhängnis vorgeworfen. Zudem war es nicht mehr möglich, nach dieser fehlerhaften Bemühung die Tradition von Sozialmedizin und Sozialhygiene weiterzuführen. Die Gesundheitswissenschaft Anfang des 19. Jahrhunderts gilt heute als „Old Public Health" (Hurrelmann et al., 2016, S. 16).

Erst in den 1980er-Jahren kam es zu einer Wiederbelebung von Public Health in Deutschland und einem Aufholen des Rückstands im internationalen Vergleich.

2.2 New Public Health

In den 1980er-Jahren war es nicht mehr möglich, auf dem historischen Entwicklungsniveau von „Old Public Health" aufzubauen. Daher orientierte sich die Gesundheitswissenschaften/Public Health in Deutschland an dem

Wissen der USA, welches zu der Zeit im internationalen Raum als stark entwickelt angesehen war. Dies führte ab dem Jahre 1980 zu der Entwicklung von „Old Public Health" zu „New Public Health". Hierbei wurde die Zielgruppe der Bevölkerung vergrößert. Die Bereitstellung medizinischer und psychosozialer Dienstleistungen für die gesamte Bevölkerung sollte durch Forschung und Durchführungen erfolgen. Zudem ist New Public Health die erweiterte Form der gesundheitsbezogenen Methoden aus der Gründerzeit von Public Health. Die interdisziplinären und multiprofessionellen Ansätze drängten die früheren sozialhygienischen Ziele zurück. Der Fokus bei „New Public Health" liegt hierbei besonders auf die Verbesserung und Kontrolle des Gesundheitssystems, welches der gesamten Zielgruppe eine gute und geeignete Gesundheitsversorgung gewährleisten soll. Die wichtigsten Gesundheitsprobleme werden identifiziert und untersucht, zudem erfolgt die Veränderung von qualitätsorientierten Maßnahmen für die im Gesundheitssystem tätigen Einrichtungen und die Priorisierungen wichtiger Inhalte in der Gesundheitspolitik.

Jedoch werden weiterhin Inhalte aus "Old Public Health" verwendet wie beispielsweise für die heutige Trinkwasserqualität, welches kontinuierlich geschützt werden muss (Franzkowiak, 2015).

2.3. Relevanz der Gesundheitswissenschaft/Public Health

Die Gesundheitswissenschaft/Public Health ist sehr wichtig für die Bevölkerung.

In der heutigen Zeit nehmen die Zahl der chronischen Erkrankungen immer mehr zu. Hierzu gehören auch psychische Störungen, Immunerkrankungen oder Stress zuständen dazu. Diese sind meist auf ökologische, soziale oder psychosomatische Zustände zurückzuführen.

Des Weiteren stellt beispielsweise auch das heutige Klima Wandel, soziale Ungleichheit, die Veränderung in der Krankheitsversorgung ein enormes Problem dar. Dies verdeutlicht die Relevanz der Gesundheitswissenschaft für die Bevölkerung.

Viele dieser Belastungen entstehen durch gesundheitsschädliche Verhaltensweisen wie beispielsweise Unterernährung, körperliche Inaktivität oder sind auf Umweltauswirkungen wie Lärm, Schmutz und Hektik zurückzuführen. Alle Gesundheitsrisiken müssen durch ein wirksames Versorgungsmodell beachtet werden. Die Berücksichtigung soziologischer, psychologischer und ökologischer Sichtweisen muss bei vielen gesundheitlichen Handlungen mit einbezogen werden. Eine rein biomedizinische Methode würde nicht ausreichen. Der multidisziplinäre Blickwinkel der Gesundheitswissenschaft vermittelt den Menschen ein ganzheitliches Verständnis des zentralen Begriffs "Gesundheit". Aufgrund der großen Anzahl der erreichbaren Gesichtspunkte können neue gesundheitliche Aufgaben bewältigt werden. Eines dieser Herausforderungen ist die besonders steigende Anzahl an chronischen Erkrankungen wie koronare Herzkrankheiten. Zudem spielt auch der demografische Wandel eine entscheidende Rolle, welches für die Bevölkerung ein schwer zu lösendes Pflegeproblem darstellt. Die Einführung einer Pflegeversicherung kann nur den anfänglichen Versorgungsengpass ausgleichen. Für das gesamte Gesundheitssystem ist es wichtig, alle Bereiche der Versorgungskette eng miteinander zu verknüpfen: Prävention, Behandlung, Rehabilitation und Pflege. Dies erfordert eine Aufteilung zwischen Medizinischen, Verhaltens- und Pflegediensten. Somit können komplexe Lasten bewältigt werden.

2.4. Ziele von Public Health/Gesundheitswissenschaften

Gesundheitswissenschaftliche Maßnahmen können basierend auf verschiedene gesundheitsbezogene Ziele angepasst werden wie z.b. Förderung der gesunden Ernährung, Nikotinresistenz, krankheitsvorbeugende körperliche Untersuchungen. Jedoch können Ziele auch im hohen Maße von den politischen Rahmenbedingungen abhängen. Wie z. B. vom Verbraucherschutz, Umweltschutz, Nichtraucherschutz, Gesundheitsförderung am Arbeitsplatz. Zudem gibt es Einflussfaktoren wie die Genetik oder Chancen, welches von Public Health nicht beeinflusst werden kann.

Die Gesundheitswissenschaft verfolgt weitere Ziele wie die Verringerung von sozialen Ungleichheiten, welches stark die Gesundheit eines Menschen beeinflussen kann. Die unterschiedlichen Lebensverhältnisse und die Vielzahl an Gesundheitsangeboten sind ein weiterer Einflussfaktor, welches zur sozialen Ungleichheit führt und durch eine Veränderung vermindert werden kann. Die Gesundheitsversorgung spielt eine wichtige Rolle, welches im Vergleich der GKV und PKV Unterschiede bei den Angeboten und Zuzahlungen zu bestimmten Leistungen aufweist. Auch die Qualität weist auf Unterschiede bei den beiden Versicherungsformen hin, wie z. B. bei der Art und zeitlichen Dauer des Arzt-Patienten Gesprächs.

Die Verbesserung der Gesundheitskompetenz ist ein weiterer Verbesserungsvorsatz der Gesundheitswissenschaft/Public Health. Sie beinhaltet Punkte wie beispielsweise die bessere Vermittlung von Gesundheitsinformationen an Menschen oder eine effektivere und transparentere Aufklärung von Gesundheitsinhalten. Durch die bessere Gesundheitskompetenz, welches die kognitiven und sozialen Fähigkeiten einer Person beeinflusst, kann das verstehen von Informationen, die Nutzung von Dienstleistungen und die Möglichkeit, geeignete Entscheidungen zu Gesundheits- und Krankheitsfragen zu treffen besser erfolgen. Weitere Ziele, welches die Gesundheitswissenschaft verfolgt sind zum anderen, die Gesundheitsschutzmaßnahmen im Bereich der Umwelt, Arbeits- und Nahrungsmittelsicherheit, Krankheitsprävention und viel mehr (Waller, 2006, S. 9–17).

2.5. Die wichtigsten Gesundheitsmodelle in Public Health

Gesundheits und Krankheitsmodelle werden aus verschiedenen Perspektiven in der Gesundheitswissenschaft betrachtet. Die häufigste ist die medizinische Sichtweise im Alltag. Jedoch wird aus der medizinischen Perspektive meist nur der Krankheitszustand beobachtet. Hierzu wird die Krankheitsursache ermittelt. Eines dieser Krankheitsmodelle aus der medizinischen Sichtweise ist das sogenannte pathogenetische Risikofaktorenmodell von Schäfer 1978, welches beispielsweise die Entstehung der koronaren Herzkrankheit betrachtet. Es gibt eine Vielzahl von Gesundheitsmodellen, welches unteranderem auch die Gesundheit im positiven Sinne betrachtet wie beispielsweise das Salutogenese Modell von Antonovsky 1979.

Pathogenetische Risikofaktorenmodell

Das sogenannte Risikofaktorenmodell basiert auf die Pathogenese. In diesem Modell wird angenommen, dass die Krankheiten durch Risikofaktoren verursacht werden. Das bedeutet, dass Risikopatienten ein vorhersehbares Risiko haben, um durch bestimmte Eigenschaften von einer Krankheit betroffen zu sein. Die möglichen Charakteristiken könnten Adipositas, Rauchen, Alkoholkonsum und Bluthochdruck sein. Das Risikofaktorenmodell gilt als wichtigstes Erklärungsmodell und die wirkungsvollste Basis für aktuelle Präventions- und Gesundheitserziehungsmaßnahmen (Willmer, 2014).

Salutogenese Modell von Antonovsky

Das Salutogenese Modell von Aaron Antonovsky beschäftigt sich nicht mit der Pathogenese, sondern richtet den Fokus auf die Gesundheit. Ziel ist es, Fragen zu beantworten wie beispielsweise, wodurch kann die Gesundheit gefördert werden, wenn Menschen gefährdet sind und wie kann ihre Gesundheit in der Praxis behandelt werden. In diesem Modell wird die Gesundheit nicht der Krankheit gegenübergestellt, sondern als Gesundheits-Krankheits-Kontinuum angesehen.

Das Modell der Salutogenese wurde als interdisziplinäres Gesundheitskonzept weiter ausgeführt, welches den Schwerpunkt auf die Prävention von Krankheiten bis zur Gesundheitsförderung gelegt hat (Willmer, 2014).

Biomedizinisches Krankheitsmodell

Das biomedizinische Modell konzentriert sich hauptsächlich auf die physiologischen und biochemischen Sichtweisen. Die Krankheitsrisiken und die Gesundheit werden hier näher beobachtet. Die pathogene Sichtweise wird in diesem Modell vertreten. Die Krankheit wird auch hier näher beobachtet nach der Ursache seines Verlaufes und Behandlungsform. Die psychosozialen Faktoren, welches die Krankheiten oder Gesundheit beeinflussen, werden nicht berücksichtigt. Da die Gesundheit hier nicht im Zusammenhang mit der Krankheit in Verbindung steht. Das Modell ist nicht für Gesundheitsförderung und Präventionskonzepte geeignet (Willmer, 2014).

3. Die Entstehung und Entwicklung des Qualitätsmanagements

Im nächsten Kapitel folgt die Entwicklung des Qualitätsmanagements.

Die Ideen, Konzepte und Methoden des Qualitätsmanagements und der Qualitätssicherung entstammen ursprünglich der produzierenden Industrie und wurden erst in jüngerer Zeit schrittweise auf den allgemeinen Dienstleistungssektor, den Bereich der öffentlichen Verwaltung und auf das Sozial- und Gesundheitswesen übertragen. Qualitätssicherung der ältere begriff von beiden. Diese wird bei der Entwicklung von Produkten oder Dienstleistungen angewandt.

Die Ideen, Konzepte und Methoden des Qualitätsmanagements und der Qualitätssicherung wurden ursprünglich von der produzierenden Industrie hergeleitet und zu einer späteren Zeit stufenweise auf den allgemeinen Dienstleistungssektor, den Bereich der öffentlichen Verwaltung und auf das Sozial- und Gesundheitswesen übertragen. Die Qualitätssicherung ist die ältere Begrifflichkeit von den beiden. Die Qualitätssicherung stammt aus dem vorherigen Jahrhundert und wurde durch die Industrialisierung hergeleitet. Sie ist eng mit dem Verständnis der Qualitätskontrolle verbunden. Die Qualitätssicherung hat die Aufgabe, die erforderlichen Qualitätsmerkmale während des Produktionsprozesses oder am Ende des Prozesses nach der erwarteten Form zu prüfen. Dies wird auch als Qualitätsprüfung bezeichnet. Qualitätsprüfungen können am Ende von Teilprozessen erfolgen, um sicherzustellen, dass die Prozesse fehlerfrei und nach den gewünschten Vorstellungen durchgeführt werden. Zudem kann die Einführung von statistischen Verfahren dazu führen, die gesamte Qualitätskontrolle in der Entwicklung zu reduzieren und durch Stichproben-Verfahren zu ersetzten. Die Qualitätskontrollen blieben weiterhin von Produktionsprozessen entkoppelt. Dies führte zur Bildung eines Qualitätssicherungssystems. Die Qualitätskontrollen sind heute mehr als nur die Summe aller durchgeführten Testmaßnahmen, sie sind Teil der Produktion geworden. Zunächst erfolgte im nächsten Schritt bei der Entwicklung des Qualitätsmanagements die Einbeziehung der Mitarbeiter. Die rein technische Funktion veränderte sich und nach (Hensen, 2016) wurde dies als „die Einstellungen und Handlungsweisen prägender Bestandteil des kulturellen Grundverständnisses eines Unternehmens" angesehen. Qualität war nicht mehr die Aufgabe von Experten, sondern auch die der Mitarbeiter, die an Qualitätsarbeit beteiligt sind. Der aktuelle Entwicklungsstand des Qualitätswesens besteht darin, dass die Qualitätssicherung als Management der Qualität gekennzeichnet ist, da Qualität nicht mehr auf den Produktionsprozess beschränkt sein sollte, sondern als Unternehmensphilosophie verstanden werden sollte, die alle Bereiche des Unternehmenshandels abdeckt und weiterhin das Qualitätsverständnis enthält. In den heutigen Methoden des Qualitätsmanagements sind die Elemente der traditionellen Qualitätssicherung enthalten, diese spielen weiterhin eine wichtige Rolle. Es ist erkennbar, dass es in der Hinsicht des Qualitätsverständnisses einen Paradigmenwechsel gegeben hat. Zum einen von der traditionellen Qualitätssicherung, diese sind technisch, produktbezogen und durch Qualitätsprüfungen gekennzeichnet bis hin zum "vorbeugenden" Qualitätsmanagement, in dem jeder Mitarbeiter seinen Beitrag zur Qualität zu leisten hat (Hensen, 2016, S. 33).

Im nächsten Kapitel werden die QM-Ansätze im Beruf Gesundheitswissenschaftler vorgestellt.

4. QM-Ansätze im Beruf der Gesundheitswissenschaftler

Im Vergleich zu England oder Skandinavien bleibt Deutschland bezüglich staatlicher Forderung nach Qualitätssicherung im Gesundheitswesen zurück.

Da der Beruf Gesundheitswissenschaftler relativ jung ist, gibt es zum Thema Qualitätsmanagement im Gesundheitswesen wenig Information.

Qualitätsmanagement gewann im Gesundheitswesen in den vergangenen Jahren mehr an Wichtigkeit. Hierzu gibt es verschiedene Gründe. Es wurde mit den Gesundheitsreformen die führende Rolle von Medizinern, Gesundheitswissenschaftler und Therapeuten usw. gebrochen und die Stellung unterschiedlicher Kundengruppen gestärkt.

Patienten, Bevölkerungsgruppen und Krankenkassen beteiligen sich zunehmend an Entscheidungen oder Bewertungen von Gesundheitsleistungen aus der eigenen Sicht. Infolgedessen muss im Gesundheitswesen eine neue Kunden- und Qualitätsorientierung festgelegt werden, hierzu gehört auch die Etablierung externer Methoden zur Qualitätsbewertung und -sicherung. Für die Verbesserung der Abläufe und Methoden der Leistungserbringung werden eine Vielzahl von Instrumenten von beispielsweise Gesundheitswissenschaftler, Krankenhäuser und von dem gesamten Gesundheitswesen verwendet. Darüber hinaus sind laut der Gesundheitsreform 2000, die Krankenhäuser dazu verpflichtet ein Qualitätsmanagement einzubringen und an Maßnahmen der Qualitätssicherung teilzunehmen. Im Hinblick auf das Qualitätsmanagement spielen die Zertifizierungen eine wichtige Rolle. Diese werden zur Überprüfung der "Qualitätsfähigkeit" verwendet in beispielsweise Gesundheitseinrichtungen.

Als Beauftragte für Qualitätsmanagement in einer medizinischen- oder Gesundheitseinrichtungen muss die Einhaltung der Vorschriften, die vom Gesetzgeber für das Gesundheitswesen festgelegt sind, sichergestellt werden. Gesundheitswissenschaftler können zudem als Qualitätsbeauftragte in Gesundheitsunternehmen tätig sein. Der Qualitätsverantwortliche sollte unter Vorbehalt der Mitarbeiter die bestmöglichen Prozesse mit dem Management organisieren können. Die Unternehmensleitung ist für ein professionelles Qualitätsmanagementsystem verantwortlich. Die DIN EN ISO 9001 ist eine Form der internationalen Zertifizierung, die derzeit im Gesundheitswesen eingesetzt wird.

Die Aufgaben bestehen darin, Abläufe der unterschiedlichen Prozesse zu dokumentieren. Darüber hinaus ist die ISO 9001 prozessorientiert und kann diese verbessern. Diese Zertifizierungsnorm beinhaltet hauptsächlich die Mindestanforderungen, die ein Qualitätsmanagementsystem für das Gesundheitswesen erfüllen muss. Die Qualitätsmanager haben eine Vielzahl an Verpflichtungen wie beispielsweise die Organisation und Strukturierung des Qualitätsmanagementsystems, die Analyse der Kundenbedürfnisse und gesetzlichen Anforderungen und Qualitätsrichtlinien sowie die Freigabe geeigneter Ressourcen.

Zu den weiteren Aufgaben des Beauftragten zählt die Festlegung der erforderlichen Verantwortlichkeiten und Befugnisse und die Erstellung von Qualitätszirkeln. Die Überprüfung und Bewertung des Managements sollten ebenfalls durchgeführt werden (Grosser, 2015).

5. Methode: Befragung und Recherche zu QM-Ansätzen in der Praxis

Nun kommen wir zum Methodenteil, in der ein qualitatives und standardisiertes Interview durchgeführt wurde. Hierzu wurde die Expertin Madina Hazueva befragt, die als Qualitätsmanagerin im Unternehmen Medik Hospital Design arbeitet.

In diesem Gespräch wurden ca. 10 Interview Fragen beantwortet und vorhandene Herausforderungen wurden ebenfalls besprochen. Zu Beginn des Interviews wurden Fragen zur Planung des Qualitätsmanagements gestellt, wie diese gemessen und verfolgt werden. Des Weiteren wurden Fragen gestellt zur Auditcheckliste und zu Schulungsmaßnahmen der Mitarbeiter. Am Ende des Interviews erfolgten Fragen zur Mitarbeiterzufriedenheit. Aufgrund der neuen Einführung des Qualitätsmanagements System in diesem Unternehmen konnte eine Vielzahl der Interviewfragen nicht ausführlich beantwortet werden. Deshalb erfolgte zusätzlich eine Internetrecherche in diesem Bereich.

Im nächsten Kapitel werden die Ergebnisse anhand der ISO 9001 Vorschriften und der Interview Partnerin Madina Hazueva vorgestellt.

6. Ergebnisse des Interviews mit Frau Hazueva und die Einbeziehung der ISO 9001 Richtlinien

Die Qualitätsmanagerin Madina Hazueva ist seit zwei Jahren im Kleinunternehmen Medik Hospital Design tätig. Das Unternehmen gestaltet und baut hauptsächlich Operationssäle für Krankenhäuser weltweit.

Im folgendem werden die Instrumente des Qualitätsmanagements allgemein anhand der ISO 9001 und die Ergebnisse des Interviews zur Firma Medik Hospital Design erläutert.

Das Interview startete mit der Thematik „Verpflichtung der Leitung". Die Entwicklung und Umsetzung des Qualitätsmanagementsystems und der ständigen Verbesserung seiner Wirksamkeit ist eine wichtige Aufgabe der Beauftragten, welches durch bestimmte Methoden nachgewiesen werden kann. Für die Durchführung dieser Aufgaben hat das Unternehmen Medik Hospital Design eine externe Qualitätsmanagementberaterin eingestellt sowie eine Werkstudentin in Teilzeit. Interne Audits werden jährlich durchgeführt. Diese dienen herbei der Überprüfung von bestimmten Kriterien wie, die Einhaltung der QM-Anforderungen und Normen, sowie die Wirksamkeit und dem zukunftsorientierten Aufbau des Qualitätsmanagement im Unternehmen.

Zudem ist die Umsetzung und der Aufbau des QM-systems, für die Bereitstellung der erforderlichen Mittel notwendig. Die Leitung ist für die

Gewährleistung der benötigten Mittel verantwortlich. Das Unternehmen Medik Hospital Design trägt aktiv dazu bei. Hierzu wurde im Unternehmen eine QM-Datenbank bereitgestellt, in der die gesamten Prozesse des Unternehmens festgehalten werden und auf die jeder Mitarbeiter Zugriff hat. Anhand der Datenbank ViFlow, welches im Unternehmen genutzt wird, wurde das QM Handbuch erstellt. Eine weitere Thematik, die im QM-System äußerst wichtig ist, ist die Gesundheitspolitik.

Die Beauftragten müssen eine Gesundheitspolitik festlegen, kontrollieren und weiter beibehalten. Die Einhaltung geltender Voraussetzungen sollte verpflichtend sein und eine kontinuierliche Verbesserung des QM-Systems sollte gewährleistet sein.

Die Qualitätspolitik muss in dokumentierter Form aufrufbar sein und angewendet werden. Zudem müssen die Mitarbeiter im Unternehmen darauf zugreifen können und diese Inhalte auch verstehen. Medik Hospital Design hat die Gesundheitspolitik gemeinsam mit den Mitarbeitern erarbeitet, wodurch die Inhalte nicht fremd für die Mitwirkenden sind. Für die Verfügbarkeit der Qualitätspolitik für die Mitarbeiter wurde dies im Unternehmen in schriftlicher Form platziert. Nach der Gesundheitspolitik bzw. den Leitlinien und des Einrichtungskonzeptes spielen auch die Qualitätsziele im QM-System eine wichtige Rolle, welches gut geplant und strukturiert werden muss. Die Qualitätsziele sollten für essenzielle Funktionsbereiche, Ebenen und Prozesse definiert werden. Zudem sollten Sie sich an die Voraussetzungen der relevanten Parteien wie beispielsweise Kunden orientieren. Auch im Unternehmen, in der Frau Hazueva tätig ist, werden die Qualitätsziele an die Anforderungen der Interessenpartner angepasst. Von einer durchdachten Planung des Qualitätsmanagements ist nicht wegzudenken. Zur Planung des Qualitätsmanagements gehört der Umgang mit den vorhandenen Risiken und Chancen zu den Aufgabenfeldern. Die festgelegten Maßnahmen sollten integriert und umgesetzt werden. In der Firma Medik Hospital Design wurde durch die Einrichtungsleitung, die Planung der Prozesse und anderer Aspekte des QM-Systems sichergestellt. Hierzu wurden die Prozesse gemeinsam mit den Mitarbeitern für die jeweilige Abteilung erarbeitet und durch eine interne QM-Mitarbeiterin visualisiert. Es finden regelmäßige QM-Meetings statt, in der die Geschäftsleitung, externe und interne QM Beraterinnen anwesend sind und bestimmte Prozesse besprechen. Ab einem bestimmten Zeitfenster kann es jedoch dazu kommen, eine Umstellung des QM-Systems durchzuführen, dies sollte geplant und strukturiert erfolgen. Im Unternehmen Medik Hospital Design wird die Anpassungen an Veränderungen durch interne und externe QM-Beauftragte im Unternehmen getätigt. Die Funktion und Wichtigkeit der Audits im Unternehmen wurde bisher beschrieben, diese sind im Unternehmen Medik Hospital Design vorhanden. Die Qualitätsaudits werden in diesem Fall intern anhand von jährlichen Audits Planungen durchgeführt. Die externen Audits werden durch eine externe Zertifizierungsfirma getätigt. Im nächsten Punkt handelt es sich um die Einrichtungsleitung, welche in bestimmten Unternehmen meist von QM-Beauftragten übernommen wird. Die Manager erhalten somit die Befugnis und die Verantwortung bestimmter Verpflichtungen. Diese Befugnis enthält die Mitteilung von notwendigen Verbesserungen und die Anforderungen der Kunden und Interessenpartner an die beteiligten Mitarbeiter mitzuteilen. Im Unternehmen Medik Hospital Design erhält die interne QM-Mitarbeitern Madina Hazueva, die Befugnis und die Verantwortung für diese Verpflichtungen. Die Geschäftsleitung ist ebenfalls in vielen dieser Aufgaben involviert. Zudem legt die Firma Medik Hospital Design großen Wert auf interne und externe Kommunikation zwischen Geschäftsleitung und den Mitarbeitern, die im QM-System miteinbezogen sind. Hierzu finden regelmäßige QM-Meetings mit der externen und internen QM-Mitarbeiterinnen und der Geschäftsleitung statt, in der beispielsweise organisatorische Fragen zum Qualitätsmanagement geklärt und ausgetauscht werden. Weitere Aufgaben sind die Planung und Verbesserung bestehender Strukturen und Prozesse für die Qualitätsanforderungen im Unternehmen. Die Ergebnisse dieser Besprechungen werden anhand eines Protokolls festgehalten. Die geplanten und besprochenen Maßnahmen werden in einem Maßnahmenplan festgehalten und durch die QM Mitarbeiterin überwacht. Das Unternehmen Medik Hospital Design passt sich den Veränderungen im QM-System so gut es geht an. Hierzu werden externe und interne Mitarbeiterschulungen und Fortbildungen durchgeführt. Bei neuen Mitarbeitern werden Einarbeitungspläne erstellt und Schulungen durchgeführt. Das Interview wurde abgeschlossen mit der Thematik Mitarbeiterorientierung und -zufriedenheit. Hierbei stellte sich die Frage, mit welchen Methoden die Einrichtung die Mitarbeiterzufriedenheit erhebt. Diese werden im Unternehmen Medik Hospital durch jährliche Mitarbeitergespräche, die zu Beginn des Jahres stattfinden, erhoben (Grosser, 2015).

7. Herausforderungen bei der Umsetzung des Qualitätsmanagements im Beruf Gesundheitswissenschaftler

Nachdem die Interviewergebnisse vorgestellt wurden, werden im folgenden Abschnitt die mögliche Herausforderung erläutert, die während der Umsetzung des Qualitätsmanagements in einem Gesundheitsunternehmen entstehen können. Die Inhalte zu den Herausforderungen wurden von Madina Hazueva erfasst. Hierzu ist es besonders erwähnenswert, dass Gesundheitswissenschaftler in unterschiedlichen Einrichtungen und Berufs Feldern tätig sein können.

Mögliche Berufsfelder wären beispielsweise Gesundheits-Management, -Prävention, -Förderung. Daher wurde im Folgen Abschnitt die Herausforderungen bei der Umsetzung des QM im allgemeinen Gesundheitswesen betrachtet.

Tabelle 1: Herausforderungen und Auswirkungen bei der Implementierung des Qualitätsmanagements im Beruf Gesundheitswissenschaftler (Quelle: Madina, Hazueva, 2021, eigene Darstellung).

Herausforderung	Auswirkungen
Pateinten- Kundenzufriedenheit	In großen Gesundheitseinrichtungen kann es zu einer Vielzahl von unterschiedlichen Patienten oder Kunden Anforderungen kommen. Diese sind meist individuell und nicht einfach zu erfüllen.
Stress	Es gibt viele Gründe für Stress. Dies kann sowohl körperliche als auch psychische Auswirkungen haben. Welches die geistige Widerstandskraft verringern kann.
sinkende Motivation	Sinkende Motivation kann durch die Überforderung der Mitarbeiter erfolgen oder evtl. durch geringe Anreizpunkte. Dies kann sich z.B. Im Krankenhaus das Mitarbeiterklima oder die Patienten auswirken.
unterschiedliche Prozesse	In großen Gesundheitseinrichtungen wie beispielsweise Krankenhäuser oder Rehabilitationseinrichtungen sind viele unterschiedliche Stationen vorhanden. Diese benötigen meist unterschiedliche QM-Prozesse. Das kann durchaus aufwendig werden kann und zu einer Herausforderung für die QM-Beauftragten führen.
Wirtschaftliche Aspekte	In einer Gesundheitseinrichtung wie z.B. Krankenhäuser wird darauf abgezielt, die Kosten zu senken und die Gewinne zu erhöhen. Die wirtschaftlichen Ziele stehen meist im Vordergrund, als die der Patienten- oder Mitarbeiterzufriedenheit. Dies kann sich auf das Wohlbefinden der betroffenen negativ auswirken.
Digitalisierung	Die Digitalisierung entwickelt sich immer weiter, dadurch erneuern sich viele Medizintechnik Produkte aber Netzwerke und bestimmte Plattformen, die in Unternehmen genutzt werden. Dies kann zu Schwierigkeiten für ältere oder unerfahrene Mitarbeitern führen.

8. Schlussfolgerung und Ausblick

In diesem Kapitel wurde die Entwicklung der Gesundheitswissenschaft ab dem 19. Jahrhundert bis hin zur heutigen Zeit beschrieben. Da die Gesundheitswissenschaft erst am Ende des 19. Jahrhundert wieder als „New Public Health" eingeführt wurde, ist Qualitätsmanagement relativ neu in diesem Beruf miteinbezogen worden, als beispielsweise in anderen Berufen. Zudem besteht die Gesundheitswissenschaft aus einer Vielzahl an Disziplinen wie Ökonomie, Management, Prävention usw. Dadurch steht den Gesundheitswissenschaftlern eine große Auswahl an Berufsfeldern offen. Eines dieser möglichen Berufsrichtungen ist der Managementbereich. Gesundheitswissenschaftler haben die Möglichkeit, auch als Qualitätsmanager in vielen Gesundheitseinrichtungen zu arbeiten, wie beispielsweise in Krankenhäusern oder wie die QM-Beauftragte Madina Hazueva in einem Gesundheitsbetrieb.

Qualitätsmanager im Gesundheitswesen können sehr vielen Herausforderungen gegenüberstehen, denn die Qualität im Gesundheitswesen zu sichern ist nicht immer einfach. Hierzu kann es zu bestimmten Herausforderungen kommen wie beispielsweise Stress, mangelnde Motivation, Digitalisierung oder zu unterschiedlichen Anforderungen der Patienten und Kunden. Um diese Punkte so gut es geht zu umgehen bzw. zu meistern, ist ein gut strukturierter und geplanter Qualitätsmanagementsystem im Unternehmen erforderlich. Für die Erfüllung der Patienten und Kundenanforderungen sollte der Qualitätsziel gut geplant werden, um die Anforderungen so gut wie möglich zu erfüllen. Dies führt zu einem besseren Arbeits- und Kundenklima. Die sinkende Motivation der Mitarbeiter kann zu mangelnder Qualität der Produkte oder Dienstleistungen führen, hier könnten beispielsweise Anreizsysteme wie Prämien bzw. Belohnungen erfolgen oder auf die regelmäßige Mitarbeiterbedürfnisse in regelmäßigen Zeitabständen eingegangen werden. Zum anderen können unterschiedliche Prozesse in verschiedenen Abteilungen, wie beispielsweise im Krankenhaus, durch einen gut geplanten QM-System organisiert werden. Hierzu gehört auch der regelmäßige Informationsaustausch von Mitarbeitern und der Geschäftsleitung in einem QM-Meeting dazu. Welches viele Probleme und Barrieren durch die gute Kommunikation lösen bzw. aufheben könnte. Zum Thema Digitalisierung, welches sich ständig weiterentwickelt, sollten sowohl neue als auch langjährige Mitarbeiter an Schulungen und Kursen teilnehmen. Durch die regelmäßige Förderung der Mitarbeiter können die Probleme bzw. Barrieren in vielen Bereichen verringert werden, insbesondere auch bei der Thematik Digitalisierung. Um das Wohlbefinden der Mitarbeiter und Patienten in einer Gesundheitseinrichtung stetig beizubehalten, sollten die

Ziele nicht nur auf die Gewinnmaximierung gelegt werden, sondern auch auf die Zufriedenheit der mitwirkenden Mitarbeiter und Kunden oder Patienten. Den ein gutes Qualitätsmanagements System allein reicht nicht für den Erfolg eines Unternehmens oder einer Einrichtung aus. Hierbei spielt auch die gute Mitarbeit der Angestellten und die Zufriedenheit der Kunden eine entscheidende Rolle.

Literaturverzeichnis

Bentlage, B. (2000). Qualitätsmanagement, Qualitätsmanagement Modelle für das Gesundheitswesen, S. 26–27, lögd: Bielefeld.

Bundes Agentur für Arbeit, Berufenet (2020). Gesundheitswissenschaft, Public Health (grundständig). Verfügbar unter: Gesundheitswissenschaft, Public Health (grundständig) (arbeitsagentur.de) [4.03.21].

Franzkowiak, P. (2015). Gesundheitswissenschaften/Public Health, Bundeszentrale für Gesundheitliche Aufklärung (BzgA), Köln. Verfügbar unter: BZgA-Leitbegriffe: Gesundheitswissenschaften / Public Health [3.03.21].

Grosser, H. (2015). ISO 9001 2015, S. 11–55, QM-Dienstleistungen: Fürth.

Hensen, P. Qualitätsmanagement im Gesundheitswesen (2016). Springer Gabler Springer Fachmedien Wiesbaden, Verfügbar unter: ISBN 978-3-658-07744-0 ISBN 978-3-658-07745-7 (eBook) DOI 10.1007/978-3-658-07745-7 [5.03.21].

Hurrelmann, K., Laaser, U., Razum, O., (2016). Handbuch Gesundheitswissenschaften, Entwicklung und Perspektiven der Gesundheitswissenschaften in Deutschland, S. 16–17, 6. Auflage, Beltz Juventa Verlag: Weinheim Basel.

Robert Koch Institut RKI (2016). Was ist Public Health? Verfügbar unter: RKI - Public Health - Das RKI als nationales Public-Health-Institut [3.03.21].

Waller, H. (2006). Gesundheitswissenschaft, Eine Einführung in Grundlagen und Praxis, S. 9–22, 4. Auflage, Verlag W. Kohlhammer: Stuttgart.

Willmer, K. (2014). Initiative für gesunde Ernährung und mehr Bewegung, Grundlagen der Gesundheitsförderung, Gesundheit definieren, Stärken fördern, Verhältnisse ändern, S. 6–7, Plattform Ernährung und Bewegung e.V.: Berlin.

Tabellenverzeichnis

Tabelle 1: Herausforderungen und Auswirkungen bei der Implementierung des Qualitätsmanagements im Beruf Gesundheitswissenschaftler (Quelle: Madina, Hazueva, 2021, eigene Darstellung) 327

Friederike Rosch

Qualitätsmanagement im Berufsalltag der Masseure/medizinischen Bademeister

Zusammenfassung

Qualitätsmanagement (QM) ist ein wichtiger Bestandteil zur Optimierung des Gesundheitswesens. Rechtlich sind Masseure/medizinische Bademeister (MmB) zur Integration von qualitätsbezogenen Maßnahmen verpflichtet, deren Ausführung wird dabei nicht näher erläutert. Arbeiten MmB in Einrichtungen, die zu einem umfangreichen QM gesetzlich verpflichtet sind, gilt dies auch für die Mmb. Die Umsetzung eines QM im Berufsalltag der MmB variiert je nach Art der Arbeitsstätte.

Ziel: Neben einer Berufsbildvorstellung der MmB und den Grundlagen eines QM, soll skizziert werden, welche qualitätsbezogenen Prozesse im beruflichen Kontext umgesetzt werden.

Methode: Die Ergebnisse basieren auf einer umfassenden Literaturrecherche und der Auswertung von zwei telefonisch geführten Experteninterviews.

Ergebnisse: MmB sind rechtlich zur Sicherstellung der Qualität ihrer Behandlungen verpflichtet. Die Art und Weise der Umsetzung ist dabei grundsätzlich freigestellt, ist abhängig von ihrer Wirkungsstätte und wird dementsprechend unterschiedlich umgesetzt.

Herausforderung, Schlussfolgerung: Das geringe Basiswissen zur Umsetzung eines zertifizierungswürdigen QM, stellt einen Handlungsbedarf dar. Trotzdem werden viele Anforderungen an ein QM, die gesetzlich für vergleichbare Berufsgruppen verpflichtend sind, zum Teil unbewusst erfüllt.

1. Einleitung

Das Gesundheitswesen in Deutschland entwickelt sich stetig weiter. Laut Angaben des statistischen Bundesamts (o.J.) arbeiteten 2018 mehr als 10 % der Bevölkerung in gesundheitsrelevanten Berufen, deren Ziel der Erhalt, die Wiederherstellung und die Vermeidung von Krankheiten ist. Masseure/medizinische Bademeister (MmB) gehören zur Berufsgruppe der Therapeuten und verfolgen, im Gegensatz zur klassischen Schulmedizin, rein physikalische Therapieansätze, welche die natürliche Wirkprinzipien des Körpers aktivieren (VPT, o.J.).

Im Zentrum allen Handels im Gesundheitswesen stehen die Patient*innen und deren individuelle Gesundheit. 391 Mrd. € werden jährlich im

Gesundheitswesen ausgegeben (Statistisches Bundesamt, 2019). Umso wichtiger ist es, dass finanzielle Ressourcen richtig eingesetzt werden, jede*r Patient*in die richtige Behandlung bekommt und diese Behandlung auch den gewünschten Erfolgt mit sich bringt. Ein wichtiges Instrument zur Überprüfung der Ziele im Gesundheitswesen bietet das QM.

Das folgende Kapitel beschäftigt sich mit der Frage, wie das QM in den Berufsalltag von MmB integriert ist. Hierzu wird das Berufsbild der MmB vorgestellt, um daraufhin theoretische Grundlagen zu relevanten Aspekten des QM im Gesundheitswesen für MmB zu erläutern. Danach wird anhand der Ergebnisse eines Experteninterview aufgezeigt, wie QM im Berufsalltag der MmB umgesetzt wird. Anschließend folgt eine Diskussion der Ergebnisse sowie ein Fazit.

2. Berufsbildvorstellung Masseur/medizinischer Bademeister

MmB leisten durch die Anwendung von physikalischen Therapien einen wichtigen Beitrag zur Gesundheit ihrer Patient*innen (VPT, o.J.). Um sich ein Bild vom QM für die Berufsgruppe der MmB machen zu können, wird im folgenden Abschnitt kurz skizziert, wie eine Ausbildung zum MmB konzipiert ist, welche Tätigkeiten im Berufsalltag ausgeführt werden und welche Fort- und Weiterbildungen möglich und notwendig sind.

2.1 Die Ausbildung

Um eine Ausbildung zum staatlich anerkannten MmB zu beginnen, wird in den meisten Fällen mindestens ein Hauptschulabschluss sowie ein ärztliches Attest zur psychischen und physischen Eignung zur Berufsausführung verlangt. Auch persönliche Charaktereigenschaften wie beispielsweise Empathie, Freude am Umgang mit Menschen und Kooperationsbereitschaft sollten vorhanden sein (VPT, o.J). Der Ablauf der 2,5 -jährigen Ausbildung ist gesetzlich geregelt im Masseur- und Physiotherapeutengesetz. In den ersten zwei Jahren erfolgt eine schulische Wissensvermittlung, hier werden Grundlagen zu Kernthemen, wie Anatomie, Krankheitslehre, Physiologie, Prävention, Soziologie, Psychologie, Pädagogik, Bewegungserziehung, angewandter Physik und Biomechanik, Hygiene usw. erlernt, um ein fundamentales Verständnis für die Anwendung von physikalischen Therapien zu entwickeln. Des Weiteren wird theoretisches Wissen, zu denen im Berufsalltag angewandten Techniken, wie die klassische Massagetherapie, Reflexzonentherapie, Elektro-, Licht- und Strahlentherapie, Hydro-, Balneo-, Thermo- und Inhalationstherapie gelehrt und praktisch im Unterricht an Mitschülern erprobt. Nachdem insgesamt 2230 Stunden Wissen vermittelt wurden, erfolgt eine Prüfung zum theoretischen und anwendungsbezogenen Wissen.

Nach bestandener Prüfung müssen die Auszubildenden 6 Monate in einer Einrichtung praktisch tätig sein, um im Anschluss die Erlaubnis zur Berufsausübung zu erlangen. (Masseur- und Physiotherapeutengesetz; VPT, o.J.)

2.2 Berufsalltag

Nach erfolgreich abgeschlossener Ausbildung arbeiten MmB in folgenden vier Haupttätigkeitsfeldern:

1. *Die Prävention*, deren Aufgabe die Vermeidung und Früherkennung von Krankheiten ist. Die Einsatzmöglichkeiten von physikalischen Therapien sind hier vielfältig und können dazu beitragen, beispielsweise die Rückengesundheit von Patient*innen zu stärken, Osteoporose und berufsbedingten körperlichen Beschwerden des Bewegungsapparats vorzubeugen.
2. *Kurative Medizin*, die dann einsetzt, wenn bereits Erkrankungen vorhanden sind. MmB dürfen keine Diagnosen zu Krankheiten stellen, deswegen ist eine enge Zusammenarbeit mit behandelnden Ärzten unabdingbar. Der Einsatz der physikalischen Therapien durch die MmB leisten einen wichtigen Beitrag zur Schmerzlinderung und Verbesserung der Durchblutungs- und Stoffwechselfunktionen und zum Erhalt der Beweglichkeit der Patient*innen. Somit können die negativen Auswirkungen von Erkrankungen auf die Patient*innen verringert werden.
3. *Rehabilitation*, hierbei steht die Förderung der Arbeitsfähigkeit der Patien*innen im Vordergrund und soll durch physikalische Therapien wieder hergestellt werden und erhalten bleiben, um einen Wiedereinstieg in das Berufsleben nach langer Krankheit zu ermöglichen.
4. *Medical Wellness*, Fokus liegt hier auf den wohltuenden Aspekten einer Behandlung ohne medizinische Notwendigkeit. In diesem Zusammenhang spricht man nicht von Patient*innen sondern Kund*innen. (VPT, o.J.)

In den Tätigkeitsfeldern 1–3 ist die Kommunikation mit anderen behandelnden Berufsgruppen für den Behandlungserfolg unerlässlich und ist somit auch ein zentrales Merkmal im Berufsalltag von MmB. Durch den vielseitigen Einsatz von physikalischen Therapien sind auch die Arbeitsstätten für MmB sehr verschieden. Typische Einsatzorte sind (Spezial-, Rehabilitations-)Kliniken, Kur- und Wellnesseinrichtungen, sport- und präventionsmedizinische Einrichtungen, die Begleitung von (Leistungs-)Sportlern und in physiotherapeutischen Praxen, sowohl selbständig als auch angestellt. Im Wesentlichen ist der Alltag eines MmB gekennzeichnet durch den Kontakt zum Patienten und deren Begleitung, der Anwendung von fachspezifischem Wissen und erlernten

Therapiemöglichkeiten, Pflege vom Austausch mit Kolleg*innen und fachübergreifenden Berufsgruppen und Pflege von Patientenakten (VPT, o.J.)

2.3 Fort- und Weiterbildungen

Medizinisches Wissen und neue Erkenntnisse werden stetig weiterentwickelt, weshalb Fort- und Weiterbildungen einen hohen Stellenwert in der Berufsausübung von MmB einnehmen. In dem zweijährigen Ausbildungszeitraum werden Grundlagen zur Ausübung des Berufs vermittelt, welche in Fort- und Weiterbildungen vertieft werden und eine Spezialisierung auf selbstgewählte Tätigkeitsfelder ermöglichen. Zum Teil sind Fort- und Weiterbildungen verpflichtend, damit die Kosten von Behandlungen von den Krankenkassen übernommen werden (VPT, o.J.).

Wichtig zu erwähnen ist auch, dass MmB die Möglichkeit haben ihre Fähigkeiten nach abgeschlossener Ausbildung zum*zur MmB durch eine verkürzte Ausbildung zum Physiotherapeuten zu ergänzen. Grundlage hierfür ist das „Gesetz über die Berufe in der Physiotherapie", welches 1994 erlassen wurde (MPhG).

3. Eigenschaften von Qualitätsmanagement im Beruf der Masseure/medizinischen Bademeister

QM ist ein wichtiger Bestandteil in vielen Bereichen des Gesundheitssystems. Die Art und Weise der Umsetzung ist von vielen verschiedenen Faktoren abhängig. In den folgenden Abschnitt wird die allgemeine Bedeutung von Qualität in Bezug auf das Gesundheitswesen erläutert und die Verwendung des PDAC-Zirkels im QM beschrieben. Danach folgt eine Darstellung der rechtlich geltenden Bestimmungen an ein QM für MmB in Deutschland und die Beschreibung von Zertifizierungsmöglichkeiten.

3.1 Allgemeine Anforderungen von Qualitätsmanagement im Gesundheitswesen

Das Wort Qualität stammt vom Lateinischen „qualitas" ab und bedeutet „Beschaffenheit" (Duden). Die Anforderungen an Qualität im Gesundheitswesen resultieren aus der Betrachtung der Ansprüche aus der Perspektive der Patient*innen, der Profession und des Managements. Qualität und deren Dimensionen lassen sich aus verschiedenen Blickwinkeln betrachten und unterschiedliche Merkmale zuordnen. Aus dem Modell von Maxwell zu Dimensionen von Qualität, lassen sich folgenden Aspekten Merkmale für die Qualität der Versorgung im Gesundheitssystem ableiten:

- Zugänglichkeit zum Versorgungssystem
- Angemessenheit und Relevanz der Behandlung
- Wirkung der eingesetzten Methoden
- Bedürfnisgerechte Versorgung, Patientenorientierung, soziale Akzeptanz
- Wirtschaftlichkeit
- Sicherheit (Hensen, 2016, S. 23).

Eine andere etablierte Herangehensweise an die Dimensionen von Qualität im Gesundheitswesen ist die Unterteilung in Struktur-, Prozess- und Ergebnisqualität und die anschließende Bewertung aller Faktoren, die diese beeinflussen können. Beispiele für die Merkmale dieser drei Dimensionen sind in der nachfolgenden Tabelle 1 beschrieben:

Tabelle 1: Drei Dimensionen nach Donabedian und deren Merkmale (eigene Darstellung nach Hensen, 2016, S.24 f)

Strukturqualität	Prozessqualität	Ergebnisqualität
Standort der Einrichtung	Kommunikation mit Patient*in/ Kolleg*innen/Vorgesetz*in	Behandlungserfolg
Zahl der Mitarbeiter*innen und deren Qualifikationen	Behandlungssicherheit	Patientenwohl
Verfügbarkeit von Räumlichkeiten	Wartezeiten	Genauigkeit der angewandten Methode, Leistung
Ausstattung	Umsetzung von gesetzlichen Vorgaben	Wirtschaftlichkeit
Finanzielle Situation		

Die verschiedenen Dimensionen dieses Modells beeinflussen sich untereinander. Eine hohe Strukturqualität kann zu einer hohen Prozessqualität beitragen, ist aber nicht ausreichend, um diese zu garantieren. Genauso wirken sich ökonomische Resultate auf die Entwicklung der Strukturqualität aus (Hensen, 2016, S. 24 f). Die Anforderungen an Qualität im Gesundheitswesen sind auf die verschiedenen Berufsgruppen übertragbar und gelten somit auch für MmB.

QM im Gesundheitswesen ist ein Tool zur Überprüfung der Beschaffenheit von Strukturen, Prozessen, Dienstleistungen, Behandlungen und Behandlungsergebnissen. Ziel eines QM ist die Patientenversorgung auf höchstem Niveau unter effizientem Einsatz finanzieller Mittel und menschlicher Ressourcen. Die Entwicklung von geeigneten Methoden und Maßnahmen zur Qualitätssicherung und -entwicklung ist ein essenzieller Bestandteil eines jeden QM.

Ein unverzichtbares Grundprinzip, dem Qualitätsentwicklung folgt, ist der Plan-Do-Check-Act-Zirkel (PDAC-Zirkel). Dieser ist in vier verschiedene Phasen unterteilt, deren Abfolge und Funktion in Abbildung 1 dargestellt sind.

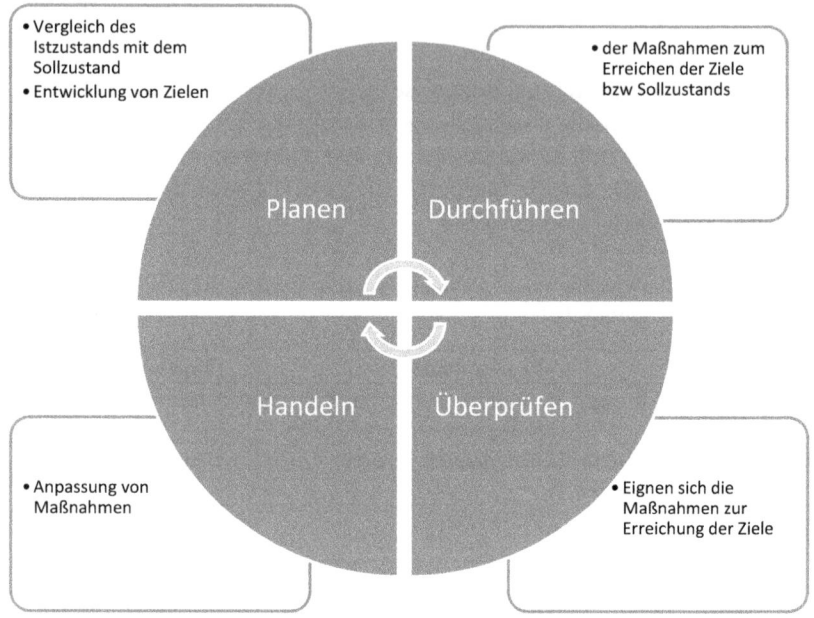

Abbildung 1: PDAC-Zirkel (eigene Darstellung nach Piechotta, 2008, S. 8)

Mit Hilfe dieses Zirkels lassen sich geeignete Maßnahmen ableiten, die zur Erfüllung von Qualitätsanforderungen beitragen. Die regelmäßige Überprüfung führt dazu, dass die Maßnahmen stetig weiterentwickelt und angepasst werden (Piechotta, 2008, S. 6 f).

3.2 Gesetzliche Vorgaben zum Qualitätsmanagement von Masseuren/medizinischen Bademeistern

Die Vorgaben zur Anwendung eines QM sind im Gesetz verankert. Im fünften Sozialgesetzbuch (SGB V) ist festgelegt, dass Heilmittelerbringer, zu denen auch die Berufsgruppe der MmB gehören, „Maßnahmen zur Sicherung der Qualität der Behandlung, der Versorgungsabläufe und der Behandlungsergebnisse" (SGB V, § 125, Absatz 5) etablieren müssen. Des Weiteren verpflichtet § 135a des SGB V Leistungserbringer im Gesundheitswesen „sich an einrichtungsübergreifenden Maßnahmen der Qualitätssicherung zu beteiligen, die insbesondere zum Ziel haben, die Ergebnisqualität zu verbessern und einrichtungsintern ein QM einzuführen und weiterzuentwickeln, wozu in Krankenhäusern auch die Verpflichtung zur Durchführung eines patientenorientierten Beschwerdemanagements gehört" (SGB V, §135a Absatz 1,2). 2016 wurden sektorenübergreifende Richtlinien zum QM (QM-RL) erlassen. Diese wurden durch den Gemeinsamen Bundesausschuss zusammengetragen und veröffentlicht (Gemeinsamer Bundesausschuss, 2015). In § 3 QM-RL sind sechs Kernelemente für QM im GW wie folgt beschrieben:

- Patientenorientierung einschließlich Patientensicherheit
- Mitarbeiterorientierung einschließlich Mitarbeitersicherheit
- Prozessorientierung
- Kommunikation und Kooperation
- Informationssicherheit und Datenschutz
- Verantwortung und Führung   (QM-RL § 3).

In § 4 QM-RL werden Methoden und Instrumente genannt, die im QM angewendet werden sollen. Beispiele für die empfohlenen Instrumente, die gleichzeitig auch für MmB anwendbar sind, werden in der Tabelle 2 dargestellt.

Tabelle 2: Darstellung von Instrumenten und Methoden und deren Beschreibung nach QM-RL (Eigene Darstellung nach QM-RL)

Instrument/Methode	Erläuterung
Qualitätsziele messen und bewerten	• Etablierung von Zielvorgaben in Bezug auf die Verbesserung der Versorgung und Optimierung von Prozessen • Regelmäßige Überprüfung, ob Ziele erreicht wurden • Anpassung von Maßnahmen zur Zielerreichung
Ermittlung des Ist- und Sollzustands	• Regelmäßige Erhebung von Daten zum Vergleich des Ist- und Sollzustandes
Geregelte Zuständigkeits- und Verantwortungsbereiche	• Ernennung von Verantwortlichen und Zuständigkeitsbereichen im QM • Schriftlich festlegen
Beschreibung von Prozessen und Abläufen	• Festgelegte Prozesse und Abläufe werden verschriftlicht und sind den Mitarbeitern zur Verfügung zu stellen
Schnittstellenmanagement	• Betrifft alle Bereiche, in denen mit anderen Berufsgruppen kommuniziert wird • Soll die Richtigkeit von Daten und Angaben zum Patienten und zur Behandlung sicherstellen • Zeitnahe Informationsübermittlung
Checklisten	• Einzelne Aspekte eines Prozesses werden erläutert • Dienen zur Unterstützung der Mitarbeiter*innen und vermitteln Sicherheit im Ablauf von Prozessen
Teambesprechungen	• Sollen regelmäßig durchgeführt werden • Bieten die Möglichkeit aktuelle und relevante Themen anzusprechen
Fortbildung- und Schulungsmaßnahmen	• Erhalt und Weiterentwicklung von fachbezogenem Wissen und Behandlungsabläufen
Patientenbefragungen	• Regelmäßige Befragungen zur Patientenzufriedenheit • Bieten den Mitarbeiter*innen und der Einrichtung Feedback, woraufhin Prozesse und Strukturen weiterentwickelt bzw. angepasst werden können
Mitarbeiterbefragungen	• Regelmäßig und anonymisierte Befragungen, um die Perspektiven und Ansichten der Mitarbeiter*innen zu ermitteln und ggf. Instrumente und Methoden anzupassen

Tabelle 2: Fortsetzung

Instrument/Methode	Erläuterung
Beschwerdemanagement	• Es besteht die Möglichkeit für Patient*innen Rückmeldungen und Beschwerden zu Behandlungen einzureichen • Dokumentation der Beschwerden • Regelmäßige Auswertung und Anpassung der Prozesse und Strukturen
Patienteninformation und -aufklärung	• Zusammenfassung der Information zum Krankheitsbild, Behandlungsverlauf und Angeboten wie z.B. Beratungsstellen • Patient*innen sollen den Behandlungsverlauf verstehen • Wirkt sich positiv auf den Kontakt zwischen Behandler*in und Patient*in aus
Risikomanagement	• Identifizierung von Risiken aller Art • Eliminierung oder Verringerung potenzieller Risiken • Integrierung von Fehlermeldesystemen
Notfallmanagement	• Mitarbeiter*innen können Notfallsituationen erkennen und gezielt handeln
Hygienemanagement	• Dient der Vorbeugung und Verhütung von Krankheitsverbreitungen • Maßnahmen zur Vermeidung von multiresistenten Keimen
Schmerzmanagement	• Bei bestehenden, akuten oder zu erwartenden Schmerzen sollen diese mit validierten Instrumenten beobachtet und dokumentiert werden • Etablierung der Erkenntnisse in Behandlungsprozesse • Patient*innen werden aktiv in die Vorgehensweise der Behandlung einbezogen
Maßnahmen zur Vermeidung von Stürzen/Sturzfolgen	• Stolper- und Sturzgefahren sollen durch entsprechende Maßnahmen eliminiert bzw. minimiert werden
Prävention von und Hilfe bei Missbrauch und Gewalt	• Sensibilisierung der Mitarbeiter*innen im Umgang mit Verdachtsfällen

Wichtig zu verstehen ist, dass §135a der SGB V und die QM-RL für stationäre, vertragsärztliche, psychotherapeutische Leistungserbringer gelten und nicht für Heilmittelerbringer. Allerdings können MmB gemeinsam mit Leistungserbringern in einer Einrichtung tätig sein. Diese Einrichtung ist dann zum QM gesetzlich verpflichtet. Werden am Arbeitsort der MmB ausschließlich Heilmittelleistungen erbracht, gelten auch nur die Vorgaben aus § 125 des SGB V. Allerdings gibt es einige Ausnahmen in Bezug auf Behandlungsverfahren, die auch von MmB erbracht werden können und trotzdem die Vorgaben der QM-RL erfüllen müssen wie beispielsweise die Balneophototherapie (Kassenärztliche Bundesvereinigung, o.J.). MmB werden also je nach Arbeitsort und angewendeten Therapien mit unterschiedlichen gesetzlichen Vorgaben zum QM konfrontiert. Trotzdem lassen sich die in den QM-RL beschriebenen Ziele und Instrumente in ihren Grundzügen auch als Leitlinien für die Umsetzung von QM im Arbeitsalltag von MmB übertragen.

3.3 Zertifizierung und Gütesiegel

Ein Unternehmen hat die Möglichkeit das eigene QM-System durch externe Stellen zertifizieren zu lassen. Erlangt das QM einer Einrichtung eine Zertifizierung nach ISO 9001, wird offiziell durch eine außenstehende Institution bestätigt, dass geltene Richtlinien und Anforderungen an ein QM erfüllt werden. Der typische Ablauf eine Zertifizierung ist in Abbildung 2 dargestellt.

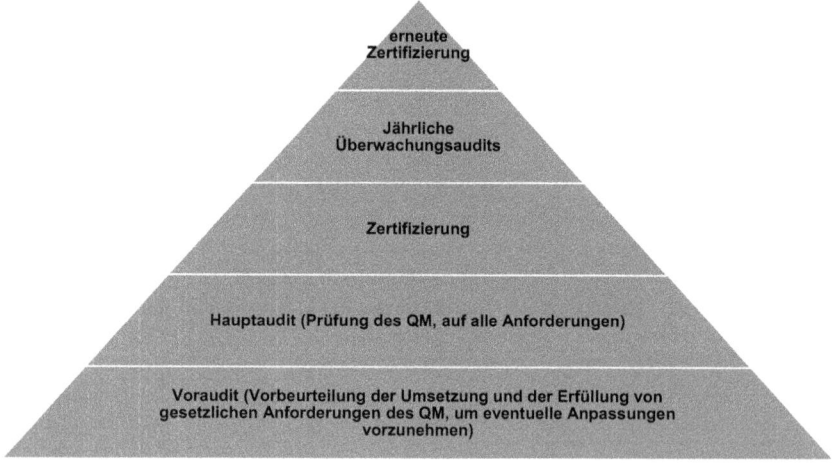

Abbildung 2: Ablauf einer Zertifizierung (eigene Darstellung vgl. TÜV Rheinland, o.J.)

Die Grundvoraussetzung ist das Vorhandensein eines QM und die Dokumentation aller qualitätsbezogenen Vorgänge in Form eines Handbuches. Es besteht die Möglichkeit die Eigenschaften des QM durch externe Fachkräfte in einem Voraudit beurteilen zu lassen, um Maßnahmen anzupassen und im Anschluss alle Anforderungen an eine Zertifizierung zu erfüllen. Im Hauptaudit zur Zertifizierung erfolgt eine Überprüfung des gesamten QM. Nach Ausstellung eines Zertifikats wird weiterhin jährlich die Erfüllung der Anforderungen geprüft. Die Gültigkeit eines Zertifikats ist zeitlich begrenzt, sodass nach Ablauf einer vereinbarten Frist eine erneute Zertifizierung durchgeführt werden muss. Eine Zertifizierung schafft Transparenz nach außen und bei bestehenden und zukünftigen Patient*innen Vertrauen. Dies kann zur Umsatzsteigerung beitragen und die Motivation der Mitarbeiter*innen beeinflussen. Rehabilitationskliniken sind zur Zertifizierung ihres QM verpflichtet. Neben den Vorteilen entstehen durch ein Zertifizierungsverfahren auch Kosten und Mehraufwand mit sich, die in einem Unternehmen gegenüber dem tatsächlichen Nutzen kalkuliert werden müssen (TÜV Nord, o. J.; TÜV Süd, o. J.).

Eine weitere Möglichkeit, um Vertrauen zu schaffen und Qualität nach außen zu präsentieren, sind Gütesiegel. Diese sind im Vergleich zur Zertifizierung des QM meist produktbezogen und bestätigen damit, dass die Prozesse dieses Produktes den Qualitätsanforderungen entsprechen. Beispiele für Gütesiegel sind „Sauna-Classic", „Sauna- Selection" und „Sauna-Premium" (Deutscher Sauna-Bund, o.J.) und „Medizinische Rehabilitation in geprüfter Qualität" (Verband der Privatkliniken in Schleswig- Holstein e.V., o.J.).

4. Grundlage zur Erhebung der vorliegenden Ergebnisse

Zur Beantwortung der Frage, wie QM im Berufsalltag von MmB realisiert wird, wurden verschiedene Methoden angewandt, um die Sachlage möglichst detailliert zu erläutern.

4.1 Literaturrecherche

Vorhandene Informationen wurden mittels einer umfassenden Literaturrecherche ermittelt. Hierbei war auffällig, dass bestehenden Erhebungen zur Umsetzung eines QM im GW sich nicht explizit auf den Berufsalltag von MmB beziehen, sondern auf Einrichtungen, die zum QM verpflichtet sind. Daher bietet eine Literaturrecherche keine umfassende Beschreibung der Anwendung von QM für die Berufsgruppe der MmB.

4.2 Experteninterviews als Einzelfallstudie

Die Ergebnisse zur Anwendung von QM im Berufsalltag von MmB basieren auf der Auswertung von zwei telefonisch geführten, qualitativen Befragungen. Der Austausch mit Experten ermöglicht neben Insiderwissen zum QM im eigenen Unternehmen auch allgemeingültige Aussagen zu der Anwendung von QM im Berufsalltag der MmB. Hierbei wird angenommen, dass aufgrund der bestehenden Qualifikationen und (Berufs-)Erfahrungen der Expert*innen, das Gesagte auch losgelöst vom Individuum allgemeine Gültigkeit besitzt (Helfferich, 2014, S. 571 ff). Der berufliche Werdegang der Expert*innen ist in Tabelle 4 dargestellt und beweist, dass die Voraussetzungen für die Betrachtung als Expert*innen der Berufsgruppe MmB gegeben sind.

Tabelle 3: Anonymisiere Informationen der Expert*innen (Eigene Darstellung nach Auswertung der Interviews)

Expert*in	Alter	Aktueller Arbeitsplatz	Ausbildung	Berufserfahrung in folgenden Einrichtungen:
A	34	Physiotherapeutische Praxis (<10 Mitarbeiter*innen + Leitung)	• Masseur*in/med. Bademeister*in • Kosmetikerin	• Rehaklinik • Massagepraxis • Sportverein • Physiotherapeutische Praxen • Wellnesshotel
B	22		• Masseur*in/med. Bademeister*in • Physiotherapeut*in (Ausbildung noch nicht abgeschlossen)	• Rehaklinik • Physiotherapeutische Praxis

4.3 Interviewleitfaden

Um das telefonisch geführte Interview zu strukturieren, wurde ein Interviewleitfaden verfasst. Dieser ist in drei Themenblöcke unterteilt, die nacheinander besprochen wurden. Themenblock A und B beinhalten Fragen zur Person, zum allgemeinen Berufsbild und eigenem Verständnis über Qualität im Berufsalltag. Für Themenblock C wurden relevante Fragen des Fragebogens der Deutschen Gesellschaft für medizinische Rehabilitation (DEGEMED) und des Fachverband Sucht e.V. (FVS) übernommen (DEGEMED /

QM im Berufsalltag der Masseure/medizinischen Bademeister 343

FVS 2006). Dieser Fragebogen richtet sich ursprünglich an Rehabilitationseinrichtungen speziell für den Bereich der Abhängigkeitserkrankungen, in denen unteranderem auch MmB tätig sein können. Der Inhalt der Fragen ist mit den Anforderungen an eine Zertifizierung nach ISO-DIN-NORM 9001 vereinbar und somit teilweise auch auf andere Einrichtungen übertragbar. Am Ende des Interviews wurde den Expert*innen nochmals die Möglichkeit gegeben, weitere Anmerkungen und Gedanken zum Thema der Anwendung zu QM im Berufsalltag zu äußern.

4.4 Auswertung der Experteninterviews

Die Auswertung der Befragung folgte dem Modell der qualitativen Inhaltsanalyse nach Mayring (Mayring & Gläser-Zikuda, 2008). Hierzu wurden die Antworten folgenden Kategorien zugeordnet:

→ Qualitätsanforderungen an MmB aus Sicht der Expert*innen
→ Gelebtes QM nach Kriterien der QM-RL am aktuellen Arbeitsplatz
→ Vergleich mit anderen Einrichtungen
→ Herausforderungen im Berufsalltag.

Die Ergebnisse werden im nächsten Kapitel beschrieben.

5. Ergebnisse

In den folgenden Abschnitten werden Ergebnisse der Auswertung eines Interviews zweier Expert*innen zur Anwendung von QM im beruflichen Alltag nach Kriterien der eigenen Anforderungen an Qualität, des gelebten QM im Unternehmen der Expert*innen, Erfahrungen in anderen Einrichtungen und wesentliche Herausforderungen vorgestellt.

5.1 Qualitätsanforderungen an Masseure/medizinische Bademeister aus Sicht der Expert*innen

Im Interview wurde nach eigenen Vorstellungen und Anforderungen in Bezug auf Qualität im Arbeitsalltag gefragt. Die Antworten der Expert*innen lassen Rückschlüsse auf die Anforderungen an ein QM im Berufsalltag zu. Folgenden Kernelemente lassen sich aus Sicht der Expert*innen formulieren:

- Behandlungssicherheit, -erfolg
- Interaktion mit Patienten und deren Zufriedenheit

- Räumliche Ausstattung
- Verwendete Produkte und Geräte
- Mitarbeiterzufriedenheit
- Mitarbeitergesundheit
- Organisation der Behandlungstermine, -abläufe
- Persönliche Voraussetzungen (z.B. Empathie, Fingerspitzengefühl, Kommunikationsfähigkeit)
- Weiterbildungen
- Kommunikation mit anderen Berufsgruppen (Interview mit Expert*in A & B, 2021).

Das persönliche Verständnis von Qualität lässt sich grundsätzlich mit den allgemeinen Anforderungen an QM im Gesundheitswesen vereinbaren. Expert*in A legt aufgrund von persönlichen Erfahrungen besonderen Wert auf den Einfluss der Mitarbeitergesundheit auf die Qualitätserfolge im Berufsalltag und verdeutlicht die Wichtigkeit eines betrieblichen Gesundheitsmanagements für die Qualitätssicherung (Interview Expert*in A).

5.2 Qualitätsmanagement im Unternehmen der Expert*innen

Die Expert*innen sind in einer physiotherapeutischen Praxis mit weniger als 10 Mitarbeiter*innen tätig. Diese haben unterschiedliche Ausbildungen im Bereich der Physiotherapie, Osteopathie und Massage absolviert. Dementsprechend ist die Praxis als Heilmittelerbringer dazu verpflichtet, die Qualität ihrer Arbeit zu sichern. Zu Beginn des Interviews verneinten beide Expert*innen das Vorhandensein eines QM im Betrieb. Im Verlauf wurde jedoch festgestellt, dass der Umgang mit Qualität in der Praxis die Anforderungen an ein QM ansatzweise erfüllt und Instrumente zur Qualitätssicherung im Berufsalltag zur Anwendung kommen. Viele Prozesse der Qualitätssicherung sind im Alltag der Expert*innen integriert, werden aber nicht durch außenstehende Dritte überprüft. Den Mitarbeiter*innen ist zu dem oft nicht bewusst, dass bestimmte Handlungen, die für sie selbstverständlich wirken, zum QM beitragen (Interview mit Expert*in A & B). Die Tabelle 3 zeigt, wie sich vorhandene Prozesse in der physiotherapeutischen Praxis der Expert*innen auf die Richtlinien nach § 4 QM-RL (siehe Kapitel 3.1) übertragen lassen.

Tabelle 4: Instrumente und Methoden von QM nach QM-RL und deren Umsetzung im Unternehmen der Expert*innen (eigene Darstellung nach QM-RL und Interview mit Expert*in A & B)

Instrument/Methode	Umsetzung im Berufsalltag
Qualitätsziele messen und bewerten	• Qualitätsziele und das Leitbild des Unternehmens werden nur mündlich kommuniziert. Es werden keine extra Daten erhoben.
Ermittlung des Ist- und Sollzustands	• Der Behandlungsverlauf und -erfolg von Patient*innen wird besprochen. Aus Sicht der Expert*innen gibt es keine Aufzeichnungen, welche den Ist- und Sollzustand der Qualität im Unternehmen dokumentieren.
Geregelte Zuständigkeits- und Verantwortungsbereiche	• Die Hauptverantwortung liegt bei der Praxisleitung und ist in einigen Bereichen auch an die Mitarbeiter*innen übertragen.
Beschreibung von Prozessen und Abläufen	• Anamnesebogen und Checklisten stehen zur Verfügung.
Schnittstellenmanagement	• Die Behandelnden sind selbst für die Kommunikation mit anderen behandelnden Berufsgruppen der Patient*innen (z.B. Ärzt*in) und die Vollständigkeit von relevanten Informationen zuständig. Da ein*e Patient*in, hauptsächlich von einem*r Mitarbeiter*in betreut wird.
Checklisten	• Es gibt Checklisten, die beispielsweise für die Reinigung der Geräte und Behandlungsräume oder den Ablauf einer Aufnahme eines*r neuen*r Patient*in. Diese kommen in der Realität nur bei neuen Mitarbeiter*innen zum Einsatz, da bestehende Mitarbeiter*innen diese Prozesse bereits verinnerlicht haben.
Teambesprechungen	• Es finden regelmäßig Besprechungen im ganzen Team statt, in denen die Mitarbeiter*innen sich über bestehende und beendete Behandlungsprozesse und Erfolge austauschen und aktuelle praxisrelevante Ereignisse besprochen werden. Darüber hinaus ist es jedem*r Mitarbeiter*in jederzeit möglich mit Kolleg*innen zu sprechen.

(wird fortgesetzt)

Tabelle 4: Fortsetzung

Instrument/Methode	Umsetzung im Berufsalltag
Fortbildungs- und Schulungsmaßnahmen	• Die Praxisleitung und die Mitarbeiter*innen sind gesetzlich dazu verpflichtet, sich weiterzubilden. Die Organisation dafür unterliegt der Praxisleitung.
Patientenbefragungen	• Es werden keine Befragungen anhand eines konzipierten Fragebogens mit Patient*innen durchgeführt. Nach jeder Behandlung holt sich der Behandelnde ein mündliches Feedback bei dem*r Patient*in, dieses wird nach Ermessen des Behandelnden in der Patientenkartei vermerkt. Manchmal kommt es vor, dass Patient*innen eine Rezension auf Facebook hinterlassen. Diese werden auch dem Team kommuniziert und gemeinsam besprochen.
Mitarbeiterbefragungen	• Es gibt keine anonymisierte Mitarbeiterbefragungen. Diese finden mündlich im Teammeeting statt.
Beschwerdemanagement	• Es besteht die Möglichkeit, dass Patient*innen sich verbal oder schriftlich bei der Praxisleitung oder den Mitarbeiter*innen beschweren können. Je nachdem, auf welchen Aspekt der Behandlung sich diese Beschwerden beziehen, werden sie im Gruppenmeeting oder zwischen Praxisleitung und betreffende*n Mitarbeiter*in besprochen.
Patienteninformation und -aufklärung	• Die Mitarbeiter*innen sind dazu angehalten, den*die Patient*in über die Behandlung, deren Vorgehen und Wirkung mündlich zu informieren. • Im Warteraum liegen Informationen zu bestimmten Behandlungen öffentlich aus.
Risikomanagement	• Kein Fehlermeldesystem vorhanden. Werden Risiken durch Mitarbeiter*innen erkannt, werden diese in der Mitarbeiterbesprechung analysiert und Maßnahmen zur Risikovermeidung angestrebt.
Notfallmanagement	• Mitarbeiter*innen werden über das Verhalten in Notsituationen durch die Praxisleitung unterrichtet. Hierbei handelt es sich vorrangig um das Verhalten im Brandfall.

Tabelle 4: Fortsetzung

Instrument/Methode	Umsetzung im Berufsalltag
Hygienemanagement	• Die Wichtigkeit der Einhaltung von Hygienemaßnahmen ist allen Mitarbeiter*innen bekannt und diese sind schriftlich in der Form von Checklisten festgehalten. • Hygieneaufsicht kontrolliert unangekündigt den Zustand der verwendeten Gerätschaften der Praxis.
Schmerzmanagement	• Der*Die Patient*in wird über den Verlauf einer Behandlung informiert und steht dabei im ständigen Austausch mit dem Behandelnden. Hat ein*e Patient*in Schmerzen, werden diese dokumentiert.
Maßnahmen zur Vermeidung von Stürzen/Sturzfolgen	• Werden Sturz- und Stolperfallen identifiziert, dann werden diese eliminiert.
Prävention von und Hilfe bei Missbrauch und Gewalt	• Bis zum jetzigen Zeitpunkt gab es mit diesem Thema noch keine Auseinandersetzung, da solche Fälle noch nicht vertreten waren.

Zusätzlich zu den bereits genannten Methoden wird die Qualität von verwendeten Produkten und Geräten, wie z.B. Massageöle, -liegen und ähnlichem, durch die Mitarbeiter*innen und Praxisleitung regelmäßig überprüft, aussortiert und neu bewertet. Hierfür werden auch entsprechende Listen verwendet, um den Überblick über vorhandene Produkte zu behalten. Geräte, die für Therapieansätze genutzt werden, deren Qualitätssicherung gesondert formuliert ist, werden durch Externe kontrolliert (Interview Expert*in A & B).

Ein zentraler Punkt des QM ist die Dokumentation aller Ziele, Prozesse, Maßnahmen, Instrumente und Ergebnisse in Form eines Handbuchs, das allen Beteiligten im Unternehmen bei Bedarf zur Verfügung steht. Im Betrieb der Expert*innen gibt es eine derartige Dokumentation nicht. Die Informationen werden meist mündlich in „kleinen Häppchen" (Expert*in A) zusammengetragen, ausgewertet und weitergegeben, aber nicht zwangsläufig schriftlich festgehalten. Es sind Checklisten und Abläufe für bestimmte Prozesse zwar vorhanden, diese werden aber nicht an einem Ort gelagert. Es gibt kein internes Audit, in dem alle Informationen und Aspekte zum QM allen Beteiligten nahegelegt werden. Es fehlt folglich eine Auseinandersetzung mit dem QM, welches die Gesamtheit aller qualitätsbezogenen Abläufe, Prozesse und Strukturen als Ganzes plant, betrachtet und beurteilt. Eine Zertifizierung nach der ISO DIN

NORM 9001 wäre dementsprechend zum jetzigen Zeitpunkt für die physiotherapeutische Praxis nicht möglich.

Die Expert*innen verdeutlichen im Interview, dass die Qualität in der Ausübung ihres Berufs eine hohe Priorität besitzt. Dies bestätigen auch die zahlreichen positiven Bewertungen von Patient*innen auf öffentlichen Plattformen. Auch wenn die Umsetzung im Unternehmen nicht den QM-RL gerecht wird, zeigt ein Zitat aus dem Interview mit Expert*in A (Abbildung 3), dass das Ziel von QM (die optimale Behandlung für die Patient*innen unter effizienter Nutzung finanzieller und menschlichen Ressourcen) und die Bestrebungen der MmB vereinbar sind.

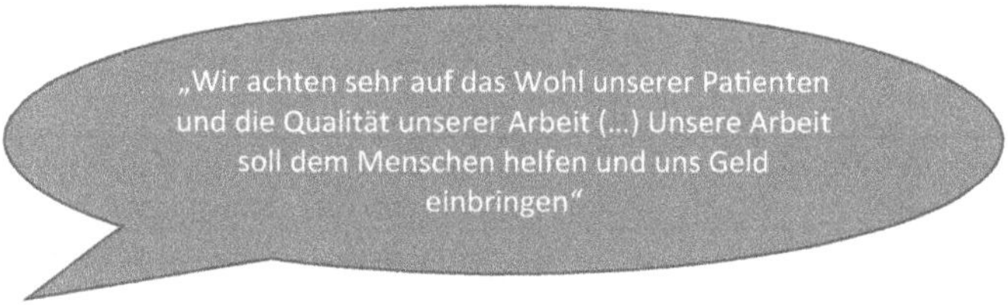

„Wir achten sehr auf das Wohl unserer Patienten und die Qualität unserer Arbeit (...) Unsere Arbeit soll dem Menschen helfen und uns Geld einbringen"

Abbildung 3: Zitat aus dem Interview mit Expert*in A (eigene Darstellung)

Am Ende des Gesprächs mit Expert*in B stand die Frage im Raum, ob die Einführung eines QM und der damit verbundene Aufwand sich für ein Unternehmen mit weniger als 10 Mitarbeitern lohnt und die Prozesse signifikant verbessern würde.

5.3 Vergleich mit Erfahrungen des Qualitätsmanagements in anderen Einrichtungen

Der Umgang mit dem QM im Alltag der MmB im Betrieb der Expert*innen steht stellvertretend für viele andere Praxen, in denen MmB tätig sind. Expert*in A hat im Gegensatz zu Expert*in B schon in vielen unterschiedlichen Einrichtungen gearbeitet und beschreibt im Interview, dass die Umsetzung eines QM sehr stark variiert. Der Umgang mit QM in Praxen mit wenigen Angestellten war in vergleichbaren Einrichtungen ähnlich. Bei der Betreuung eines Sportvereins unterlag die Arbeit des*der Expert*in keinen strengen Qualitätsprüfungen oder genauen Vorgaben zum Ablauf von Behandlungen. Die Qualität der Berufsausübung unterlag den persönlichen Ansprüchen der praktizierenden MmB, dem Behandlungserfolg und Empfinden der behandelten Sportler*innen. In der Rehabilitationsklinik, in der er*sie tätig war, war ein

QM in all seinen Facetten integriert. Es gab einen Qualitätsbeauftragten, der sich um die Planung, Umsetzung, Bewertung und Anpassung des QM kümmerte (Experteninterview A). Daraus lässt sich ableiten, dass Einrichtungen, die per Gesetz zu einem QM verpflichtet sind, dieses auch nach den Vorgaben der QM-RL umsetzen. Personengruppen und Einrichtungen, die nicht in der Pflicht eines QM stehen, beschäftigen sich eher selten mit der Integration eines Managementsystems zur Sicherung der Qualität in ihrem Unternehmen. Dies muss nicht bedeuten, dass Qualität in diesem Betrieb keine Rolle spielt.

5.4 Herausforderungen der Umsetzung eines Qualitätsmanagements für Masseure/medizinische Bademeister

Die Integration, Umsetzung und Realisierung eines QM (und deren mögliche Zertifizierung) ist immer mit der Bewältigung und Erfüllung von Anforderungen und einer regelmäßigen Überprüfung dieser verbunden. Die Herausforderungen, welche die Implementierung eines QM mit sich bringt, variieren je nach Unternehmensgröße, Anzahl und Art der relevanten Prozesse stark. Bei größeren Einrichtungen mit vielen Patient*innen, Mitarbeiter*innen und angebotenen Behandlungen ist der Aufwand entsprechend höher als in kleinen privaten Betrieben. In der folgenden Tabelle sind mögliche vier Herausforderungen für ein QM im Berufsalltag der MmB und mögliche Lösungsansätze aufgelistet.

Tabelle 5: Herausforderungen im Berufsalltag der MmB (eigene Darstellung)

Herausforderung/Problem	Mögliche Lösungsansätze
Fehlendes Wissen zum QM/Qualifiziertes Personal Zur Integration, Einführung und Überwachung eines QM bedarf es an fachmännischem Personal, welches über ein breites Wissen im Bereich QM verfügt. In größeren Unternehmen wird oft extra Personal mit Knowhow und Erfahrungen in diesem Bereich eingestellt. In kleineren Einrichtungen fehlen oft finanzielle Ressourcen, sodass entweder die Leitung oder Mitarbeiter*innen sich entsprechendes Wissen und Qualifikationen durch z.B. Weiterbildungen aneignen müssen.	→ Vermittlung von Basiswissen zum QM in der MmB-Ausbildung oder durch Pflichtweiterbildungen

(wird fortgesetzt)

Tabelle 5: Fortsetzung

Herausforderung/Problem	Mögliche Lösungsansätze
Gesetzlicher Rahmen Für MmB ist die Umsetzung eines QM gesetzlich grundsätzlich nicht vorgeschrieben. Allerdings sind einige Einrichtungen, in denen MmB tätig sein können, zu gewissen Maßnahmen verpflichtet. Auch Behandlungsmethoden, die durch MmB eingesetzt werden, können die geltenden Qualitätsanforderungen zum QM verpflichten.	→ Schaffung von einheitlichen Vorgaben oder Leitbilder zum QM
Kosten-Nutzen-Aufwand Die Integration eines QM und die mögliche Zertifizierung sind mit Kosten verbunden. Trägt der Nutzen wirklich zur Qualitätsverbesserung bei und lohnt sich aus ökonomischer Sicht? Auch hier ist die Antwort von kleinen Unternehmen eine andere als die der meisten großen Einrichtungen.	→ Anreize schaffen, die eine Integration für kleine Unternehmen kostengünstiger und weniger zeitintensiv möglich machen. Möglich wäre die Bereitstellung eines QM-Handbuchs für kleine Unternehmen der Heilmittelerbringer, an deren Aufbau sich MmB orientieren können.
Mehrwert eines QM für Unternehmen, Mitarbeiter*innen und Patient*innen QM sollte den Ansprüchen an Qualität aus verschiedenen Perspektiven gerecht werden. Im Experteninterview mit Expert*in A wurde der Wunsch nach mehr Beachtung der Mitarbeitergesundheit als Einfluss auf die Qualität deutlich.	→ Bewertung des Nutzens von Maßnahmen aus allen Blickwinkeln betrachten → Integration eines Gesundheitsmanagements für Mitarbeiter*innen, um Einflüsse auf die Qualität der Arbeit von MmB zu verringern. → Einsatz von Maßnahmen zur Mitarbeitergesundheit gesetzlich verankern.

6. Diskussion der Ergebnisse

Die angewandte Methode eines Experteninterviews eignet sich, um einen Überblick zur Anwendung von QM im Berufsalltag von MmB zu skizzieren. Die Antworten der Expert*innen können durch ein Recall-Bias beeinflusst sein, was bei der Betrachtung der Ergebnisse zu beachten ist. Über die Umsetzung von QM im Berufsalltag von selbstständigen MmB lassen sich durch fehlende Kompetenz der Expert*innen in diesem Bereich keine Aussagen treffen.

Die Verwendung der Methode von Mayring ist ein validiertes Instrument zur Auswertung von Interviews, beinhaltet aber auch die Möglichkeit von Interpretationsfehlern seitens des Interviewers. Die Fragen des Themenblocks C beziehen sich auf ein bereits etabliertes Instrument der DEGEMED und des FVS zur Erfassung von QM in Rehabilitationseinrichtungen mit Schwerpunkt auf Abhängigkeitserkrankungen, welches auf andere Berufsgruppen grundlegend übertragbar ist. Die Grundlagen für die Erhebung der Ergebnisse zum anwendungsbezogenen QM von MmB erfüllen damit die wesentliche wissenschaftliche Anforderung an die Erhebung von neuen Informationen.

7. Fazit und Ausblick

MmB gehören zu den Heilmittelerbringern in unserem Gesundheitssystem. Sie bieten physikalische Therapieansätze an, die zum Erhalt und der Wiederherstellung der Gesundheit von Patient*innen beitragen können. Die Ausbildung zum MmB folgt genauen gesetzlichen Vorgaben zum Ablauf und der Gestaltung der Wissensvermittlung. Mit abgeschlossener Ausbildung ist es MmB möglich in Bereichen der Prävention, Rehabilitation, kurativen Medizin und Medicalwellness beruflich tätig zu sein. Es besteht eine Weiterbildungspflicht für MmB. QM vereint die Ansprüche von Patient*innen, Mitarbeiter*innen und des Management an die Eigenschaften von Behandlungen, Prozessen und Abläufen im Gesundheitswesen. Stimmen Ist- und Sollzustand nicht überein, werden durch das QM, unter Anwendung des PDAC-Zirkels, Maßnahmen zur Erreichung der Ziele eingesetzt. Die gesetzlichen Vorgaben eines QM bei Heilmittelerbringern betreffen „Maßnahmen zur Sicherung der Qualität der Behandlung, der Versorgungsabläufe und der Behandlungsergebnisse" (SGB V, § 125, Absatz 5). Eine genauere Vorgehensweise ist für MmB nicht beschrieben. Allerdings arbeiten MmB auch in Einrichtungen, die zum QM verpflichtet sind.

Die Informationen zur Anwendung von QM im Berufsalltag von MmB basieren auf zwei Experteninterviews. Die Ergebnisse zu den Anforderungen an Qualität aus Sicht der Expert*innen decken sich mit den allgemeingültigen Anforderungen an Qualität im Gesundheitswesen. Die physiotherapeutische Praxis in der die Expert*innen tätig sind, hat Maßnahmen integriert, die zur Sicherung der Qualität beitragen und erfüllen somit die für Heilmittelerbringer geltenden rechtlichen Vorgaben. Die etablierten Maßnahmen entsprechen dabei nicht den Anforderungen der QM-RL, deren Umsetzung für Leistungserbringer im Gesundheitswesen verpflichtend sind. Eine Zertifizierung des QM wäre für diese Praxis aufgrund fehlender Dokumentation, Bewertung und kontinuierlicher Weiterentwicklung nicht möglich. Trotz fehlendem QM, gehen die Expert*innen davon aus, dass die Qualität ihrer erbrachten Leistungen den allgemeingültigen Anforderungen an Qualität entsprechen. Woraus sich die Frage nach einer Notwendigkeit und dem Nutzen von QM in kleinen Unternehmen ableiten lässt. Im Vergleich mit anderen Betrieben in denen MmB tätig sein können, zeigen die Erfahrungen von Expert*in A, dass QM oft nur in den Einrichtungen etabliert ist, die dazu gesetzlich verpflichtet sind. Die Herausforderungen bei der Etablierung und Umsetzung eines QM im Berufsalltag von MmB sind vielseitig. Hierzu gehören neben strukturellen und gesetzlichen Hürden auch der Mangel an Wissen zu Themen des QM. Da das QM ein wichtiges Instrument des Gesundheitswesens ist, besteht die Möglichkeit, dass auch Heilmittelerbringer zur Etablierung eines QM unter Beachtung gewisser Richtlinien in Zukunft verpflichtet werden. Um schon praktizierende MmB darauf vorzubereiten, ist eine Vermittlung von Basiswissen zum QM essentiell.

Literaturverzeichnis

DEGEMED/ FVS (2006). Internes Qualitätsmanagement: Audit-Checkliste für den Bereich „Abhängigkeitserkrankungen" (ambulante Einrichtungen) 1. Auflage. Herausgegeben durch Fachverband Sucht e.V., Deutsche Gesellschaft für Medizinische Rehabilitation e.V.,Bonn.

Deutsche Sauna-Bund (o.J.). ZERTIFIZIERUNG ÖFFENTLICHER SAUNAANLAGEN. Verfügbar unter: https://sauna-bund.de/zertifizierung/ (Abgerufen am: 22.03.2021)

Duden (o.J.). Qualität, die. Verfügbar unter: https://www.duden.de/rechtschreibung/Qualitaet (Abgerufen am 22.03.2021)

Gemeinsamer Bundesausschuss (2015). Richtlinie des Gemeinsamen Bundesausschusses über grundsätzliche Anforderungen an ein einrichtungsinternes Qualitätsmanagement für Vertragsärztinnen und Vertragsärzte, Vertragspsychotherapeutinnen und Vertragspsychotherapeuten, medizinische Versorgungszentren, Vertragszahnärztinnen und Vertragszahnärzte sowie zugelassene Krankenhäuser, zuletzt geändert am 17. September 2020 veröffentlicht im Bundesanzeiger (BAnz AT 08.12.2020 B2) in Kraft getreten am 9. Dezember 2020

Helfferich, Cornelia (2014). Leitfaden- und Experteninterviews. In: Nina Baur und Jörg Blasius (Hrg): Handbuch Methoden der empirischen Sozialforschung. Wiesbaden, Springerfachmedien.

Hensen, Peter (2016). Qualitätsmanagement im Gesundheitswesen Grundlagen für Studium und Praxis. Springer Fachmedien, Wiesbaden.

Interview mit Expert*in A, telefonisch geführt im Februar 2021

Interview mit Expert*in B, telefonisch geführt im Februar 2021

Kassenärztliche Bundesvereinigung (o.J.). BALNEOPHOTOTHERAPIE. Verfügbar unter: https://www.kbv.de/html/themen_2814.php (Abgerufen am 27.03.2021)

Masseur- und Physiotherapeutengesetz vom 26. Mai 1994 (BGBl. I S. 1084), das zuletzt durch Artikel 7 des Gesetzes vom 24. Februar 2021 (BGBl. I S. 274) geändert worden ist.

Mayring P, Gläser-Zikuda M (Hrsg) (2008). Die Praxis der qualitativen Inhaltsanalyse, 2. Aufl. Beltz, Basel.

Piechotta, Beatrice (2008). PsyQM Qualitätsanforderungen für psychotherapeutische Praxen. Heidelberg: Springer Medizin Verlag.

Sozialgesetzbuch (SGB) Fünftes Buch (V) - Gesetzliche Krankenversicherung - (Artikel 1 des Gesetzes v. 20. Dezember 1988, BGBl. I S. 2477) § 125 Verträge

Sozialgesetzbuch (SGB) Fünftes Buch (V) - Gesetzliche Krankenversicherung - (Artikel 1 des Gesetzes v. 20. Dezember 1988, BGBl. I S. 2477) § 135a Verpflichtung der Leistungserbringer zur Qualitätssicherung

Statistisches Bundesamt (o.J.). Anzahl der Beschäftigten in der Gesundheitswirtschaft und deren Anteil an den Beschäftigten der Gesamtwirtschaft. Verfügbar unter: https://www.bundesgesundheitsministerium.de/fileadmin/Dateien/2_Bilder/2_Grafiken/2_Infografiken/Gesundheit/Infografik_Gesundheitspersonal.pdf (Abgerufen am 20.03.2021)

Statistisches Bundesamt (2019). Pressemitteilung Nr. 109 vom 21. März 2019. Verfügbar unter: https://www.destatis.de/DE/Presse/Pressemitteilungen/2019/03/PD19_109_23611.html;jsessionid=1F67933B9EF14E2092EB947D6378CD2C.live731 (Abgerufen am 21.03.2021)

TÜV Rheinland (o.J.). ISO 9001 Zertifizierung – Qualitätsmanagementsystem. Verfügbar unter: https://www.tuv.com/germany/de/iso-9001-zertifizierung.html (Abgerufen am 25.03.2021)

TÜV SÜD (o.J.). ISO 9001 QUALITÄTSMANAGEMENTSYSTEM. Verfügbar unter: https://www.tuvsud.com/de-de/dienstleistungen/auditierung-und-zertifizierung/iso-9001 (Abgerufen am 28.03.2021)

Verband der Privatkliniken in Schleswig-Holstein e.V. (o.J.). Gütesiegel als Zeichen für Qualität. Verfügbar unter: https://www.vpksh.de/themen/rehabilitation/reha-im-norden/guetesiegel-als-zeichen-fuer-qualitaet.html (Abgerufen am 27.03.2021)

Verband für Physikalische Therapie (o.J.). Der Beruf des Masseur & med. Bademeister. Verfügbar unter: https://www.vpt.de/der-verband/beruf-masseurin-med-bademeiserin.html(Abgerufen am 21.03.2021)

Abbildungsverzeichnis

Abbildung 1   PDAC-Zirkel (eigene Darstellung nach Piechotta, 2008, S. 8) 336
Abbildung 2   Ablauf einer Zertifizierung (eigene Darstellung vgl. TÜV Rheinland, o.J.) 340
Abbildung 3   Zitat aus dem Interview mit Expert*in A (eigene Darstellung) 348

Tabellenverzeichnis

Tabelle 1   Drei Dimensionen nach Donabedian und deren Merkmale (eigene Darstellung nach Hensen, 2016, S.24 f) 335
Tabelle 2   Darstellung von Instrumenten und Methoden und deren Beschreibung nach QM-RL (Eigene Darstellung nach QM-RL) 338
Tabelle 3   Anonymisiere Informationen der Expert*innen (Eigene Darstellung nach Auswertung der Interviews) 342
Tabelle 4   Instrumente und Methoden von QM nach QM-RL und deren Umsetzung im Unternehmen der Expert*innen (eigene Darstellung nach QM-RL und Interview mit Expert*in A & B) 345
Tabelle 5   Herausforderungen im Berufsalltag der MmB (eigene Darstellung) 349

Die Autorinnen und Autoren

Alina Bart
Hochschule für Angewandte Wissenschaften Hamburg
Fakultät Life Sciences
Department Gesundheitswissenschaften
Ulmenliet 20
21033 Hamburg
E-Mail: Alina.Bart@haw-hamburg.de

Melody Fischer
Hochschule für Angewandte Wissenschaften Hamburg
Fakultät Life Sciences
Department Gesundheitswissenschaften
Ulmenliet 20
21033 Hamburg
E-Mail: Melody.Fischer@haw-hamburg.de

Katharina Heinz
Hochschule für Angewandte Wissenschaften Hamburg
Fakultät Life Sciences
Department Gesundheitswissenschaften
Ulmenliet 20
21033 Hamburg
E-Mail: Katharina.Heinz@haw-hamburg.de

Lisa Kunze
Hochschule für Angewandte Wissenschaften Hamburg
Fakultät Life Sciences
Department Gesundheitswissenschaften
Ulmenliet 20
21033 Hamburg
E-Mail: Lisa.Kunze2@haw-hamburg.de

Walter Leal Filho
Department Gesundheitswissenschaften
Hochschule für Angewandte Wissenschaften Hamburg
Fakultät Life Sciences
Ulmenliet 20
D-21033 Hamburg
E-Mail: Walter.Leal2@haw-hamburg.de

Julia May
Hochschule für Angewandte Wissenschaften Hamburg
Fakultät Life Sciences
Department Gesundheitswissenschaften
Ulmenliet 20
21033 Hamburg
E-Mail: Julia.May@haw-hamburg.de

Marta May
Hochschule für Angewandte Wissenschaften
Fakultät Life Science
Department Gesundheitswissenschaften
Ulmenliet 20
21033 Hamburg
E-Mail: Marta.May@haw-hamburg.de

Nathalie Ortega Lopez
Hochschule für Angewandte Wissenschaften Hamburg
Fakultät Life Sciences
Department Gesundheitswissenschaften
Ulmenliet 20
21033 Hamburg
E-Mail: Nathalie.OrtegaLopez@haw-hamburg.de

Büsra Paltaoglu
Hochschule für Angewandte Wissenschaften Hamburg
Fakultät Life Sciences
Department Gesundheitswissenschaften
Ulmenliet 20
21033 Hamburg
E-Mail: Buesra.Paltaoglu@haw-hamburg.de

Sofia Petrak
Hochschule für Angewandte Wissenschaften Hamburg
Fakultät Life Sciences
Department Gesundheitswissenschaften
Ulmenliet 20
21033 Hamburg
E-Mail: Sofia.Petrak@haw-hamburg.de

Lisa Pham
Hochschule für Angewandte Wissenschaften Hamburg
Fakultät Life Sciences
Department Gesundheitswissenschaften
Ulmenliet 20
21033 Hamburg
E-Mail: Lisa.Pham@haw-hamburg.de

Alice Rodriguez Rein
Hochschule für Angewandte Wissenschaften Hamburg
Fakultät Life Sciences
Department Gesundheitswissenschaften
Ulmenliet 20
21033 Hamburg
E-Mail: Alice.RodriguezRein@haw-hamburg.de

Friederike Rosch
Hochschule für Angewandte Wissenschaften Hamburg
Fakultät Life Sciences
Department Gesundheitswissenschaften
Ulmenliet 20
21033 Hamburg
E-Mail: Friederike.Rosch@haw-hamburg.de

Judith Rusch
Hochschule für Angewandte Wissenschaften
Fakultät Life Science
Department Gesundheitswissenschaften
Ulmenliet 20
21033 Hamburg
E-Mail: Judith.Rusch@haw-hamburg.de

Katharina Sauerhöfer
Hochschule für Angewandte Wissenschaften Hamburg
Fakultät Life Sciences
Department Gesundheitswissenschaften
Ulmenliet 20
21033 Hamburg
E-Mail: Katharina.Sauerhoefer@haw-hamburg.de

Henriette Seidel
Hochschule für Angewandte Wissenschaften Hamburg
Fakultät Life Sciences
Department Gesundheitswissenschaften
Ulmenliet 20
21033 Hamburg
E-Mail: Henriette.Seidel@haw-hamburg.de

Katharina Schulze
Hochschule für Angewandte Wissenschaften Hamburg
Fakultät Life Sciences
Department Gesundheitswissenschaften
Ulmenliet 20
21033 Hamburg
E-Mail: Katharina.Schulze@haw-hamburg.de

Pascal Vögele
Hochschule für Angewandte Wissenschaften Hamburg
Fakultät Life Sciences
Department Gesundheitswissenschaften
Ulmenliet 20
21033 Hamburg
E-Mail: Pascal.Voegele@haw-hamburg.de

www.ingramcontent.com/pod-product-compliance
Ingram Content Group UK Ltd.
Pitfield, Milton Keynes, MK11 3LW, UK
UKHW021842210426
5322IPUK00022B/421